Stimmen zu Trainieren wie im Knast

»In *Trainieren wie im Knast* erschließt uns Paul Wade einen Weg, der vor dem Hintergrund einer soliden Trainingsphilosophie durch Eigengewichtsübungen sicher und effektiv ›vom Weichei zum Superhelden‹ führt.«
Pavel Tsatsouline, Autor von *The Naked Warrior* und *Kettlebell Training: Das Fitnessgeheimnis der russischen Spezialeinheiten*

»*Trainieren wie im Knast* zollt den Eigengewichtsübungen den ihnen zukommenden Respekt. Dieses Buch ist wie ein Schritt in alten Schuhen in eine neue Richtung, und ich freue mich sehr über sein Erscheinen. Meiner Ansicht nach liefert *Trainieren wie im Knast* den Stoff, den es braucht, um dem Niedergang unserer Körperkultur Progression, Präzision und Klarheit entgegenzusetzen.«
Gray Cook, Physiotherapeut, MSPT, OCS, CSCS, Functional Movement Systems, Autor von *Der perfekte Athlet: Spitzenleistungen durch Functional Training*

»*Trainieren wie im Knast* ist ein fantastisches Buch, gefüllt mit solidem Wissen sowie wertvollen Informationen und Einsichten, das seinen aufmerksamen und konsequent trainierenden Lesern steinharte funktionale Muskeln bescheren wird. Paul Wades rasiermesserscharfer Stil macht kurzen Prozess mit all dem Unsinn, den die Hochglanz-Muskelmagazine verbreiten, und spricht mit dem Leser Klartext: Man braucht weder Langhanteln und Gewichtsscheiben noch ausgeklügelte Maschinen, Hautbräune aus der Sprühdose und kunstvoll zerfetzte T-Shirts, um mit seinen Muskeln eine gute Figur zu machen. Alles, was man dafür wirklich benötigt, ist der eigene Körper,

ein paar leicht zu erlernende Übungen und einen Trainingsplan. Sie stellen den Körper, *Trainieren wie im Knast* liefert den Rest – in Gestalt eines gut lesbaren, leicht verständlichen Buches, das Ihnen beibringt, was Sie und wie Sie es tun müssen. Ich habe selbst viel über Trainingsmethoden geschrieben und kann dieses Buch wärmstens empfehlen.«
Loren Christensen, Autor von *Solo Training* und *The Fighter's Body*

»Um ein berühmtes politisches Zitat zu verfremden: ›Es sind die Fortschritte, Dummkopf!‹ Coach Wade listet in *Trainieren wie im Knast* Serien von progressiven Übungen auf, die den Leser in die Lage versetzen, die sechs großen Eigengewichtsübungen zu meistern. Jeder, der die absolute Körperbeherrschung anstrebt, sollte auf Paul Wade hören, denn sein Wissen hat sich unter extremen Bedingungen bewährt. Achten Sie also auf die Fortschritte und investieren Sie Ihre Zeit – Sie werden tatsächlich an Kraft gewinnen.«
Brett Jones, Master RKC, CSCS, CK-FMS, Fitnesstrainer und -ausbilder, www.functionalmovement.com

»Außergewöhnlich! Mit Abstand das innovativste Fitnessbuch seit vielen Jahren! Viele reden darüber, das eigene Körpergewicht zu beherrschen, doch *Trainieren wie im Knast* liefert einen Plan, nach dem jeder trainieren kann, gleichgültig, auf welchem Stand er ist. Vor allem die Trainingsprogression ist genial! Ich hatte mir eingebildet, gleich einige der Übungen auf Meisterlevel nachmachen zu können, doch es zeigte sich, dass ich nicht einmal imstande war, auch nur einen einzigen zehnten Schritt der sechs Grundübungen KORREKT auszuführen, und dass ich bei den meisten auf dem Niveau von Schritt 3 bis 5 war. Dieses Programm wird meinen Sehnen endlich die Kraft verleihen, die ich brauche, um meine bisherigen Erfolge bei Eigengewichtsübungen um einiges zu überbieten, und es wird mir tatsächlich einsetzbare Kraft sowie ein höheres Tempo bescheren. Ich habe schon eine ganze Kiste Exemplare für meine Freunde und Sportpartner bestellt. Zögern Sie nicht! Besorgen Sie sich dieses Buch und legen Sie los, um echte Körperkraft aufzubauen, die Ihren Körpermotor auf Touren bringt!«
Tim Larkin, Meister der Nahkampfausbildung, www.targetfocustraining.com

»*Trainieren wie im Knast* von ›El Entrenador‹ ist eine bemerkenswerte Lektüre für alle, die ihre Eigengewichtsübungen auf Höchstniveau bringen wollen. Das Buch hat sich seinen Regalplatz neben *The Naked Warrior* redlich verdient.«
Kenneth Jay, Master RKC, Autor von *Viking Warrior Conditioning*

»*Trainieren wie im Knast* ist ein erfrischendes Buch über Körperkraft. Zwar existieren bereits zahlreiche Abhandlungen über Eigengewichtsübungen, aber nur wenige davon befassen sich mit der Frage, wie man durch Eigengewichtsübungen zu echter Kraft kommt. Dies ist nicht einfach nur ein weiteres Buch darüber, wie man 50 Liegestütze schafft; in diesem Buch geht es vielmehr darum, einarmige Handstand-Liegestütze, einbeinige Kniebeugen und sogar einarmige Klimmzüge zu meistern. Das klingt wie ein Programm für Superhelden, ist tatsächlich aber dank eines kristallklar gehaltenen Trainingsplans ohne Weiteres erreichbar.

Paul Wades Stil liest sich sehr unterhaltsam und ist gleichzeitig hochgradig motivierend. Ich garantiere Ihnen, dass Sie sein Buch verschlingen werden. Und jeder kann davon profitieren – Ihre Mutter ebenso wie ein Freizeitathlet oder ein Leistungssportler außerhalb seiner Wettkampfsaison.

Ich habe einige der Übungen in mein eigenes Trainingsprogramm eingebaut; besonders die progressiven Übungen für die Brücke sowie einige Grundübungen sind für den Kraftaufbau jedes Menschen geeignet. *Trainieren wie im Knast* wäre eine Bereicherung für militärische Ausbildungsprogramme, Ringertrainer und Ausbilder von Kampfsportarten. Die Übungen führen in relativ kurzer Zeit zu einer verbesserten Körperbeherrschung und Beweglichkeit und stellen mitunter Varianten der in diesen Bereichen bereits angewendeten Trainingslektionen dar. Weil sich Wades Buch auf den Kraftaufbau konzentriert, können in kurzer Zeit fantastische Ergebnisse erzielt werden. *Trainieren wie im Knast* sollten Sie sich auf jeden Fall anschaffen. Mit *Naked Warrior* gepaart, kann es Ihnen helfen, eine Kraft aufzubauen, die selbst Spiderman vor Neid erblassen lässt.«
Adam T. Glass, RKC II, professionell auftretender Kraftmensch

»Coach Wades Buch kam zu einem für mich sowohl privat als auch beruflich kritischen Zeitpunkt heraus. (Aber nein, ich muss nicht in den Knast!) Seine progressiven Eigengewichtsübungen werden mir helfen, bessere und effizientere Trainingspläne sowohl für mich selbst als auch für meine Schüler zu entwickeln. Wenn Sie ernsthaft mit Eigengewichtsübungen trainieren, müssen Sie sich dieses Buch anschaffen! Und wenn Sie eine Schwäche für das Schräge und Dunkle haben, werden Sie die Geschichte der Entstehung von Coach Wades Buch geradezu verschlingen!«
Craig Ballantyne, Turbulence Training

»*Trainieren wie im Knast* ist vollgepackt mit den interessantesten Informationen über Eigengewichtsübungen, die ich jemals gehört oder gelesen habe. Ich wünschte, ich hätte dieses Buch zur Verfügung gehabt, als ich noch Ringen als Leistungssport betrieben habe. Wichtiger aber noch ist mir, dass ich dieses Wissen heute meinen Schülern und eines Tages, wenn sie älter sind, auch meinem Sohn und meiner Tochter vermitteln kann. Ich kann gar nicht sagen, wie sehr mich dieses Buch beeindruckt hat und wie groß mein Vertrauen in seinen Autor ist.«
Zach Even-Esh, Autor von *The Ultimate Underground Strength System*

»Ich wollte dieses Buch nicht mögen. Eigentlich wollte ich es wegen des Titels nicht einmal lesen. Aber jetzt mag ich dieses Buch nicht nur, ich liebe es geradezu. Vermutlich ist es die beste Zusammenstellung von Calisthenics-Übungen und progressiven Trainingsprogrammen, die ich je in die Hand bekam, optimal ergänzt durch einen Überblick über die Geschichte der Übungen mit dem eigenen Körpergewicht.

Als ehemaliger Eliteturner und Ausbilder im Geräteturnen ist es mein Anliegen, den Körper als Medium für die Steigerung der eigenen Kraft zu nutzen, und deshalb sehe ich Eigengewichtsübungen als Grundlage jedes funktionierenden Trainingsplans an. Denn schließlich gilt doch: Wenn man das eigene Körpergewicht nicht einsetzen kann, wozu braucht man dann noch zusätzliche Gewichte? Coach Wade hat das begriffen und Programme entwickelt, die jeden, der sie nutzt, in kürzester Zeit zu einem herrlichen Körperwesen machen werden.

Das Buch liest sich leicht und ist so durchdacht aufgebaut und strukturiert, dass ich keine andere Wahl hatte, als es von der ersten bis zur letzten Seite zu verschlingen. Die Reihenfolge der progressiven Übungen ist brillant und eignet sich bestens dazu, jedem Leser selbst die schwierigsten Übungen zugänglich zu machen – vorausgesetzt, er bringt genügend Mut und Ausdauer auf, um konsequent dranzubleiben und sich laufend zu verbessern.

Coach Wade präsentiert uns hier ein echtes Trainingsprogramm mit korrekter Biometrik, Kinesiologie und progressiven Schritten, also all dem, was viele Autoren und Trainer heutzutage zu Unrecht vernachlässigen. Danke, Coach, danke für dieses außergewöhnliche Buch, das in die Regale all jener gehört, die die Welt des Kraftsports lieben, aber auch die Geschichte des modernen Krafttrainings kennenlernen wollen.«
Mark Reifkind, Master RKC Instructor, Girya Kettlebell Training

TRAINIEREN WIE IM KNAST

Der progressive Ganzkörperplan für Muskeln, Kraft und einen eisernen Willen

Paul »Coach« Wade

riva

Bibliografische Information der Deutschen Nationalbibliothek
Die Deutsche Nationalbibliothek verzeichnet diese Publikation in der Deutschen Nationalbibliografie; detaillierte bibliografische Daten sind im Internet über https://dnb.de abrufbar.

Wichtige Hinweise
Sämtliche Inhalte dieses Buches wurden – auf Basis von Quellen, die der Autor und der Verlag für vertrauenswürdig erachten – nach bestem Wissen und Gewissen recherchiert und sorgfältig geprüft. Trotzdem stellt dieses Buch keinen Ersatz für eine medizinische Beratung dar. Wenn Sie medizinischen Rat einholen wollen, konsultieren Sie bitte einen qualifizierten Arzt. Der Verlag und der Autor haften für keine nachteiligen Auswirkungen, die in einem direkten oder indirekten Zusammenhang mit den Informationen stehen, die in diesem Buch enthalten sind.

Ausschließlich zum Zweck der besseren Lesbarkeit wurde auf eine genderspezifische Schreibweise sowie eine Mehrfachbezeichnung verzichtet. Alle personenbezogenen Bezeichnungen sind somit geschlechtsneutral zu verstehen.

Für Fragen und Anregungen
info@m-vg.de

10. Auflage 2026

Türkenstraße 89
80799 München
Tel.: 089 651285-0

Die amerikanische Originalausgabe erschien 2009 bei Dragon Door Publications, Inc., Little Canada, MN SS 164, USA, www.dragondoor.com, unter dem Titel *Convict Conditioning. How to Bust Free of All Weakness – Using the Lost Secrets of Supreme Survival Strength.*

Übersetzung: Dr. Cornelia Panzacchi
Satz und Redaktion: bookwise medienproduktion GmbH
Umschlaggestaltung: Kristin Hoffmann
Druck: Florjancic Tisk d.o.o., Slowenien
Printed in the EU

ISBN Print 978-3-86883-563-2
ISBN E-Book (PDF) 978-3-86413-749-5
ISBN E-Book (EPUB, Mobi) 978-3-86413-750-1

Weitere Informationen zum Verlag finden Sie unter

www.rivaverlag.de
Beachten Sie auch unsere weiteren Verlage unter www.m-vg.de.

- INHALT -

Für Melanie Shoshana Ault

Eine Lady, für die es sich lohnt, aus dem Hochsicherheitstrakt auszubrechen.

Vorwort

Ein Tag im Jahr 1969: Ein junger Cambridge-Student lauschte dem Vortrag zweier safrangelb gewandeter tibetischer Mönche, in dem es um die Geheimnisse von Meditation und Erleuchtung ging.

Die Mönche strahlten ein friedliches, heiteres Selbstvertrauen aus. »Alles ist schön, nichts ist wichtig«, schien die Quintessenz ihrer Botschaft zu sein. Doch der junge Mann ließ sich von ihrer Gelassenheit nicht anstecken. In seinem Kopf wirbelten die Gedanken durcheinander.

Einer der beiden Mönche erzählte von dem inneren Frieden, den Meditation zu schenken vermag. Er verwendete eine Metapher: »Man kann in eine Gefängniszelle gesperrt und scheinbar unfrei sein – und dennoch innerlich frei bleiben. Diese innere Freiheit kann einem niemand nehmen.«

Der Student wollte das nicht gelten lassen. Wütend sprang er von seinem Sitz auf. »Wie können Sie so etwas sagen? Gefängnis ist Gefängnis! Wer gegen seinen Willen eingesperrt wurde, kann nicht wirklich frei sein.« Der Mönch hatte mit seiner Metapher einen dunklen Punkt angerührt; das war der Grund für die unverhältnismäßig laute Reaktion des Studenten.

Der andere Mönch lächelte den zornigen jungen Mann heiter an. »Es ist gut, die eigenen Lehrer infrage zu stellen«, antwortete er ohne jeglichen Anflug von Ironie. Und die beiden Mönche fuhren mit ihrem Vortrag fort, der den zornigen jungen Studenten umfloss wie ein ruhiger Fluss einen schroffen Felsen im Flussbett.

40 Jahre später. Es ist das Jahr 2009. Aus dem temperamentvollen Studenten ist ein etwas weiserer und gelassenerer Mann geworden. Er betreibt einen dynamischen, rasch expandierenden Verlag namens Dragon Door Publications, dessen Bücher sich an Menschen wenden, die optimale körperliche Fitness und Kraft anstreben.

Dieser Mann möchte Ihnen nun eines der aufregendsten Bücher vorstellen, die er jemals gelesen hat. Es ist ein Buch über das Gefängnis und gleichsam über Freiheit. Es ist ein Buch über das Überleben und über uns Menschen. Es ist ein Buch über Kraft und Macht. Es ist ein Buch, das in die Hände von Soldaten, Polizisten und Feuerwehrleuten gehört und in die aller, die andere beschützen. Es ist ein Buch, das in Schulen und Universitäten gelesen werden sollte, ein Buch für Profisportler, Bürohengste und Mütter im Erziehungsurlaub. Es ist ein Buch für alle, die merken, dass sie älter werden, aber lieber jung bleiben wollen, und für jeden, der die Kraft in sich entdecken und aufbauen will.

Es ist das Buch eines ehemaligen Sträflings, eines Mannes, der fast 20 Jahre lang seiner Freiheit beraubt in einigen der schlimmsten US-Gefängnisse einsaß und der sich aus schierem Überlebensdrang auf seine Körperkraft besann. Ein Mann, dem nur noch sein Geist und sein Körper geblieben waren und der sich dafür entschied, sich selbst zu fördern und sich dadurch eine innere Freiheit zu erkämpfen, die ihm niemand entreißen konnte: die Freiheit eines starken Körpers und eines starken Geistes.

Dieses Buch heißt *Trainieren wie im Knast.*

Trainieren wie im Knast? Wie kommt ein namhafter Verlag darauf, ein Buch mit einem derartigen Titel zu veröffentlichen, der den Verdacht nahe liegt, im Buch könnten Verbrecher oder das Verbrechen ganz allgemein gefeiert und verherrlicht werden?

Zahlreiche Fitnessexperten lasen Vorabexemplare von *Trainieren wie im Knast* – und waren begeistert. Nur der Titel gefiel ihnen nicht. »John, jeder Soldat sollte dieses Buch besitzen, jeder Polizist, jedes Kind sollte es von seinen Eltern bekommen ... aber wer will ein Buch mit so einem Titel lesen?«

Ich muss zugeben, dass ich verunsichert war. Nicht wegen des Inhalts, sondern wegen des Titels. Würde er Käufer und Leser nicht abschrecken?

Doch je länger ich darüber nachdachte, desto sicherer wurde ich mir, dass der Titel so bleiben musste. Denn beim Training im Gefängnis geht es genau darum: um den Aufbau von Kraft und Kondition allein um des Überlebens, um der Selbstbehauptung in einer der gefährlichsten Lebenswelten unserer Zeit willen. Denn *Trainieren wie im Knast* beschreibt, wie man sich eine Aura der Kraft zulegt, die jeden potenziellen Angreifer abschreckt.

Diesem Kompendium des Wissens einen anderen Titel überzustülpen, wäre ein schwerer Fehler. Es ist, als würde man einen kräftigen, herzhaften Roquefort in eine Verpackung mit der Aufschrift »Baby-Gouda« stecken.

Außerdem ist im Titel bereits die zentrale Botschaft enthalten: Es gibt tatsächlich eine Freiheit, die einem niemand nehmen kann, wie klein auch die Zelle sein mag, in die man gesteckt wurde. Es ist die Freiheit, die Herrlichkeit des eigenen Körpers und Geistes zu pflegen. Paul Wade schuf sowohl einen unwiderleglichen Beweis dafür als auch ein Programm, mit dessen Hilfe jeder diese Herrlichkeit zu verwirklichen vermag.

Lesen Sie *Trainieren wie im Knast*, und Sie werden bald merken, dass es darin nicht darum geht, das Leben von Kriminellen im Gefängnis zu verherrlichen. Dieses Buch ist alles andere als ein literarisches Gegenstück zum Gangsta Rap. Ganz im Gegenteil: Sie werden merken, dass Sie niemals dort hinkommen wollen, wo Paul Wade so viele Jahre verbacht hat. Vor allem aber ist es ein Buch, das Sie dazu anregt, einen Grad an körperlicher Fitness anzustreben, den Sie bisher für sich als unerreichbar ansahen.

Bald nach dieser Erkenntnis wird sich Ihnen ein weiterer Gedanke aufdrängen: Warum wird dieses Wissen von einem ehemaligen Sträfling vermittelt? Ist es etwa irgendwie anrüchig? Wenn ein Polizist oder ein Sportlehrer durch Paul Wades Trainingsprogramm eine außergewöhnlich gute Kondition erzielt, hat er sich dann irgendwie kompromittiert, weil die Übungen von einem Vorbestraften entwickelt wurden? Nein, ich glaube nicht. Denn das würde einer Erkenntnis widersprechen, für die *Trainieren wie im Knast* steht: »Richte nicht, damit du nicht selbst gerichtet wirst!«, und ebenso der zentralen Botschaft dieses Buches, nämlich der, dass jeder Mensch das Potenzial seiner Läuterung in sich trägt.

Neulich versuchte ich meinen 18-jährigen Sohn Peter für eines der Idole meiner Jugend zu begeistern: für Lou Reed. Nachdem er sich einen Ausschnitt aus einem Album von Lou Reed und Velvet Underground angehört hatte, fiel sein Urteil kurz und knapp aus: »Dad, es kann nur einen Bob Dylan geben.« Wenn ich auch hinsichtlich Lou Reed anderer Meinung bin, so muss ich ihm in einem Punkt doch recht geben: Lou Reeds großes Vorbild war Bob Dylan, und weil es tatsächlich nur einen Bob Dylan geben kann, musste Lou Reed sehr viel Energie in das Bemühen investieren, sich von Dylan abzugrenzen. Meiner Ansicht nach ist ihm das gelungen. »Es gibt nur einen Lou Reed«, wäre mein entsprechendes Statement.

In meiner bisherigen Verlegerlaufbahn hatte ich das Glück, dem Publikum drei bemerkenswerte Autoren vorstellen zu können: Pavel Tsatsouline, Ori Hofmekler und Marty Gallagher. Alle drei sind einzigartig, sodass man zu Recht sagen kann: »Es gibt nur einen …« Es kann nur einen Pavel geben. Es kann nur einen Ori geben. Es kann nur einen Marty geben. Und nun kann ich dieser Ikonenliste noch einen weiteren Namen hinzufügen: Es kann nur einen Paul Wade geben.

John Du Cane
Dragon Door Publications

— Teil I —

Vorbemerkungen

Die moderne Fitnessszene wird weitgehend von muskelbepackten Bodybuildern, teuren Trainingsgeräten und Anabolika geprägt.

So war es nicht immer.

Es gab eine Zeit, in der sich Männer unglaubliche Kraft antrainierten, ohne irgendein Hilfsmittel zu verwenden – keine Gewichte, keine Geräte, keine Medikamente. Nichts.

Wenn Sie mehr über die klassische Methode des Kraftaufbaus erfahren wollen, dann lesen Sie weiter.

1. Einleitung

Reise zur Kraft

Gleichgültig, welchen Kraftraum Sie wo auch immer auf der Welt betreten: Stets werden Sie dort immens aufgeplusterte Anabolika-Junkies finden, die sich für »stark« halten, weil sie einen Oberarmumfang von 45 cm haben, schwere Gewichte heben und in einem Tanktop einen eindrucksvollen Anblick bieten.

Aber wie viele von ihnen sind *wirklich* kräftig?

- Wie viele von ihnen verfügen über echte athletische Kraft, die sie auch einsetzen können?
- Wie viele von ihnen könnten auf der Stelle 20 einarmige Liegestütze ausführen?
- Wie viele von ihnen haben eine Wirbelsäule, die so stark, so biegsam und so gesund ist, dass sie sich rücklings niederbeugen und mit den Händen den Boden berühren können?
- Wie viele von ihnen verfügen über derart mächtige Beinmuskeln, dass sie eine perfekte einbeinige Kniebeuge hinbekommen?
- Wie viele von ihnen sind in der Lage, einen tadellosen einarmigen Klimmzug vorzuführen?

Die Antwort lautet: so gut wie keiner.

Wohl nirgendwo auf der Welt werden Sie in einem Kraftraum einen Bodybuilder antreffen, der diese einfachen Eigengewichtsübungen beherrscht. Dennoch aber gelten die unnatürlich wirkenden Muskelberge als der Inbegriff von Kraft und Fitness.

Der Bodybuildertyp wurde zum akzeptierten Symbol konsequenten Muskeltrainings. Mir kommt das vollkommen verrückt vor. Welche Rolle spielt es, wie viele Kilos man zu heben imstande ist? Wie kann jemand als »stark« gelten, wenn er nicht einmal in der Lage ist, seinen Körper auf die von der Natur vorgesehene Art zu bewegen?

Stark werden

Den heutigen Kraftraumfans geht es ums Aussehen, nicht um das Können – um die Form, nicht die Funktion. Diese Männer stellen gewaltig wirkende Gliedmaßen zur Schau, die durch das Training aber nur an Muskelgewebe zunahmen; Sehnen und Gelenke blieben schwach. Bitten Sie einen dieser Muskelmänner einmal, eine einbeinige Kniebeuge vorzuführen, bei der der Hintern bis zum Boden runterkommt. Täte er es, würden ihm vermutlich die Kniesehnen reißen. Die meisten Bodybuilder sind nicht in der Lage, die Kraft, die sie besitzen, auch einzusetzen: Wenn sie versuchen, auf Händen zu gehen, fallen sie auf die Nase.

Ich weiß manchmal nicht, ob ich lachen oder weinen soll, wenn ich sehe, wie die heutigen Männergenerationen ein Vermögen für Fitnessclub-Mitgliedschaften, Gewichte und anderes Zubehör ausgeben, um sich mehr Kraft anzueignen. Ich muss *lachen*, wenn ich daran denke, dass der Fitnessindustrie ein perfekter Coup gelungen ist: Sie hat alle Welt dazu gebracht zu glauben, dass sie ohne diese Ausrüstungen und diese Mitgliedschaften niemals zu Kräften kommt. Und ich muss *weinen*, weil es so traurig ist, dass diese zahlenden Fitnessfans – wenn sie sich keine Steroide zuführen – kaum Muskeln aufbauen und in puncto Athletik keinerlei Fortschritte machen.

Um wirkliche Kraft aufzubauen, braucht man weder Gewichte noch Geräte und auch nicht all den anderen Müll, den einem Industrie und Werbung andrehen wollen. Man kann wahrhaft herkulische Kraft ohne eine besondere Ausrüstung erlangen – man muss nur wissen, wie. Man muss die richtige Methode kennen, die *Kunst*.

Diese Methode existiert. Sie beruht auf alten traditionellen Trainingstechniken, die im Laufe von Jahrhunderten durch Versuch und Irrtum entwickelt wurden und sich als Übungen bewiesen, die imstande sind, dünne Kerlchen in stahlharte Krieger zu verwandeln. Sie ist bekannt unter dem englischen Begriff *Calisthenics* und ist die Kunst, den menschlichen Körper durch Training mit dem eigenen Körpergewicht aufzubauen. Früher, in der ersten Hälfte des 20. Jahrhunderts, trainierten die besten Sportler der Welt überwiegend durch Calisthenics – Gymnastikübungen, bei denen sie sich fortlaufend steigerten – und merkten, wie sie von Tag zu Tag stärker wurden.

Die vergessene Kunst des Eigengewichtstrainings

Leider kann man diese Kunst in keinem Kraftraum der Welt erlernen. Die Mehrheit der Sportler kennt sie nicht mehr, denn sie wurde von der Masse der neuen Trainingstechniken verdrängt, die im Laufe des letzten Jahrhunderts aufkamen und die Menschen faszinierten. Das Wissen, wie Calisthenics korrekt ausgeführt wird, ging dadurch verloren – oder wurde von der Fitnessbranche in Verruf gebracht, weil sie doch den Menschen das Recht, Geist und Körper zu stärken, für teures Geld verkaufen wollte.

Das letzte Rückzugsgebiet von Calisthenics sind die Schulen. Hier führen die Kinder Liegestütze, Klimmzüge und Kniebeugen aus. Es sind sinnvolle Übungen, doch stärken sie durch ständige Wiederholungen nur die Ausdauer. Ein wahrer Meister von progressivem Calisthenics, also klassischem Calisthenics, weiß, wie man maximale reine Kraft erreicht. Und diese Kraft ist anders als die, die man durch Gewichtheben oder irgendwelche Geräte erwirbt. Ich habe Calisthenics-Anhänger gesehen, die so stark waren, dass sie Handschellen aus Stahl zerbrechen, einen Maschendrahtzaun zerreißen oder in eine Mauer mit der bloßen Faust Löcher schlagen konnten, dass die Ziegelsplitter nur so geflogen sind.

Wie würde es Ihnen gefallen, über derartige Kräfte zu verfügen?

Ich kann Ihnen in diesem Buch erklären, was Sie dafür tun müssen. Aber damit eines klar ist: In einem Fitnessclub oder durch eine große Zahl hintereinander ausgeführter Liegestütze werden Sie dieses Ziel nicht erreichen. Diese Art von animalischer Power, dieses Entfesseln der ureigensten Kräfte des Körpers, kann nur durch klassisches Calisthenics erworben werden.

Wo ich mein Metier lernte: im Knast

Glücklicherweise blieb das geheime klassische Wissen – ich nenne es Old School Calisthenics – erhalten. Doch es überlebte nur an jenen dunklen Orten, an denen Männer über maximale Kraft verfügen müssen, um zu überleben. Orte, an denen es unter Umständen keine Gewichte, Hanteln und anderen modernen Trainingsgeräte gibt. Diese Orte nennt man Gefängnis, Knast, Haftanstalt, usw. Es sind Käfige, in denen zivilisierte Menschen ihre weniger zivilisierten Artgenossen sperren, damit sie ihren Zeitgenossen nicht gefährlich werden können.

Mein Name ist Paul Wade, und ich kenne das Leben in diesen Käfigen leider nur zu gut. Ich kam wegen meines ersten Gesetzesverstoßes 1979 in das San Quentin State Prison und verbrachte 19 der folgenden 23 Jahre in einigen der härtesten Gefängnissen der USA, darunter Angola Penitentiary (Spitzname »Die Farm«) und Marion, die Hölle, die als Ersatz für Alcatraz gebaut wurde.

Ich kenne klassisches Calisthenics, vielleicht sogar besser als jeder andere. Während meines letzten Gefängnisaufenthalts wurde ich als *El Entrenador* bekannt (das spanische Wort für »der Trainer«), weil all die Neulinge zu mir kamen, um zu erfahren, wie man blitzschnell superstark werden kann. Auf diese Weise sammelte ich unglaublich viele Pluspunkte, aber die hatte ich mir auch verdient, denn meine Methode funktioniert. Ich selbst habe ein Niveau erreicht, auf dem ich mehr als ein Dutzend einarmige Liegestütze bewältige. Das ist eine Leistung, die meines Wissens noch kein anderer vollbrachte, auch kein olympischer Turner. Im Angola gewann ich die von den Insassen organisierten Liegestütz-/Klimmzug-Meisterschaften sechsmal hintereinander, obwohl ich ganztägig auf der Gefängnisfarm körperliche Arbeit verrichten musste. (Dies war eine Strategie des Gefängnisses, um Ärger zu vermeiden: Insassen, die auf der Farm arbeiteten, waren abends meist zu erschöpft, um sich mit den Wärtern anzulegen.)

Ich wurde sogar Dritter bei der Californian Institutional Powerlifting Championship von 1987 – und das, obwohl ich nie mit Gewichten trainiert hatte. (Ich machte nur wegen einer Wette mit.) Viele Jahre lang war ich dank meiner Trainingsmethoden zäher, kräftiger und widerstandsfähiger als die Mehrheit der Psychos, Knastveteranen und Berufsverbrecher, von denen ich zwei Jahrzehnte lang umgeben war. Dabei trainierten die meisten dieser Typen, und zwar hart. Die Fitnesszeitschriften schreiben nichts über die Trainingsmethoden und sportlichen Leistungen hinter Gittern, aber etliche der beeindruckendsten Athleten der Welt sind Sträflinge.

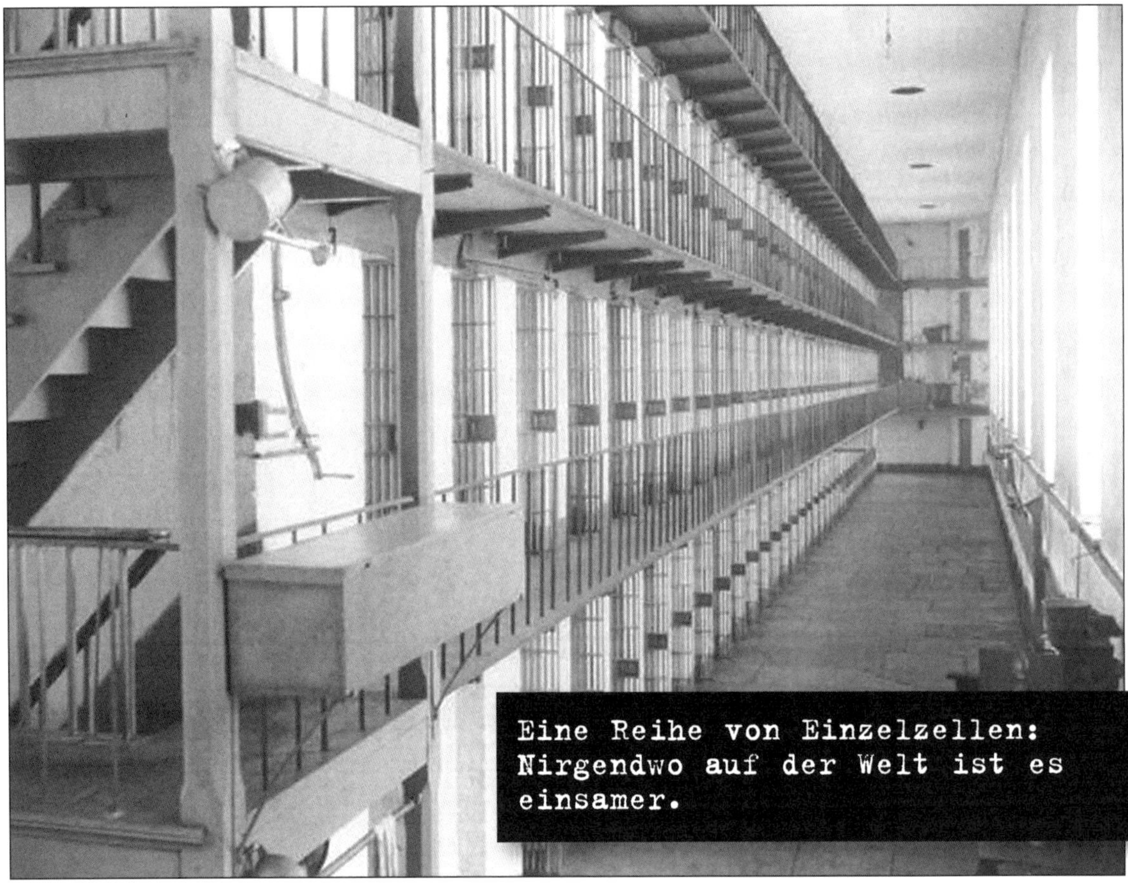

Eine Reihe von Einzelzellen: Nirgendwo auf der Welt ist es einsamer.

Während meiner gesamten Zeit im Gefängnis machte ich es mir zur Aufgabe, so stark, fit und ausdauernd wie möglich zu werden und zu bleiben. Ich verfolgte dieses Ziel allerdings nicht in einem ansprechenden, chromblitzenden Kraftraum, und meine Qualifikation als Meister auf diesem Gebiet ist auch nicht das Ergebnis eines dreiwöchigen Fernkurses. Und ganz bestimmt bin ich kein sesselfurzender Schreiberling, der in seinem Leben noch nie einen Tropfen Schweiß abgesondert hat, wie viele dieser Typen, die Fitness- und Bodybuildingbücher am laufenden Band produzieren. Noch bin ich einer von denen, die man gerne als »geborene Athleten« bezeichnet: Als ich nur drei Wochen nach meinem 23. Geburtstag zum ersten Mal in den Bau ging, wog ich bei 1,86 m Größe nur 68 kg. Meine Arme waren so dünn wie Pfeifenreiniger und etwa halb so stark. Durch eine Reihe unangenehmer Erlebnisse lernte ich rasch, dass Häftlinge die Schwäche anderer ausnutzen, wo sie nur können, und dass Einschüchterung zum Alltag gehört. Ich hatte keine Lust, jemandes Hure zu werden, und mir wurde klar, dass ich nur dann aufhören konnte, ein Opfer zu sein, wenn ich schleunigst meine Körperkraft aufbaute.

Es war ein großes Glück, dass ich in San Quentin nach einigen Wochen zu einem ehemaligen Navy-SEAL in die Zelle verlegt wurde. Er war durch sein militärisches Training großartig in Form und zeigte mir die Calisthenics-Grundübungen: Liegestütze, Klimmzüge und tiefe Kniebeugen. Ich lernte sie alle von Anfang an richtig, und durch das tägliche gemeinsame Training in der Zelle gewann ich an Format. Im Laufe der Monate nahm auch meine Ausdauer zu, und bald konnte ich manche Übungen Hunderte Male wiederholen. Dennoch wollte ich immer noch schwerer und stärker werden und begann zu recherchieren, um herauszufinden, wie ich dieses Ziel erreichen konnte. Ich lernte von anderen Häftlingen – und Sie werden mir kaum glauben, wen man in Gefängnissen alles so trifft: Turner, Soldaten, olympische Gewichtheber, Kampfsportler, Yogalehrer, Ringer und sogar den einen oder anderen Arzt.

Damals hatte ich keinen Zugang zu einem Kraftraum, sondern trainierte ohne jegliche Hilfsmittel in der Zelle. Deshalb musste ich Wege finden, meinen Körper zu meinem Kraftraum zu machen. Das Training wurde zu meiner Therapie und gleichzeitig zu meiner Obsession. Innerhalb von sechs Monaten hatte ich erheblich an Umfang und Kraft zugenommen, nach einem Jahr war ich einer der körperlich fittesten Männer im ganzen Gefängnis, und das verdankte ich einzig und allein Old School Calisthenics. Draußen in der Welt waren diese traditionellen Übungen vollkommen out, im Gefängnis aber war das Wissen über ihren Wert sozusagen von Generation zu Generation weitergegeben worden. Ein Grund dafür war, dass es im Gefängnis wenig andere Trainingsmöglichkeiten gibt: keine Pilates-Kurse, kein Aerobic. Heute ist viel von Krafträumen in Gefängnissen die Rede, aber glauben Sie mir: als Einrichtung sind sie relativ neu und rar und obendrein recht mager ausgestattet.

Einer meiner Mentoren war ein Lebenslänglicher namens Joe Hartigen. Als ich ihn kennenlernte, war Joe 71 Jahre alt und verbrachte sein viertes Jahrzehnt hinter Gitter. Trotz seines Alters und zahlreicher Verletzungen trainierte Joe immer noch jeden Morgen in seiner Zelle. Er war furchtbar stark: Ich habe mal gesehen, wie er Klimmzüge mit Gewichten machte, bei denen er sich nur mit seinen beiden Zeigefingern an der Stange hielt; sozusagen zum Spaß führte er auch gerne Liegestütze vor, bei denen er sich nur auf einem Daumen abstützte. Und bei ihm sah das alles leicht aus. Joe wusste über richtiges Training wesentlich mehr, als viele sogenannte Experten jemals wissen werden. Er hatte noch die alten Krafträume der ersten Hälfte des 20. Jahrhunderts gekannt, in denen es keine Hanteln mit abnehmbaren Gewichtsscheiben gab. Damals trainierte man überwiegend mit Eigengewichtsübungen, also mit Übungen, die wir heute als Gymnastik ansehen würden. Wenn sie damals Gewichte hoben, dann saßen sie dabei nicht in bequemen, einstellbaren Geräten, sondern hievten riesige, unhandliche Objekte hoch, wie z. B. gefüllte Fässer, Ambosse, Sandsäcke oder ihre Kumpel. Diese Art des Gewichthebens fördert Fähigkeiten und Eigenschaften, die man sich in modernen Fitnessclubs nicht aneignen kann, wie etwa einen ausdauernden Griff, kräftige Sehnen, Schnelligkeit, Gleichgewichtssinn, Koordination und schier übermenschliche Entschlossenheit und Disziplin.

Diese Art des Trainings machte, wenn sie konsequent und sachgerecht durchgeführt wurde, die Männer damals unglaublich stark. In den 1930er-Jahren arbeitete Joe in St. Louis mit The Mighty Atom zusammen, einem der berühmtesten »starken Männer« oder Kraftmenschen. Mit nur 1,65 m Größe und 63 kg Gewicht war The Atom ein menschliches Wunder. Tag für Tag vollbrachte er Kunststücke, die unsere heutigen Bodybuilder in Angst und Schrecken versetzen würden. Er sprengte Ketten, drückte dicke Nägel mit der bloßen Hand in Kiefernholzbretter und zerbiss Stahlstifte in zwei saubere Hälften. 1928 hinderte er ein Flugzeug am Abheben, indem er an einem mit dem Flugzeug verbundenen Seil zog. Dazu nahm er nicht einmal die Hände: Er hatte das Seil an seinen Haaren festgemacht. Anders als unsere modernen Kraftraumbesucher war The Atom am ganzen Körper stark. Unter anderem war er dafür berühmt, dass er einen Autoreifen ohne Werkzeug wechseln konnte: Er löste die Schrauben von Hand, hob dann das Auto hoch und steckte den neuen Reifen auf. Mitte der 1930er-Jahre wurde er von sechs bulligen Dockarbeitern hinterrücks angegriffen, und er verletzte sie so schwer, dass hinterher alle sechs krankenhausreif waren. Es war gut, dass er dafür nicht ins Gefängnis musste, denn bei seinen Auftritten verbog er Stahlstangen, als ob es Haarnadeln wären. In jener Zeit vor dem Aufkommen der Anabolika waren dies phänomenale Leistungen. Ebenso wie Joe benutzte auch The Atom keine Medikamente, um Muskeln aufzubauen, und als Folge davon war er auch noch im fortgeschrittenen Alter beeindruckend stark. Noch in seinen Achtzigern trat er als starker Mann auf. Joe erzählte mir immer mal wieder von den Kraftmenschen der Depressionszeit, die er gekannt und mit denen er zusammen trainiert hatte, Athleten der Weltklasse, deren Namen schon seit Langem vergessen sind.

Ich lernte auch deren Trainingsphilosophien kennen. Joe z.B. betonte immer, dass sich viele dieser Oldtimer auf Eigengewichtsübungen konzentriert hätten, um Kraft aufzubauen. Sie führten diese Kraft vor, indem sie sich an Fässern und Nägeln austobten, erworben hatten sie sie jedoch durch Körperkontrolle. Joe hasste Hanteln und Gewichte. »Die jungen Leute heute sind dumm, wenn sie versuchen, mithilfe ihrer Hanteln und Gewichte groß und stark zu werden«, sagte er öfters zu mir, wenn wir in der Cafeteria aßen. »Man kann sich beeindruckende Muskeln aufbauen, wenn man den eigenen Körper einsetzt. Auf diese Art trainierten die alten griechischen und römischen Athleten. Schau dir nur mal die Muskeln der Skulpturen aus jener Zeit an!« Und er hatte recht: Betrachten Sie eine Statue wie den *Herkules*

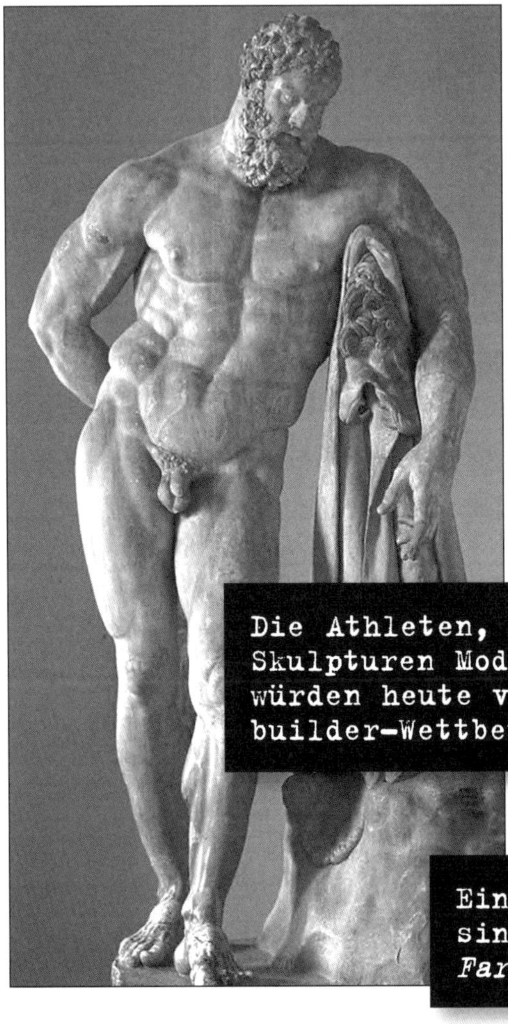

Die Athleten, die für diese Skulpturen Modell standen, würden heute vermutlich Bodybuilder-Wettbewerbe gewinnen.

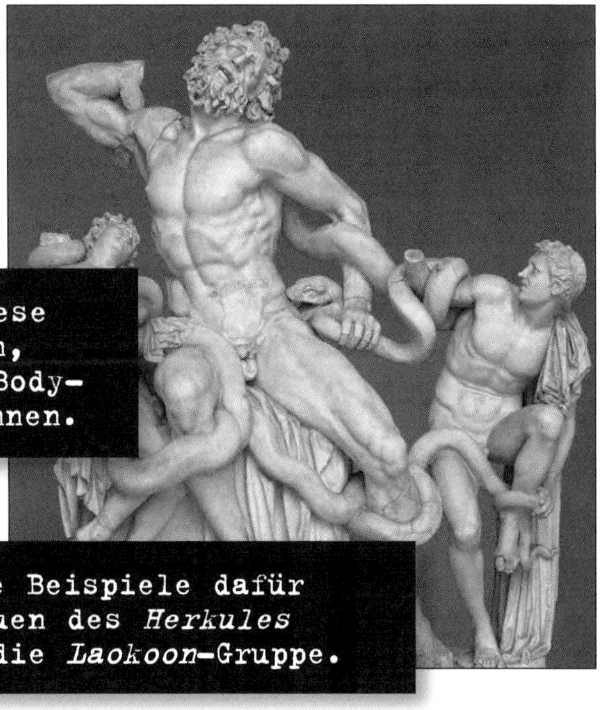

Eindrucksvolle Beispiele dafür sind die Statuen des *Herkules Farnese* oder die *Laokoon*-Gruppe.

Farnese oder die heute im Vatikan ausgestellte Kopie der *Laokoon*-Gruppe. Die Athleten, die dafür Modell standen, würden heute wohl sämtliche Bodybuilder-Wettbewerbe gewinnen. Und dabei wurden Hanteln mit abnehmbaren Gewichtsscheiben erst im 19. Jahrhundert erfunden. Wenn Sie immer noch skeptisch sind, dann sehen Sie sich einmal einen modernen Turner an. Auch heutige Turner trainieren beinahe ausschließlich mit dem eigenen Körpergewicht, und viele von ihnen haben Körper, von denen Bodybuilder nur träumen können.

Joe weilt nicht länger unter uns, aber ich habe ihm versprochen, dass sein Wissen nicht verloren gehen wird. Sehr viel davon steckt in diesem Buch. Ruhe in Frieden, Joe.

Vom Lehrling zum Lehrer

Ich habe sicher Tausenden von Häftlingen beim Trainieren zugesehen – sowohl im Hof mit Gewichten (wenn vorhanden) als auch in ihren Zellen ohne alles. Ich habe mit zahlreichen Veteranen gesprochen, für die Training eine Religion, ein Lebensinhalt ist. Im Laufe der Jahre habe ich eine große Zahl von fortgeschrittenen Tipps und Methoden gesammelt, die ich nach und nach in mein Programm einbaute. Vermutlich habe ich während meines Lebens im Gefängnis mehr Wissen über Konditionstraining gesammelt als jeder andere. Im Gefängnis hat man kein leichtes Leben. Ich habe keinen einzigen Tag ausgesetzt. Stets probierte ich alles gleich aus und zahlte dafür mit Schweiß und Schmerzen. Als Folge davon war ich stets in optimaler Verfassung – und auch dafür bekannt. Jeder Zwischenfall, in den ich verwickelt wurde, war schnell vorbei, weil ich in so guter Form und jede Sekunde einsatzbereit war. Dadurch bekam ich einen gewissen Ruf und ich genoss einen Respekt, von dem ich ohne Training niemals hätte träumen können. Sogar Wärter bewunderten mich wegen meiner Konsequenz und meiner Fähigkeiten. In den 1990er-Jahren saß ich im Marion Penitentiary ein, als sämtliche Insassen wegen der Ermordung zweier Wärter rund um die Uhr eingeschlossen waren. Das bedeutete, dass jeder Gefangene täglich 23 Stunden in Einzelhaft verbrachte – jeden Tag. Um weitere Zwischenfälle im Keim zu ersticken, sahen die Wärter alle 40 Minuten bei jedem Einzelnen von uns vorbei. Damals ging der Insiderwitz um, dass mich die Wärter auf ihrer Runde bei meinen Liegestützen sehen würden – und 40 Minuten später auf der nächsten Runde bei derselben Beschäftigung.

In meinen letzten Gefängnisjahren wurde ich wegen meines Rufs als kompetenter Athlet oft und vor allem von Neuankömmlingen gebeten, Trainingsstunden zu geben. Sie hatten gehört, dass ich ihnen gegen ein bescheidenes Honorar zeigen konnte, wie man sich in kürzester Zeit für das Gefängnis fit macht. Sie wollten in die vergessene Kunst eingeführt werden, ohne Geräte beeindruckende Muskeln, große Ausdauer und eine vielseitig einsetzbare, animalische Kraft zu entwickeln.

Ich habe Hunderte von Häftlingen ausgebildet und dadurch wertvolle Erfahrungen gesammelt, die ich allein durch mein persönliches Training niemals hätte machen können. Ich lernte, wie sich meine Methoden auf unterschiedliche Konstitutions- und Stoffwechseltypen auswirken, und auch sehr viel über die mentalen Aspekte des Trainings, über Motivation und die verschiedenen Herangehensweisen. Ich entwickelte Grundregeln, die es mir ermöglichten, mein Trainingssystem an die individuellen Bedürfnisse anzupassen, sodass schließlich jeder etwas mit meinen Methoden anfangen konnte, gleichgültig, in welcher Verfassung er zu Anfang war. Das Buch, das Sie jetzt vor sich haben und das hauptsächlich auf meinem geheimen Trainingshandbuch beruht, das ich im Gefängnis schrieb, ist die Frucht dieser zahllosen Unterrichtsstunden. Es ist mein Baby. Und: Mein System funktioniert. Das musste es schließlich auch. Wenn es meinen Schülern nicht mit meiner Hilfe gelungen wäre, ihr volles Kraftpotenzial zu entfalten, wäre die Konsequenz nicht nur ein verlorener Wettbewerb gewesen. Denn das Leben im Gefängnis ist hart; was einen dazu treibt, sich in Bestform zu bringen, ist der Überlebensinstinkt. Wer im Knast schwach ist oder schwach wirkt, ist schon so gut wie tot. Meine Schüler aber sind alle noch quicklebendig.

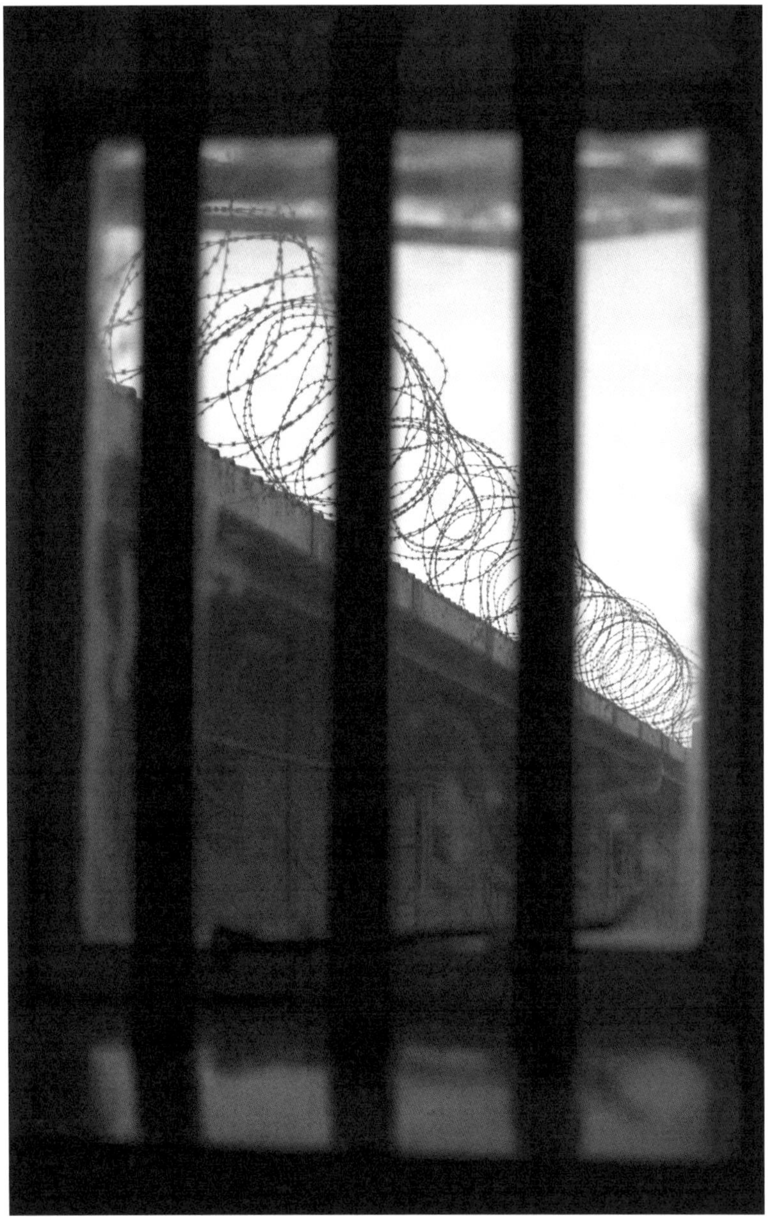

Licht aus!

Ich könnte ein ganzes Buch nur darüber schreiben, wie wichtig Kraft und Ausstrahlung für einen Häftling sind. Vielleicht werde ich das eines Tages auch tun. Im vorliegenden Buch aber soll es nicht um das Leben im Gefängnis gehen, sondern um körperliches Training. Ich habe nur deshalb etwas vom Alltag hinter Gittern erzählt, weil ich einen Eindruck von der brutalen, isolierten und bemerkenswert traditionsbewussten Welt geben wollte, in der viele klassische Trainingstechniken überlebten. Um das in diesem Buch beschriebene Trainingssystem durchzuarbeiten, braucht man sich natürlich nicht ins Kittchen stecken zu lassen. Andererseits aber gilt: Wenn meine Methoden dort funktionieren, wo das Leben extrem hart und grausam ist, dann können sie auch für Sie funktionieren.

Und sie werden für Sie funktionieren. Versprochen!

2. Old School Calisthenics

Die vergessene Kunst

Calisthenics – das ist kein Begriff, den man in Krafträumen oft zu hören bekommt; wahrscheinlich wissen die meisten Personal Trainer nicht einmal, wie man ihn schreibt. Das Wort ist abgeleitet von den altgriechischen Wörtern *kallos*, »Schönheit«, und *sthenos*, »Kraft«. Im Prinzip ist Calisthenics nichts anderes als eine Methode, die Schwere und Trägheit des menschlichen Körpers auszunutzen, um ihn stärker und beweglicher zu machen. Mein hier vorgestelltes Konzept *Trainieren wie im Knast* könnte man prinzipiell als weiterentwickelte Form von Calisthenics werten, die Kraft und athletisches Können aufbauen soll. Leider wird der moderne Ansatz von Calisthenics in unseren Tagen nicht unbedingt als eine sehr effektive Methode der Kraftsteigerung angesehen. Wenn man den Begriff heute erwähnt, denken die meisten an Liegestütze und Kniebeugen und weitere, wenig anspruchsvolle Übungen wie Hampelmann und Laufen auf der Stelle. Calisthenics gilt als schwächere Option, als billige Version eines Zirkeltrainings. Aber so war es nicht immer.

Die alte Kunst des Eigengewichtstrainings

Es ist seit Langem bekannt, dass die korrekte Ausführung von Eigengewichtsübungen sowohl das körperliche Erscheinungsbild verbessert als auch große Kraft aufbaut. Seit Menschen ihre Kraft zeigen, stellen sie sie durch Körperkontrolle unter Beweis: den Körper aufrichten, die Knie beugen, springen, den Körper mittels der Kraft der Gliedmaßen vom Boden wegdrücken – das alles sind Bewegungsabläufe, aus denen sich das entwickelte, was wir heute als Calisthenics kennen. In der Antike galt Calisthenics niemals als Mittel, die Ausdauer zu verbessern, sondern als Methode der Kraftsteigerung. Mit seiner Hilfe entwickelten Krieger ihre Kampfkraft und eine Muskulatur, deren Anblick den Gegner einschüchtern sollte.

Eine der frühesten Aufzeichnungen zum Thema Calisthenics stammt von dem Historiker Herodot, der berichtete, dass Perserkönig Xerxes vor der Schlacht bei den Thermopylen (um 480 v. Chr.) Kundschafter ausschickte, damit sie unten im Tal die zahlenmäßig unterlegenen, von König Leonidas angeführten Spartaner beobachteten. Die Kundschafter kamen mit der Nachricht zurück, die Spartaner seien eifrig dabei, ihre Körper durch Turnübungen zu kräftigen. Die Vorstellung erschien lächerlich, denn jenseits des Tals wartete Xerxes' 120 000 Mann starke Armee auf die Schlacht gegen 300 Spartaner. Xerxes ließ den Spartanern ausrichten, sie sollten sich zurückziehen, sonst würden sie vernichtet. Die Spartaner weigerten sich, dem Befehl nachzukommen, und hielten die persische Armee so lange auf, bis sich die übrigen Griechen miteinander verbündeten. Vielleicht haben Sie schon einmal eine Verfilmung dieser Schlacht gesehen, z. B. Zac Snyders epischen Film *300* (2007).

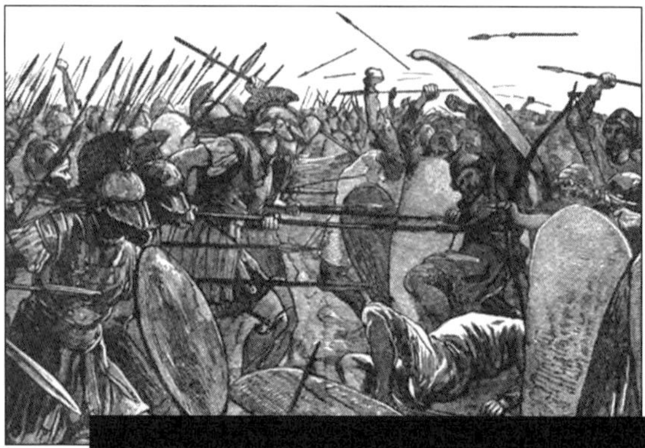

Die Spartaner galten und gelten als die härtesten Krieger aller Zeiten.

Die Spartaner galten und gelten als die härtesten Krieger aller Zeiten, und sie waren sich nicht zu schade, Calisthenics in den Mittelpunkt ihres Trainings zu stellen. Im Gegenteil war diese Methode ein wichtiger Grund für ihren Erfolg. Die Spartaner waren aber auch nicht die einzigen Griechen der Antike, die auf Calisthenics setzten. Der Grieche Pausanias schrieb, dass alle großen Athleten der antiken Olympischen Spiele Calisthenics trainierten, darunter auch die besten Boxer, Ringer und Kraftsportler der antiken Welt. Vasenmalereien und Reliefs zeigen zahlreiche Szenen kalisthenischer Übungen. Das physische Ideal, das zu der Redensart »schön wie ein junger Gott« führte, leitet sich von diesen Darstellungen ab, deren Modelle olympische Athleten waren. Die alten Griechen wussten, dass der menschliche Körper durch Calisthenics sein maximales Potenzial erreichen konnte, aber nicht mit hässlich aufgeblähten Muskeln, wie sie die heutigen Bodybuilder zur Schau stellen, sondern in einer perfekten Harmonie der Proportionen. Dies ist möglich, weil der Körper beim Calisthenics-Training gegen den eigenen Widerstand ankämpft, der niemals zu stark oder zu schwach ist, sondern immer genau passend. Die alten Griechen wussten, dass man durch Calisthenics nicht nur einen kräftigen, athletischen Körper erzielte, sondern auch einen schönen Körper mit anmutigen Bewegungen – daher eben auch der Name Calisthenics, der, wie gesagt, aus den griechischen Wörtern für »Schönheit« und »Kraft« zusammengesetzt ist.

Wie viele andere kulturelle Errungenschaften übernahmen die Römer von den Griechen auch Calisthenics. Während die römische Armee damals für ihre ausgeklügelte militärische Organisation bekannt war, standen die Gladiatoren für perfektionierte Kampfkunst. Der römische Historiker Livius schilderte, wie diese Superkrieger tagtäglich in den *ludi* (Trainingscamps) für die Schaukämpfe in den Amphitheatern Übungen ausführten, die wir heute als Calisthenics für Fortgeschrittene bezeichnen würden. Durch ihr Training wurden die Gladiatoren so stark, dass das Gerücht umging, sie seien die illegitimen Söhne von sterblichen Frauen und Titanen, den mächtigen Riesen, die in ferner Vorzeit gegen die Götter gekämpft hatten. Zusammen mit ihrer Kampfausbildung hätte die enorme Kraft dieser Männer im 1. Jahrhundert v. Chr. beinahe zu einem frühzeitigen Untergang Roms geführt, als sich die von Spartakus angeführten Gladiatoren den römischen Legionen entgegenstellten, obgleich diese zahlenmäßig überlegen und ungleich besser bewaffnet waren.

Zweifellos waren in der Antike viele verschiedene calisthenische Trainingssysteme in Gebrauch. Durch Beschreibungen und Abbildungen wissen wir, dass die von diesen sagenumwobenen Kriegern und Athleten praktizierten Eigengewichtsübungen wenig mit unserem heutigen Calisthenics-Training gemein hatten. Vermutlich aber ähnelten sie dem, was wir unter Kunstturnen verstehen, und bestimmt waren sie in erster Linie darauf ausgerichtet, Kraft und Ausdauer aufzubauen.

Die Tradition des Kraftaufbaus

Diese Form des körperlichen Trainings überdauerte das Ende der Antike. Jahrhundertelang galt es als schlichte Tatsache, dass der beste Weg für einen Athleten, seine Körperkraft zu steigern, darin bestand, zunehmend anspruchsvoller werdende Eigengewichtsübungen durchzuführen.

Dieses alte Wissen blieb in den Trainingslagern von Byzanz und Arabien lebendig. Durch die Kreuzzüge wurde es ins kriegsbegeisterte Europa zurückgetragen, das in den Zeiten ständiger Kämpfe diesen halb vergessenen Freund sozusagen mit offenen Armen aufnahm. Körperliches Training hatte in der Ausbildung eines Knappen zum Ritter einen hohen Stellenwert, und es gibt viele Belege dafür, dass Calisthenics die Grundlage dieses Trainings bildete. Buchmalereien und Wandteppichstickereien zeigen junge Männer, die an Bäumen und hölzernen Apparaturen Klimmzüge und einarmige Liegestütze vollführen. Es ist eine anerkannte Tatsache, dass die Soldaten des Mittelalters lange vor der Erfindung von Hanteln und auswechselbaren Gewichten ihre Körperkraft trainierten. Die mittelalterlichen Heere des Abendlands müssen über unglaublich starke Männer verfügt haben. Die Langbogenschützen Heinrichs V. sollen zeitgenössischen Autoren zufolge so stark gewesen sein, dass sie Bäume mitsamt der Wurzeln ausreißen konnten. Vielleicht waren das ja auch nur Behauptungen, die Feinde einschüchtern sollten, aber Langbögen, die aus Heinrichs VIII. Schiff *The Mary Rose* geborgen wurden, wiesen eine Zugkraft von bis zu 900 Newton auf; das entspricht ungefähr 90 kg. Kein Bogenschütze unserer Tage wäre in der Lage, mit diesen Waffen umzugehen.

Die gesamte Renaissance hindurch blieben diese alten Trainingsmethoden in Gebrauch und wurden durch Fahrende in ganz Europa verbreitet: Umherreisende Akrobaten und Spaßmacher, die Gaukler, führten in Dörfern, Städten und an Fürsten- und Königshöfen akrobatische Kunststücke und Kraftakte vor – eine Tradition, die die gesamte Epoche der Aufklärung hindurch weiterbestand.

Auch im 19. Jahrhundert war es üblich, den Körper durch Eigengewichtsübungen zu stärken. Wenn die griechische Antike das erste Goldene Zeitalter der Körperkultur darstellte, so wurde das späte 19. Jahrhundert zweifellos zu ihrem zweiten Goldenen Zeitalter. Gesundheitsexperten aus aller Welt erkannten den unübertrefflichen Wert dieser Trainingsmethoden und begannen, ihn wissenschaftlich zu belegen. In Preußen machte sich der später als »Turnvater« berühmt gewordene Friedrich Ludwig Jahn daran, die Eigengewichtsübungen mit minimalen Geräten

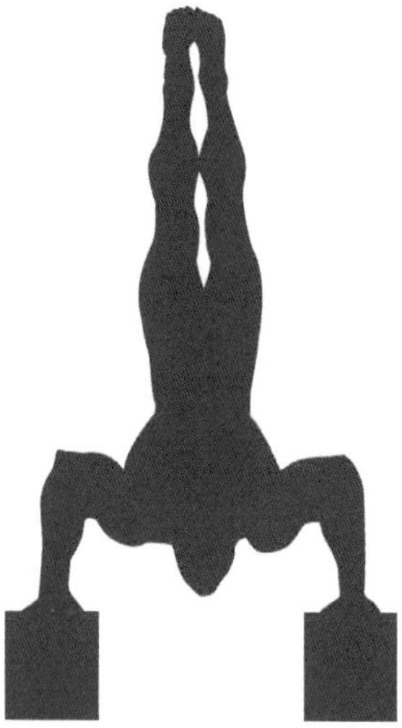

wie Barren und Stufenbarren, Pauschenpferd und Schwebebalken zu formalisieren, und es entstand jener Sport, den wir heute als Geräte- oder Kunstturnen kennen. Die von den mittelalterlichen Gauklern begründete Tradition der umherreisenden starken Männer oder Kraftmenschen lebte im Zirkus fort und erreichte neue Höhepunkte: Außergewöhnliche Athleten traten in vielen Ländern auf, unter ihnen bereits zu Lebzeiten legendäre Persönlichkeiten wie Arthur Saxon, G.W. Rolandow oder Eugen Sandow – der Mann, dessen beeindruckender Körper zum Vorbild für die Statuette Mr. Olympia wurde, die höchste Auszeichnung, die im modernen Bodybuilding verliehen wird. Diese Männer waren so stark, wie Menschen nur werden können, und stärker als die heutigen Anabolika-Junkies.

Saxon konnte mit einem Arm 175 kg über den Kopf stemmen; Rolandow zerriss mühelos drei übereinandergestapelte Kartenspiele, und Sandow sprengte um seinen Oberkörper gewickelte Stahlketten, indem er einfach nur die Muskeln bewegte. Calisthenics hatte im Werdegang dieser Männer eine entscheidende Rolle gespielt. Zu dieser Zeit waren Langhanteln und abnehmbare Gewichtsscheiben noch nicht einmal erfunden. Bevor sie im 20. Jahrhundert aufkamen, wurde die Mehrheit der muskulösesten Oberkörper der Welt mittels Handstand und Übungen am Barren aufgebaut.

Größen des 20. Jahrhunderts

Auch noch in der ersten Hälfte des 20. Jahrhunderts verdankten die meisten legendären Kraftmenschen ihre Körperstärke Eigengewichtsübungen. Damals galt nur der als »stark«, der in der Lage war, auf den Händen zu gehen und einbeinige Kniebeugen und einarmige Klimmzüge mit Leichtigkeit auszuführen. Hanteln und Gewichte wurden zwar benutzt, aber erst nachdem die Eigengewichtsübungen gemeistert worden waren.

Sogar Superschwergewichte beherrschten damals Calisthenics. Der Brite Bert Assirati, der vom *strongman* zum Ringer aufgestiegen war, faszinierte sein Publikum mit einer perfekten Brücke, aus der er in den einarmigen Handstand sprang – und das bei einem Gewicht von etwa 110 kg. Assirati gilt nach wie vor als schwerster Athlet, der beim Ringeturnen den schwierigen Kreuzhang beherrschte.

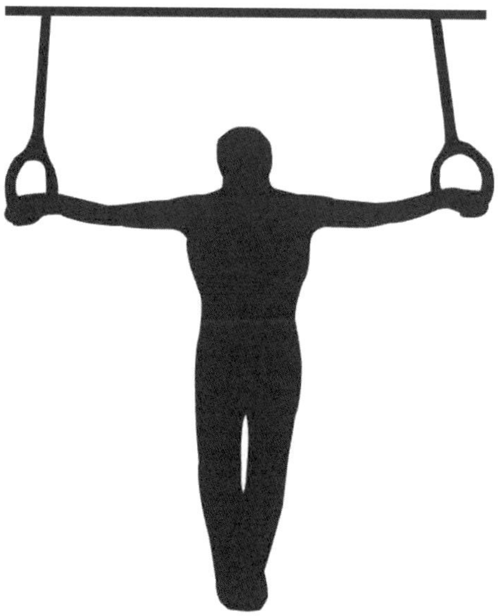

In den 1940er- und 1950er-Jahren war der stärkste Athlet der Welt vermutlich das »kanadische Monster« Doug Hepburn: Beim Gewichtheben stieß er 223 kg und drückte 255 kg auf der Bank – und das ohne die Hilfe von Anabolika oder anderen Medikamenten. Obgleich Hepburn mit seinen knapp 140 kg die Waagen förmlich zerquetscht haben muss, waren die Eigengewichtsübungen ein Pfeiler

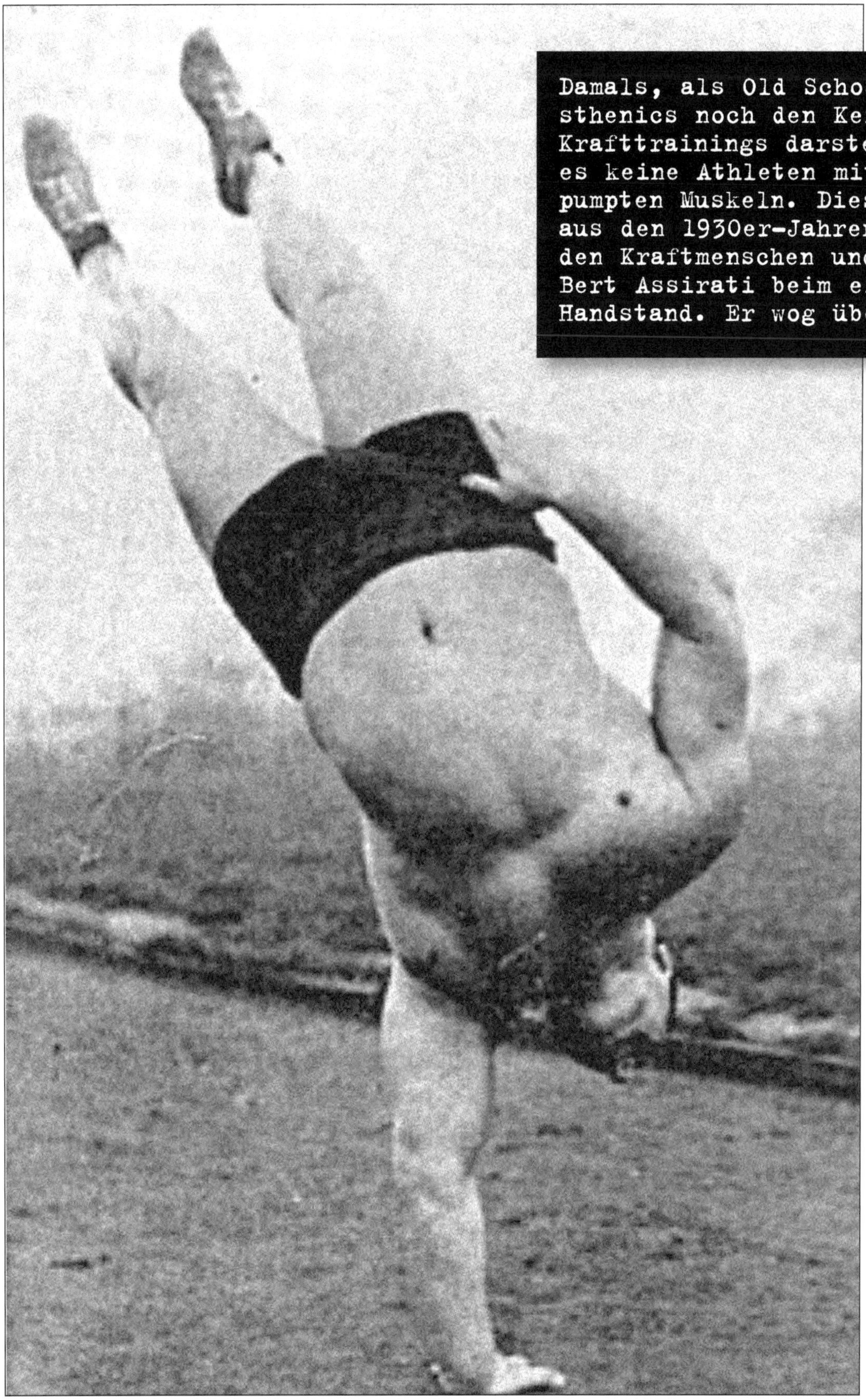

Damals, als Old School Calisthenics noch den Kern des Krafttrainings darstellte, gab es keine Athleten mit aufgepumpten Muskeln. Dieses Foto aus den 1930er-Jahren zeigt den Kraftmenschen und Ringer Bert Assirati beim einarmigen Handstand. Er wog über 110 kg.

seines Trainings, und das sah man ihm auch an: Hepburns Oberkörper hatte die Ausmaße eines Autos, seine Schultern waren breiter als gängige Türrahmen. Seine Erfolge beim Gewichtheben schrieb er den Liegestütz-Handständen zu, die er ohne Hilfsmittel oder am Barren ausführte. Dieser muskulöse Gigant bewies ein für alle Mal, dass man auch mit einem hohen Körpergewicht ein Meister in Calisthenics sein kann.

Der vielleicht letzte Champion der Eigengewichtsübungen war Angelo Siciliano, »der am perfektesten gebaute Mann der Welt«, bekannt vor allem unter seinem Künstlernamen Charles Atlas. In den 1950er- und 1960er-Jahren verkaufte er Hunderttausende von Fernkursen für »Dynamic Tension« (»Dynamisches Anspannen«). Diese Methode war so etwas wie eine Mischung aus Calisthenics und isometrischen Übungen. Siciliano brachte einer ganzen Generation von Comiclesern bei, dass sie sich auch ohne Gewichtstraining in Form bringen konnten.

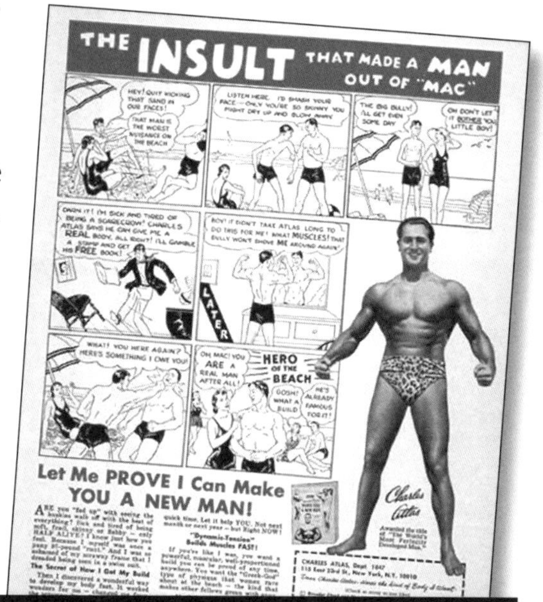

Angelo Siciliano, besser bekannt als Charles Atlas, verkaufte in den 1950er- und 1960er-Jahren Hunderttausende Comics seiner Fernkurse.

Doch leider war er der Letzte einer aussterbenden Art.

Das Ende einer Ära

Im weiteren Verlauf der zweiten Hälfte des 20. Jahrhunderts gerieten eine ganze Reihe älterer Trainingstechniken auf das Abstellgleis. Schuld daran war in vielerlei Hinsicht die industrielle Revolution, in deren Folge das Leben der Menschen zunehmend von Technik beherrscht wurde. Körperliche Ertüchtigung und Kraftaufbau blieben da nicht ausgespart: Im 20. Jahrhundert kamen unglaublich viele neue Trainingstechniken auf, und unsere Gepflogenheiten veränderten sich dementsprechend.

Im Zentrum der Neuerungen standen Gewichte und Hanteln. Langhanteln und Gewichte waren seit Jahrhunderten in Gebrauch, doch die Wende kam, als der britische Athlet Thomas Inch um 1905 die Thomas-Inch-Kurzhantel erfand. Bald darauf kamen die Gewichtsscheiben auf, und nicht allzu viel später die Gewichthebemaschinen. In den 1970er-Jahren gab es kaum einen Kraftsportler, der nicht mit der Nautilus-Krafttrainingsmaschine arbeitete. Das Gerät hieß so, weil sein Schwungrad der Schale eines Nautilus (ein marin lebender Kopffüßer) ähnelte. Von nun an schossen in den USA und anderswo Fitnessclubs mit Nautilusmaschinen wie Pilze aus dem Boden, und heute findet man kaum irgendwo auf der Welt einen Trainingsraum, in dem keine komplizierten Kraftmaschinen herumstehen. Nicht einmal Lang- und Kurzhanteln können es in puncto Beliebtheit mit ihnen aufnehmen. Und was wurde aus den Eigengewichtsübungen? Abgesehen von einer Handvoll Anhänger und Befürworter wie Charles Atlas wandten sich im Laufe des 20. Jahrhunderts die meisten Athleten zunehmend von den progressiven Eigengewichtsübungen ab.

Der Unterschied zwischen Old School und New School Calisthenics

All diese Veränderungen wirkten sich sehr schnell und radikal auf unsere Art des Trainierens aus, und etwas sehr Wertvolles ging dabei verloren. Jahrtausendelang trainierten Menschen, die stärker werden wollten, mit Eigengewichtsübungen. Umfangreiche Wissensschätze und komplexe damit verbundene Philosophien wurden von Generation zu Generation weitergegeben. Beeindruckende und sehr effektive Methoden wurden entwickelt, die in erster Linie auf Kraft und Stärke basierten und nicht nur klug und fortschrittlich, sondern auch das Ergebnis von Eigenbeobachtung und Experimenten waren. Sie halfen den Athleten, immer stärker und kräftiger zu werden und ihr maximales Potenzial zu entfalten – nicht nur im Bereich der Kraft, sondern auch hinsichtlich Beweglichkeit, Motivation und Ausdauer. Auf dies alles beziehe ich mich, wenn ich von Old School Calisthenics spreche.

Als in der zweiten Hälfte des 20. Jahrhunderts Hanteln und Kraftmaschinen die Eigengewichtsübungen verdrängten, galt all dieses Wissen nur noch als überflüssig. Von den modernen Errungenschaften und den mit ihnen verbundenen Trainingsmethoden fasziniert, pflegten immer weniger Menschen die alten Methoden, und sie gerieten in Vergessenheit.

Inzwischen haben Krafttraining mit Hanteln und Kraftmaschinen die Eigengewichtsübungen beinahe vollständig verdrängt. Das alte Wissen wurde nicht mehr angewendet und versiegte, und nur noch ein kläglicher Rest, ein Minimum an Kenntnissen, blieb erhalten. Wenn heute Leute – auch sogenannte Krafttrainingsexperten – von Eigengewichtsübungen sprechen, sind nur die Anfängerlektionen gemeint, also Liegestütze, tiefe Kniebeugen usw. Zu diesen kamen ein paar moderne und leider eher ineffektive Übungen hinzu, wie etwa die Crunches. All diese Übungen werden im Sportunterricht an Schulen eingesetzt. Schwächere Menschen machen sie, und Sportler nutzen sie für das Aufwärmen oder um etwas Kondition zu entwickeln. Weil sie weniger auf den Kraftaufbau abzielen, bezeichne ich diese Übungen als New School Calisthenics. Die Old School Calisthenics aber, jene Eigengewichtsübungen, die darauf abzielten, progressiv die Muskeln zu stärken, um schließlich eine schier übermenschlich erscheinende Kraft aufzubauen, sind beinahe ausgestorben.

Aber zum Glück nur beinahe.

Die Rolle der Gefängnisse bei der Erhaltung älterer Trainingssysteme

Doch es gab Orte auf der Welt, wo Old School Calisthenics nie ganz ausstarb – wo die alten Trainingssysteme so perfekt erhalten blieben wie eine in Bernstein eingeschlossene Mücke: die Gefängnisse. Warum dem so ist, errät sich leicht: Die Revolution in der Trainingstechnik, die in der Außenwelt Old School Calisthenics ausrottete, erreichte die Bereiche hinter Gittern nicht – oder aber erst sehr spät. Jene Krafträume, in denen sich alles um Hanteln und Gewichte dreht und die in den 1950er- und 1960er-Jahren der letzte Schrei waren, gab es in den Gefängnissen zunächst einmal nicht – erst ab den späten 1970er-Jahren in sehr vereinfachter Form. Die Kraftmaschinen, die in den Fitnessclubs als unentbehrlich gelten, glänzen in Sporträumen und -bereichen der Gefängnisse meist bis heute durch Abwesenheit.

Während in der Welt des Krafttrainings im Laufe des 20. Jahrhunderts eine umfassende »Modernisierung« stattfand, bildeten die Gefängnisse so etwas wie Zeitblasen. Jene Traditionen, die allenthalben in den Fitnessclubs gemeuchelt wurden, lebten in den Gefängnissen fort. Männer, die im 18. und 19. Jahrhundert im Gefängnis landeten und wussten, wie echte Eigengewichtsübungen auszuführen sind – die Turner, Akrobaten, Zirkusartisten und Kraftmenschen – gaben ihr Wissen an ihre Mithäftlinge weiter. Dieses Wissen – Old School Calisthenics – war im Gefängnis, wo es keine anderen Geräte oder Hilfsmittel als Gitterstäbe und den Fußboden gab, Gold wert. Und stark und gleichzeitig beweglich zu sein, war lebenswichtig: Auch damals ging es im Knast rau zu!

Das Leben in heutigen Gefängnissen ist hart, doch vor 100 oder mehr Jahren war es noch härter. Schlägereien und das Quälen von Mithäftlingen gehörten zur täglichen Routine. Diejenigen Männer, die sich in ihren Zellen Kraft antrainierten, taten dies, um zu überleben. Sie trainierten mit Leidenschaft und großem Ernst, denn die eigene Kraft konnte über Leben und Tod entscheiden. In dieser Hinsicht ging es den Sträflingen früherer Zeiten nicht viel anders als den vor vielen Jahrhunderten von Leonidas angeführten Spartanern. Sie alle waren, um zu überleben, einzig und allein auf ihre Kraft und Geschicklichkeit angewiesen, und diese verdankten sie dem traditionellen Calisthenics-Training.

Ursprung des Trainings im Knast

Bis zum heutigen Tag trainieren Häftlinge in aller Welt weiterhin Old School Calisthenics. In den beiden Jahrzehnten, die ich in amerikanischen Gefängnissen verbrachte, war ich davon besessen, meine Kraft und Fitness ständig zu verbessern. Mit der Zeit entwickelte sich daraus eine Obsession mit Eigengewichtsübungen – mit Calisthenics. Erst nach einigen Jahren hinter Gittern begann ich, das wahre Wesen und den Wert progressiver Eigengewichtsübungen zu begreifen, und es sollte noch Jahre dauern, bis es mir gelang, die »geheime Geschichte« von Old School Calisthenics und den Beitrag, den Gefängnisse zur Erhaltung dieser Trainingsform leisteten, zu rekonstruieren.

Ich habe alles über Trainingsformen und Übungen gelesen, was mir in die Finger kam, und mich intensiv mit Methoden beschäftigt, mit denen man den Körper ohne Zuhilfenahme von Geräten aufbaut. Ich hatte das Glück, Hunderten von unglaublich starken und athletischen Männern im Gefängnis beim Training zusehen zu können. Sie arbeiteten ausschließlich mit Eigengewichtsübungen, und dennoch waren viele von ihnen im Grunde so fit wie Olympiateilnehmer. Aufgrund der Situation und der niedrigen sozialen Stellung dieser Männer werden Sie sie niemals in den Medien sehen, noch in Sportzeitschriften Berichte über ihre Leistungen lesen. Doch ich sah, was sie leisteten, und unterhielt mich mit ihnen ausführlich über ihre Methoden. Auch wurde mir das Privileg zuteil, viel Zeit mit Häftlingen der älteren Generation verbringen zu können. Sie waren alt genug, um sich noch an die Kraftmenschen vergangener Tage zu erinnern, die wiederum von den starken Männern des zweiten Goldenen Zeitalters der Körperkultur ausgebildet worden waren. Ich nahm sie mir zum Vorbild, trainierte Tag und Nacht, bis mir alles wehtat und meine Hände bluteten. Ich bildete meinerseits Hunderte von Athleten aus, was wiederum meinem Wissen um Eigengewichtsübungen zugutekam.

Ich hatte es mir zum Ziel gesetzt, mehr über Old School Calisthenics in Erfahrung zu bringen und zu wissen, als jeder andere vor mir. Im Laufe der Jahre füllte ich Dutzende von Notizbüchern und verfügte über ein breites Spektrum an Techniken, aus denen ich ein System ultimativer Calisthenics-Übungen entwickeln konnte: eine Methode, die durch aufeinander aufbauende Übungen zu wahrhaft titanischer Kraft, Beweglichkeit und Kondition führt, für die man weder eine besondere Ausrüstung noch besonders viel Zeit benötigt und die in der Durchführung ganz und gar unkompliziert ist.

Ich gab diesem System den Namen *Convict Conditioning* – im Deutschen nennt sich dieses Konzept *Trainieren wie im Knast* – und stelle es hier in diesem Buch vor. Ungeachtet ihres Namens und ihrer Ursprünge richtet sich diese Trainingsform jedoch nicht nur an Häftlinge, sondern eignet sich für jeden, der sehr stark und fit werden und dabei gesund bleiben will.

Licht aus!

Wenn ich mit Menschen, die noch nie selbst inhaftiert waren, über die harten, bis zur Erschöpfung durchgeführten Eigengewichtsübungen spreche, mit denen Häftlinge auch heute noch trainieren, schlägt mir stets unverhohlene Begeisterung entgegen. Männer lieben diese Geschichten! Nach einem lebhaften Gespräch erklären mir Gewichtheber und Athleten mit ernstem Gesichtsausdruck, dass sie sich zum Ziel gesetzt haben, Eigengewichtsübungen zu meistern. Irgendwann finde ich dann aber heraus, dass sie es mit Calisthenics nicht einmal versucht haben. Sie sind in ihre Fitnessclubs zurückgekehrt, wo sie sich ausschließlich mit Kraftmaschinen, Hanteln und Gewichtsscheiben befassen und dieser weitverbreiteten Routine nachgehen, die überhaupt nichts bringt.

Ich kann es ihnen nicht wirklich übel nehmen. Es fällt den Leuten einfach schwer, sich auf eine Trainingsmethode einzulassen, die so individualistisch ist, dass niemand sonst sie anzuwenden scheint. Um sich wirklich auf Old School Calisthenics einlassen zu können, muss man sich vorher bewusst machen, wie unproduktiv, teuer und schädlich die neuen Trainingsmethoden sind und wie produktiv, sicher und billig (d. h. im Grunde kostenlos) die alte Kunst progressiver Eigengewichtsübungen tatsächlich ist.

Mit den Unterschieden zwischen Calisthenics und moderneren Trainingsmethoden werde ich mich im folgenden Kapitel befassen.

Eigengewichtsübungen oder neue Methoden

Ich bin der lebende Beweis dafür, dass Sie nicht in einen Fitnessclub gehen und sich mit modernen Geräten abrackern müssen, um zu Muskeln und Kraft zu kommen. Meine zahlreichen »Schüler«, die in Gefängnissen überall in den USA trainieren, belegen dies ebenfalls stichhaltig.

Allerdings ist meine Methode von den heute üblichen Praktiken so weit entfernt, dass viele Probleme haben werden, sie zu akzeptieren. Es gibt Gründe dafür, dass ich mit meinen Ansichten so weit von der »Norm« abweiche. Dort, wo ich war, gibt es keine Proteinshakes, keine Langhanteln mit aufsteckbaren Gewichtsscheiben, keine Nautilus- oder Bowflex-Maschinen. Es ist ein hartes Milieu, in dem den Menschen nur ihre Körper und viel Wut und freie Zeit zur Verfügung stehen, um ihre Muskeln aufzubauen und ihre Kraft zu optimieren. Ebenso wie viele andere erreichte auch ich dieses Ziel. Aber es gelang uns nur, weil wir uns auf bewährte traditionelle Methoden besannen.

Manche Leute werden niemals glauben wollen, dass Old School Calisthenics so effektiv ist, weil ihnen von Anfang an beigebracht wurde, dass sie ihr volles Potenzial nur mithilfe aufsteckbarer Gewichtsscheiben und moderner Fitnessgeräte entfalten können. Wenn Sie sich darauf einlassen, wie im Knast zu trainieren, müssen Sie sich von derartigen Vorurteilen frei machen – zumindest lange genug, um meine Methoden auszuprobieren. In diesem Kapitel werde ich Ihnen zeigen, warum das, was Sie über moderne Methoden gelernt haben, irreführend oder ganz einfach falsch ist.

Moderne Körperkultur – eine Promenadenmischung

Ich liebe die Welt des Krafttrainings und der Fitness. Doch wenn ich mir anschaue, welchen Weg Kraft- und Fitnesstraining in der Welt außerhalb der Gitterstäbe genommen hat, würde ich manchmal am liebsten nach San Quentin rennen und auf Knien flehen, wieder einrücken zu dürfen. Gemeinsam mit Old School Calisthenics starb auch die allgemeine Körperkultur aus, und die allgemeine körperliche Kondition war noch nie zuvor auf dem Tiefstand, den sie mittlerweile erreicht hat.

Noch nie.

Manche Leute sind anderer Ansicht und führen als Gegenargument die modernen Athleten und Weltrekordhalter an; diese sollen als Beweise dafür dienen, dass das Wissen über Kondition unglaubliche Fortschritte gemacht hat. Meine Bitte: Vergessen Sie für einen Augenblick die modernen Champions und Profisportler, die Sie im Fernsehen bewundern können. Dank zahlreicher Medienberichte aus jüngerer Zeit wird dem breiten Publikum allmählich klar, dass die meisten dieser tollen Typen ihre (vorübergehend) hohen Leistungsniveaus Medikamenten wie Anabolika, Testosteron, Wachstumshormonen, Insulin und zahlreichen anderen ihrem Körper zugeführten Substanzen verdanken. Selbst diejenigen Leistungssportler, die noch nicht so lange aktiv sind, überstehen den Tag nur dank Schmerzmitteln, Kortison, Beruhigungsmitteln und anderen schmerzstillenden und entspannenden Wirkstoffen. Diese ermöglichen es ihren Gelenken (aber wiederum nur vorübergehend), die durch Wettbewerbe und Training bedingte unnatürliche Belastung auszuhalten. Dazu kommen noch die Genussmittel und Drogen, denen Profisportler gerne zusprechen: Alkohol, Cannabis, Kokain und sogar Crack helfen den zarter besaiteten Athleten, mit dem Leistungsdruck fertigzuwerden. Und was die Trainingsmethoden betrifft: Nur sehr wenige Sportler sind in der Lage, ihr Programm selbst zusammenzustellen: Bereits von der weiterführenden Schule an (mitunter sogar noch früher) werden die sportlichen Wunderkinder rund um die Uhr von Trainern betreut, die ihren Schützlingen das Denken abnehmen.

Nieder mit den Fitnessclubs!

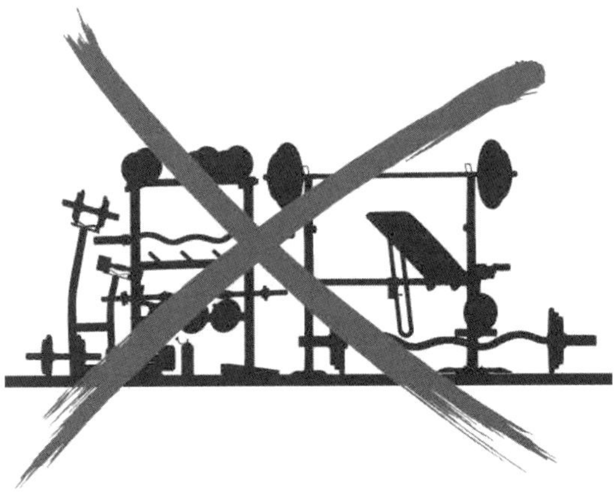

Vergessen wir für einen Moment die Profisportler und modernen Olympioniken und auch die Häftlinge und ihre Trainingsmethoden. Fragen wir uns: Was ist mit all den anderen?

Wir alle bekommen von Zeitschriften, Fernsehsendungen, Fitnessgurus und Krankenversicherungen vorgebetet, dass wir »in den Fitnessclub müssen«, um fit zu werden. Was erwartet uns dort? Im Allgemeinen Geräte für Cardiotraining und Arbeit mit Gewichten –

entweder mit Kurzhanteln und Langhanteln, an die man je nach Belieben Gewichte steckt, oder aber an teuren Kraftmaschinen.

Ich kann mir kaum etwas Sinnloseres und Langweiligeres vorstellen als die Cardioabteilung eines modernen Fitnessraums. Sie kennen das sicherlich: Reihen um Reihen von Clubmitgliedern, die still ins Nirgendwo rudern, auf der Stelle radeln oder laufen oder nicht existierende Stufen hinaufsteigen, ohne dass es ihnen auch nur im geringsten Spaß macht oder wirklich etwas bringt.

Und was ist mit dem Krafttraining? Dazu gibt es zwei Ansätze. Zum einen ist da der eher feminine »Toning«-Ansatz: Stell bei der Maschine den geringsten Widerstand ein oder schnapp dir die leichtesten Hanteln und beginne mit dem öden Zählen. Wenn dies in schicker Sportkleidung und in einem chromblitzenden Fitnessraum geschieht, sieht es vielleicht sogar irgendwie gut aus – aber der Gesundheit nützt es leider gar nichts und dem Muskelaufbau und der Kondition noch viel weniger. Dann gibt es da noch die »Macho«-Ecke: Hier sind verbissenes Bankdrücken und Unmengen von Bizepscurls die Regel. Was macht es da schon aus, dass diese Übungen die Gelenke schädigen und für die funktionelle Kraft kaum von Nutzen sind! Und dass das moderne Bodybuilding die für echte Kraft und Athletik maßgeblichen Muskeln – die Rückenstrecker, die Muskeln der Taille, der Hände, der Füße und des Nackens und die tieferen Schichten der Muskulatur, wie etwa den Musculus transversus abdominis oder die Rotatorenmanschette in der Schulter – entweder vernachlässigt oder verschleißt? Hauptsache ist doch, dass man im Muskelshirt cool aussieht!

Zu alledem kommt noch ein bisschen Stretching zwischen den Übungen, das ungefähr so sinnvoll ist wie ein Kühlschrank am Nordpol, und das war's dann: Dies ist der angeblich so wichtige und gesunde Trainingscocktail der Fitnessclubs.

Die moderne Fitnesslüge

Ich beglückwünsche jeden, der sich von seiner Couch erhebt, um zu trainieren. Aber wenn man sich die Ergebnisse des Fitnessclubtrainings anschaut, sieht man, dass die meisten Leute von den oben beschriebenen Programmen wenig profitieren. Wer dort wirklich eisern arbeitet, verspürt vielleicht eine geringe anfängliche Besserung seiner Fitness, doch viel mehr an Trainingserfolg wird sich bei ihm wohl nicht einstellen.

Und die anderen? 90 % der Menschen, die sich für eine Mitgliedschaft im Fitnessclub anmelden, brechen innerhalb von zwei Monaten aus Enttäuschung über ausbleibende Ergebnisse das Training ab, und wer kann es ihnen verdenken? Im Kalifornien der 1950er-Jahre gab es eine Kette von Fitnessclubs, die gegen eine bescheidene Gebühr lebenslange Mitgliedschaft anbot: Die Kunden bezahlten bei der Anmeldung eine gewisse Summe und durften dann, wann immer sie wollten, zum Trainieren kommen – ihr Leben lang. Ein gutes Geschäft? Ja, natürlich, aber nur für die Fitnessclubbetreiber. Über 99 % der eingeschriebenen Kunden kamen nach einigen Monaten nicht mehr wieder. Die Eigentümer der Kette hatten mit diesem Verhalten gerechnet. Auch bei anderen Fitnessclubs ist die Abbrecherquote erstaunlich hoch.

Ist es Ihnen auch schon mal so ergangen? Haben Sie sich voller Eifer und guter Vorsätze bei einem solchen Club eingeschrieben? Wenn nicht, kennen Sie sicherlich Leute, die es getan und dann bald darauf die Freude am Training verloren haben. Aber wenn das Trainieren in einem Fitnessclub tatsächlich so bereichernd und erfüllend ist, wie immer behauptet wird, warum gehen dann so viele Mitglieder nicht mehr hin? Unter anderem, weil sie nicht die Ergebnisse erzielen, die sie erwartet hatten.

Ganz abgesehen von der beschriebenen Wirkungslosigkeit der Trainingsmethoden ist der regelmäßige Gang ins Fitnessstudio so furchtbar unbequem. Denn erst einmal muss man hinkommen. Weil Fitnessräume groß sein müssen, damit die ganzen Geräte darin Platz finden, liegen sie meist abgelegen in Gewerbegebieten, wo die Mieten billiger sind, und sind daher nur mit dem Auto oder mit öffentlichen Verkehrsmitteln zu erreichen. Vor dem Training muss man sich duschen, die Sportkleidung, die man ständig wieder waschen muss, zusammen mit Handtüchern, Wasserflasche und Mitgliedskarte in eine Tasche packen ... Wie viele Menschen haben darauf nach einem Schul- oder Arbeitstag eigentlich noch Lust?

Dann ist man dort und muss feststellen, dass die Geräte, mit denen man loslegen möchte, gerade von anderen benutzt werden. Am Abend, wenn die meisten Zeit haben, ist es am schlimmsten. Und es macht keinen Spaß, mitten unter anderen verschwitzten Leuten darauf zu warten, dass man endlich selbst an der Reihe ist.

Warum tun sich Menschen dann überhaupt so etwas wie eine Fitnessclubmitgliedschaft an? Weil wir von allen Seiten erzählt bekommen, dass wir sie brauchen, um diejenigen zu werden, die wir sein wollen. Um fit zu werden, brauchen wir den Club. Um ein tolles Sixpack zu bekommen, brauchen wir die raffinierten neuen Geräte. Um dicke Brustmuskeln zu entwickeln, brauchen wir die teure, ausgeklügelte Trainingsmaschine. Um sicher und bequem trainieren zu können, brauchen wir die teuren Designersportschuhe. Um optisch etwas herzumachen, brauchen wir die Proteinpillen, Shakes und anderen Nahrungsergänzungsmittel. Und warum bekommen wir das alles erzählt? Weil es um Geld geht und die Branche ständig etwas verkaufen will. Die Kraftsportzeitschriften, in denen es ständig um Profiathleten geht, die angeblich all die teuren Nahrungsergänzungsmittel zu sich nehmen, werden natürlich nicht von den Kraftsportfans finanziert. Und auch die Profibodybuilder werden von ihrem Sport nicht reich. Die Zeitschriften werden entweder von den Firmen gesponsert, die diese Nahrungsergänzungsmittel herstellen, oder gehören ihnen sowieso. Die Bodybuilder, die in diesen Zeitschriften vorgestellt werden, verdanken ihre Muskeln nicht den Nahrungsergänzungsmitteln, sondern Anabolika.

Wie so oft in unserer modernen, vom Geld bestimmten Welt werden auch im Fitness- und Kraftsportbereich die Verbraucher einfach angelogen. Man braucht all diese Produkte gar nicht, um seine Kraft und Kondition zu entfalten.

Alles was man braucht, sind der eigene Körper, die richtige Methode und der unbeirrbare Wille, konsequent dranzubleiben.

Die wichtigsten Vorteile des Trainings mit eigenem Körpergewicht

Ich könnte eine Doktorarbeit darüber schreiben, warum Old School Calisthenics in einer anderen Liga spielt als das moderne Fitnesstraining in den Clubs. Hier aber möchte ich mich darauf beschränken, sechs verdammt wichtige Gründe dafür darzulegen, warum Old School Calisthenics den neueren Methoden überlegen ist.

1. Für Eigengewichtsübungen braucht man kaum Ausrüstung

Es gibt kein anderes Krafttrainingssystem, das den Bedürfnissen nach Unabhängigkeit und Sparsamkeit stärker entgegenkommt, und es wird es auch nie geben. Für jeden, der Calisthenics beherrscht, wird der Körper selbst zum Fitnessraum. Für die meisten Übungen sind keine Geräte notwendig, doch kann man einige Hilfsmittel benutzen, die jeder zu Hause hat. Das Einzige, was man braucht, ist eine Vorrichtung, von der man sich herabhängen lassen kann, und diese findet man überall: an Treppen, Dachluken oder in Form eines Baumasts. Außerdem benötigt man einen geeigneten Platz für die Übungen, der mindestens so lang wie der eigene Körper sein sollte.

Während bei anderen Krafttrainingsmethoden Gewichte, Expander oder Maschinen den Widerstand erzeugen, liefert diesen bei den meisten Calisthenics-Übungen völlig kostenlos die Schwerkraft. Weil man keine Geräte benötigt, muss man hinterher nichts wegräumen, und nichts steht herum. Ein weiterer Vorteil ist, dass man überall dort trainieren kann, wo man gerade ist. Man braucht keine besonderen Räumlichkeiten, man muss nicht erst irgendwo hinfahren. Ein weiterer Grund dafür, warum Calisthenics in den Gefängnissen überlebte und weiterentwickelt wurde, denn ein Häftling kann jederzeit irgendwo anders hingebracht werden.

Und noch ein Vorteil: Calisthenics-Training ist umsonst. Keine Ausrüstung bedeutet, dass nichts investiert werden muss. Und kein Fitnessclub bedeutet, dass man sich auf keine Mitgliedschaft einzulassen braucht. Niemals.

2. Eigengewichtsübungen fördern nützliche, funktionelle athletische Fertigkeiten

Calisthenics gilt als funktionalste aller Trainingsmethoden. Dies ist ein weiterer Grund dafür, warum es unter Häftlingen so beliebt ist: Wenn sich im Gefängnis Ärger zusammenbraut, muss man in der Lage sein, sich schnell zu bewegen. »Vor lauter Kraft nicht laufen können« nützt im Knast überhaupt nichts, im Gegenteil.

Die Natur hat uns keine Hanteln mitgegeben. Bevor unser Körper etwas anderes bewegen kann, muss er die Fähigkeit erwerben, sich selbst zu bewegen. Die Beine müssen die Kraft entwickeln, die sie benötigen, um den Rumpf bei athletischen Bewegungen zu tragen; Rücken und Arme müssen genügend Kraft haben, um den Körper hoch- oder wegzuziehen oder wegzuschieben.

Es ist traurig, dass viele moderne Bodybuilder das nicht begreifen. Sie trainieren vor allem, um andere Objekte bewegen zu können. Vielleicht werden sie darin richtig gut, doch bei dieser Trainingsmethode vernachlässigen sie die athletische Prämisse der Eigenbewegung. Ich bin Muskelbergen begegnet, die 250 kg reißen konnten, aber wie Greise keuchten, wenn sie eine Treppe hochwatschelten. Ich kenne einen Gewichtheber, der beim Bankdrücken 200 kg schafft, sich aber aufgrund seiner unnatürlichen Bemuskelung kaum selbst die Haare kämmen kann.

Das Training mit Calisthenics schafft keinerlei Probleme bei Bewegungsabläufen, weil es im Grunde ein Bewegungstraining ist. Durch Old School Calisthenics werden Sie nicht nur extrem stark, sondern bei langfristigem Training auch beweglicher und agiler, denn Sie bauen dabei die Muskeln auf, die den Körper bewegen und nicht irgendein anderes Objekt.

3. Eigengewichtsübungen maximieren die Kraft

Calisthenics-Lektionen sind die effizientesten Leibesübungen, denn sie trainieren den Körper so, wie er sich entwickelt hat: nicht indem sie einzelne Muskeln oder Muskelteile beanspruchen, sondern die Muskeln zusammen mit den mit ihnen verbundenen Sehnen, Gelenken und Nerven. Diese Synergie der Bewegung bewirkt, dass man durch Calisthenics tatsächlich beeindruckende Kraft aufbauen kann. Zweifellos aufgrund ihrer Beeinflussung durch die moderne Bodybuilding-Philosophie glauben viele Trainer, dass Kraft durch das Bewegen von Muskeln entsteht. Tatsächlich ist es das Nervensystem, das die Muskelzellen anregt; somit hängen Kraft und Stärke weitgehend von der Effizienz des Nervensystems ab. Das erklärt auch, warum ein Mensch wesentlich kleinere und schmälere Muskeln als ein anderer haben und dennoch viel stärker sein kann.

Sehr starke Männer wissen, dass die Stärke der Sehnen für körperliche Kraft wichtiger ist als die Größe der Muskeln. Kalisthenische Übungen verlangen den Gelenken genau die Bewegungen ab, für die sie geschaffen sind, sodass beim Training mehr Kraft freigesetzt wird als beim Kraftsport mit Gewichten (siehe auch Punkt 4).

Calisthenics ist auch deshalb für den Aufbau reiner Kraft so wichtig, weil jede einzelne der Übungen mehrere Muskelgruppen beansprucht. Bei einer Kniebeuge etwa arbeitet nicht nur der Quadrizeps vorne am Oberschenkel, sondern auch die Muskeln am Gesäß und rund um die Wirbelsäule, die an Hüften, Bauch und Taille und sogar die Muskeln der Zehen. Für eine vollständige Brücke arbeiten über 100 Muskeln zusammen. Diese Tatsache deckt sich auch mit dem oben angegebenen Grund 2, denn der menschliche Körper ist dafür ausgelegt, sich auf eine ganzheitliche Weise zu bewegen. Viele Übungen des Krafttrainings, und ganz besonders die an Maschinen ausgeführten, isolieren Muskeln künstlich und bewirken dadurch ungleichmäßige Entwicklungen und unnatürliche Funktionen. Beim Bodybuilding und vielen Krafttrainingsübungen führt man sehr einfache Bewegungsabläufe aus, sodass nur begrenzte Teile des Körpers gefordert werden. Bei Calisthenics dagegen muss man den gesamten Körper bewegen; das erfordert Koordination, Synergie, Gleichgewicht und auch geistige Konzentration. Sie alle zusammen fördern neben der Muskelkraft auch das Nervensystem.

4. Eigengewichtsübungen schützen die Gelenke und kräftigen sie ein ganzes Leben lang

Im Gefängnis muss man stark und geschmeidig sein, und das in jedem Alter. Durch schwache oder schmerzende Gelenke wäre man verletzlich – gleichgültig, wie eindrucksvoll die Muskeln aussehen mögen. Aus diesem Grund vermeiden es viele Häftlinge, mit Gewichten zu trainieren.

Eines der größten Probleme heutiger Kraft- und Ausdauerübungen ist der Schaden, den sie den Gelenken zufügen. Unsere Gelenke werden von sehr zarten Gewebeschichten zusammengehalten – Sehnen, Faszien, Bindegewebe und Schleimbeutel –, die einfach nicht dazu ausgelegt sind, schweres Krafttraining mitzumachen. Zu unseren Schwachstellen zählen Handgelenke, Ellbogen, Knie, untere Rückenpartie, Hüften, Rautenmuskeln, Wirbelsäule und Nacken. Gerade die Schultern reagieren auf Bodybuilding-Übungen besonders empfindlich. Die meisten Menschen, die länger als ein Jahr Gewichte gehoben haben, leiden unter chronischen Gelenkbeschwerden in einem dieser Bereiche.

Von der Richtigkeit dieser Behauptung können Sie sich mit eigenen Augen überzeugen. Sie brauchen nur in einen Fitnessclub zu gehen, in dem es richtig zur Sache geht, und Sie werden dort Gewichtheber sehen, die sich Handgelenke und Knie bandagieren, sich die Taille mit Hightech-Gürteln schnüren und ihre Ellbogen mit Tapes stabilisieren. In der Umkleide riecht es penetrant nach Sportsalben, mit denen die Schmerzen in Grenzen gehalten werden sollen. Bodybuilder haben immer Schmerzen, und wenn sie dann noch dazu übergehen, Anabolika einzunehmen, wird dadurch alles nur noch schlimmer: Die Muskeln wachsen unglaublich schnell, und die Gelenke können mit dieser Entwicklung nicht mithalten. Spätestens mit Ende 30 ist der Körper so geschädigt, dass die Schmerzen zum ständigen Begleiter des Bodybuilders werden – gleichgültig, ob er weitertrainiert oder nicht.

Diese Schäden entstehen, weil die Bodybuilding-Übungen größtenteils unnatürlich sind. Sie zwingen den Körper, schwere Objekte durch Bewegungen und mit Winkeln zu heben, die er von Natur aus nicht ausführen würde. Dadurch ergibt sich u. a. eine starke Belastung verletzlicher Gelenke, die sich über lange Zeiträume hinweg ständig wiederholt. Die Folgen davon sind Risse im Bindegewebe, Sehnenentzündungen, Arthrose und andere Erkrankungen. Die Gelenke schwellen an, es bilden sich Narbengewebe und eventuell sogar Verkalkungen, und dadurch werden die Gelenke wiederum schwächer und steifer. Weil sich die Muskeln schneller an die Übungen anpassen als die Gelenke, wird das Problem allein schon dadurch immer schlimmer, dass der Athlet immer muskulöser wird.

Korrekt und in der empfohlenen Reihenfolge ausgeführt, verursachen die in diesem Buch vorgestellten Calisthenics-Übungen keinerlei Gelenkbeschwerden – ganz im Gegenteil: Sie stärken die Gelenke im Laufe der Zeit und können sogar alte Verletzungen heilen. Diese positive Wirkung stellt sich aus zwei Gründen ein. Der erste hat allein mit Physik zu tun: Der auftretende Widerstand ist niemals schwerer als das Körpergewicht, und die lächerlich schweren Objekte, mit denen sich Bodybuilder quälen, werden hier nicht eingesetzt. Die Erklärung für den zweiten Grund liefert die Bewegungswissenschaft (Kinesiologie). Einfach ausgedrückt entwickelte sich der menschliche Körper im Laufe der Evolution in erster Linie, um sich selbst zu bewegen; er war nie dafür »designt«, regelmäßig immer schwerer werdende Objekte zu heben.

Ein Kinesiologe würde sagen, dass Calisthenics-Bewegungen authentischer als Gewichtstraining sind. Wenn der Körper sein eigenes Gewicht bei Klimmzügen oder Kniebeugen heben muss, organisiert sich die Skelettmuskulatur von alleine so, dass sie effizient Kraft erzeugt. Für das Gewichtheben dagegen muss sich der Athlet unnatürliche Bewegungen angewöhnen, um möglichst viel Kraft auf die Muskeln zu übertragen. Klimmzüge sind ein gutes Beispiel für das »authentische« Wesen von Calisthenics: Wir stammen von Primaten ab, die sich durch die Bäume hangelten. Dieses Erbe lebt in unserem Körper fort, und deshalb fällt es uns allen leicht, uns an Klimmzüge zu gewöhnen. Die Bodybuilder-Alternative zu Klimmzügen ist das vorgebeugte Rudern; wir Menschen sind jedoch nicht dazu geschaffen, diese Bewegungen auszuführen, und deshalb verletzen sich viele Gewichtheber durch diese Übung häufig an Wirbelsäule, Lendenwirbeln und Schultern.

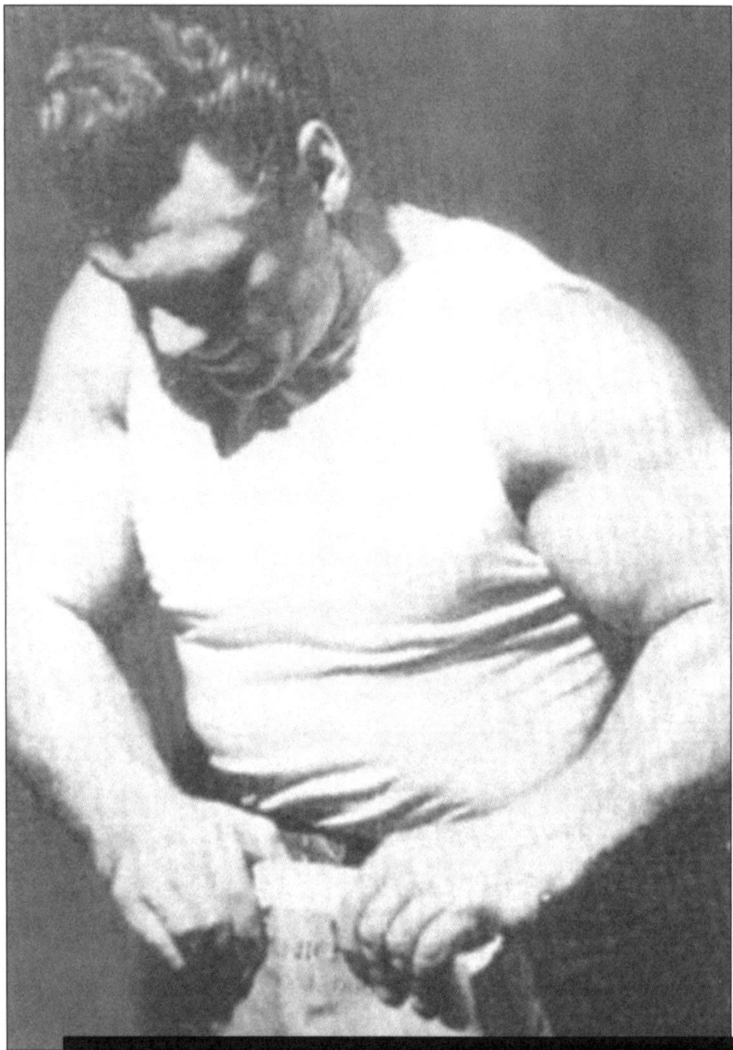

Die bei Calisthenics ausgeführten Bewegungen nutzen die natürliche Kraft der Gelenke. Sie entwickeln sich proportional zu den Muskeln und werden mit der Zeit kräftiger anstatt schwächer, und sie nutzen sich auch nicht ab. Weil sich das Gelenkgewebe regeneriert, verschwinden Beschwerden mit der Zeit, und es baut sich ein gewisser Schutz gegen Verletzungen auf.

5. Calisthenics bringt den Körper perfekt in Form

Kraft und Gesundheit müssen die Hauptziele Ihres Trainings sein. Ihr Körper sollte bis ins hohe Alter so kräftig und funktional wie möglich sein. Aber wenn wir ganz ehrlich sind, wollen wir auch ein paar Muskeln haben. Oder lieber viele Muskeln. Ein kräftiger, muskulöser Körperbau ist gut für das Selbstbewusstsein und sendet die Botschaft aus: »Ärgere mich nicht!«

Der legendäre John Grimek zerreißt ein Telefonbuch. Es kostet ihn kaum mehr Mühe, als der Durchschnittsmensch für das Zerreißen eines Blatts Papier aufwendet. Seine mit Muskeln bepackten Oberarme hatten mehr als 46 cm Durchmesser, dabei war er nur 1,75 m groß. Seine Kraft und Muskelmasse baute er ganz ohne Anabolika größtenteils durch Calisthenics-Training auf, das er nach seiner Zwölfstundenschicht in einer Stahlgießerei absolvierte.

Durch modernes Calisthenics stärkt man die Ausdauer und erreicht ebenso wie durch Aerobic eine verbesserte Geschmeidigkeit der Muskeln. Old School Calisthenics dagegen packt Ihnen Muskeln auf die Knochen und stellt den kürzesten Weg zu einer Optimierung der äußeren Erscheinung dar. Und was am besten ist: Das Ergebnis ist nicht, dass man durch sie zu einer gorillaähnlichen Erscheinung mit aufgepumpten Muskelbrocken wird, sondern einen natürlichen, gesunden, perfekt proportionierten Körper sein Eigen nennen kann.

Vor dem Aufkommen der Anabolika galt ein Mann namens John Grimek als der weltweit am perfektesten und muskulösesten gebaute Kraftsportler. 1939 wurde er zum »Perfect Man« ernannt; außerdem war er der Einzige, der die Auszeichnung »Mr. America« mehrfach erhielt, nämlich 1940 und 1941. Sein Körperbau war atemberaubend und gilt auch heute noch als beeindruckend. Anders als die heutigen Muskelpprotze war er auch ein außergewöhnlicher Athlet. Seine Muskelvorführungen beendete er, indem er in den Handstand sprang und einen Handstand-Liegestütz vollführte, bevor er sich rücklings zum Boden in die Brücke hinunterbog, aus der er in den Spagat überging. Grimek war ein begeisterter Gewichtheber, behauptete aber, die Muskeln seines Oberkörpers weitgehend durch Handstandübungen aufgebaut zu haben. Immer wieder betonte er die Wichtigkeit von Calisthenics, doch offenbar hörten ihm nur wenige zu.

Ein unwiderlegbarer Beweis dafür, dass man durch Eigengewichtsübungen einen muskulösen Körper erhalten kann, sind die Turner. Sehen Sie sich die Burschen einmal im Fernsehen an: Sie haben massive Bizepse, Schultern wie Kokosnüsse und Große Rückenmuskeln wie Flügel – und das alles nur, weil sie ihren Körper gegen den Widerstand der Schwerkraft bewegen.

6. Eigengewichtsübungen normalisieren und regulieren Ihren Körperfettanteil

Konventionelles Bodybuilding führt meist zu übermäßiger Nahrungsaufnahme. Vergessen Sie die Profis aus den Bodybuilding-Zeitschriften, die kein Gramm Fett mit sich herumzutragen scheinen, denn die sehen die meiste Zeit über nicht wie auf diesen Fotos aus: Die Bilder entstehen in der kurzen Wettbewerbssaison nach monatelangen ungesunden Diäten. In der »Nachsaison« sind diese Männer wesentlich dicker und tragen zehn, zwölf oder mehr Kilo überflüssiges Fett mit sich herum. So viel zu den Besten – der durchschnittliche Muskelfan hat es buchstäblich noch schwerer: Die Zeitschriften, an die er glaubt, schreiben, dass er wesentlich mehr Proteine braucht als medizinisch erwiesen (damit sich die Nahrungsergänzungsmittel besser verkaufen), und als Folge davon stopft er sich mit muskelaufbauenden Shakes und Müslis voll. Weil Amateur-Gewichtheber keine größeren Mengen Anabolika einnehmen, ist ihr Stoffwechsel gar nicht in der Lage, all die zusätzlichen Kalorien in Muskelmasse umzuwandeln. Als Folge davon werden die meisten Jungs, wenn sie das Gewichtheben ernst nehmen, einfach nur dick.

Gewichttraining und dieser Hang, sich zu mästen, gehen Hand in Hand. Die Sportler reden sich ein, dass sie mehr heben und mehr Muskeln bekommen, wenn sie mehr essen. Nach einem harten Trainingsdurchgang sind sie auf künstliche Weise erschöpft, und ihr Appetit ist entsprechend.

Lässt sich ein Sportler dagegen auf ein ernsthaftes Calisthenics-Training ein, löst er dadurch den umgekehrten Prozess aus. Fettleibigkeit und Gewichtheben sind gute Freunde, Fettleibigkeit und Calisthenics dagegen sind sich spinnefeind. Wenn Ihr Ziel darin besteht, mit 200 kg vorgebeugt zu rudern, können Sie so viel essen wie Sie wollen, Sie werden es erreichen – und vermutlich auch einen dicken Bauch mit sich herumschleppen. Aber Sie können nicht einen Satz einarmige Klimmzüge bewältigen, wenn Sie übergewichtig sind. Seine Leistungen in Calisthenics kann man nicht einfach dadurch verbessern, dass man sich zur Kugel mästet. Das Ziel bei Calisthenics besteht darin, den eigenen Körper zu heben. Je dicker man ist, desto schwieriger wird es. Sobald man regelmäßig kalisthenisch trainiert, begreift man, wenn zuerst auch nur unbewusst, dass ein geringeres Körpergewicht das Training erleichtert.

Licht aus!

Die unterschiedlichsten Menschen werden dieses Buch lesen. Manche werden Anfänger sein, die einfach nur ein bisschen kräftiger und muskulöser werden wollen. Viele dagegen sind vermutlich aktive Bodybuilder, Gewichtheber und Fitnessclubmitglieder, die sich nach neuen Ergänzungen für ihr Training umsehen oder nach Methoden, die sich auch außerhalb des Kraftraums, z.B. im Urlaub, anwenden lassen. Einige meiner Leser werden selbst Häftlinge sein, die ein Trainingsprogramm für die Zelle brauchen. Vielleicht sind auch Leute darunter, die sich allgemein für Sport interessieren und wissen wollen, was in dieser Richtung im Knast so los ist.

Bisher habe ich versucht, Sie mit der Theorie vertraut zu machen, die hinter dem in den Gefängnissen lebendig gehaltenen Old School Calisthenics steht. Bevor wir zu dem wichtigsten Teil, den Übungen, übergehen, brauchen Sie noch eine Übersicht über das System. Im folgenden Kapitel finden Sie alles, was Sie darüber wissen müssen.

Zu welchem Leserkreis Sie auch immer gehören mögen: Ich hoffe, ich habe Sie zum Nachdenken über die Vorteile der Eigengewichtsübungen angeregt. Ich engagiere mich dafür, weil ich weiß, dass alle Sportler von dem Wissen profitieren können, das in Gefängnissen überlebte. Für mich ist dieses Buch mehr als eine Anleitung für Turnübungen. Es ist ein Manifest, das modernes Krafttraining revolutionieren wird: Es ist ein Sträflingsmanifest.

4. Trainieren wie im Knast

Über dieses Buch

Der Einfall, dieses Buch zu schreiben, kam zum ersten Mal auf, als ich im Angola Penitentiary war. Ich hatte sechs Jahre einer achtjährigen Gefängnisstrafe abgesessen und schon viele Mithäftlinge trainiert. Inzwischen besaß ich einen dicken Aktenordner voller Notizen und Trainingsprogramme. Die Idee, daraus ein Buch zu machen, stammte nicht einmal von mir, sondern von einem Wärter namens Ronnie.

Ronnie war ein riesiger, muskelbepackter Afroamerikaner, der unter den Insassen großen Respekt genoss, weil er großen Erfolg als Gewichtheber hatte. Er war praktisch so groß wie ein Lastwagen und auch beinahe so stark. Obgleich Ronnie ein ruhiger und sanfter Mann war, ließ er sich nichts gefallen. Und niemand legte sich mit ihm an, denn Ronnie hätte sicherlich gewonnen. Ich kam mit ihm gut aus, auch weil wir ein gemeinsames Interesse hatten: Kraft. Manchmal blieb er auf seinen Abendrunden vor meiner Zelle stehen, und wir unterhielten uns über diese oder jene Übung, oder ich erzählte ihm Geschichten aus der Welt der Kraftmenschen. Einmal meinte er plötzlich: »Weißt du, du solltest das aufschreiben. Da draußen kennt das niemand mehr, es ist alles verloren gegangen.« Ich hatte jahrelang sowohl im Gefängnis als auch draußen Fitnesszeitschriften und Bücher gelesen und musste ihm recht geben.

Im Laufe der folgenden Jahre übertrug ich meine Techniken und Methoden allmählich in Buchform. Das war nicht sehr problematisch, denn mein Konzept existierte ja bereits. Ich hatte es seit Jahren unterrichtet, aber es kostete doch einige Mühe, alles Wichtige zusammenzufassen und es in einzelne Kapitel eines Handbuchs zu verwandeln. Ich hatte mich noch nie zuvor als Autor versucht, aber mit der Zeit bekam ich den Dreh heraus.

Mein Buch *Trainieren wie im Knast* ist die Frucht dieser Arbeit. Damit Sie leichter Zugang zur Materie finden, stelle ich in diesem Kapitel seine Gliederung vor. Ich verrate Ihnen, was Sie auf den folgenden Seiten erwartet und wie Sie dies am besten anwenden. Dabei möchte ich einige der zentralen Konzepte einführen, insbesondere die »Big Six« und die »zehn Schritte«.

TEIL I: VORBEMERKUNGEN

Die Vorbemerkungen des ersten Teils erläutern die Hintergründe vom Kraftsport im Knast. Dieser Teil enthält eine Einleitung, ein Kapitel über Old School Calisthenics, eines über die Vorteile, die Eigengewichtsübungen gegenüber modernem Training in Fitnessclubs haben, sowie diese Übersicht. Sie erfahren alles über die Geschichte meines Trainingskonzepts, über sein Wesen und über die Vorteile, die es zu bieten hat. Außerdem beschreibt es die alte Tradition, wie in Gefängnissen trainiert wurde und wird, und schildert die Entstehungsgeschichte dieses Buches. Ferner räumt dieser Teil mit Vorurteilen über Training im Gefängnis und Calisthenics auf.

TEIL II: DIE *BIG SIX* – DIE SECHS GRUNDÜBUNGEN

Dies ist der Titel des zweiten, zentralen Teils des vorliegenden Buches, hier geht es endlich richtig zur Sache: Sie lernen die *Big Six* (»die Großen Sechs«) – die Grundübungen – kennen.

Jeder kompetente Kraftsporttrainer weiß, dass es Tausende von Übungen für die Muskeln gibt. Für eine gute Übungsroutine braucht man allerdings nur eine Handvoll effektiver Grundübungen, denn wir besitzen zwar mehr als 500 Muskeln, doch sind diese darauf ausgelegt, harmonisch mit anderen Muskeln sowie mit dem Körper als Ganzem zusammenzuarbeiten. Trainiert man die Muskeln einzeln, so stört man diese Harmonie, und der Körper kann nicht mehr als ein koordiniertes Ganzes funktionieren. Deshalb sollte man sich für das tägliche Training Übungen aussuchen, die den ganzen Körper mit einbeziehen, und diese dann regelmäßig durcharbeiten, um von Tag zu Tag stärker zu werden.

Sechs großartige Übungen

Das in diesem Buch vorgestellte Konzept besteht aus sechs Grundübungen – ich nenne sie die *Big Six* –, die den gesamten Körper beanspruchen, von den Muskeln der Kopfhaut bis hin zu den Zehen. Ihre Auswahl beruht auf jahrhundertealten Traditionen, Selbstversuchen und einem Basiswissen auf den Gebieten der Anatomie und Kinesiologie. Die »Großen Sechs« und die Muskeln, die sie primär betreffen, sind in Tabelle 1 aufgeführt. Aus ihr können Sie ersehen, dass bei jeder dieser Übungen wichtige Muskelgruppen zusammenarbeiten. So wie die Brücke fast die gesamte Rückseite des Körpers trainiert, kommt Beinheben der Vorderseite zugute. Liegestütze kräftigen die drückenden Muskeln des Oberkörpers, Klimmzüge die ziehenden Muskeln usw. Auf diese Weise kommen alle Körperpartien an die Reihe, es gibt aber auch gewisse Überschneidungen. Denn außer den in der Tabelle aufgeführten Muskelgruppen beanspruchen Liegestütze auch die Bauchmuskeln, Brücken auch den Trizeps und so fort. In der Tabelle sind nur die von den jeweiligen Übungen hauptsächlich betroffenen Muskelgruppen genannt. Dennoch geht aus ihr klar hervor, dass diese sechs Grundübungen tatsächlich genügen, um den ganzen Körper in Form zu bringen. Mehr Übungen in das Programm mit hineinzunehmen ist unnötig, mit weniger Übungen wäre das Training unvollständig.

Tabelle 1: Sechs Grundübungen

ÜBUNG	HAUPTSÄCHLICH BEANSPRUCHTE MUSKELGRUPPEN
1. Liegestütz (Push-up)	Großer und Kleiner Brustmuskel, vorderer Deltamuskel, Trizeps
2. Kniebeuge (Squat)	Quadrizeps, Gesäßmuskeln, ischiocrurale Muskulatur, Adduktoren, Hüft-, Waden-, Fußmuskulatur
3. Klimmzug (Pull-up)	Großer Rückenmuskel, Rund-, Rauten- und Trapezmuskel, Bizeps, Muskeln an Unterarmen und Händen
4. Beinheben (Leg Raise)	Gerader Bauchmuskel (»Sixpack«), schräg und quer verlaufende Bauchmuskeln, Sägemuskeln (äußere Rippenmuskeln), Interkostalmuskeln, Muskeln für einen starken Griff, Rectus femoris (Quadrizeps), Sartorius (Quadrizeps) und der gesamte vordere Hüftbereich
5. Brücke (Bridge)	Sämtliche Muskeln der Wirbelsäule und des Lendenbereichs, Gesäßmuskeln, Biceps femoris (Schenkelbeuger)
6. Handstand-Liegestütz (Handstand push-up)	Trizeps, der gesamte Schultergürtel, Trapezmuskel, Muskeln an Händen, Fingern und Unterarmen

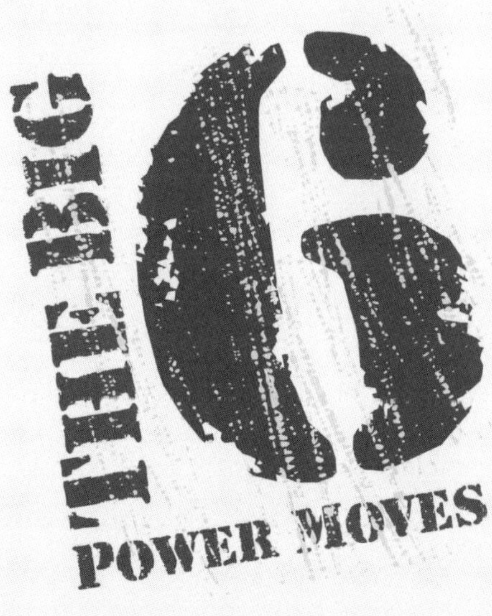

Die zehn Schritte

So viel zu trainieren, dass man die Kondition bekommt, die Übungen möglichst oft zu wiederholen, ist gut. Doch wie bereits im zweiten Kapitel erklärt, fördert dies zwar die Ausdauer, aber kaum die Kraft und die Muskelentwicklung. Kraft und Muskeln stehen im Mittelpunkt beinahe jeden Trainingsprogramms im Gefängnis und stellen daher den Kern meines Konzepts dar. Aus diesem Grund wird hier jede Übung aus dem Bereich der sechs Grundübungen in jeweils zehn Schritte – zehn Schwierigkeitsstufen – aufgeteilt.

Diese zehn Übungen nennen wir die »zehn Schritte«, weil sie dem Athleten ermöglichen, sich langsam zu steigern, sozusagen die Stufenleiter der einzelnen Grundübungen zu erklimmen und sich vom Anfänger zum Meister zu entwickeln.

Die einzelnen Schritte sind Variationen der jeweiligen Grundübung. Zu jeder der sechs Grundübungen gibt es jeweils zehn davon. Im zweiten Teil dieses Buches ist jeder Grundübung ein eigenes Kapitel gewidmet, in dem die zehn Schritte jeweils ausführlich erklärt werden. So enthält etwa das Kapitel über Kniebeugen Informationen zu zehn Übungen, die alle Variationen der Kniebeuge darstellen und hinsichtlich des Schwierigkeitsgrads aufeinander aufbauen, sodass Übung eins die leichteste und Übung zehn die am schwersten zu meisternde ist:

Schritt 1, die Schulterstand-Kniebeuge, ist die leichteste Version dieser Übung, Schritt 10, die vollständige einbeinige Kniebeuge, ist die schwierigste. Praktisch jeder kann die Schulterstand-Kniebeuge ausführen, auch wenn er untrainiert und schwach ist; und so gut wie niemand kann ohne vorheriges Training auf Anhieb einbeinige Kniebeugen vorführen, gleichgültig, wie stark er ist. Der Zweck dieser Abfolge ist, dass jeder ohne Trainer und ohne besondere Geräte die ein-

Tabelle 2: Die zehn Schritte – Kniebeuge

Schritt 1	Schulterstand-Kniebeuge
Schritt 2	Klappmesser-Kniebeuge
Schritt 3	Gestützte Kniebeuge
Schritt 4	Halbe Kniebeuge
Schritt 5	Vollständige Kniebeuge
Schritt 6	Kniebeuge im engen Stand
Schritt 7	Ungleiche Kniebeuge
Schritt 8	Halbe einbeinige Kniebeuge
Schritt 9	Unterstützte einbeinige Kniebeuge
Schritt 10	Einbeinige Kniebeuge

zelnen Schritte alleine durcharbeiten kann, bis er auch die einbeinige Kniebeuge beherrscht – und 20- bis 50-mal hintereinander ausführen kann.

Wer Schritt 10 beherrscht, hat stärkere, gesündere und funktionalere Beine als jeder Kraftraumfuzzy, der Kniebeugen mit der 200-kg-Langhantel machen kann, denn einbeinige Kniebeugen sind eine athletische Meisterleistung. Allerdings hatten bis heute nur wenige Menschen Zugang zu dem Wissen darüber, wie man sie meistert. Wer ohne diese Kenntnisse versuchte, eine einbeinige Kniebeuge auszuführen, ist mit Sicherheit daran gescheitert. Arbeitet man sich aber durch die zehn Schritte, bewältigt man diese Übung nach kurzer Zeit und fühlt sich dabei sehr fit und zufrieden.

Die Aufgliederung der Grundübungen in jeweils zehn Schritte ist vermutlich die revolutionärste Neuerung in meinem Konzept. Korrekt durchgeführt, können diese Übungen in erstaunlich kurzer Zeit aus einem Hänfling einen Athleten machen. Wissen ist Macht, aber dieses Wissen blieb lange Zeit ein Privileg der Welt hinter Gittern und wurde in dieser Form noch nie zuvor veröffentlicht. Dieses Buch macht die breite Öffentlichkeit zum allerersten Mal mit den ausführlich beschriebenen zehn Schritten bekannt. Eines ist sicher: Viele von den Typen »drinnen« werden mich dafür hassen, dass ich dieses System komplett »nach draußen« gebracht habe.

Schritt 10 – das Meisterlevel

Wenn Sie die einzelnen Übungen Schritt für Schritt durcharbeiten, werden Sie eines Tages in der Lage sein, die jeweils schwierigste Version – den zehnten Schritt – zu bewältigen. Diese zehnten Schritte stellen sozusagen die Krönung jeder Übung dar, mit ihnen haben Sie das Meisterlevel der jeweiligen Grundübung erreicht. Insgesamt gibt es also sechs »Höhepunkte« der Eigengewichtsübungen, die Sie mit der Zeit ausführen und perfektionieren sollten:

Tabelle 3: Der Schritt zur Meisterschaft

ÜBUNG	MEISTERLEVEL
Liegestütz	Einarmiger Liegestütz
Kniebeuge	Einbeinige Kniebeuge
Klimmzug	Einarmiger Klimmzug
Beinheben	Hängendes gerades Beinheben
Brücke	Stand-zu-Stand-Brücke
Handstand-Liegestütz	Einarmiger Handstand-Liegestütz

THE MASTER STEPS

Nur die wenigsten Athleten werden in der Lage sein, den jeweils zehnten Schritt der sechs Grundübungen perfekt und mit vielen Wiederholungen auszuführen. Sie werden Leuten begegnen, die das Meisterlevel von ein oder vielleicht zwei Grundübungen beherrschen. Das liegt daran, dass sich viele auf lediglich einen Körperbereich konzentrieren; nur die wenigsten trainieren so, dass ihr Körper umfassend stark und geschmeidig ist. Dies ist ein großer Fehler und auch der Grund dafür, warum Sie etliche Männer finden, die den einarmigen Handstand beherrschen, aber – außerhalb der härtesten Gefängnisse oder Elite-Fitnessclubs – kaum jemanden, der bei allen sechs Grundübungen das Meisterlevel erreicht hat. Weltweit gibt es wohl nur eine Handvoll Athleten, die es schaffen. Nehmen Sie sich vor, einer von ihnen zu werden!

Übersicht über die Progression

In jedem Übungskapitel finden Sie nach den ausführlichen Anleitungen zu den zehn Schritten der jeweiligen Übung eine Übersicht, die Sie durch die Übungsversionen führt und Ihnen aufzeigt, wie Sie am besten Fortschritte erzielen. Diese sechs Übersichten (je eine für jede der sechs Grundübungen) gibt die Reihenfolge der einzelnen Schritte und die empfohlene Zahl von Wiederholungen an. So wissen Sie, wann Sie das jeweilige Übungsziel erreicht haben und sich an den nächsten Schritt wagen können. Es ist wichtig, die vorgegebene Reihenfolge einzuhalten, denn wenn Sie versuchen, zu schnell weiterzumachen, kann dies fatale Folgen haben und nicht nur zu technischen Fehlern, sondern auch zu Verletzungen und schwindender Motivation führen.

Varianten

Jedes der Kapitel über die sechs Grundübungen endet mit einem kurzen Abschnitt über Varianten. Es gibt sehr viele unterschiedliche Versionen der Grundübungen, und nicht alle davon habe ich in die zehn Schritte mit aufgenommen. Die Gründe dafür sind, dass mir nicht alle Versionen empfehlenswert erscheinen und dass es auch den Rahmen dieses Buches sprengen würde, sie alle aufzuführen.

Um ein paar Beispiele zu nennen: Dips beanspruchen fast dieselben Muskeln wie Liegestütze und werden hier deshalb zu den Varianten gezählt. Tiger bends sind eine alte, den Handstand-Liegestützen nahe verwandte Übung und gelten deshalb als Variante. Im Sprung eingenommene Kniebeugen und Sprünge auf oder von Kästen sind dynamische Versionen der Kniebeuge und deshalb ebenfalls Varianten.

Diese Varianten stellen übrigens keinen Ersatz für die zehn Schritte dar. Trotzdem ist es gut, sie zu kennen, um z.B. etwas Abwechslung ins Trainingsprogramm zu bringen oder verletzte Muskeln oder Sehnen zu schonen.

Teil III: Sein eigener Trainer werden

Im Gefängnis hatte ich den Spitznamen El Entrenador, »Der Trainer«, weil ich bereit war, gegen eine entsprechende Honorierung Krafttrainingstechniken zu unterrichten. Doch ich war eine Ausnahme: Wissen ist Macht und wird im Gefängnis wie alle anderen nützlichen Besitztümer eifersüchtig gehütet. Draußen in der Welt kann man in jedem Fitnessclub einen Personal Trainer engagieren. Wenn Sie Glück haben, finden Sie vielleicht einen, der tatsächlich gut ist, doch die sind dünn gestreut. In den letzten zwei Kapiteln dieses Buches erfahren Sie, was Sie wissen müssen, um Ihr eigener Trainer zu werden.

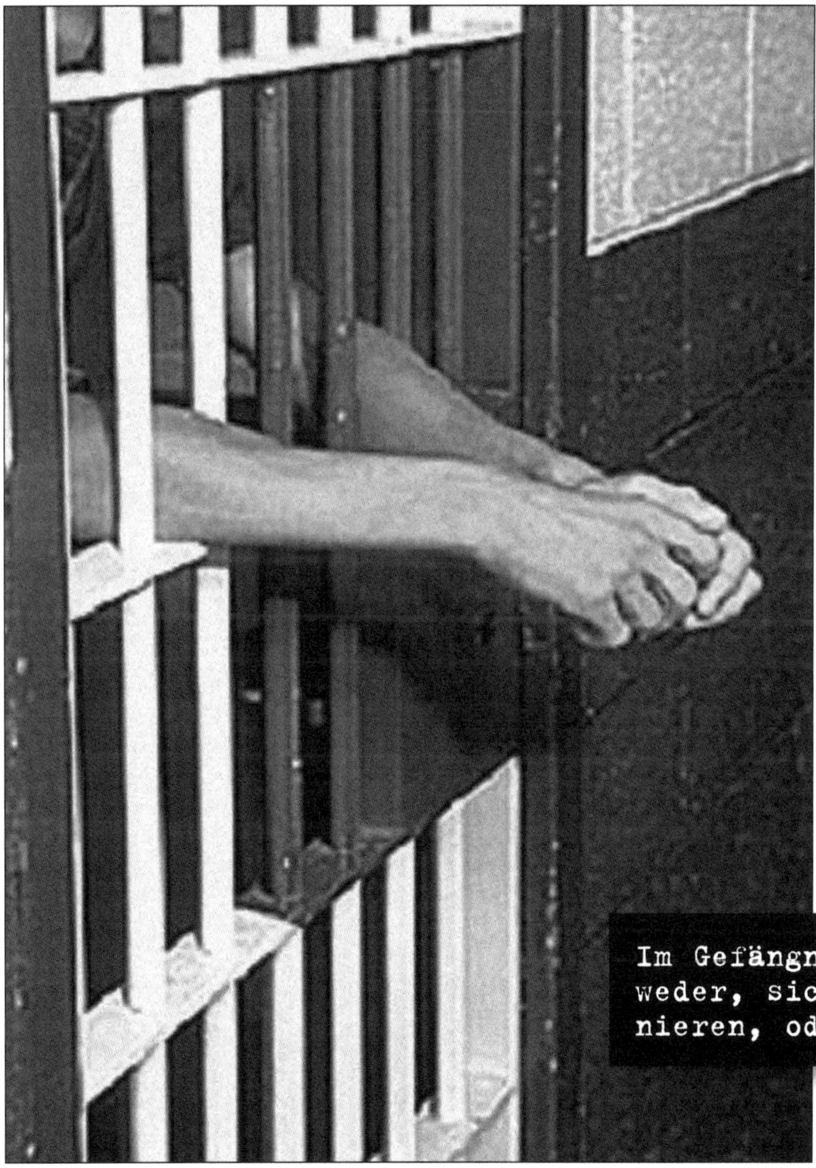

In Kapitel 11, Körperwissen, versuche ich, Ihnen etwas von der Trainingsphilosophie zu vermitteln, die ich mir im Laufe der Jahre angeeignet habe. Ich gebe Tipps vom richtigen Aufwärmen bis hin zu Programmen, die Ihnen helfen, ohne Anabolika ein erfolgreicher Kraftsportler zu werden. Die in diesem Kapitel beschriebenen Ansätze und Vorgehensweisen können Ihnen Jahre sinnloser Mühen ersparen.

In Kapitel 12, Trainingsprogramme, erfahren Sie, wie Sie aus den im Buch beschriebenen Übungen Ihr persönliches Programm zusammenstellen können.

Im Gefängnis lernt man entweder, sich selbst zu trainieren, oder man geht unter.

Licht aus!

Ich hoffe, Ihnen in diesem Kapitel eine anschauliche Übersicht vom Inhalt des Buches gegeben zu haben. Das spielt vor allem deshalb eine wichtige Rolle, weil *Trainieren wie im Knast* nicht einfach nur ein weiterer Ratgeber mit Anregungen für das Kraft- und Fitnesstraining ist, sondern ein komplettes Trainingssystem, eine Philosophie und eine Lebensweise vorstellt, der ich und andere seit Jahrzehnten folgen. Es bewahrte uns davor, durchzudrehen, und war in manchen Fällen sogar so etwas wie ein fahler Lichtstrahl in der Dunkelheit, etwas, das zum Weiterleben motivierte.

Dieses Buch stellt die Quintessenz meines in Gefängnissen erworbenen Trainingswissens dar. Ich habe es drinnen erworben und teile es mit Ihnen, damit Sie dafür nicht einfahren müssen. Ich habe dieses Buch geschrieben, damit es benutzt wird – nicht nur gelesen, sondern wirklich

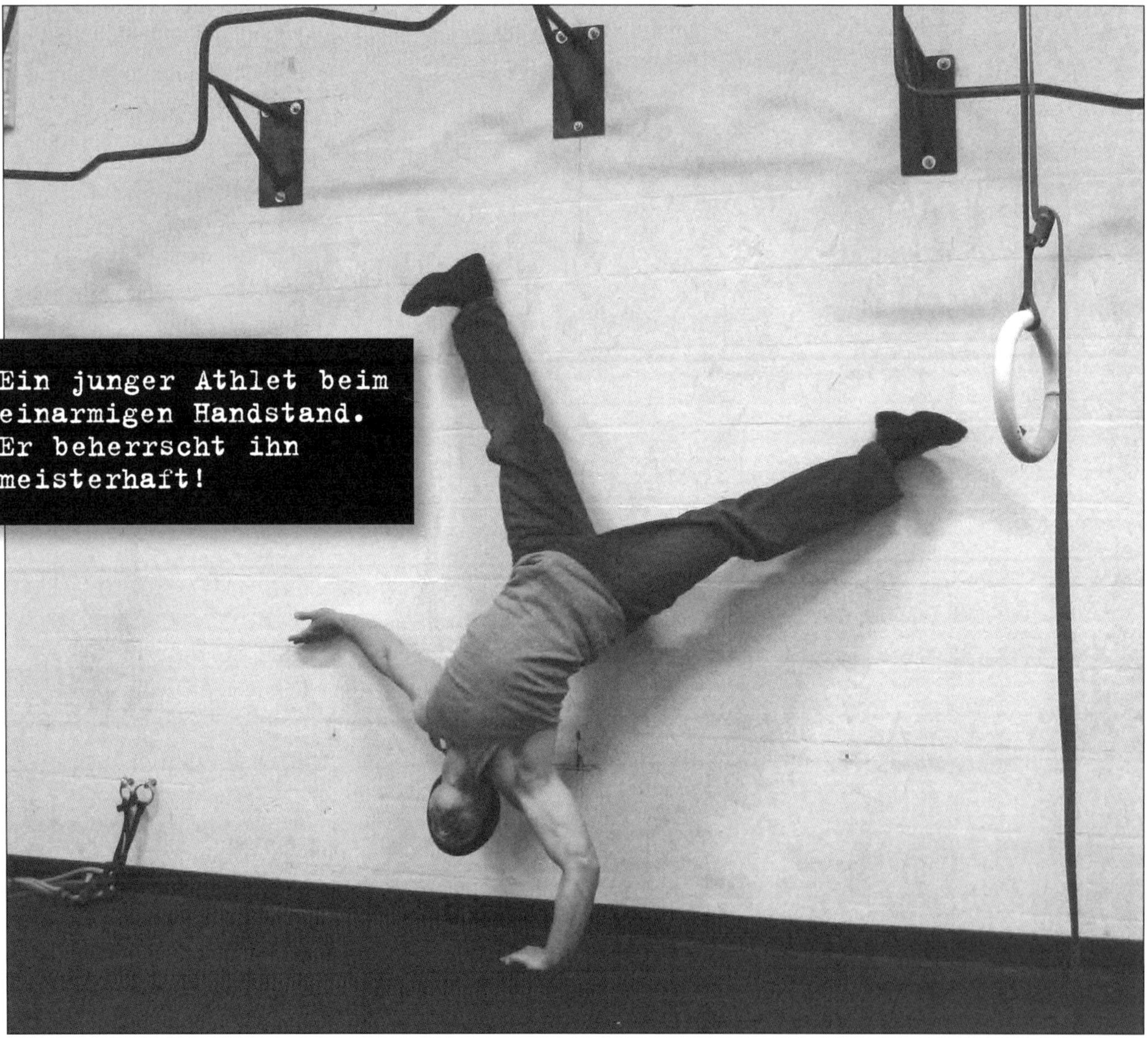

Ein junger Athlet beim einarmigen Handstand. Er beherrscht ihn meisterhaft!

benutzt! Jetzt sind Sie dran! Für einen guten Start ist es wichtig, dass Sie den Nutzen meines Konzepts begreifen, das im dritten Kapitel, »Das Sträflingsmanifest«, erläutert wurde. Lesen Sie sich danach das fünfte bis zehnte Kapitel gründlich durch und lernen Sie, wie Sie die sechs Grundübungen korrekt ausführen und welche Fehler es dabei zu vermeiden gilt.

Legen Sie jetzt los. Sie benötigen keine besondere Ausrüstung. Arbeiten Sie die allerersten Schritte der Übungen Liegestütze, Kniebeugen, Klimmzüge und Beinheben durch. Wenn Sie nicht verletzt oder körperlich beeinträchtigt sind, werden sie Ihnen leichtfallen. Machen Sie sich mit den Übersichten über die Progressionen vertraut. Mit der Zeit können Sie mithilfe des zwölften Kapitels ihre eigene Trainingsroutine entwerfen.

Von dem Tag an, an dem Sie beginnen, sich mit meinem Trainingskonzept zu beschäftigen – also ab heute! – muss es Ihr Ziel sein, in der nicht allzu fernen Zukunft das jeweilige Meisterlevel der sechs Grundübungen perfekt zu beherrschen. Nicht nur von einer Übung, sondern von allen! Weil es so wichtig ist, wiederhole ich es noch einmal:

Ihr ultimatives Ziel muss darin bestehen, das Meisterlevel aller sechs Grundübungen perfekt zu beherrschen.*

Es spielt keine Rolle, auf welchem Trainingsniveau Sie sind, wie alt Sie sind, wer Sie sind. Es kann sein, dass es bei Ihnen schnell geht oder dass es Jahre dauern wird, bis Sie Ihre persönliche Bestform erreichen. Es kommt nur darauf an, dass Sie es schaffen. Ich liefere Ihnen hier die Anleitung dazu, und es gibt keinen Grund zu kneifen. Im Gefängnis durften wir das auch nicht. Die emotionalen und körperlichen Schwächen, mit denen sich die Leute in der Welt draußen gerne brüsten, wären hinter Gittern die reinste Einladung für alle, die gerne beleidigen und verletzen. Doch meine Schüler brauchen sich nicht mehr beleidigen und verletzen zu lassen.

Das Licht ist aus. Sie sind in Ihrer Zelle allein – mit Ihrem Körper und Ihrem Verstand als einziger Gesellschaft.

An die Arbeit!

* Eine Liste der Meisterlevel finden Sie auf S. 43.

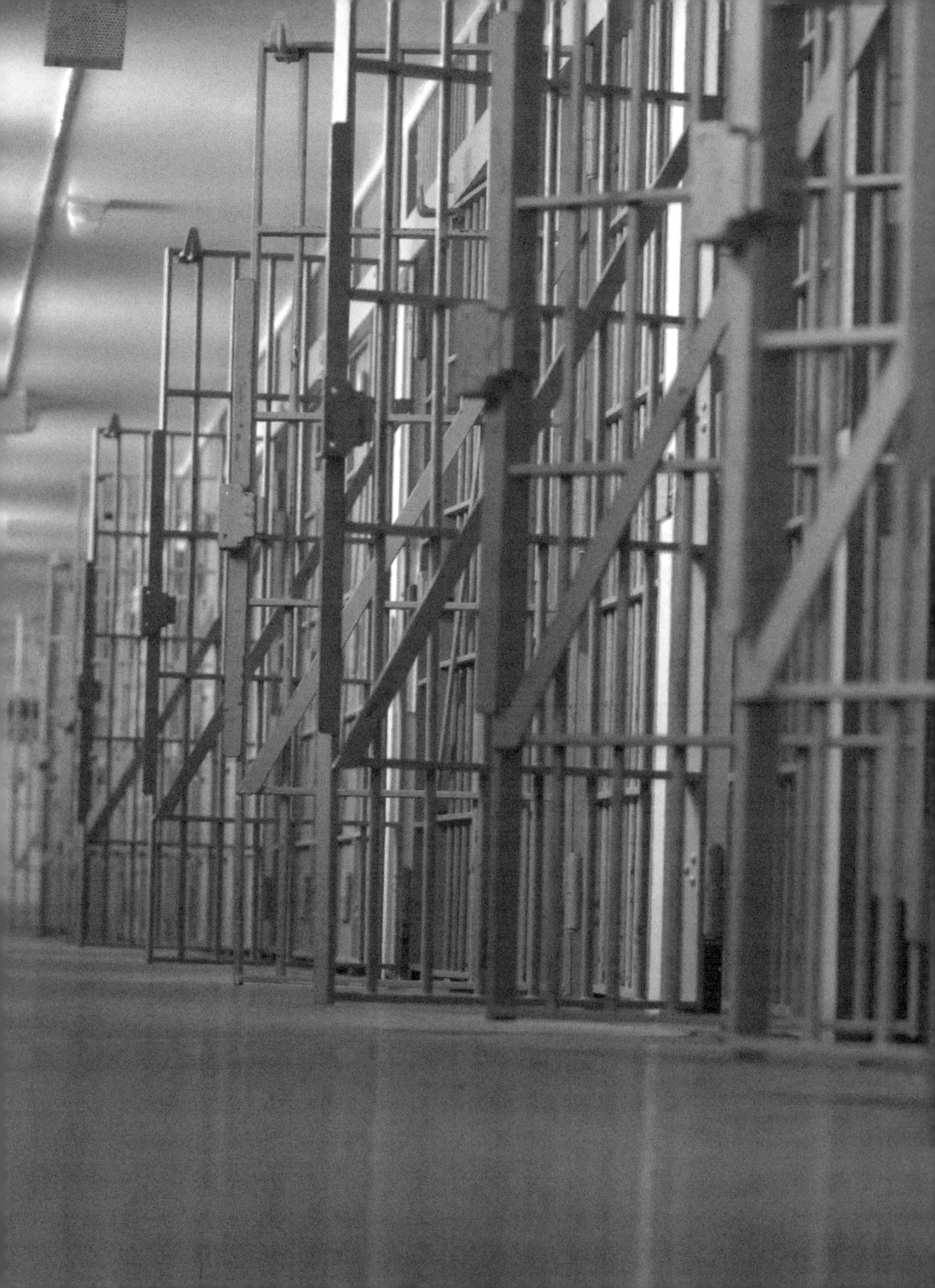

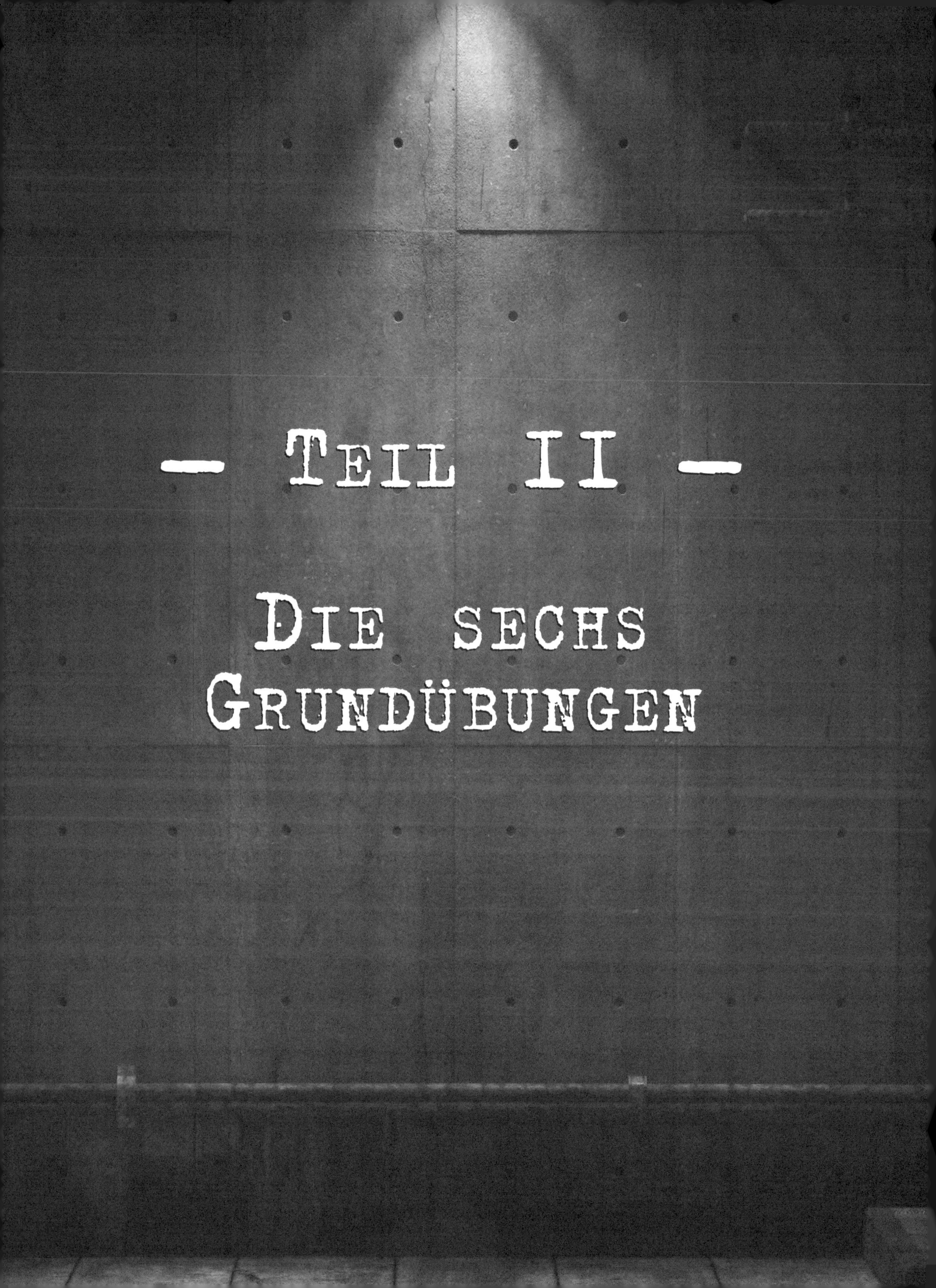

– Teil II –

Die sechs Grundübungen

Dieser Teil des Handbuchs stellt die sechs Grundübungen meines Trainingskonzepts vor. In den folgenden Kapiteln lernen Sie alles, was Sie über diese wertvollen Übungen wissen müssen, darunter auch:

- Theorien und Nutzen der einzelnen Übungen
- die zehn Schritte zum Erfolg
- die detaillierte Anleitung
- Tipps zur Durchführung
- Anzahl der anzustrebenden Wiederholungen
- alternative Varianten

Wenn Sie diesen Teil durchgearbeitet haben, werden Sie über das Trainieren mit Calisthenics zehnmal mehr wissen als der durchschnittliche Personal Trainer. Es steht alles hier drin.

5. Liegestütz

Gepanzerte Brust, Trizeps aus Stahl

Liegestütze sind die ultimative Übung für den Oberkörper. Sie bringen Kraft und Muskelaufbau, stärken die Sehnen und sorgen dafür, dass die drückenden Muskeln des Oberkörpers harmonisch mit den Muskeln der Körpermitte und des Unterkörpers zusammenarbeiten. Keine andere Übung kann all dies bewirken. Bankdrücken wird oft als beste Übung für den Oberkörper angepriesen, ist es aber nicht. Denn das Bankdrücken isoliert nicht nur den Oberkörper auf künstliche Weise, sondern schädigt auch selbst bei wenigen Wiederholungen die Rotatorenmanschette und reizt die Muskeln an Handgelenken und Ellbogen. Liegestütze dagegen schützen die Gelenke und bauen echte Kraft auf – nicht nur die Art von Kraft, die man lediglich im Fitnessstudio braucht.

Weil das Bankdrücken aber leider zum Liebling der Fitnesstrainer erhoben wurde, gelten Liegestütze nur noch als Ausdauerübung. Das ist sehr schade, denn wenn man weiß, wie man die progressiven Liegestützübungen meistert, kann man einen derart starken Oberkörper aufbauen, dass man es mit jedem Bodybuilder und Gewichtheber aufnehmen kann. Und Ihre Schultern werden es Ihnen ebenfalls danken! In diesem Kapitel erfahren Sie also, wie Sie diese Übung meisterlich beherrschen können.

Vorteile der Liegestütze

Die verschiedenen Liegestützversionen beanspruchen die Muskeln in unterschiedlichem Maße, doch sie alle bauen effektiv Kraft und Muskeln auf. Liegestütze stärken das Netzwerk der drückenden Muskeln rings um den Brustkorb, namentlich den Großen Brustmuskel, den Vorderen Deltamuskel und den Kleinen Brustmuskel. Außerdem kräftigen sie alle drei Köpfe des größten Oberarmmuskels, des Trizeps. Sie trainieren diese wichtigen Muskeln mittels ihres Bewegungsablaufs, doch bei korrekter Technik führen außerdem viele weitere Muskeln isometrische Bewegungen aus. Das bedeutet, dass sie sich statisch zusammenziehen müssen, um eine Position zu halten. Zu den isometrisch trainierten Muskeln zählen der Große Rückenmuskel, die gesamte tiefe Muskulatur von Brust und Brustkorb, die Muskeln der Wirbelsäule, des Unterleibs, der Taille und der Hüften, die Gesäßmuskeln, der Quadrizeps und die Schienbeinmuskeln. Und ganz nebenbei haben sogar die Muskeln an Füßen und Zehen etwas davon.

Progressiv und korrekt ausgeführte Liegestütze stärken außerdem Gelenke und Sehnen. Die kleinen, aber wichtigen Muskeln und das gesamte Gewebe der Finger, Handgelenke, Unterarme und Ellbogen kräftigen sich durch Liegestütze mit der Zeit, sodass sich das Risiko von Karpaltunnelsyndrom, Tennisellbogen, Golfellbogen und anderen Verschleißerscheinungen reduziert. Manche Varianten wie z.B. ungleiche Liegestütze (siehe S. 68–69) werden auf unterschiedlich hohen Oberflächen ausgeführt, was der empfindlichen Rotatorenmanschette und der Schulter zugutekommt – beides Bereiche, die vielen Kraftsportlern Probleme bereiten. Die durch die Liegestütze verstärkte Blutzirkulation entschlackt die Gelenke, macht die Faszien geschmeidiger und dehnt altes Narbengewebe. Kraftsportler, die progressive Liegestütze in ihre Trainingsroutine einbauen, erleiden seltener Verletzungen als solche, die nur Gewichte heben.

Perfekte Technik = perfekte Ergebnisse

Ich habe Hunderte von Seiten über die »korrekte« Liegestütz-Technik gelesen, aber die Beschreibungen klafften oft auseinander. In Wirklichkeit ist die »perfekte« Technik von Person zu Person verschieden. Dies ist auf die unterschiedliche Konstitution zurückzuführen: auf Unterschiede in Gliedmaßenlänge, Kraft, Körperfettanteil und alte Verletzungen. Deshalb biete ich hier keine allein selig machende Anleitung für den »perfekten« Liegestütz an, sondern gebe Ihnen nur ein paar Ratschläge mit auf den Weg:

- Meiden Sie Winkel und Handpositionen, die sich merkwürdig anfühlen. Finden Sie eine Position, die für Sie angenehm ist.
- Oberkörper, Hüften und Beine sollen eine Linie bilden. Wenn man beim Liegestütz den Hintern hochreckt, dann nur deshalb, weil die Körpermitte zu schwach ist, um den Körper gerade zu halten.
- Halten Sie die Beine zusammen. Bei gespreizten Beinen bräuchte der Rumpf nicht stabilisiert zu werden, und das würde die Übung leichter machen.
- Die Arme sollten auf dem höchsten Punkt des Hochstemmens gerade sein. Aber überstrecken Sie die Ellbogen nicht, sondern lassen Sie sie in der Ausgangsposition leicht gebeugt, damit die Gelenke nicht zwicken.
- Achten Sie auf eine gleichmäßige und leichte Atmung. Atmen Sie beim Hochstemmen aus und beim Weg nach unten ein. Wenn Sie Probleme mit dem Atmen oder mit dieser Reihenfolge bekommen, dann atmen Sie zwischendurch nochmals.

Geschwindigkeit

Viele Leute empfehlen, Liegestütze schnell durchzuziehen, eventuell sogar so schnell wie möglich. Manche raten sogar zu plyometrischen Liegestützen; allerdings ist das nur ein modischer neuer Name für die alte Technik, sich mit den Armen vom Boden abzustoßen und ein-, zwei- oder dreimal zu klatschen, solange der Oberkörper noch in der Luft ist.

Liegestütze sehr schnell absolvieren zu können hat Vorteile. Schnelle Bewegungen stimulieren und trainieren das Nervensystem durch den sogenannten Dehnreflex. Bei Turnieren haben Liegestützwettbewerbe ein Zeitlimit: Je schneller man ist, desto mehr Liegestütze schafft man und desto besser sind die Aussichten auf einen Sieg. Außerdem ist es gut zu wissen, dass man sich schnell bewegen kann. Aus diesen Gründen sollte man gelegentlich – wenn man fit und gut aufgewärmt ist – schnellere Liegestütze machen. Achten Sie aber immer darauf, das Tempo allmählich im Laufe mehrerer Trainingstage zu steigern, damit sich der Körper anpassen kann.

Ein paar während einer Übungsreihe schneller ausgeführte Liegestütze machen geschmeidiger und bringen Abwechslung in die Routine. Dennoch sollten Sie den Großteil Ihrer Liegestütze relativ langsam ausführen: in zwei Sekunden nach unten, eine Sekunde lang Pause und in zwei Sekunden wieder nach oben, bevor Sie mit der nächsten Wiederholung beginnen.

Diesen gleichmäßigen Rhythmus sollten Sie aus zwei Gründen pflegen: Zum einen baut ein flüssiger Bewegungsablauf reine Kraft auf höherem Niveau auf. Wenn Sie sich hastig bewegen, nimmt Ihnen der Schwung einiges an Arbeit ab und entlastet so die Muskeln. Außerdem lässt sich bei schneller Durchführung der Übung leicht schummeln.

Zweitens passen sich unsere Gelenke viel besser an gleichmäßige Bewegungen an als an hastige. Das Risiko für akute oder chronische Verletzungen sinkt. Man kann sich gefahrlos gelegentlich schneller bewegen, aber erst, wenn sich die Gelenke an die gleichmäßigen, flüssigen Abläufe gewöhnt haben. Wenn Sie es möchten, können Sie Ihr Training sinnvoll durch explosive Ausführungen ergänzen, aber diese sollten nicht zur täglichen Routine werden. Menschen, die ausschließlich schnell trainieren, beklagen sich bald über knackende und schmerzende Gelenke.

Bälle und das Baby küssen

Bei einigen der Liegestütz-Versionen, die ich weiter unten beschreibe, werden Gegenstände eingesetzt. Objekte als Hilfsmittel oder als Maßstab für Ihre Absenktiefe zu verwenden ist nicht unbedingt notwendig, aber sehr nützlich, besonders wenn Sie alleine trainieren.

Die einzigen Gegenstände, die Sie benötigen, sind ein Basketball oder Fußball und ein Tennisball. Sie sind in Sportgeschäften erhältlich und kosten nicht viel. Die Athleten früherer Zeiten verwendeten anstelle der Basketbälle schwere Medizinbälle, aber die Basketbälle sind billiger und genauso gut. Sie können aber auch andere Gegenstände von ähnlicher Größe nehmen. Ziegelsteine stellen eine praktische Alternative dar: Ein Stapel aus drei Ziegelsteinen ist etwa so hoch wie ein Basketball, ein flach liegender Ziegel entspricht der Höhe eines Tennisballs. Wofür

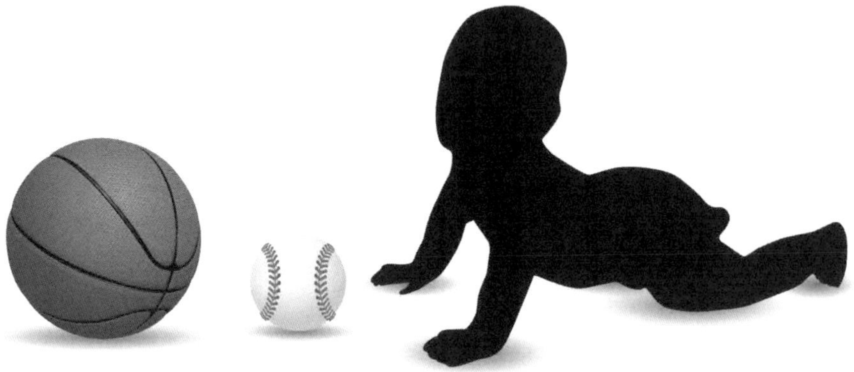

auch immer Sie sich entscheiden: Es muss stabil sein und darf keinerlei Verletzungsgefahr bergen, also keine scharfen Kanten haben.

Wenn Sie einen Gegenstand als Maßstab für die Tiefe Ihrer Liegestütze verwenden, dürfen Sie sich nicht darauf fallen lassen. Lassen Sie sich langsam absinken, bis Sie den Ball oder Ziegel sehr leicht berühren. Im Gefängnis sagten wir dazu »das Baby küssen«. Wenn z. B. Ihr Brustbein am tiefsten Punkt der Liegestütze auf den Ball trifft, sollte der Kontakt so leicht und sanft ausfallen wie der auf die Stirn eines Babys gehauchte Kuss.

Durch die Kontaktaufnahme mit dem Objekt entsteht eine winzige Pause, die den Schwung aus der Bewegung herausnimmt; dadurch bauen sich mehr Kraft und Körperkontrolle auf. Dies ist auch der Grund, warum ich bei allen Übungen für eine zweite Pause beim Erreichen des tiefsten Punktes bin. Die Technik des Babyküssens kann auch beim Krafttraining angewendet werden, z. B. beim Bankdrücken oder Schulterdrücken. Wenn Sie Ihren Körper mit der Hantel in der niedrigsten Position nicht sanft »küssen« können, ist das Gewicht zu schwer. Was ich mit »zu schwer« meine? Es ist ganz einfach: Wenn Sie die Langhantel nicht während des gesamten Bewegungsablaufs kontrollieren können, ist sie zu schwer bestückt.

Handflächen, Knöchel, Handgelenke oder Finger?

Ich rate Ihnen, die meisten Liegestütze mit flach auf den Boden aufgelegten Händen auszuführen. Viele Sportler brüsten sich, Liegestütze mit exotischen Handhaltungen absolvieren zu können: Sie stützen sich auf Fingerknöchel, Finger, Daumen oder sogar die Oberseite der Handgelenke. Ich möchte, dass meine Schüler ihr ganzes Leben lang Liegestütze machen können, und das geht nur, wenn man die Hände so ablegt, dass die Gelenke nicht geschädigt werden. Für die meisten Menschen ist das flache Auflegen der Hände auf den Boden am bequemsten. Einzige Ausnahme stellen Leute mit Handgelenksverletzungen dar, denen die Liegestütze am leichtesten fallen, wenn sie sich dabei mit gerade gehaltenen Handgelenken auf den Fingerknöcheln aufstützen.

Liegestütze auf den Fingerspitzen kräftigen Hände und Unterarme und stellen eine sinnvolle Ergänzung der Routine dar, vor allem dann, wenn man viele Greifübungen macht. Für vollständige Fingerspitzen-Liegestütze müssen Sie die Kraft Ihrer Finger langsam aufbauen. Beginnen Sie mit Schritt 1, Liegestütze an der Wand (S. 56–57), und arbeiten Sie sich in dem Maße, in dem Ihre Finger stärker werden, durch die anschließenden Übungen. Für die meisten Menschen genügt eine Reihe von Sätzen klassischer Fingerspitzen-Liegestützen im wöchentlichen oder 14-tägigem Rhythmus, um in den Händen große Kraft aufzubauen und zu erhalten.

Einigen von Ihnen wird das nicht genügen. Wenn Sie noch stärkere Hände haben wollen, sollten Sie jedoch nicht weniger Finger einsetzen, sondern bei den zehn Schritten all Ihre Finger beteiligen, bis Sie einarmige Fingerspitzen-Liegestütze beherrschen, was allerdings nur den wenigsten gelingt. Doch wenn Sie so weit sind, dass Sie sich bei Ihren einarmigen Liegestützen nur noch auf den Fingerspitzen abstützen, werden Ihre Finger ohnehin so stark wie Stahlkabel sein, das können Sie mir glauben.

Sich bei den Liegestützen auf die Handrücken oder die Handgelenksrückseiten abzustützen ist quälend und einschränkend, denn Ihre Handgelenke werden noch vor Ihren Muskeln aufgeben.

Die Liegestütz-Serie

Die meisten Liegestütz-Routinen enthalten nur sehr wenig Abwechslung. In herkömmlichen Trainingsprogrammen besteht der einzige Fortschritt darin, die Zahl der Wiederholungen zu steigern oder aber die Füße höher zu platzieren, damit die Übung schwerer wird. Beides ist vollkommen falsch! Sobald man sich daran gewöhnt hat, führt es ausschließlich dazu, die Ausdauer zu steigern.

Bei allen Formen von Krafttraining sollte es eigentlich vor allem um Progression gehen. Wenn man immer das macht, was man immer macht, kommt dabei das heraus, was immer herauskommt, gleichgültig, wie oft man es sinnlos wiederholt. Mein Konzept *Trainieren wie im Knast* enthält zehn unterschiedliche Liegestütz-Versionen, jede Version ist dabei etwas schwieriger als die vorhergehende. Die ersten drei Versionen aller sechs Grundübungen werden den meisten Leuten ziemlich leichtfallen – sie eignen sich somit auch als Therapieprogramm für das erste Training nach einer Verletzungspause sowie für komplette Anfänger und Übergewichtige. Die weiteren Versionen werden zunehmend anspruchsvoller, die jeweils letzte, die zehnte Version oder der Schritt zur Meisterschaft, ist immer die härteste. Ich empfehle Ihnen dringend, sich von Schritt zu Schritt weiter vor zu arbeiten und dabei die bei den jeweiligen Versionen angegebenen Wiederholungszahlen für Anfänger, Fortgeschrittene und Könner einzuhalten.

Jede dieser Übungen kann im Lauf der Zeit durch kleine Veränderungen und Tricks ausgebaut werden; wie das geht, verrät der Abschnitt »Perfektion« in der Übungsbeschreibung. Durch diese kleinen Abänderungen werden aus einer Übung mehrere, sodass im Kapitel über Liegestütze tatsächlich nicht nur zehn, sondern über 100 mögliche Versionen beschrieben werden. Nach den jeweils zehn illustrierten Übungsanleitungen finden Sie eine Übersicht über die Progression. Und wenn Sie weitere Varianten ausprobieren möchten: Am Kapitelende (S. 80–84) werden etliche davon beschrieben.

Auf den folgenden Seiten finden Sie die ausführlichen und illustrierten Anleitungen zu den zehn Schritten der Liegestütze (S. 56–75).

Schritt 1 Liegestütz an der Wand

Durchführung

Stellen Sie sich bei geschlossenen Beinen mit dem Gesicht zur Wand und stützen Sie die Hände in Brusthöhe flach auf die Wand auf (Abb. 1). Halten Sie die Arme schulterbreit und gerade gestreckt. Beugen Sie die Ellbogen, bis Ihre Stirn sanft die Wand berührt. Dies ist die Endstellung (Abb. 2). Drücken Sie sich in die Startposition zurück und beginnen Sie von Neuem.

Übungsanalyse

Der Liegestütz an der Wand *(Wall push-up)* ist der erste der zehn Schritte, die zur Beherrschung der Liegestütz-Übungsfamilie führen sollen. Der erste Schritt ist der leichteste, und jeder gesunde Mensch sollte ihn problemlos bewältigen können. Wand-Liegestütze sind auch die erste Übung aus der Therapiesequenz der Liegestützen, sie eignen sich hervorragend für jeden, der nach einer Verletzung oder Operation seine Kraft langsam wiederaufbauen möchte. Ellbogen, Handgelenke und Schultern – vor allem die empfindliche Rotatorenmanschette in der Schulter – sind für chronische und akute Verletzungen besonders anfällig. Die Übung aktiviert diese Körperzonen schonend, stimuliert sie und regt Durchblutung und Wachstum an. Calisthenics-Anfänger sollten zunächst sehr vorsichtig trainieren und mit dieser Übung beginnen.

Trainingsziele

- Anfänger: 1 Satz à 10 Wiederholungen
- Fortgeschrittene: 2 Sätze à 25 Wdh.
- Könner: 3 Sätze à 50 Wdh.

Perfektion

Jeder, der dieses Buch liest und gesund ist, sollte diese Übung ausführen können. Wenn Sie sich gerade von einer Verletzung oder Operation erholen, stellt der Liegestütz an der Wand einen guten Test dar, der nach der Rehabilitation zurückgebliebene Schwachpunkte aufzeigt.

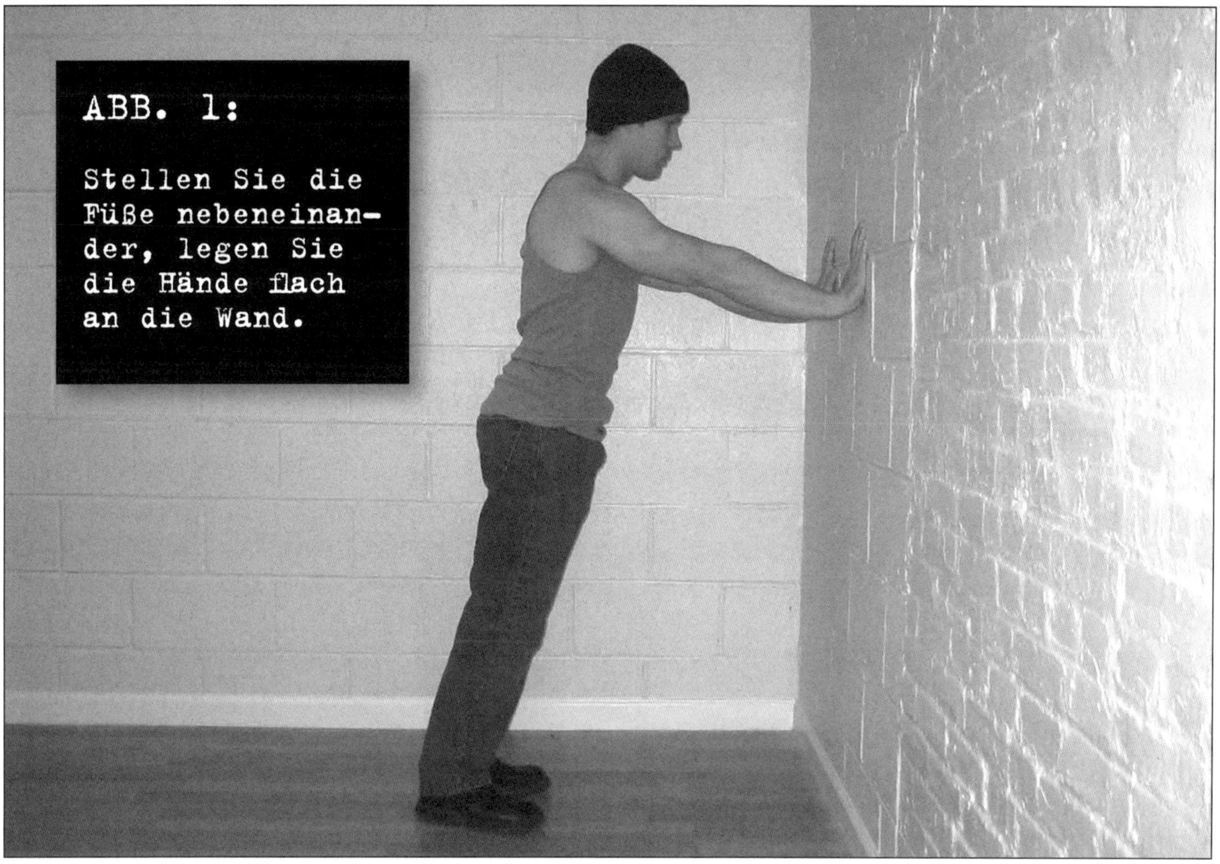

ABB. 1:

Stellen Sie die Füße nebeneinander, legen Sie die Hände flach an die Wand.

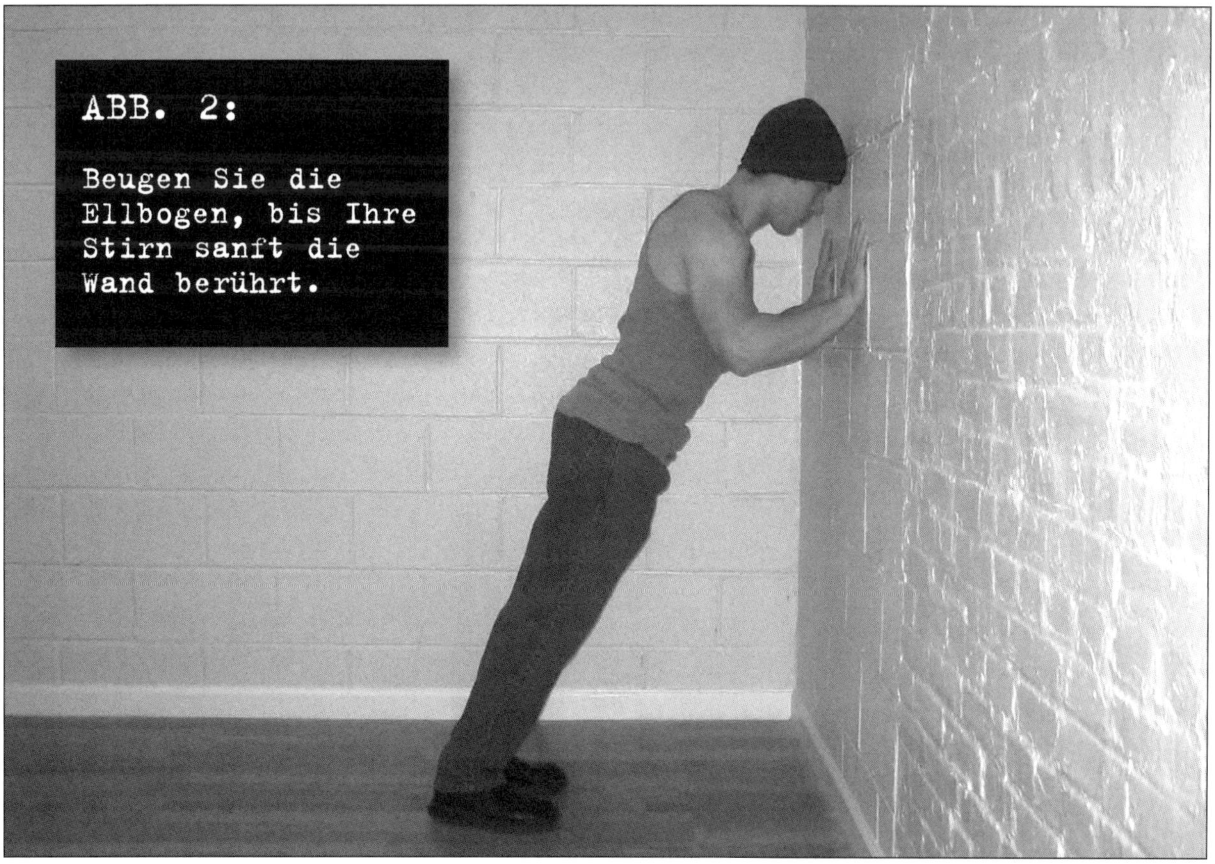

ABB. 2:

Beugen Sie die Ellbogen, bis Ihre Stirn sanft die Wand berührt.

SCHRITT 2

Schräger Liegestütz

Durchführung

Für diese Übung brauchen Sie ein stabil stehendes Möbelstück, das ungefähr bis auf Hüfthöhe reicht, wie z. B. einen Schreibtisch, einen hohen Stuhl, die Arbeitsplatte in der Küche, eine niedrige Mauer oder einen robusten Zaun. In meinen Zellen eigneten sich die Waschbecken ganz gut für diesen Zweck, vorausgesetzt, sie waren stabil an der Wand befestigt. Lehnen Sie sich dem Objekt mit geschlossenen Füßen und aufrechtem Körper entgegen und halten Sie sich mit durchgestreckten, schulterbreit voneinander entfernten Armen daran fest. Dies ist die Startposition der Übung, in der Sie in einem 45-Grad-Winkel zum Fußboden stehen sollten (siehe Abb. 3). Indem Sie die Ellbogen beugen, lehnen Sie sich jetzt dem Objekt entgegen, bis Ihr Bauch sanft dessen Rand berührt. Nach einer kurzen Pause drücken Sie sich in die Startposition zurück und wiederholen die Übung.

Übungsanalyse

Der schräge Liegestütz *(Incline push-up)* macht da weiter, wo Schritt 1 (Liegestütz an der Wand) aufhört: Durch den niedrigeren Winkel beim Hochdrücken haben die Muskeln des Oberkörpers mehr Gewicht zu bewegen, dennoch ist diese Übung deutlich leichter als ein vollständiger Liegestütz auf dem Boden (Schritt 5). Die Muskeln der meisten Athleten werden durch diese Übung nicht allzu stark beansprucht. Für Anfänger und im Rahmen eines Rehabilitationstrainings aber ist sie sehr wertvoll.

Trainingsziele

- Anfänger: 1 Satz à 10 Wdh.
- Fortgeschrittene: 2 Sätze à 20 Wdh.
- Könner: 3 Sätze à 40 Wdh.

Perfektion

Schräge Liegestütze sollten im 45-Grad-Winkel erfolgen. Wenn Ihnen das noch zu schwerfällt, suchen Sie sich ein höheres Objekt, also eines, an dem Sie sich über Hüfthöhe festhalten können. Sobald Sie gut damit klarkommen, wechseln Sie zu einem niedrigeren Objekt über. Schwierigere Winkel erhält man beispielsweise, indem man immer niedrigere Stufen einer Treppe benutzt.

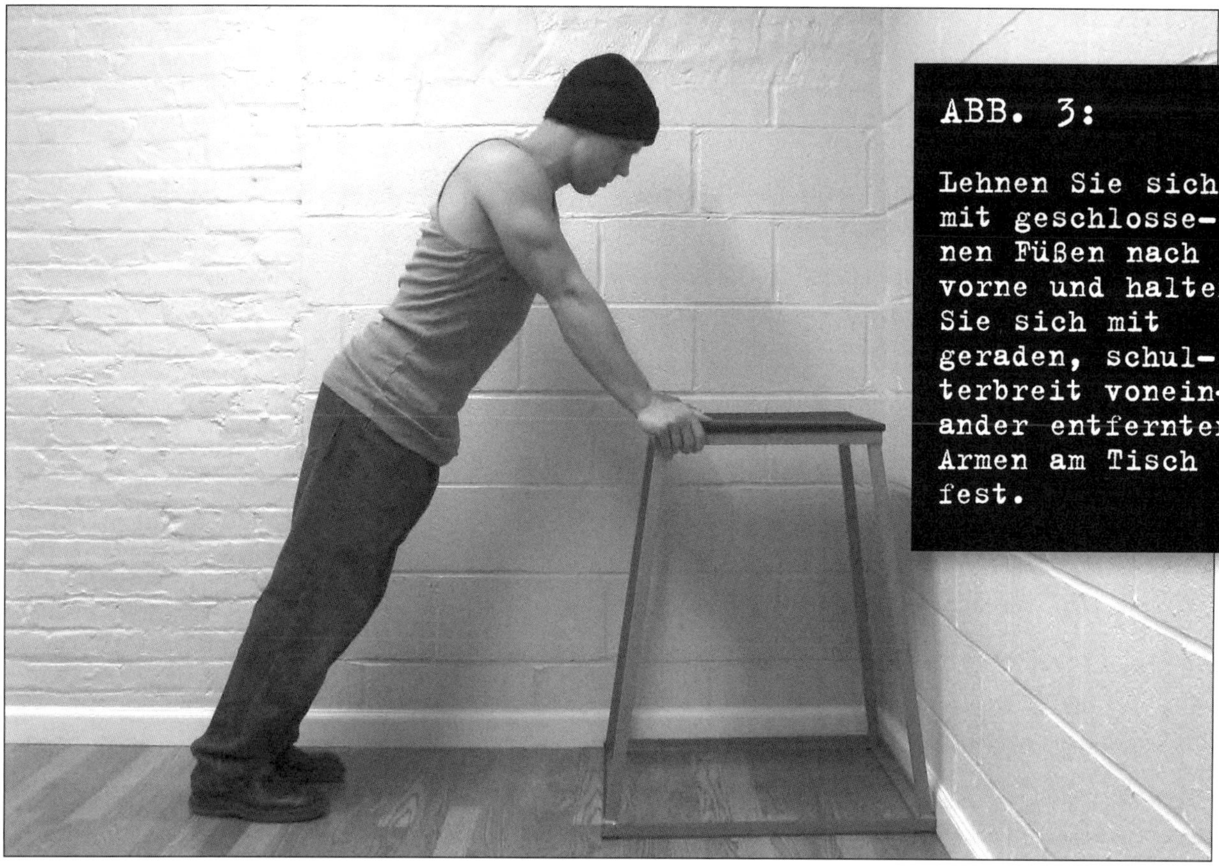

ABB. 3:

Lehnen Sie sich mit geschlossenen Füßen nach vorne und halten Sie sich mit geraden, schulterbreit voneinander entfernten Armen am Tisch fest.

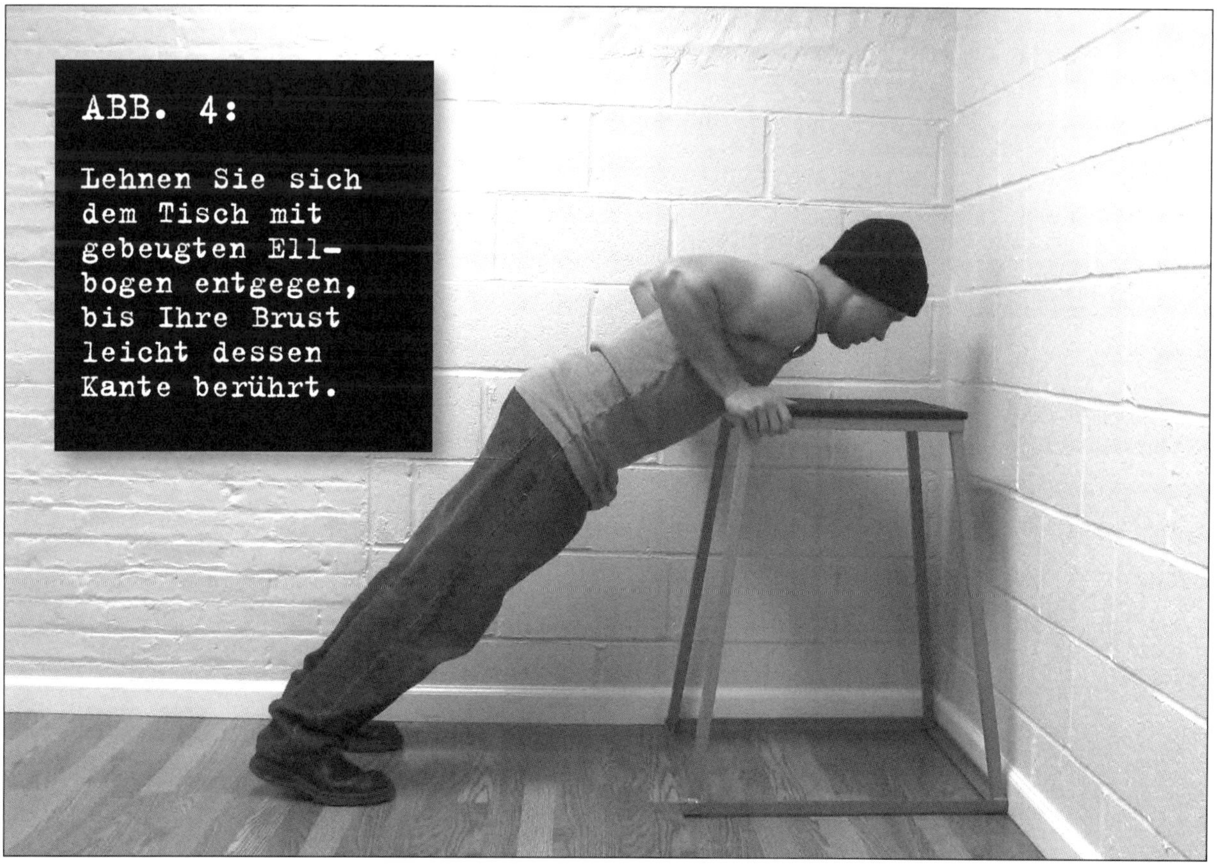

ABB. 4:

Lehnen Sie sich dem Tisch mit gebeugten Ellbogen entgegen, bis Ihre Brust leicht dessen Kante berührt.

Schritt 3 Liegestütz auf den Knien

Durchführung

Knien Sie mit geschlossenen Beinen auf dem Fußboden, stützen Sie die Hände flach vor sich auf. Die Arme sind schulterbreit voneinander entfernt und gestreckt. Überkreuzen Sie die Fußknöchel und halten Sie die Hüften in gerader Linie mit Rumpf und Kopf. Dies ist die Startposition (Abb. 5). Beugen Sie nun die Ellbogen, bis Ihre Brust nur noch eine Handbreit vom Boden entfernt ist (Abb. 6). Drücken Sie sich nach einer Pause in die Startposition zurück und beginnen Sie sodann von Neuem.

Übungsanalyse

Liegestütze auf den Knien *(Kneeling push-up)* sind für Anfänger wie für Könner gleichermaßen wichtig, denn sie stellen den wichtigsten liegend zu bewältigenden Liegestütz-Typ dar und verbinden somit die stehenden mit den schwierigeren liegenden Liegestützen. Frauen bevorzugen oft diese Liegestütze, weil die Kraft ihres Oberkörpers nicht für vollständige Liegestütze reicht. Dennoch ist diese Übung auch für Männer empfehlenswert. Sie eignet sich gut für übergewichtige Anfänger oder solche mit schlechter Kondition. Weil man bei diesen Liegestützen den Oberkörper viel bewegt, sind sie auch ein ideales Aufwärmtraining vor anspruchsvolleren Liegestütz-Varianten.

Trainingsziele

- Anfänger: 1 Satz à 10 Wdh.
- Fortgeschrittene: 2 Sätze à 15 Wdh.
- Könner: 3 Sätze à 30 Wdh.

Perfektion

Wenn Ihnen technisch saubere Liegestütze auf den Knien zu schwerfallen, schränken Sie den Bewegungsradius ein. Senken Sie den Oberkörper nicht so tief wie hier beschrieben ab. Führen Sie 20 Wiederholungen eines verkürzten Bewegungsablaufs aus und gehen Sie von Trainingseinheit zu Trainingseinheit allmählich tiefer, bis Sie die Übung beherrschen.

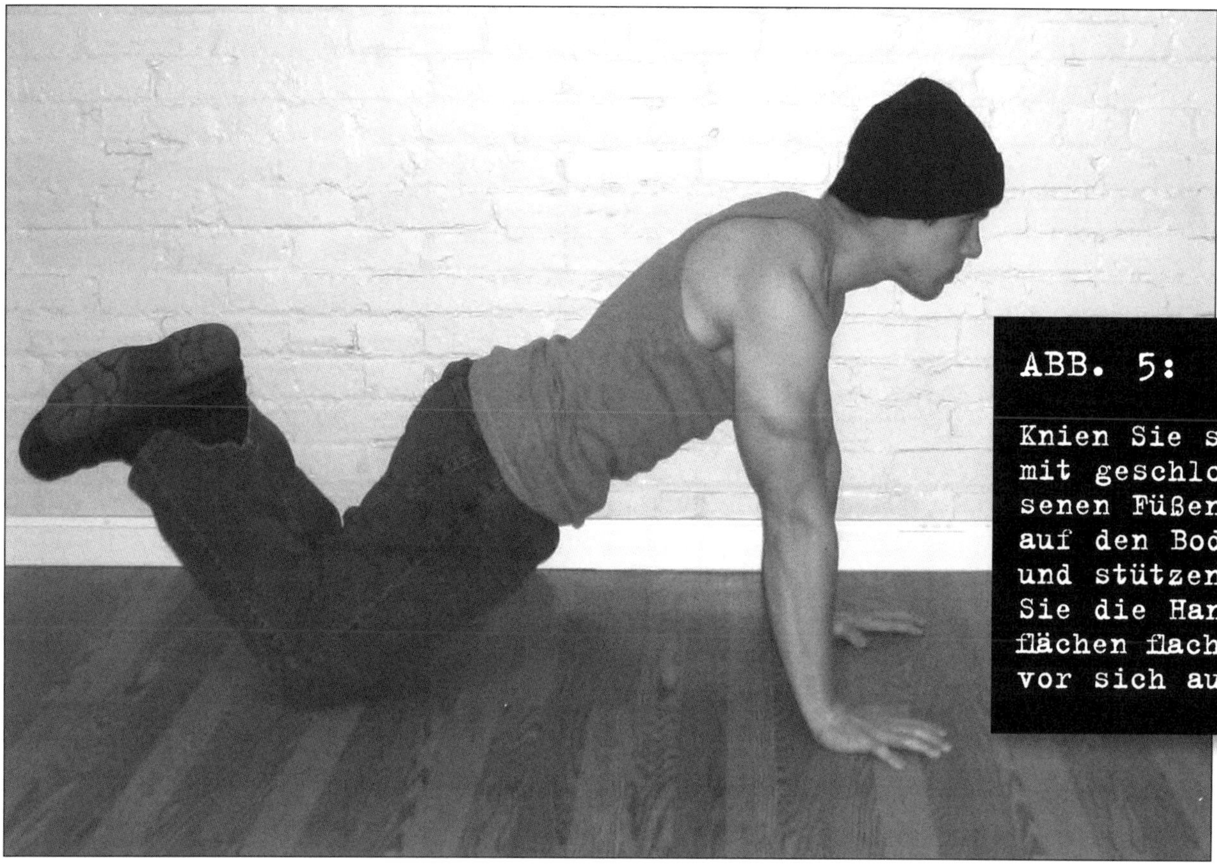

ABB. 5:

Knien Sie sich mit geschlossenen Füßen auf den Boden und stützen Sie die Handflächen flach vor sich auf.

ABB. 6:

Senken Sie, die Knie als Achse nutzend, den Oberkörper mit gebeugten Ellbogen ab, bis sich Ihre Brust eine Handbreit über dem Boden befindet.

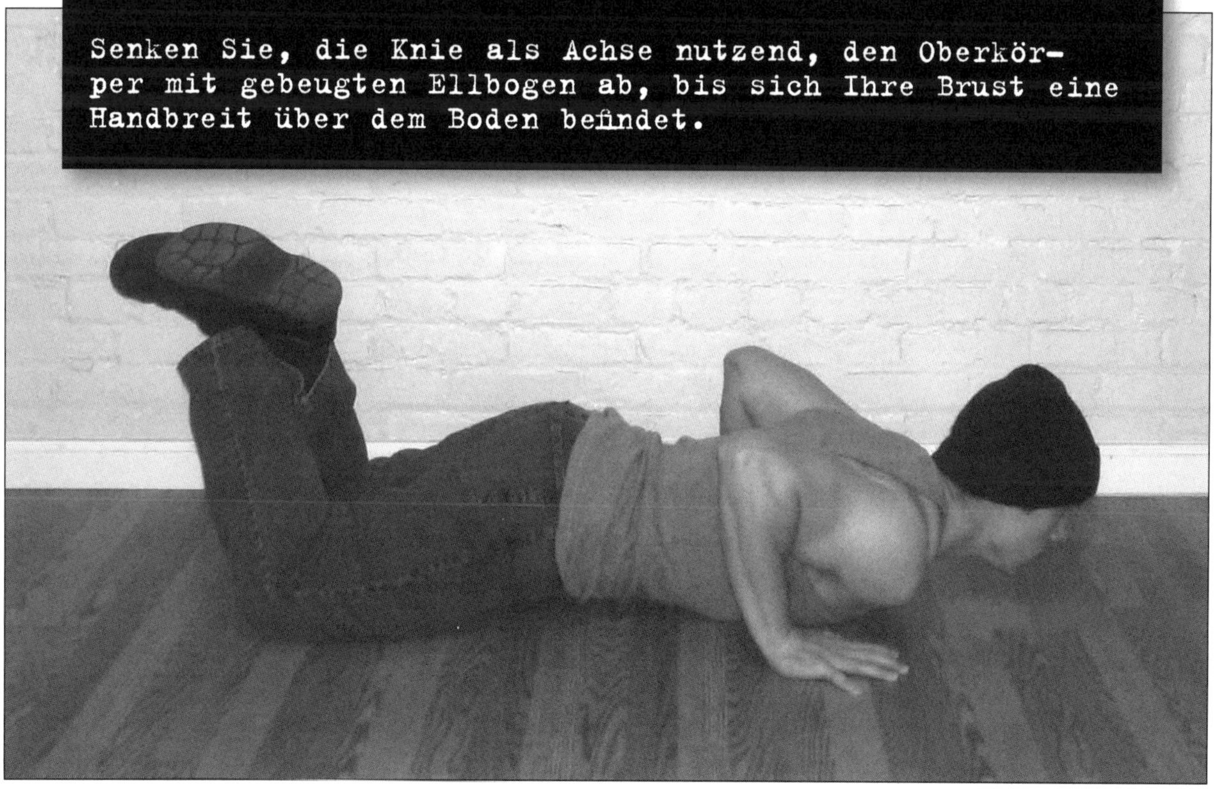

Schritt 4 Halber Liegestütz

Durchführung

Stützen Sie aus der knienden Position heraus Ihre Handflächen auf dem Boden auf und strecken Sie die Beine gerade nach hinten. Ihre Hände sollten in Schulterbreite direkt vor Ihrem Oberkörper aufliegen. Strecken Sie den Körper so durch, dass Rücken, Hüften und Beine eine gerade Linie bilden. Lassen Sie sich ungefähr auf halbe Armlänge herunter bzw. bis Ihre Ellbogen rechte Winkel bilden. Nutzen Sie als Maßstab einen Basket- oder Fußball und stellen Sie sich in der Startposition so auf, dass er unter Ihrer Hüftpartie liegt (Abb. 7). Beugen Sie die Ellbogen, bis Ihr Bauch den Ball berührt (Abb. 8). Für die meisten Menschen ist dies ein guter Anzeiger für die korrekte Zielposition. Nach einer kurzen Pause drücken Sie sich kraftvoll in die Startposition zurück.

Übungsanalyse

Der halbe Liegestütz *(Half push-up)* ist eine wichtige Übung und sollte daher korrekt gemeistert werden. Viele Leute führen ihn falsch aus: Sie strecken das Gesäß in die Luft und knicken in der Hüfte ein, weil ihre Rumpfmuskeln zu schwach sind. Diese Übung trainiert die Taille und den Rücken, sodass die Hüften angespannt und gerade bleiben.

Trainingsziele

- Anfänger: 1 Satz à 8 Wdh.
- Fortgeschrittene: 2 Sätze à 12 Wdh.
- Könner: 2 Sätze à 25 Wdh.

Perfektion

Wenn Sie die halben Liegestütze nicht ausführen können, verkürzen Sie den Bewegungsablauf zunächst und steigern ihn dann allmählich. Benutzen Sie einen Ball als Maßstab, dann rollen Sie ihn unter Ihre Knie. Wenn Sie sich von der Startposition aus absenken, bis Ihre Knie Kontakt mit dem Ball haben, entspricht dies ungefähr einem Viertel-Liegestütz. Sobald Sie mehr als zehn Viertel-Liegestütze bewältigen, schieben Sie den Ball bei jeder Trainingseinheit ein Stück weit höher unter die Oberschenkel, bis er sich zuletzt auf Hüfthöhe befindet.

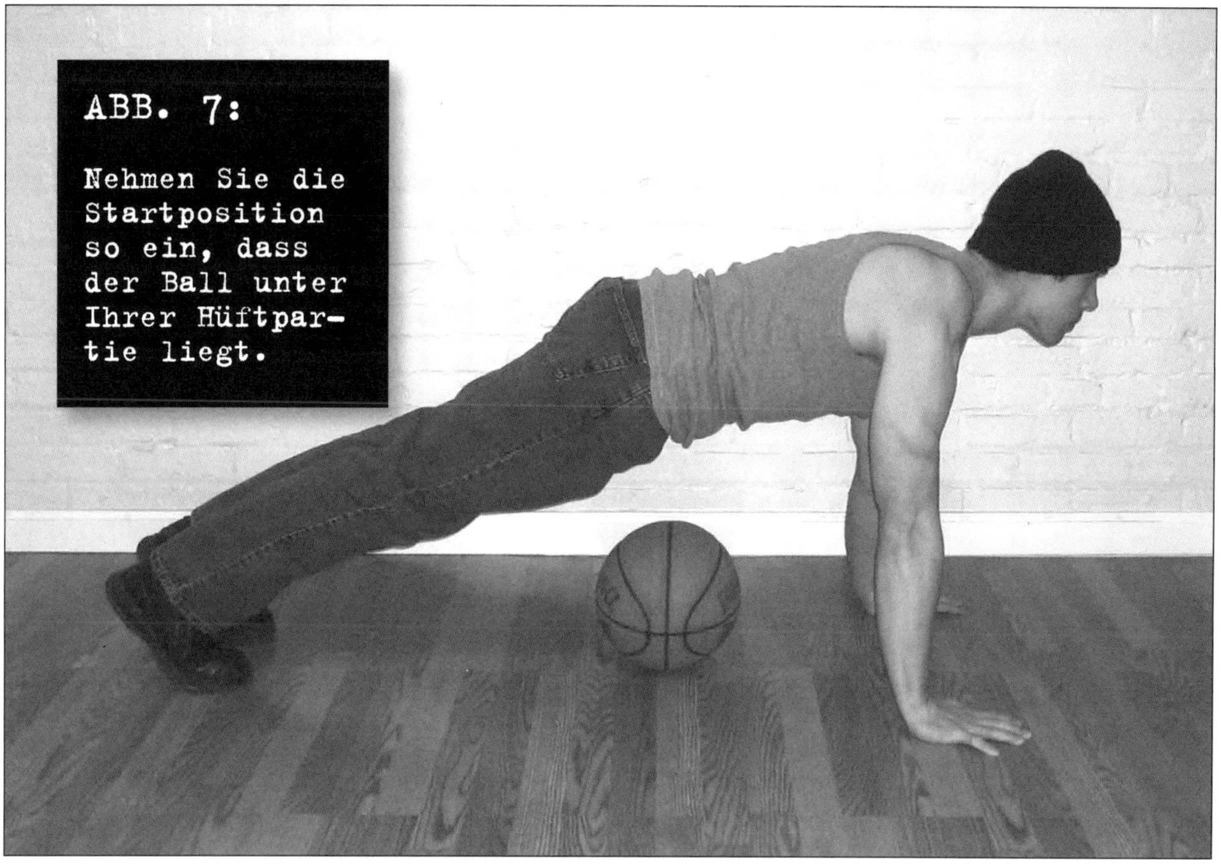

ABB. 7:

Nehmen Sie die Startposition so ein, dass der Ball unter Ihrer Hüftpartie liegt.

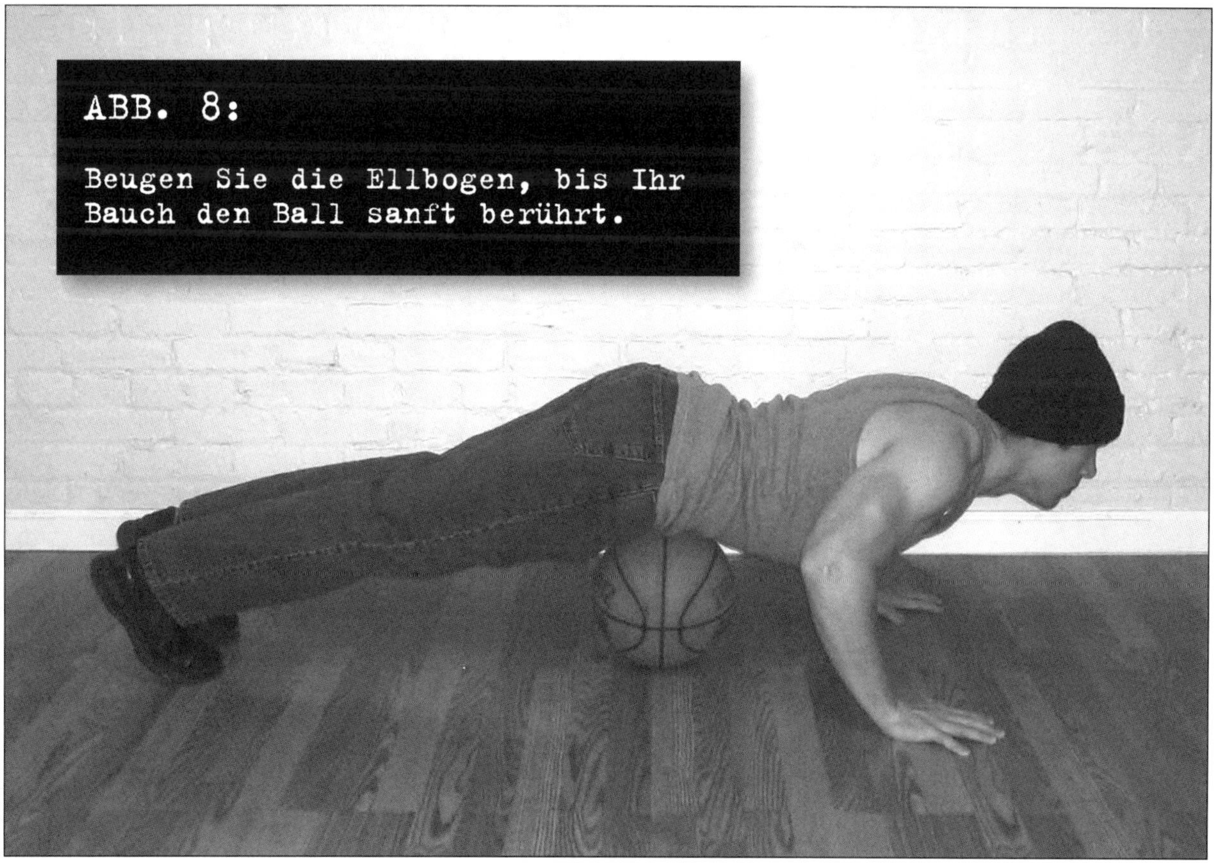

ABB. 8:

Beugen Sie die Ellbogen, bis Ihr Bauch den Ball sanft berührt.

Schritt 5 Vollständiger Liegestütz

Durchführung

Stützen Sie aus der knienden Position heraus Ihre Handflächen auf dem Boden auf und strecken Sie die Beine gerade nach hinten. Oberschenkel und Füße bleiben geschlossen, Ihre Hände liegen unterhalb des oberen Brustbereichs auf. Hüften und Rücken bilden eine Linie, die Arme sind durchgestreckt. Dies ist die Startposition (Abb. 9). Beugen Sie die Ellbogen, bis Ihr Brustbein eine Handbreit über dem Boden schwebt. Bei Liegestütz-Wettbewerben im Gefängnis legt ein »Zähler« seine Faust auf den Boden und zählt, wie oft die Brust des Athleten sie berührt. Ein unter Ihre Brust gelegter Tennisball hilft Ihnen, die richtige Höhe einzuhalten (Abb. 10). Wenn Ihre Brust den Ball berührt hat, drücken Sie sich wieder hoch.

Übungsanalyse

Diese Variante *(Full push-up)* ist der »klassische« Liegestütz – die meisten von uns kennen ihn noch aus dem Sportunterricht in der Schule. Wenn von Liegestützen die Rede ist, werden die meisten Leute an die vollständigen Liegstütze denken. Sie stellen eine ausgezeichnete und effiziente Übung für Arme, Brust und Schultergürtel dar. Als Schritt 5 in einer Reihe von zehn Schritten sind sie allerdings keineswegs die schwierigste Variante.

Trainingsziele

- Anfänger: 1 Satz à 5 Wdh.
- Fortgeschrittene: 2 Sätze à 10 Wdh.
- Könner: 2 Sätze à 20 Wdh.

Perfektion

Sie würden sich wundern, wenn Sie wüssten, wie viele Leute keine vollständigen Liegestütze schaffen. Wenn Sie auch zu dieser Gruppe gehören, kehren Sie zu den halben Liegestützen mit Basketball zurück. Wenn Sie Schritt 4 absolviert haben, werden Ihnen 25 Wiederholungen mit einem Ball in Hüfthöhe gelingen. Schieben Sie sodann nach und nach den Ball nach vorne und trainieren Sie bei gleicher Wiederholungszahl. Wenn Sie von der Startposition in eine Zielposition gelangen, in der Ihr Kiefer den Ball berührt, versuchen Sie es nochmals mit der vollständigen Version.

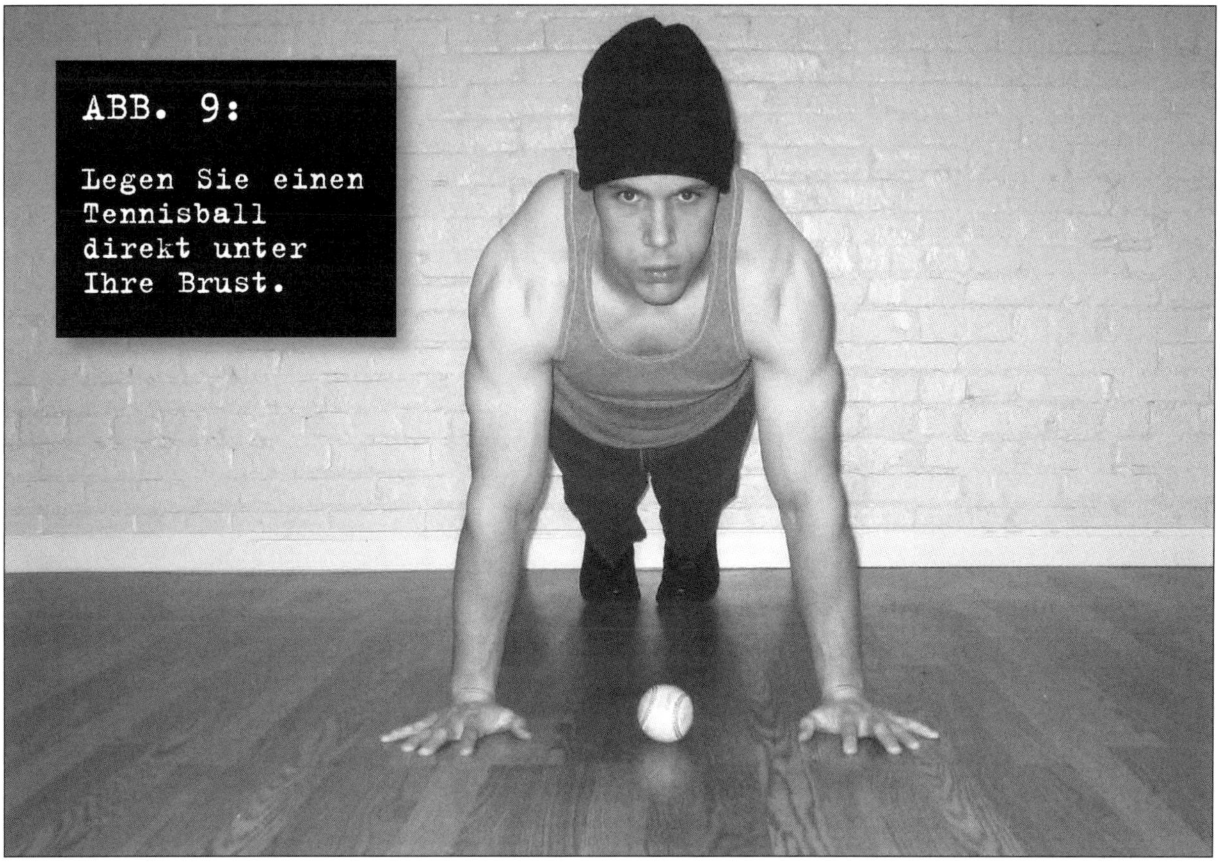

ABB. 9:

Legen Sie einen Tennisball direkt unter Ihre Brust.

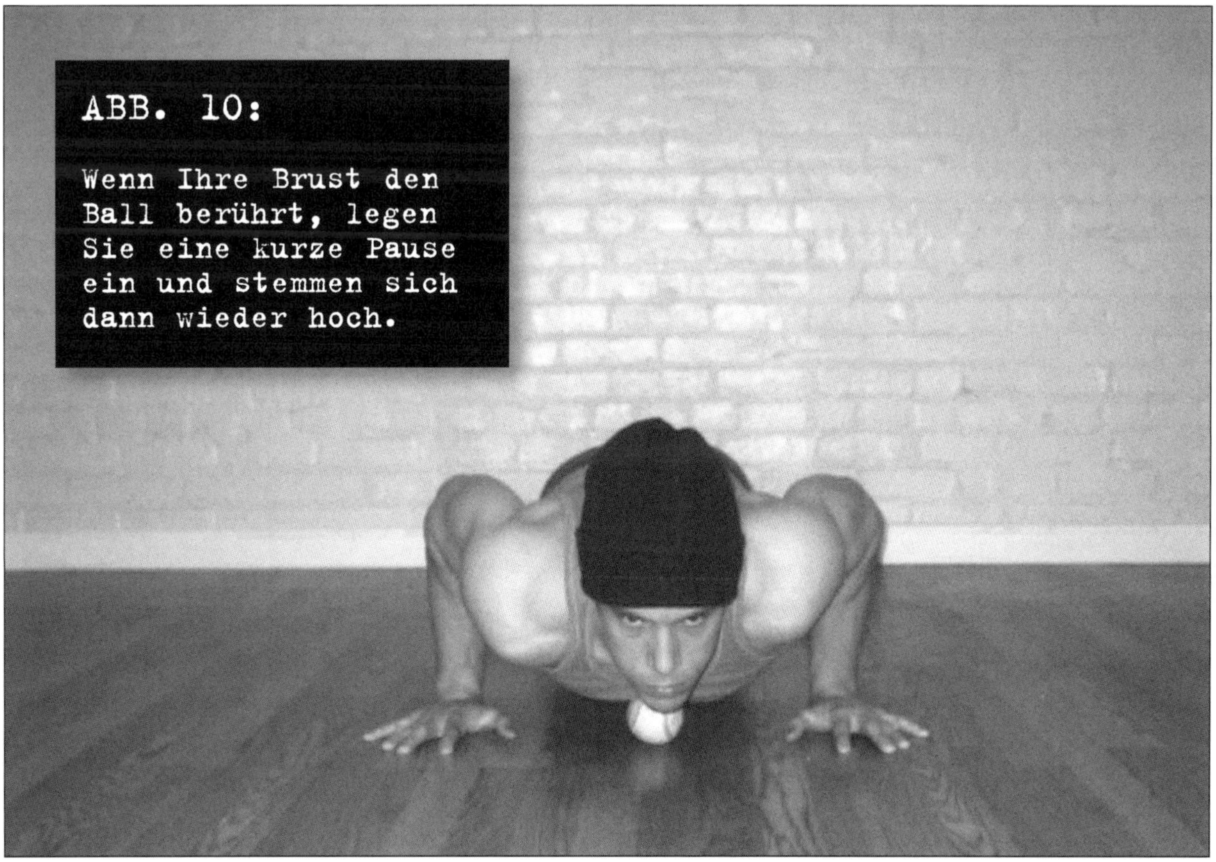

ABB. 10:

Wenn Ihre Brust den Ball berührt, legen Sie eine kurze Pause ein und stemmen sich dann wieder hoch.

SCHRITT 6

Enger Liegestütz

Durchführung

Beginnen Sie diese Übung in derselben Startposition wie den vollständigen Liegestütz (Schritt 5), aber stützen Sie die Hände so auf, dass sich die Fingerspitzen berühren. Die Hände brauchen jedoch nicht übereinanderzuliegen. Aus der Startposition (Abb. 11) heraus senken Sie sich ab, bis Ihre Brust Ihre Handrücken berührt (Abb. 12). Nach einer kurzen Pause drücken Sie sich in die Startposition zurück.

Übungsanalyse

Der enge Liegestütz *(Close push-up)* ist uralt und eine wichtige Übung innerhalb der Liegestütz-Reihe. Leider wird er heute oft von spektakuläreren Übungen wie dem plyometrischen Liegestütz (mit Klatschen) und dem Liegestütz mit hochgelegten Beinen verdrängt. Das ist sehr schade, denn enge Liegestütze stellen einen wichtigen Schritt auf dem Weg zu den einarmigen Liegestützen dar. Die meisten Athleten haben mit Letzteren Probleme, weil es ihnen schwerfällt, von der Zielposition mit stark gebeugtem Ellbogen wieder hochzukommen. Der Grund dafür: Ihre Ellbogen sind ab einem bestimmten Beugungswinkel schlichtweg zu schwach. Aufgrund der Handposition bei den engen Liegestützen beugt man hierbei die Ellbogen stärker als bei vollständigen Liegestützen. Die verstärkte Ellbogenbeugung trainiert den Trizeps und die Sehnen von Ellbogen und Handgelenken. Wer also die engen Liegestütze meistert, dem werden die einarmigen nicht allzu schwerfallen.

Trainingsziele

- Anfänger: 1 Satz à 5 Wdh.
- Fortgeschrittene: 2 Sätze à 10 Wdh.
- Könner: 2 Sätze à 20 Wdh.

Perfektion

Wenn Sie die engen Liegestütze mit einander berührenden Fingerspitzen nicht schaffen, kehren Sie einfach zu den vollständigen Liegestützen zurück und stützen die Hände bei jeder Trainingseinheit ein paar Zentimeter näher beieinander auf.

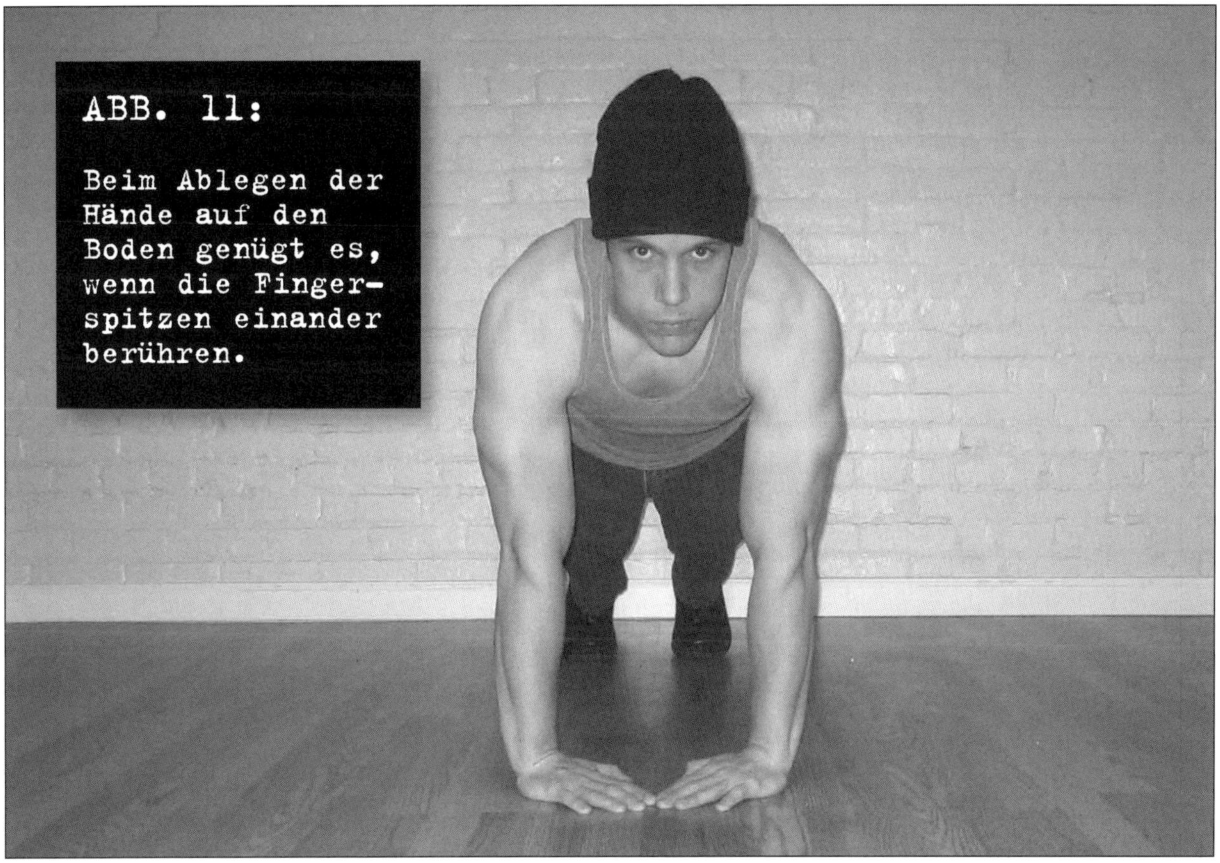

ABB. 11:

Beim Ablegen der Hände auf den Boden genügt es, wenn die Fingerspitzen einander berühren.

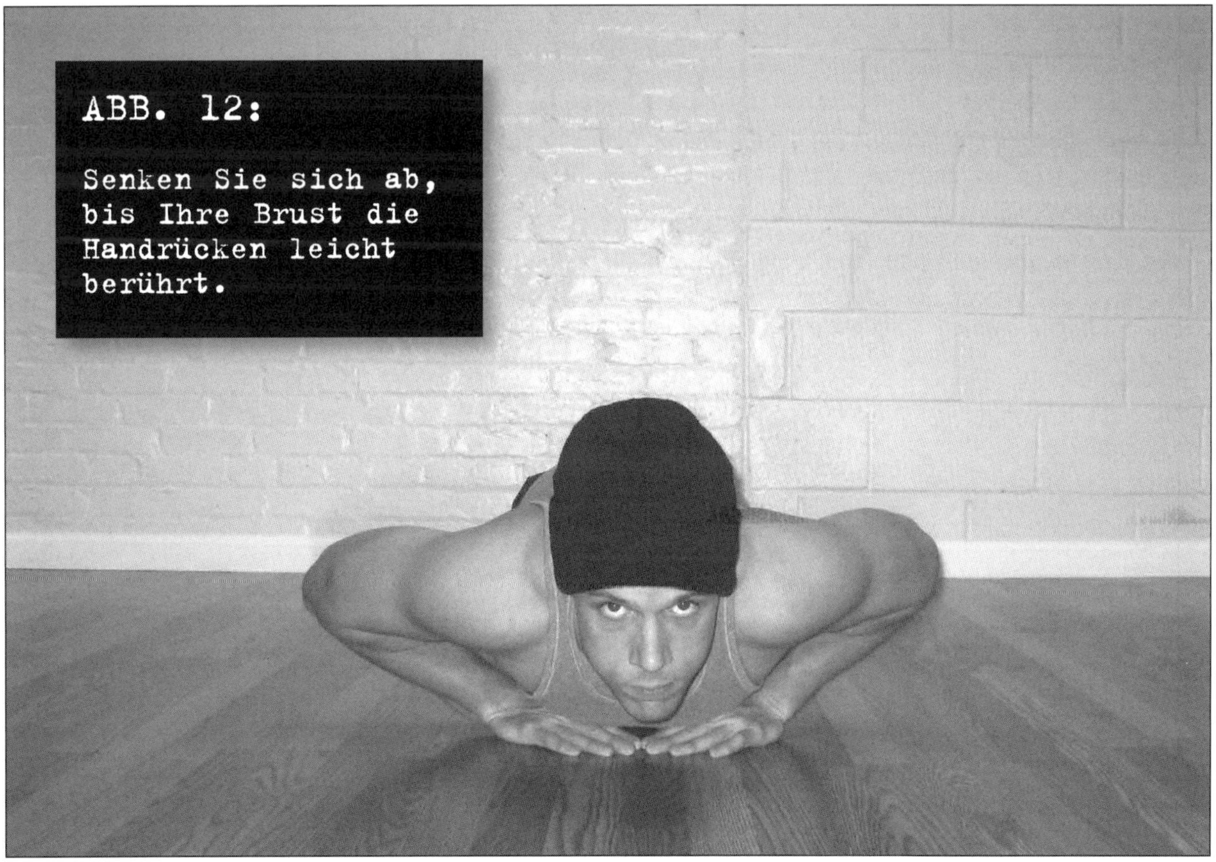

ABB. 12:

Senken Sie sich ab, bis Ihre Brust die Handrücken leicht berührt.

Schritt 7 Ungleicher Liegestütz

Durchführung

Nehmen Sie die klassische Liegestütz-Startposition ein: Füße geschlossen, Beine, Hüften und Rücken befinden sich auf einer geraden Linie, die Arme sind gestreckt, die Hände liegen unterhalb des oberen Brustbereichs auf dem Boden auf. Während Sie sich auf einen Arm stützen, legen Sie die andere Hand auf einen Basket- oder Fußball. Ihre Hände sollten jeweils direkt unter den Schultern sein (Abb. 13). Sobald Sie sich ausbalanciert haben, verteilen Sie das Gewicht auf beide Hände. Zuerst wird es schwierig sein, aber lassen Sie sich nicht entmutigen. Beugen Sie die Ellbogen, bis Ihre Brust die Hand auf dem Ball berührt (Abb. 14). Stemmen Sie sich nach einer kurzen Pause in die Startposition zurück.

Übungsanalyse

Der ungleiche Liegestütz *(Uneven push-up)* ist die erste der fortgeschrittenen Liegestütz-Übungen, mit denen der Übergang von den beidarmigen zu den einarmigen Liegestützen beginnt. Sie können als Stütze stabile Objekte wie z. B. Ziegel benutzen, aber der Ball eignet sich am besten. Wenn Sie den Ball stabilisieren, kräftigt dies die Muskeln der Rotatorenmanschette für die bevorstehenden schwierigeren Übungen. Ein Basketball ist deshalb besser als ein Fußball, weil Ihre Hand auf seiner strukturierten Oberfläche besseren Halt findet.

Trainingsziele

- Anfänger: 1 Satz à 5 Wdh. (beide Seiten)
- Fortgeschrittene: 2 Sätze à 10 Wdh. (beide Seiten)
- Könner: 2 Sätze à 20 Wdh. (beide Seiten)

Perfektion

Jeder, der enge Liegestütze absolvieren kann, sollte sich auch diese Übung zutrauen. Wenn es anfangs Probleme gibt, dann sind sie eher auf mangelnde Koordination zurückzuführen als auf mangelnde Kraft. Verwenden Sie gegebenenfalls stabilere Objekte als einen Ball, z. B. einen Ziegelstein. Wenn Sie 20 Wiederholungen mit einer Hand auf dem Ziegel schaffen, legen Sie einen zweiten Ziegel auf den ersten. Sobald Sie die Übung mit drei aufeinandergestapelten Ziegeln beherrschen, nehmen Sie wieder den Ball.

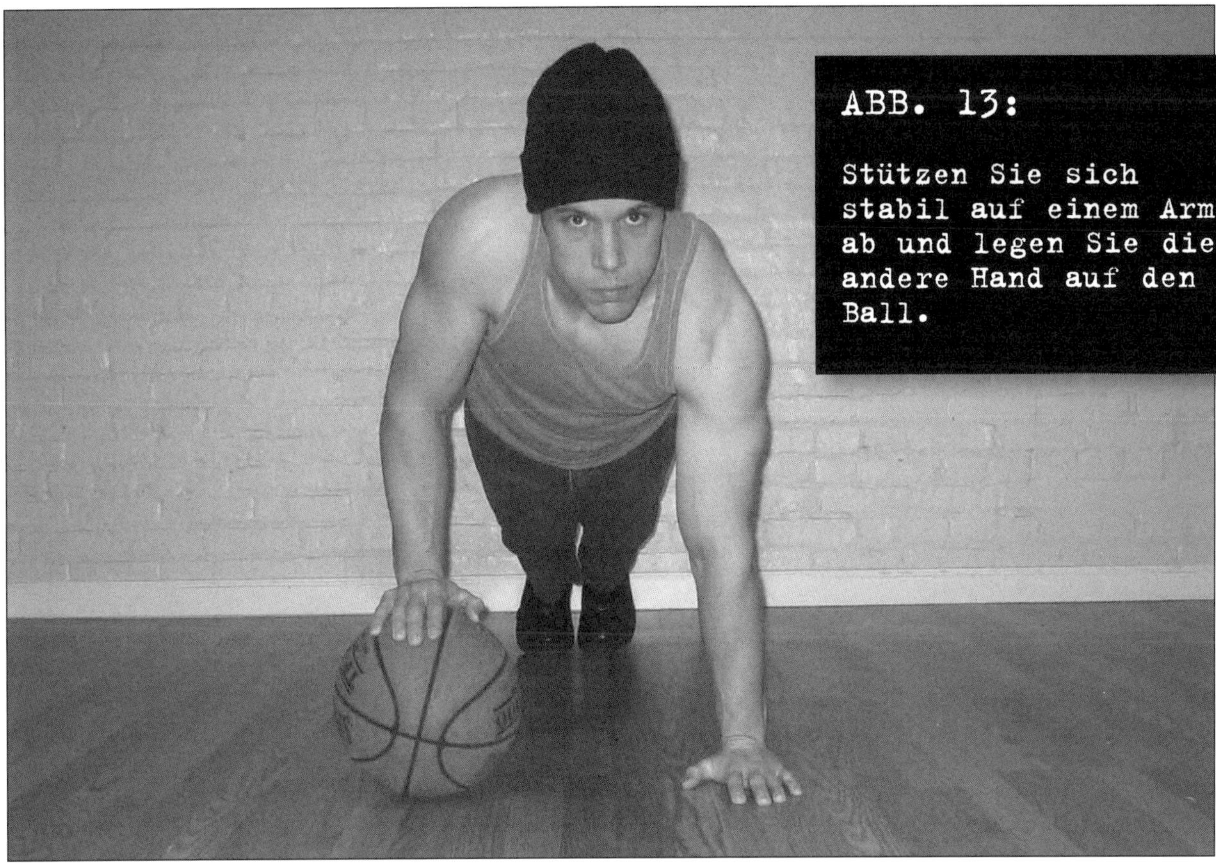

ABB. 13:

Stützen Sie sich stabil auf einem Arm ab und legen Sie die andere Hand auf den Ball.

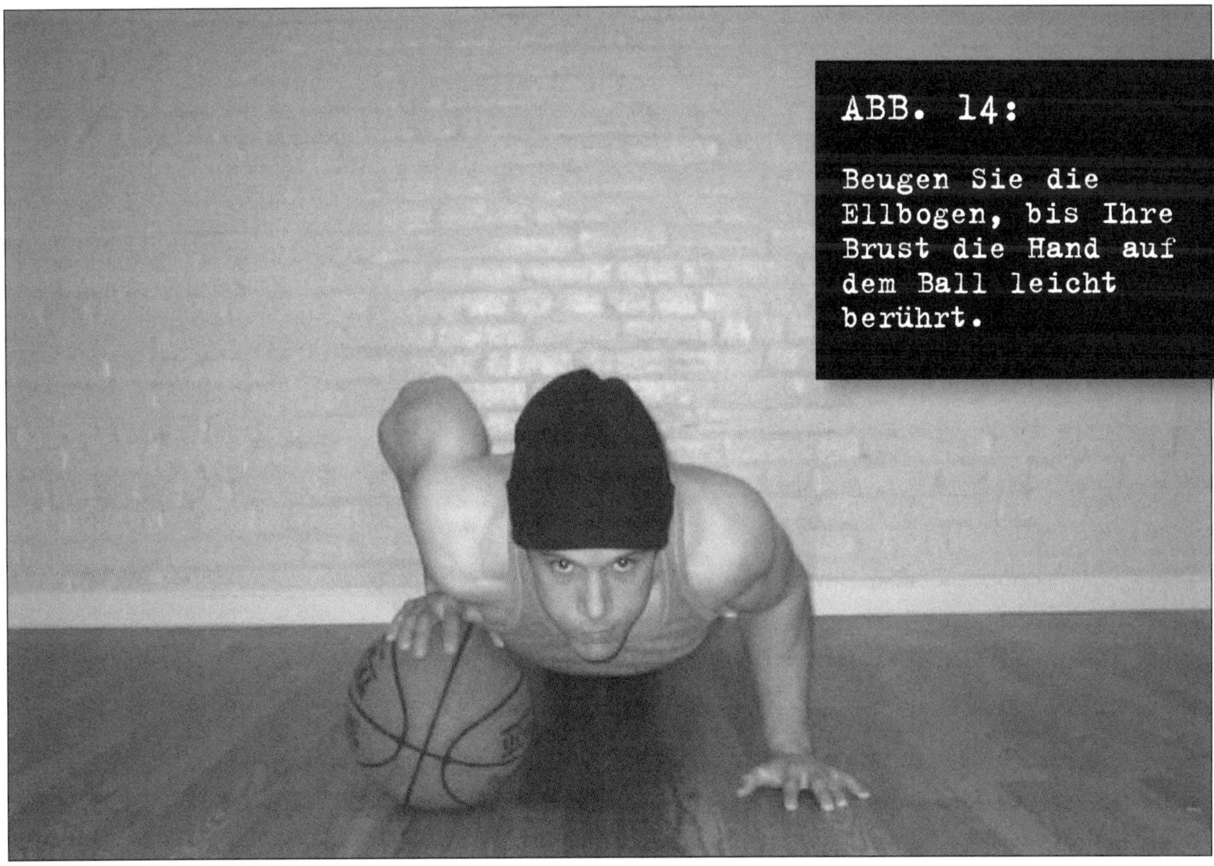

ABB. 14:

Beugen Sie die Ellbogen, bis Ihre Brust die Hand auf dem Ball leicht berührt.

SCHRITT 8 Halber einarmiger Liegestütz

Durchführung

Begeben Sie sich in die Startposition für die halben Liegestütze und schieben Sie den Ball unter den Hüftbereich, wie bei Schritt 4 beschrieben. Legen Sie eine Hand unterhalb Ihres Brustbeins auf den Boden, die andere Hand auf den Rücken. Dies ist die Startposition (Abb. 15). Beugen Sie den Ellbogen, bis Ihr Bauch den Ball berührt. Dies ist die Zielposition (Abb. 16). Nach einer Pause drücken Sie sich in die Startposition zurück. Wenn Ihr Trizeps schwach ist, werden Sie bei jeder Bewegung den Rumpf verdrehen. Vermeiden Sie es: Der gesamte Körper sollte gerade bleiben. Dies gilt für alle Liegestütze.

Übungsanalyse

Der halbe einarmige Liegestütz *(Half one-arm push-up)* ist Schritt 8 in der Liegestütz-Übungsreihe und stellt den Übergang von den bilateralen (zweiseitigen) zu den unilateralen (einseitigen) Übungen dar. Durch halbe einarmige Liegestütze lernen Sie, sich auszubalancieren. Weil die bewegenden Kräfte bei dieser Übung über einen Arm laufen, bereitet diese Variante des Liegestützes die Gelenke von Hand, Ellbogen und Schulter auf die nächsten Schritte vor. Halbe einarmige Liegestütze sind ein wichtiger Bestandteil der Serie, und man sollte sie beherrschen, bevor man zum nächsten Schritt übergeht. Weil sich die Ellbogen dabei nicht sehr stark beugen, darf man sie niemals isoliert ausführen. Stets sollte auf sie eine Übung folgen, bei der die Ellbogen in der Zielposition stärker als im 90-Grad-Winkel gebeugt sind – hierfür kommen enge oder ungleiche Liegestütze infrage.

Trainingsziele

- Anfänger: 1 Satz à 5 Wdh. (beide Seiten)
- Fortgeschrittene: 2 Sätze à 10 Wdh. (beide Seiten)
- Könner: 2 Sätze à 20 Wdh. (beide Seiten)

Perfektion

Wenn Ihnen halbe einarmige Liegestütze nicht gelingen, versuchen Sie es mit viertel-einarmigen Liegestützen, bei denen der Ball unter Ihren Knien liegt. Vergrößern Sie nach und nach den Bewegungsradius, indem Sie den Ball wie im Schritt 4 immer ein Stück nach vorne schieben.

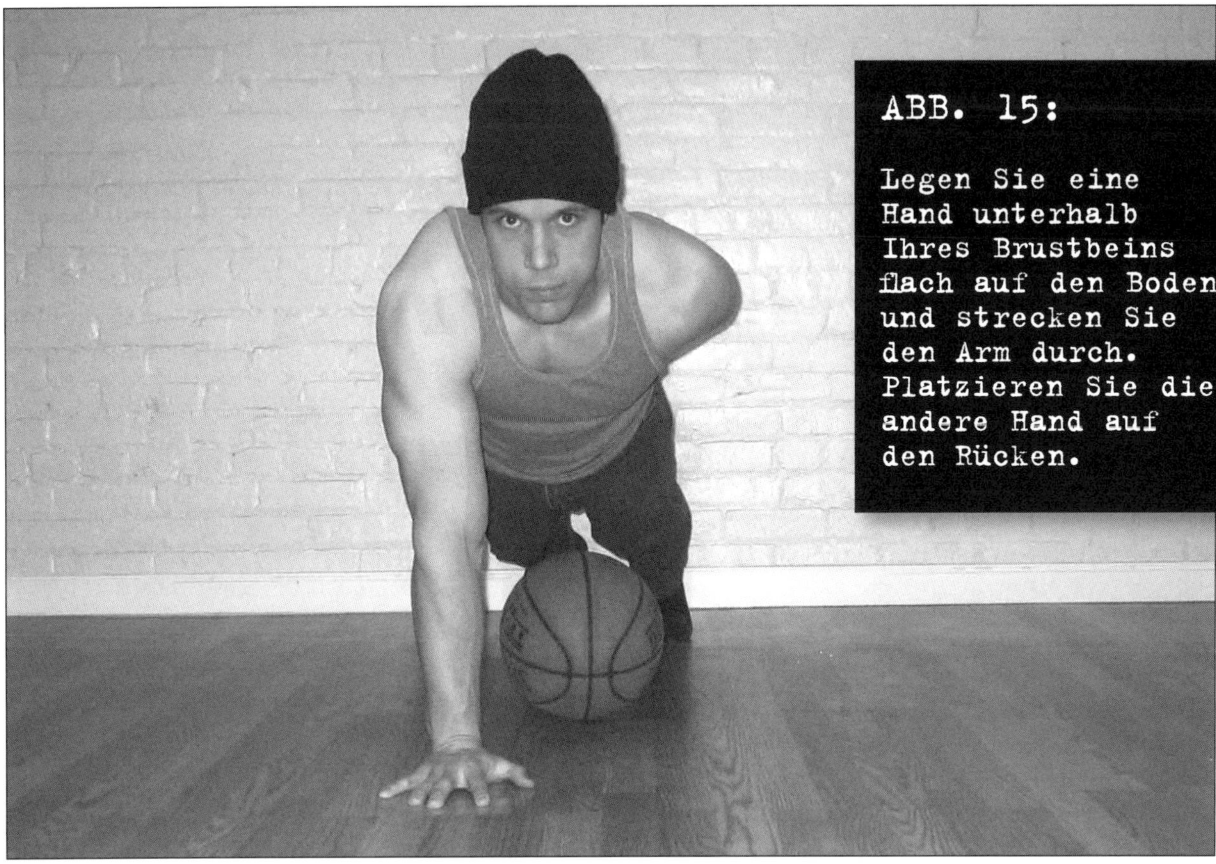

ABB. 15:

Legen Sie eine Hand unterhalb Ihres Brustbeins flach auf den Boden und strecken Sie den Arm durch. Platzieren Sie die andere Hand auf den Rücken.

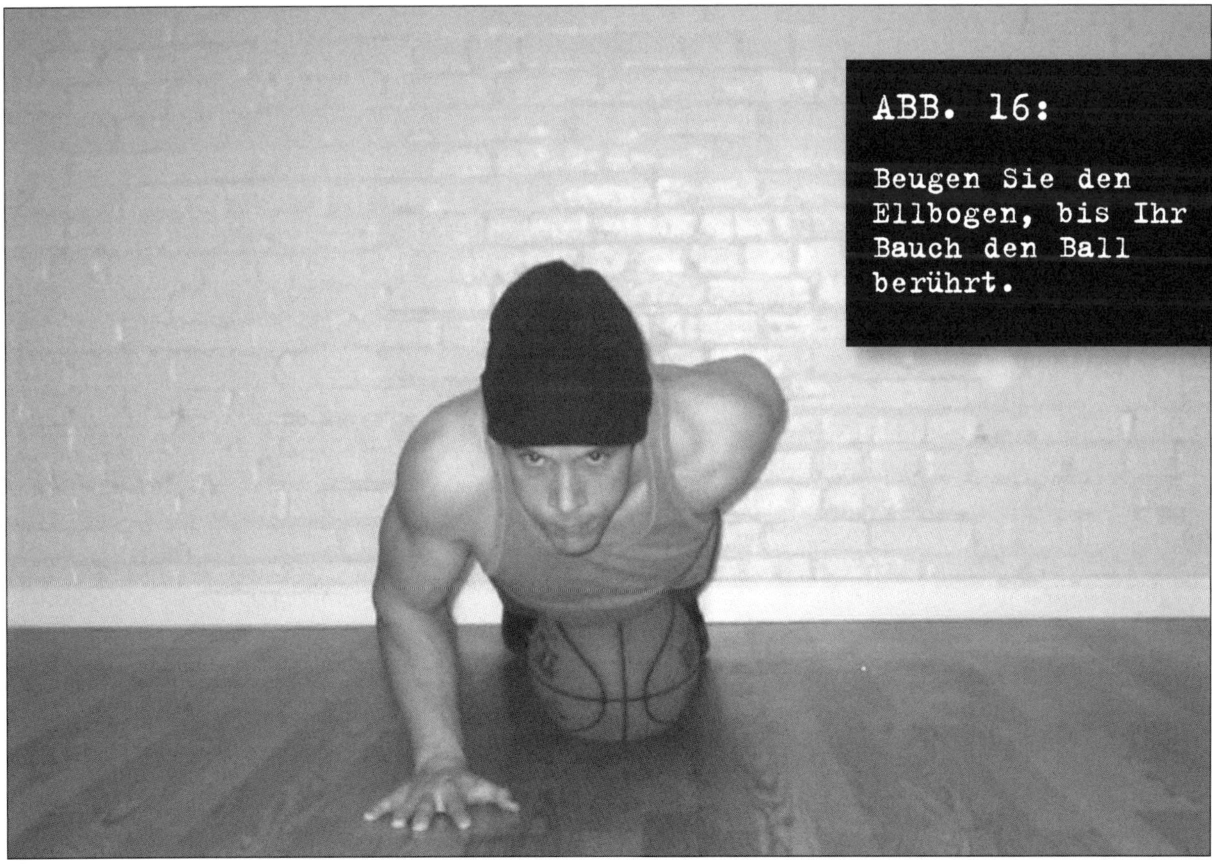

ABB. 16:

Beugen Sie den Ellbogen, bis Ihr Bauch den Ball berührt.

SCHRITT 9 Einarmiger Hebel-Liegestütz

Durchführung

Begeben Sie sich so in die Liegestütz-Position, dass eine Hand unter dem Brustbein flach auf dem Boden aufliegt und die andere auf einem neben Ihnen liegenden Ball. Der Abstand sollte so groß sein, dass Sie gerade noch die Hand auf den Ball legen können. Beide Arme sollten gestreckt sein. Dies ist die Startposition (Abb. 17). Senken Sie sich langsam und kontrolliert ab, bis Ihre Brust eine Handbreit über dem Boden ist. Ebenso wie bei den vollständigen Liegestützen können Sie einen Tennisball als Maßstab verwenden. Beim Absenken wird der Basketball weiter seitlich rollen (Abb. 18). Nach einer kurzen Pause in der Zielposition drücken Sie sich wieder nach oben.

Übungsanalyse

Ein korrekt ausgeführter einarmiger Hebel-Liegestütz *(Lever push-up)* ist beinahe so schwierig zu meistern wie ein reiner einarmiger Liegestütz, und genau deshalb stellt er einen so wertvollen vorletzten Schritt dar. Der auf dem Ball aufgestützte Arm kann nur wenig Kraft beitragen, weshalb der andere Arm stark gefordert wird. Wenn Sie noch nicht stark genug sind, um bei einarmigen Liegestützen aus der Ziel- in die Starposition zurückzukehren, ist diese Übung das ideale vorbereitende Training.

Trainingsziele

- Anfänger: 1 Satz à 5 Wdh. (beide Seiten)
- Fortgeschrittene: 2 Sätze à 10 Wdh. (beide Seiten)
- Könner: 2 Sätze à 20 Wdh. (beide Seiten)

Perfektion

Aufgrund der Hebelwirkung ist es schwierig, mit dem ausgestreckten Arm Druck auszuüben. Um die Übung etwas leichter zu machen, können Sie den Arm auf dem Ball beugen und den Ball dadurch näher an den Körper heranholen. Aber nicht zu nahe: Wenn der Ball unter Ihrem Körper liegt, wird aus dieser Übung Schritt 7 – der ungleiche Liegestütz. Wenn Sie mit der Zeit stärker werden, schieben Sie den Ball nach und nach vom Körper weg, bis Sie diese Übung mit gerade ausgestrecktem Arm meistern.

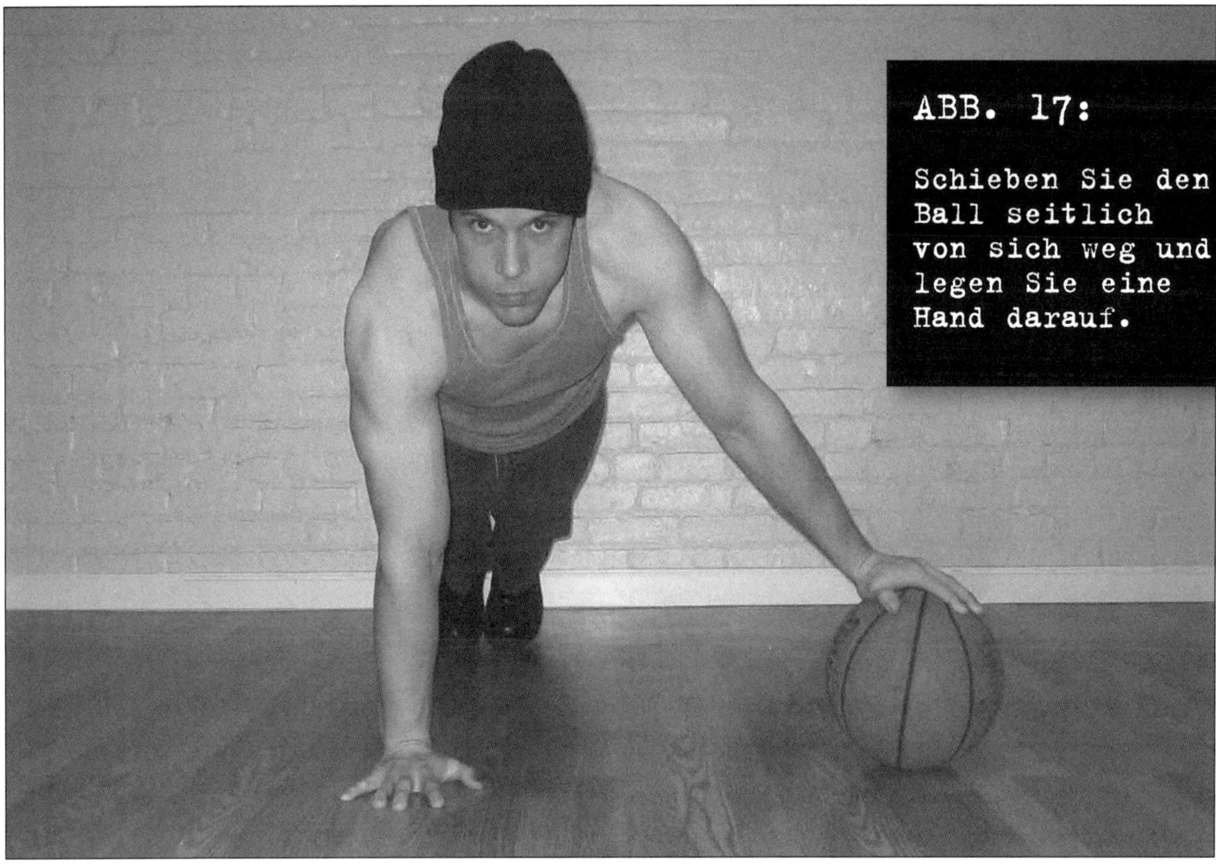

ABB. 17:

Schieben Sie den Ball seitlich von sich weg und legen Sie eine Hand darauf.

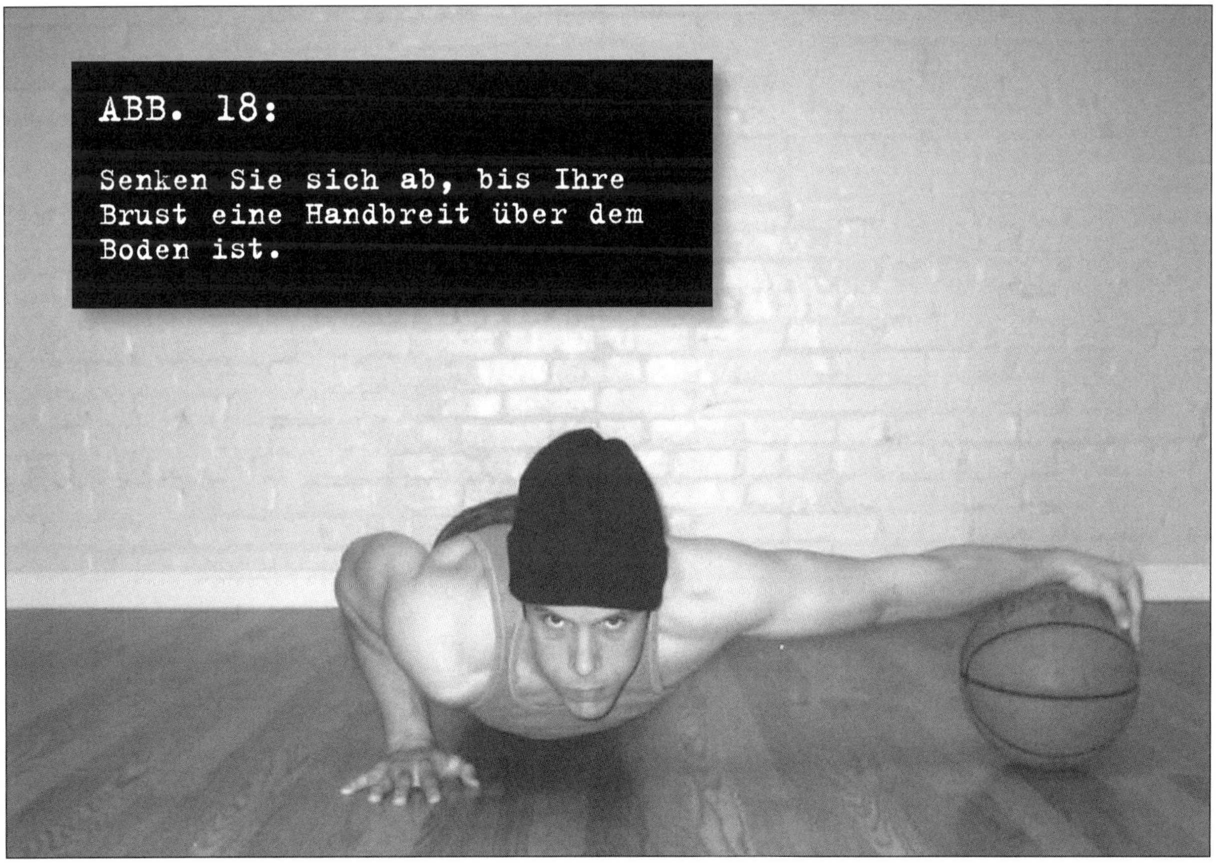

ABB. 18:

Senken Sie sich ab, bis Ihre Brust eine Handbreit über dem Boden ist.

THE MASTER STEP

Einarmiger Liegestütz

Durchführung

Knien Sie sich hin und legen Sie eine Hand flach vor sich auf den Boden. Strecken Sie die Beine gerade nach hinten und stützen Sie sich auf den Zehen ab. Halten Sie Rücken und Hüftpartie gerade und verlagern Sie Ihr Körpergewicht so, dass Ihre aufgestützte Hand direkt unter Ihrer Brust ist und nicht seitlich oder vor Ihnen. Wenn Sie sich stabilisiert haben, legen Sie die andere Hand auf den Rücken. Dies ist die Startposition (Abb. 19). Senken Sie sich durch Beugen des Ellbogens kontrolliert ab, bis Ihr Kinn eine Handbreit vom Boden entfernt ist (Abb. 20). Nach einer Pause stemmen Sie sich in die Startposition zurück.

Übungsanalyse

Der sauber und ohne zusätzliche Tricks ausgeführte einarmige Liegestütz *(One-arm push-up)* bietet die optimale Stärkung von Brust und Ellbogen – und einen beeindruckenden Anblick. Viele Athleten behaupten, ihn zu beherrschen. Aber glauben Sie nur, was Sie sehen! Einarmige Liegestütze mit gespreizten Beinen, verdrehtem Rumpf und wackligem Arm sind unkorrekt. Zweifellos sind echte Meister dieser Übung dünn gestreut. Werden Sie einer von ihnen!

Trainingsziele

- Anfänger: 1 Satz à 5 Wdh. (beide Seiten)
- Fortgeschrittene: 2 Sätze à 10 Wdh. (beide Seiten)
- Elite: 1 Satz à 100 Wdh. (beide Seiten)

Perfektion

Wenn Sie den einarmigen Hebel-Liegestütz gemeistert haben, sollten Sie den echten einarmigen Liegestütz nicht allzu schwierig finden. Doch wenn Sie Probleme haben, ihn fünfmal korrekt zu wiederholen, kehren Sie zu Schritt 9 zurück und vergewissern Sie sich, dass Sie 20 perfekte einarmige Hebel-Liegestütze hintereinander schaffen. Gelingt Ihnen das und Sie haben dennoch weiterhin Schwierigkeiten mit dem einarmigen Liegestütz, dann üben Sie 30 Wiederholungen der einarmigen Hebel-Liegestütze, bevor Sie es wieder versuchen.

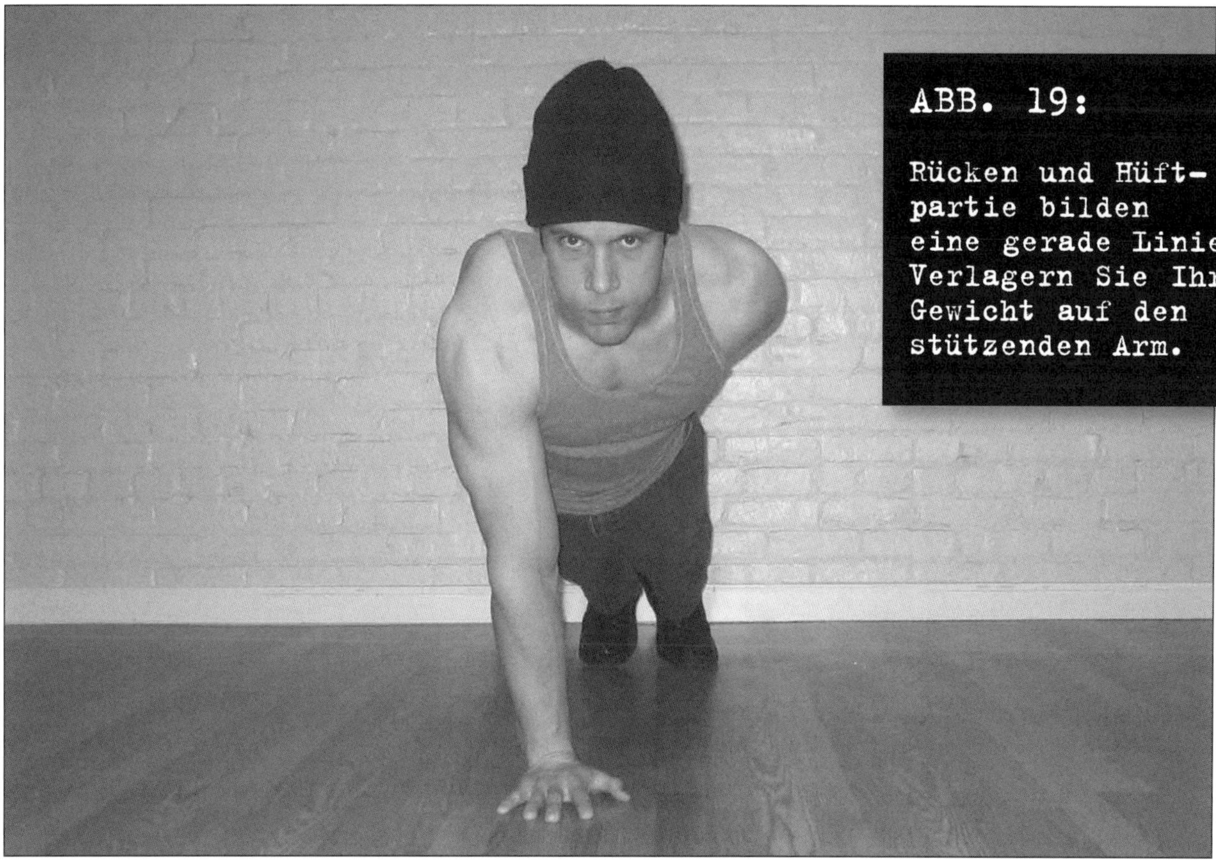

ABB. 19:

Rücken und Hüftpartie bilden eine gerade Linie. Verlagern Sie Ihr Gewicht auf den stützenden Arm.

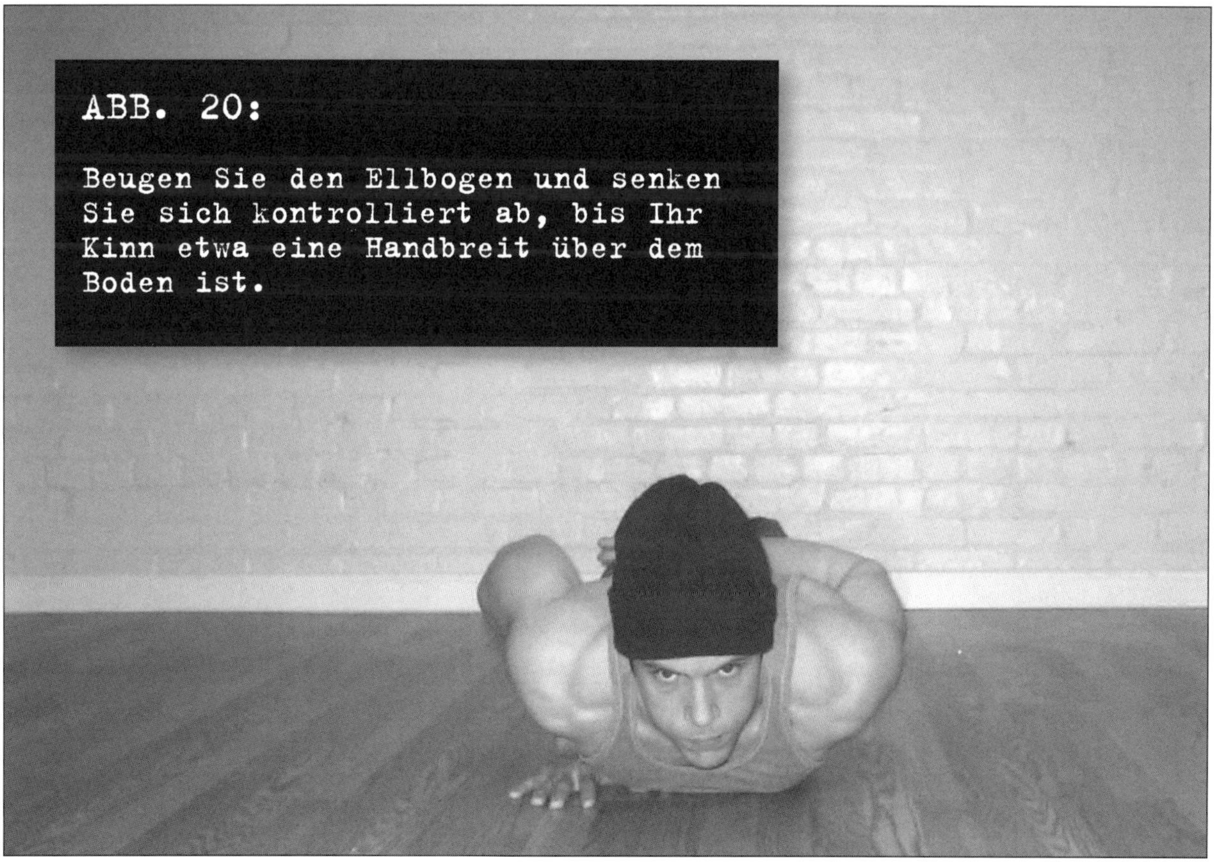

ABB. 20:

Beugen Sie den Ellbogen und senken Sie sich kontrolliert ab, bis Ihr Kinn etwa eine Handbreit über dem Boden ist.

Progression Liegestütz

Schritt 1	Liegestütz an der Wand Seiten 56–57	Bis zu 3 Sätze à 50 Wdh. Dann Schritt 2
Schritt 2	Schräger Liegestütz Seiten 58–59	Bis zu 3 Sätze à 40 Wdh. Dann Schritt 3
Schritt 3	Liegestütz auf den Knien Seiten 60–61	Bis zu 3 Sätze à 30 Wdh. Dann Schritt 4
Schritt 4	Halber Liegestütz Seiten 62–63	Bis zu 2 Sätze à 25 Wdh. Dann Schritt 5
Schritt 5	Vollständiger Liegestütz Seiten 64–65	Bis zu 2 Sätze à 20 Wdh. Dann Schritt 6

Progression Liegestütz

Schritt 6	Enger Liegestütz Seiten 66–67	Bis zu 2 Sätze à 20 Wdh. Dann Schritt 7
Schritt 7	Ungleicher Liegestütz Seiten 68–69	Bis zu 2 Sätze à 20 Wdh. Dann Schritt 8
Schritt 8	Halber einarmiger Liegestütz Seiten 70–71	Bis zu 2 Sätze à 20 Wdh. Dann Schritt 9
Schritt 9	Einarmiger Hebel-Liegestütz Seiten 72–73	Bis zu 2 Sätze à 20 Wdh. Dann Schritt 10
Schritt 10 Meisterschaft	Einarmiger Liegestütz Seiten 74–75	Ultimative Kraft 1 Satz à 100 Wdh.

Noch ein paar Schritte weiter

Die Fähigkeit, vollständige einarmige Liegestütze formvollendet, langsam und mit zahlreichen Wiederholungen auszuführen, ist eine unglaubliche Leistung. Doch wenn Sie nicht schon über 70 sind oder an einem körperlichen Gebrechen leiden, werden Sie dieses Ziel tatsächlich erreichen – sofern Sie die beschriebenen zehn Schritte gewissenhaft durcharbeiten.

Wie schnell Sie Ihr Ziel schaffen, ist natürlich eine andere Frage. Es hängt sicher von Ihrer Entschlossenheit ab, aber u. a. auch von Ihrem Körperfettanteil, Ihrer Armlänge, Ihrer Kraft. Nur eines ist sicher: Wenn Sie die Zähne zusammenbeißen und sich ernsthaft ans Trainieren machen, werden Sie erreichen, woran andere scheiterten. Perfektion ist ein Weg und kein Ziel. Und was Sie anschließend unternehmen, nachdem Sie Meister der einarmigen Liegestütze wurden, hängt von Ihren eigenen Vorstellungen ab.

Eine Möglichkeit könnte darin bestehen, die Zahl der Wiederholungen zu steigern. Sie werden sich wundern, wie leicht Ihnen das fällt, sobald Sie eine Eigengewichtsübung meistern. Bei jeder Trainingseinheit eine Wiederholung mehr – das genügt, um mit der Zeit eine phänomenale Ausdauer zu erreichen. Für engagierte Athleten sind zwei Sätze à 50 Wiederholungen ein beeindruckendes, aber erreichbares Zwischenziel.

Zwei Sätze à 50 Wiederholungen sind wirklich respektabel, und diese Leistung katapultiert Sie in die Elite. Wenn Sie dieses Niveau erreicht haben, können Sie praktisch jeden Fitnessclub-Muskelprotz herausfordern, und er wird unterliegen. Das eigentliche Ziel aber sollten 100 Wiederholungen sein. Ja, Sie haben richtig gelesen: 100 Wiederholungen. Das gesamte Körpergewicht 100-mal mit nur einem Arm hochzustemmen hört sich wie etwas an, das nur ein Superheld vermag, doch durch beharrliches Training können auch Sie es schaffen. Als ich dieses Buch schrieb, hielt laut Guinessbuch der Rekorde der Kanadier Doug Pruden den Rekord für die meisten einarmigen Liegestütze innerhalb von 30 Minuten: 1382 Wiederholungen! Es gibt also keinen Grund dafür, warum es ein motivierter Sportler durch Training nicht auf 100 Wiederholungen bringen sollte.

Auch wenn der Ausbau der eigenen Ausdauer ein erfreuliches Nebenprodukt ist, finde ich, sollte es bei Eigengewichtsübungen in erster Linie um Kraftkontrolle gehen. Je mehr Wiederholungen Sie ausführen, desto besser wird Ihre Ausdauer, doch nachdem Sie den zweistelligen Bereich geschafft haben, profitiert Ihre Kraft nicht wesentlich davon. Deshalb müssen Sie die einarmigen Liegestütze schwieriger gestalten. Zunächst erreichen Sie dies, indem Sie immer langsamer werden, sodass keinerlei muskelentlastender Schwung entsteht. Wenn Sie die Übung im Zeitlupentempo beherrschen, ergänzen Sie sie durch isometrische Anspannung antagonistischer Muskeln. Das bedeutet, dass Sie in der Bewegung Arme, Schultern und Rücken so stark wie möglich anspannen, sodass Sie um jeden Zentimeter Bewegung kämpfen müssen. Diese Art von Training ist mörderisch und bringt Sie kräftemäßig rasch auf das nächste Level.

Wenn Sie einarmige Liegestütze dann immer noch leicht finden, wird es Zeit, auf einarmige Handstand-Liegestütze hinzuarbeiten (S. 258–259). Sie beanspruchen die stemmenden Muskeln des Oberkörpers ähnlich wie die einarmigen Liegestütze, sind aber durch den Winkel und dadurch, dass das gesamte Körpergewicht gehoben werden muss, wesentlich anspruchsvoller.

Die genannten Strategien werden es Ihnen ermöglichen, Ihre Kraft immer weiter aufzubauen – bis Sie die von Ihren Genen gesetzte Grenze erreichen. Zusätzliches Gewichtstraining ist nicht nötig. Wenn Sie aber unbedingt mit Gewichten trainieren wollen, versuchen Sie es einmal mit hybriden Techniken. Sollten Ihnen die einarmigen Liegestütze zu langweilig werden, dann halten Sie dabei mal in der freien Hand eine Hantel. Wenn Sie das auch noch beherrschen, sind Sie tatsächlich in die Klasse der Kraftmenschen aufgestiegen!

Eugen Sandow – der stärkste Kraftmensch aller Zeiten. Um das gerätefixierte Publikum für Liegestütze zu begeistern, tüftelte Sandow jahrelang an einer Liegestütz-Maschine herum. Später gab er seine Experimente auf, weil er zu dem Schluss gekommen war, dass Eigengewichtsübungen am effektivsten sind.

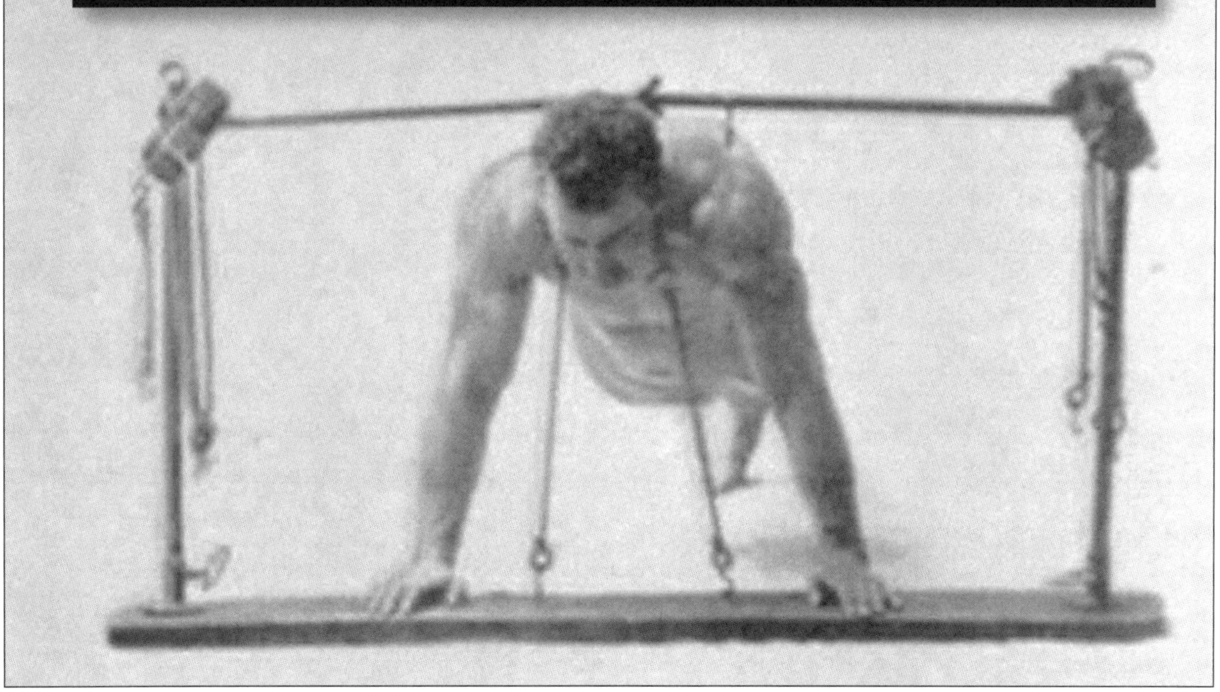

Varianten

Zur Grundübung Liegestütze gibt es zahlreiche Varianten. Zwar sollten Sie in Ihrem Training hauptsächlich die zehn beschriebenen Schritte durcharbeiten, doch können Sie auch gelegentlich mit diesen Varianten experimentieren, z.B. zum Ausklang einer Trainingseinheit, um verletzte Körperpartien zu schonen, oder einfach nur zur Abwechslung. In diesem Abschnitt finden Sie Beschreibungen einiger sinnvoller Liegestütz-Varianten.

Dips

Eine klassische Turnhallenübung aus der Schulzeit: Stützen Sie sich auf den parallelen Stangen eines Barrens oder auf zwei zu Ihren beiden Seiten stehenden gleich hohen Objekten auf und beugen Sie die Ellbogen, um sich abzusenken, bis die Oberarme parallel zum Boden stehen. Anschließend stemmen Sie sich hoch, bis sich Ihre Hüften auf der Höhe der Barrenstangen oder der Objektoberflächen befinden. Halten Sie den Rumpf dabei aufrecht. Die Übung wird leichter, wenn Sie die Füße auf gleiche Höhe mit den Hüften bringen. Bei dieser Version können Sie die Hände auch hinter dem Körper abstützen. Deshalb heißt diese leichtere Abart *Bench dip*. Dips und Bench Dips sind keine echten Liegestütz-Versionen, trainieren aber viele der drückenden Muskeln auf gleiche Weise. Sie fordern ebenfalls den Latissimus dynamisch.

Handstand-Liegestütz (Handstand push-up)

Siehe Kapitel 10, ab Seite 231.

Negativer Liegestütz (Decline push-up)

Bei diesem Liegestütz (auch Liegestütz mit hochgelegten Beinen genannt) legt man die Beine so auf einer Oberfläche ab, dass sie höher als die Hände liegen. Im Gefängnis nutzen viele Insassen dafür ihr Bett, aber man kann auch eine noch höhere Oberfläche verwenden, wie etwa einen Tisch. Manche Männer stemmen ihre Beine dafür hoch gegen die Wand, doch diese Position ist nur mit sehr viel Körperspannung zu halten. Das Hochlegen der Beine erschwert die Arbeit, weil dadurch ein größerer Anteil des Körpergewichts auf Hände und Arme verlagert wird. Infolge des vergrößerten Winkels beansprucht diese Übung die Schultern und oberen Bereiche der Brust stärker als die klassischen Liegestütze. Ich rate meinen Schülern allerdings nicht, viel Zeit auf negative Liegestütze zu verwenden, weil die Handstand-Liegestütze (siehe Kapitel 10) dieselben Vorteile bieten, jedoch in konzentrierter Form. Wenn Sie Handstand-Liegestütze machen, können Sie die negativen Liegestütze weglassen, auch um kein Übertraining zu riskieren.

Breiter Liegestütz (Wide push-up)

Er ist das Gegenstück zum engen Liegestütz: Anstatt die Hände nebeneinanderzulegen, stützt man sie weiter voneinander entfernt auf – bis hin zu doppelter Schulterbreite. Diese Variante entlastet Trizeps und Ellbogengelenk und belastet dafür die Brustmuskeln stärker. Mit anderen

Worten fördern Sie mit diesem Liegestütz die Brust stärker als den Trizeps. Allerdings führt diese Variante nicht zu mehr Kraft als der klassische Liegestütz, denn der Brust-/Schultergürtel ist ohnehin meist schon proportional stärker ausgeprägt als das Ellbogengelenk. Nichtsdestotrotz eine wertvolle Übung, wenn man die Brustmuskeln kräftigen will.

Superman-Liegestütz (Superman push-up)

Beim Superman-Liegestütz liegen die Hände knapp eine Armlänge weit vor dem Körper auf dem Boden. In dieser Position sieht man ein bisschen so aus, als würde man wie Superman fliegen – daher der Name. Durch die verstärkte Hebelwirkung beansprucht diese Variante hauptsächlich die oberen Anteile der Großen Brustmuskeln und die Kleinen Brustmuskeln sowie die Großen Rückenmuskeln und die Sehnen rings um die Achsel. Andererseits ist der Bewegungsradius durch die Position der Arme eingeschränkt, Schultern und Trizeps arbeiten weniger als beim klassischen Liegestütz. Deshalb macht diese Übung Sie ebenso wenig stärker wie der breite Liegestütz. Wenn Sie also nicht gegen eine relative Schwäche im Brustbereich ankämpfen, rate ich von ihnen ab.

Gecko-Liegestütz (Gecko push-up)

Beim Gecko-Liegestütz unterscheidet man vier Schwierigkeitsgrade. Bei der leichtesten Version macht man einen vollständigen Liegestütz, legt dabei aber einen Knöchel so über den anderen, dass nur ein Fuß Kontakt zum Boden hat (man spricht hier auch vom sogenannten Dreipunkt-Liegestütz). Bei der zweiten Version hebt man ein Bein an und streckt es gerade aus. Dadurch verstärkt man die isometrische Beteiligung der Stabilisatoren der Übung, d.h. der Muskeln von Beinen, Hüften, Taille und Wirbelsäule. Außerdem stellt diese Übung höhere Anforderungen an Gleichgewicht und Konzentration als normale Liegestütze. Für die dritte Version bleiben beide Beine am Boden; dafür wird ein Arm gerade und auf Höhe des Kopfes nach vorne gestreckt. Bei der vierten und härtesten Version kombiniert man die zweite mit der dritten: Der Athlet streckt einen Arm gerade nach vorne und streckt das gegenüberliegende Bein gerade nach hinten weg. Um bei dieser Art von Liegestützen stabil zu bleiben, braucht man einen sehr kräftigen Oberkörper und untere Rückenmuskeln aus Stahl. Und weil man dabei wie eine Eidechse aussieht, die abwechselnd die Füße hebt, weil der Wüstensand so heiß ist, sind diese Liegestütze nach dem Gecko benannt. Wenn man sie beherrscht, bringen sie Abwechslung in die Trainingsroutine; aber vergessen Sie nie, für beide Körperseiten gleich viele Wiederholungen zu machen, damit die Muskelentwicklung symmetrisch bleibt.

Plyometrischer Liegestütz (Plyometric push-up)

Diese Übung ist auch als Liegestütz mit Händeklatschen bekannt und nichts anderes als ein sehr schnell ausgeführter Liegestütz mit steif durchgestrecktem Körper, bei dem man sich rasch absenkt und dann so dynamisch hochstemmt, dass die Hände kurz vom Boden genommen werden können. Dabei klatscht man die Hände zusammen, bevor die Handflächen wieder auf dem Boden landen und die nächste Wiederholung beginnt. Je kraftvoller man sich hochstemmt, desto weiter entfernt man sich vom Boden und desto häufiger kann man in die Hände klatschen.

Manche Athleten können drei- oder sogar viermal klatschen. Eine extrem schwierige Variante sind die einarmigen Liegestütze mit Klatschen, bei denen man sich nur mit einem Arm hochstemmt, bevor man klatscht. Schnelle Liegestütze mit Klatschen sind sinnvoll, wenn man sie gelegentlich in seine Routine mit hineinnimmt. Allerdings beinhalten sie ein gewisses Verletzungsrisiko. Wagen Sie sich vorsichtig an sie heran, aber nicht bevor Sie die ungleichen Liegestütze beherrschen.

Stretch-Liegestütz (Stretch push-up)

Wieder eine Version des klassischen Liegestützes, bei der die Hände auf Gegenständen aufliegen, die zu beiden Seiten des Rumpfes platziert wurden – seien es spezielle Liegestützgriffe oder einfach nur zwei Stühle. Wenn Sie den Liegestütz auf dem Fußboden absolvieren, begrenzt dessen Oberfläche Ihren Bewegungsradius. Halten Sie sich jedoch an erhöhten Objekten fest, können Sie die Brust tiefer absenken. Die Füße können entweder niedriger als die Hände, auf derselben Ebene oder auch höher platziert sein, weil sie auf einem Bett, Tisch usw. abgelegt werden. Ich selbst halte von Stretch-Liegestützen nicht sehr viel. Die Muskeln gegen Widerstand zu dehnen ist schmerzhaft und führt zu verstärktem Muskelkater nach dem Training; dieser ist wiederum auf Mikroverletzungen des Muskelgewebes zurückzuführen, sodass die Schmerzen nicht bedeuten, dass der Muskel wächst oder stärker wird. Durch das Dehnen werden Muskeln nicht größer oder kräftiger. Wenn Sie Ihre Brustmuskeln zum Glühen bringen wollen, dann machen Sie ruhig Stretch-Liegestütze. Wenn Sie aber wollen, dass Ihr Oberkörper stark und muskulös wird, widmen Sie sich stattdessen lieber den zehn beschriebenen Schritten.

Klappmesser-Liegestütz (Jackknife push-up)

Stellen Sie die Füße plan auf dem Boden auf und beugen Sie sich im 90-Grad-Winkel so vor, dass Ihre Hände auf dem Boden vor Ihnen aufliegen. Ihr Körper sieht dann wie ein offenes Klappmesser aus – daher der Name dieser Übung. Der Abstand zwischen den Händen sollte etwa schulterbreit sein und der Rücken gerade. Strecken Sie die Knie nicht ganz durch. Beugen Sie nun die Ellbogen, bis Ihr Kinn zwischen den Händen leicht den Boden berührt. Bewegen Sie nun das Kinn in einem aufwärts gerichteten Bogen, während sich Ihre Hüftpartie absenkt, bis Ihr Bauch den Boden berührt. Am Ende der Übung sollten Ihre Arme und Beine gerade sein, Ihre Schultern oben und die Hüften unten. Drücken Sie nun bei gestreckten Armen das Gesäß in die Höhe, bis Sie wieder in der Startposition stehen, und wiederholen Sie die Übung. Sie ist für die Muskeln der oberen Körperhälfte leichter als normale Liegestütze, das »Zusammenklappen« macht die Hüftpartie stärker und geschmeidiger. Deshalb ist sie bei Kampfsportlern und Ringern beliebt.

Sturzflug-Liegestütz (Divebomber push-up)

Diese in den Marine Corps der 1970er-Jahre beliebte Übung gleicht dem Klappmesser-Liegestütz; allerdings beugt man bei der Rückkehr in die Startposition die Arme (beim Klappmesser-Liegestütz beugt man die Arme, wenn sich die Hüftpartie hochbewegt, hält sie während des Absenkens aber gerade). Das zweite Beugen der Arme verstärkt die Oberarmbewegungen, vermindert aber die beweglichkeitsfördernde Wirkung der Übung.

Diagonaler Liegestütz (Diagonal push-up)

Nehmen Sie dieselbe vornübergebeugte Startposition wie beim Klappmesser-Liegestütz ein. Ihr Körper sollte in der Taille gebeugt sein, das Gesäß zeigt nach oben, Arme und Beine sind beinahe durchgestreckt. Mit geschlossenen Beinen ist die Übung schwieriger. Beugen Sie nun Arme und Schultern; aber anstatt mit der Hüftpartie nach unten zu gehen – wie beim Klappmesser- und Sturzflug-Liegestütz – behalten Sie die 90-Grad-Beugung des Körpers bei. Beugen Sie die Arme, bis der obere Teil Ihrer Stirn leicht den Boden berührt, und stemmen Sie sich dann wieder hoch. Der Körper muss denselben Winkel beibehalten, bis Sie mit allen Wiederholungen durch sind. Die Übung ist leichter, wenn Sie dabei Ihre Fersen gegen eine Wand stemmen. Sie beansprucht die Schultern stärker als die normalen Liegestütze und macht Spaß, doch für ein gezieltes Training der Schultern eignen sich Handstand-Liegestütze besser.

Planke (Plank)

Die Planke ist eigentlich kein echter Liegestütz, sondern eine bei Artisten und modernen Calisthenics-Anhängern beliebte Shownummer. Man schätzt diese Übung aus gutem Grund: Für die Planke muss jeder einzelne Muskel des Körpers sehr stark sein; außerdem stellt sie hohe Anforderungen an Balance und Koordination – und sieht cool aus. Legen Sie die Hände schulterbreit flach auf den Boden, beugen Sie die Arme so, dass die Ellbogen eng am Körper anliegen, und beugen Sie sich vor, bis die Füße bei geschlossenen Beinen in der Luft sind. Damit Sie diese Position halten können, müssen Rücken und Beine so steif wie eine Planke sein – daher der Name der Übung. Weil es sehr schwer ist, sich die richtige Haltung allein anhand einer Anleitung vorzustellen, habe ich hier ein Foto eingefügt. Der Einstieg in die Übung ist extrem hart, und Sie werden sie nur nach ernsthaftem Durcharbeiten der zehn Schritte ausführen können.

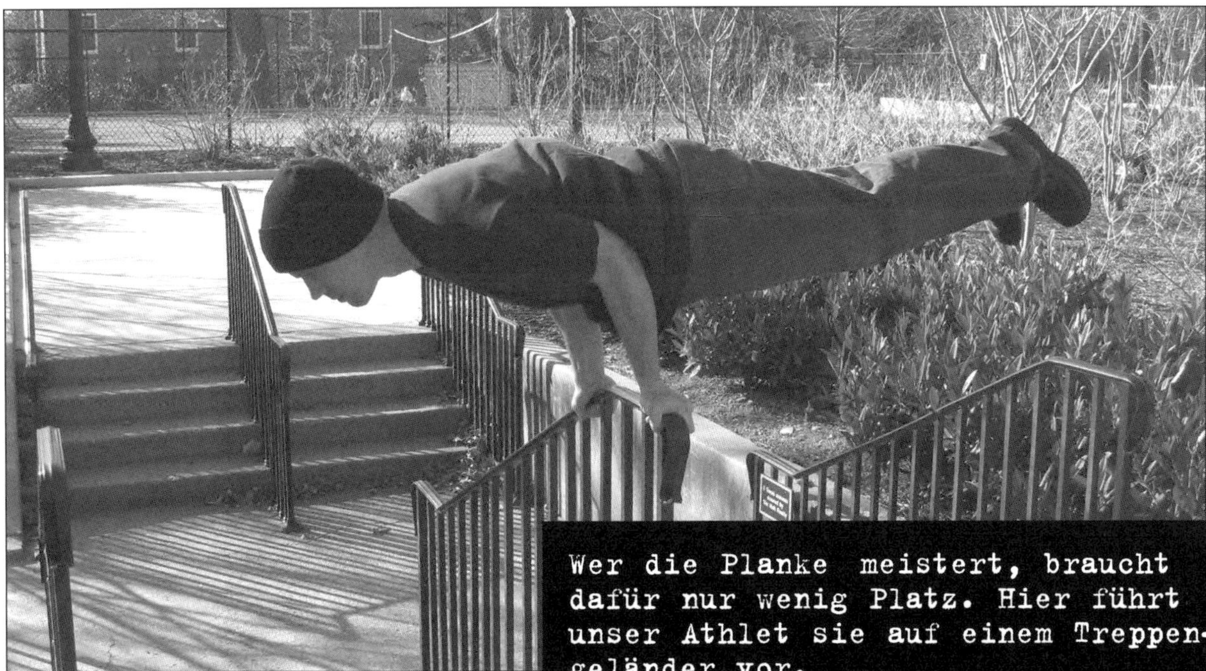

Wer die Planke meistert, braucht dafür nur wenig Platz. Hier führt unser Athlet sie auf einem Treppengeländer vor.

Schräger Tiger-Liegestütz (Incline tiger bend)

Im Gefängnis ist diese Übung bei Athleten beliebt, die sich die Dicke Ihrer Oberarmmuskeln erhalten wollen, denn obgleich eine Eigengewichtsübung, wirkt sie sich eher wie eine Hantelübung aus, da sie in erster Linie nicht Brust- oder Schultermuskeln, sondern den Trizeps fordert. Lehnen Sie sich im 45-Grad-Winkel nach vorne und halten Sie sich an einem stabilen Objekt fest, z. B. an der Arbeitsfläche in der Küche. Sie können stattdessen aber auch die Handflächen vor der Brust flach auf die Wand auflegen. Mit nach unten gerichteten Ellbogen beugen Sie diese, aber nicht die Schultern. Bewegen Sie sich so weit nach vorne, wie Sie können, oder bis die Seiten Ihres Brustkorbs die Oberarme berühren, und stemmen Sie sich dann wieder hoch. Nach zahlreichen korrekten Wiederholungen werden Ihre Trizepse um Gnade winseln.

Malteser Liegestütz (Maltese push-up)

Diese obskure Variante wird häufig von Turnern trainiert, weil sie Gemeinsamkeiten mit dem Ringeturnen aufweist. Malteser Liegestütze ähneln vollständigen Liegestützen, nur dass man für sie die Hände auf Höhe der Hüften und mit einigem Abstand zum Rumpf abstützt. Zöge man eine Linie längs über den Rumpf und eine weitere von Handfläche zu Handfläche, so würde sich ein Malteserkreuz ergeben – daher der Name. Diese Liegestütze fordern sowohl Bizeps als auch Trizeps, beanspruchen jedoch den inneren Ellbogenbereich sehr stark. Außer für Turner sind sie nicht zu empfehlen.

6. Kniebeuge

Oberschenkel, stark wie Aufzugskabel

Bei Kraft denken die meisten wohl nur an den Oberkörper. Breite Schultern, eine breite Brust und dicke Arme gelten als wichtigste Merkmale eines großen, starken Kerls. An die Beine denkt niemand. Wenn du jemanden bittest, seine Muskeln zu zeigen, wird jeder – sogar ein Kindergartenkind! – den Ärmel hochziehen und seinen Bizeps vorführen. Niemand zieht sich die Hose aus und lässt den Quadrizeps spielen!

Diese Einstellung spiegelt sich im Trainingsverhalten des durchschnittlichen Fitnessclub-Besuchers: Er trainiert Schultern, Oberkörper und Arme. Teenager stehen für das Bankdrücken Schlange und prügeln sich um die Geräte, an denen man sich den Trizeps aufpumpt. Schätzungsweise 90 % aller weltweit in Fitnessclubs ausgeführten Übungen trainieren den Oberkörper, und ich könnte wetten, dass fast 50 % davon Übungen für die Arme sind. In einem durchschnittlichen Kraftraum arbeiten nur sehr wenige Leute ernsthaft mit den Beinen.

Bevor er ins Gefängnis kam, ging ein Mithäftling von mir regelmäßig in einen der meistbesuchten Fitnessclubs der Welt: Gold's Gym in Venice Beach, Kalifornien, auch »Muscle Beach« genannt. Dieser Club hat unter seinen Mitgliedern vermutlich mehr erfolgreiche Bodybuilder und Spitzenkraftsportler als jeder andere Fitnessclub der Welt. Mein Mithäftling erzählte mir einmal, dass die Kniebeugenständer weiter hinten im Kraftraum stünden, dass sich aber in den vielen Jahren, in denen er den Club besuchte, davor niemals eine Schlange gebildet hätte. Im Gegenteil, die meiste Zeit über blieben sie unbenutzt. Wenn das im berühmten Gold's Gym so ist, wie sieht es dann erst in all den anderen Fitnessräumen aus?

Die Quelle der Kraft

Die allgemeine Einschätzung ist ganz eindeutig falsch. Die wahre Kraft eines Athleten sitzt nicht in Oberkörper und Armen, sondern in seiner Hüftpartie und den Beinen. Wenn wir nicht gerade in der Luft schweben oder aber so sitzen, dass unsere Beine nicht den Boden berühren, sind alle Bewegungen der Arme von Kräften abhängig, die durch die Beine übertragen werden. Die Kraft des Oberkörpers ist bei vielen athletischen Bewegungen wichtig, aber wenn diese Kraft nicht auf einer starken unteren Körperhälfte gründet, ist sie vollkommen nutzlos.

Echte Kraftsportler wissen es, viele Hobbybodybuilder dagegen nicht. Dicke Bizepse und geäderte Brustmuskeln sehen vielleicht gut aus, helfen aber nicht unbedingt, das eigene Kraftpotenzial zu entfalten. Schauen Sie sich einmal die klassische olympische Disziplin des Stoßens im Gewichtheben an, der wohl eindeutigste Beweis körperlicher Kraft. Obwohl der Gewichtheber die Hantel über den Kopf drückt, stammt der Großteil der Kraft, die dies ermöglicht, aus den Oberschenkeln. Mit Armkraft allein könnte der Athlet dieses Gewicht gar nicht wuchten. Der Athlet geht im ersten Teil der Bewegung, dem Umsetzen, in die Kniebeuge und zieht mit dem Durchstrecken der Beine die Hantel auf Schulterhöhe. Für den zweiten Teil der Bewegung, dem Stoßen, geht er erneut in die Knie, bevor er die Hantel mithilfe der Kraft aus den Beinen zur Hochstrecke bringt. Arme und Oberkörper sind bei dieser Leistung nur von zweitrangiger Bedeutung. Leistungssportler dieser Disziplin haben dicke Oberschenkel, weil sie für Kniebeugen mehr Zeit als für andere Übungen aufwenden. Sie wissen, was Kraft in den Beinen wirklich wert ist.

Die anspruchsvollste Kraftübung ist vermutlich das Kreuzheben, bei dem der Athlet eine schwere Langhantel vom Boden hochnimmt und bis auf Hüfthöhe hebt. Der Weltrekord liegt derzeit (Stand: 2015) bei 460 kg. Das ist beinahe eine halbe Tonne! Obwohl diese Übung so ziemlich jeden Muskel des Körpers beansprucht, entfällt die Hauptarbeit auf Oberschenkel und Hüftpartie. Besonders die Muskeln des Gesäßes sowie der Oberschenkelvorder- und -rückseite werden gefordert. Selbst bei ausgesprochenen Oberkörperübungen wie dem Bankdrücken kommt ein großer Teil der Kraft aus den Beinen. Paralympics-Gewichtheber im Rollstuhl besitzen gewaltige Oberkörper, doch weil sie in den Beinen keine Kraft erzeugen können, ist das, was sie beim Bankdrücken heben, immer viel leichter als das, was ihre olympischen Kollegen in die Höhe stemmen. Ich hoffe, ich konnte Sie mit all diesen Beispielen davon überzeugen, dass sich echte Kraft aus der unteren Körperhälfte entwickelt und nicht aus dem Oberkörper.

Bisher war von Kraftsport die Rede, doch die Überbewertung der Kraft des Oberkörpers scheint auch bei anderen Disziplinen die Regel zu sein. Leider merken viele Sportler erst dann, wie wichtig die Beine für Kraft und Stabilität sind, wenn sie eine Beinverletzung erleiden. Nach einer Knieverletzung oder dem Riss einer Beinsehne begreifen sie dann, was ihre untere Hälfte leistet. Versuchen Sie einmal, oberkörperbetonte Bewegungen wie Ringen, Boxen, Schieben oder Ziehen auszuführen, ohne dabei die Beine einzusetzen, und Sie werden feststellen, dass es nahezu unmöglich ist. Die meisten Bewegungen beim Sport werden von unten her aufgebaut und sind direkt von der Kraft der Beine abhängig. Die Beteiligung des Oberkörpers ist relativ gering.

Bei Mannschaftssportarten sagt man, ein Sportler ist nur so jung wie seine Beine. Deren Kraft verliert sich mit zunehmendem Alter gewöhnlich. Der Kraftverlust des Oberkörpers kann hinausgeschoben oder sogar durch Training wieder ausgeglichen werden, doch das Trainieren der oberen Körperhälfte genügt nicht. Die Beine brauchen auch Training, und in diesem Kapitel erfahren Sie alles, was Sie darüber wissen müssen.

Moderne Trainingsmethoden können die Beine schwächen

Es gibt viele Übungen für die Beine. Manche davon zielen auf einzelne Oberschenkelmuskeln ab: Beinstrecken und Sissy-Kniebeugen isolieren den Quadrizeps, Beinbeuger den Beinbizeps, Hyperextensionen fordern die Gesäßmuskeln. Es gibt noch Dutzende weiterer Übungen mit Geräten oder ohne, die für einzelne Muskeln oder Muskelgruppen der Beine gedacht sind.

Doch dieses Überangebot an modernen Trainingstechniken ist für den Sportler nicht gut, im Gegenteil. Das Isolieren einzelner Muskeln kann für einen fortgeschrittenen Bodybuilder von Vorteil sein, der bestimmte Bereiche seiner unteren Körperhälfte aufbauen will. Auf den ganzen Körper und dessen Kraft wirken sich diese Trainingsgeräte eher negativ aus, denn die Beinmuskeln entwickelten sich im Laufe der Evolution zu Teilen eines funktionierenden Ganzen und nicht als Einzelteile. Die derzeitige Neigung, die Beine isoliert zu trainieren, kann die funktionale Kraft und die sportliche Effizienz der Beine sogar mindern, denn sie gewöhnt den Beinmuskeln ab, sich mit dem übrigen Körper zu koordinieren.

Der beste Weg, kräftige Beine zu entwickeln, besteht darin, sehr wenige Übungen auszuwählen, die möglichst viele Beinmuskeln gleichzeitig fordern. Ideal wäre wohl eine einzige Übung, vorausgesetzt, sie beansprucht sämtliche Muskeln der unteren Körperhälfte. Zum Glück gibt es diese Übung, und sie ist Sportlern bereits seit der Antike wohlbekannt – die Kniebeuge, die mittlerweile auch im Deutschen oft mit ihrem englischen Namen *squat* benannt wird.

Die Kniebeuge und die Muskeln

Eine Übung, die allein alle Muskeln der unteren Körperhälfte bewegt, ist für manche schwer vorstellbar. Tatsächlich aber tut die Kniebeuge genau das. Was geschieht, wenn wir eine Kniebeuge machen? Um das klarzustellen: Ich verstehe darunter das Absenken des Rumpfes durch das Beugen der drei größten Gelenkpaare der unteren Körperhälfte: Hüften, Knie und Knöchel. Denn bei der Kniebeuge werden nicht nur die Knie gebeugt. Versucht man, die Knie zu beugen, ohne dabei Hüften und Knöchel zu bewegen, kippt man um. Für eine Kniebeuge braucht man alle drei Gelenkpaare, die sich wiederum entwickelten, um zusammenzuarbeiten. Das Beugen der Hüfte fordert in erster Linie die Gesäßmuskeln (Gluteus maximus, Gluteus minimus und Gluteus medius), aber ungefähr ein Dutzend kleinerer Muskeln wie der Schenkelbindenspanner (Tensor faciae latae) und der Birnenförmige Muskel (Piriformis) ist ebenfalls daran beteiligt. Eine Kette ist nur so stark wie ihr schwächstes Glied, und das gilt auch für die Muskelgruppe um unsere Hüften. Obwohl die zuletzt genannten Muskeln eher klein sind, entscheidet ihre Stärke über Gesundheit und Kraft dieser Körperregion. Weil sie sich dabei nach vorne bewegen, sind auch die Muskeln entlang der Wirbelsäule und in der Taille an den Kniebeugen beteiligt; dies gilt ganz besonders für die wichtige Lendenmuskulatur. Tiefe Kniebeugen üben auf die inneren Organe Druck aus, und dadurch werden der Quer verlaufende Bauchmuskel (Musculus transversus) und die schrägen Bauchmuskeln (Obliquus externus abdominis und Obliquus internus abdominis), die die Organe wie ein Korsett umgeben, ebenfalls stärker.

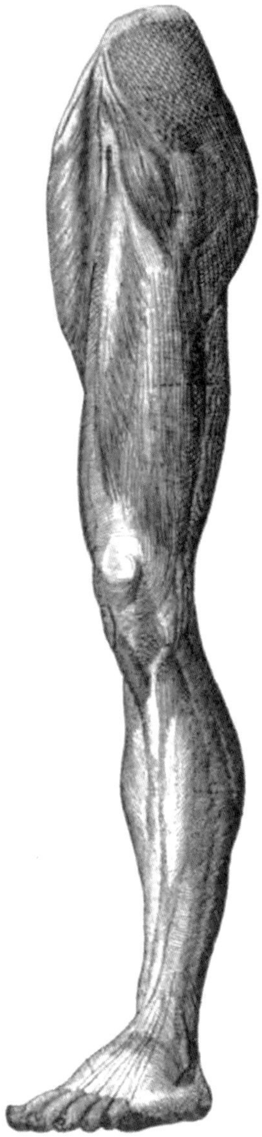

Kniebeugen trainieren den Quadrizeps des Oberschenkels. Wie der lateinische Name verrät, hat der Quadrizeps vier Köpfe: Der Vastus lateralis ist der breite Muskel, der an der Außenseite des Oberschenkels hinaufreicht. Der Vastus intermedius verläuft über die Oberschenkelmitte und liegt unterhalb des Rectus femoris. Dieser zieht von der Kniescheibe senkrecht nach oben. Der Vastus medialis ist der »tränenförmige« Muskel neben dem Knie. Bei der Bewegung des Knies spielen diese vier Köpfe etwas unterschiedliche Rollen. Welcher von ihnen am intensivsten trainiert wird, hängt von der jeweiligen Übung ab. Beim Durchdrücken wird vor allem der Vastus medialis beansprucht, bei flachen Bewegungen der Vastus lateralis. Bei vollständigen Kniebeugen kommen alle vier Köpfe auf ihre Kosten. In Gewichtheberkreisen ist bekannt, dass Kniebeugen die beste Übung für den Aufbau des Quadrizeps sind.

Die Kniebeuge fördert auch die Muskeln namens Semitendinosus, Semimembranosus und Biceps femoris, die gemeinsam die hintere Oberschenkelmuskulatur (auch ischiocrurale Muskulatur genannt) bilden. Die wenigsten Leute wissen noch, dass Kniebeugen auch die Rückseiten der Oberschenkel fördern, und trainieren deshalb stattdessen an Beinbeugegeräten. Das ist sehr schade, weil die hintere Oberschenkelmuskulatur beim Beinbeugen in die für die Kraftentwicklung negativste biomechanische Position gezwungen wird, sodass der Trainingseffekt gen null tendiert. Die alten Kraftmenschen und Turner wussten noch, dass Kniebeugen dem ganzen Oberschenkel zugutekommen, und konzentrierten sich deshalb auf diese Übung, die ihren gesamten Körper stärker machte. Probieren Sie es selbst einmal aus: Machen Sie eine tiefe Kniebeuge und legen Sie die Hand dabei auf die Oberschenkelrückseite. Sie werden fühlen, wie sich alle Muskeln kraftvoll zusammenziehen. Theoretisch sollten sich Quadrizeps und ischiocrurale Muskulatur in der Bewegung nicht gleichzeitig zusammenziehen, weil sie Antagonisten sind, d.h. auf gegenüberliegenden Seiten des Beins agieren. Dennoch tun sie es, und das mit voller Kraft. Kinesiologen nennen dieses Phänomen *Lombard-Paradoxon*.

Der Oberschenkelknochen ist der längste und stärkste Knochen des menschlichen Körpers. Wenn Sie sich zur Kniebeuge absenken, bewegt sich der untere Teil dieses Knochens nach vorne. Dadurch kommen auch das Schien- und das Wadenbein nach vorne, die beide mit dem Oberschenkelknochen am Kniegelenk befestigt sind. Das wiederum zwingt den Knöchel zu einer automatischen Beugung, sodass Wadenmuskeln und Achillessehne gedehnt und der Schienbeinmuskel (Anterior tibialis) gebeugt und gekräftigt werden. Wenn Sie sich wieder hochstemmen, müssen die Knöchel in ihre Ausgangsposition zurückkehren. Diese scheinbar geringfügige Bewegung trainiert jeden Muskel des Unterschenkels: nicht nur die Waden (den flachen Soleus und den rautenförmigen Gastrocnemius), sondern auch die kleineren Muskeln und Sehnen des Knöchels. Sogar die Muskeln der Fußes müssen sich anstrengen, damit der Körper bei den Kniebeugen im Gleichgewicht bleibt. Viele Bodybuilder machen gar kein separates Wadentraining, sondern verlassen sich darauf, dass die Waden durch Kniebeugen dick und stark werden.

All diese und noch viele weitere Muskeln werden durch Kniebeugen gefördert, und das noch synergetisch, d.h. in einer Weise, die dem natürlichen Funktionieren dieser Muskeln entspricht.

Schauen wir uns einmal die Kinesiologie sportlicher Grundbewegungen an, beispielsweise:

- laufen
- springen
- Muskeln anspannen
- sich setzen
- aufstehen
- stampfen
- etwas Schweres schieben (z. B. ein Fahrzeug)
- etwas Schweres ziehen

Sie alle sind nur möglich, wenn sich Hüfte, Knie und Knöchel beugen – genau wie bei der Kniebeuge. Genau deshalb, weil alle Muskeln des Unterschenkels synergetisch zusammenarbeiten, kann die untere Körperhälfte, und mit ihr der gesamte Körper, erstaunliche Kräfte entfalten.

Vergiss die Langhantel!

Es tut mir leid, dass der letzte Abschnitt wie eine Anatomiestunde klang, aber es ging mir darum, Ihnen möglichst viele Beweise dafür zu liefern, dass die Kniebeuge tatsächlich die wichtigste Übung für die untere Körperhälfte ist und praktisch all deren Muskeln trainiert. Ob Sie mit mir einer Meinung sind oder nicht – ich hoffe, ich habe zumindest die Vorstellung vermitteln können, dass Kniebeugen mit all ihren Varianten ganz fantastische Übungen sind.

Bisher noch nicht erklärt habe ich, warum Kniebeugen mit eigenem Körpergewicht besser sind als Kniebeugen mit Zusatzgewicht in Form von Langhantel plus Gewichtsscheiben, zumal es sich um dieselbe Übung zu handeln scheint. Kniebeugen mit Langhantel wirken sogar effektiver, da man progressiv immer mehr Gewicht auflegen kann. Wenn Sie bis hierher gelesen haben, können Sie sich meine Meinung dazu vielleicht schon denken: In puncto Effektivität schlagen Eigengewicht-Kniebeugen die Kniebeugen mit Zusatzgewicht um Längen!

Kniebeugen mit Langhanteln und Übungen an Geräten, die sie imitieren, bereiten einige Probleme. Das größte davon besteht darin, dass sich die größten und stärksten Muskeln des menschlichen Körpers an den Beinen befinden. Das bedeutet, dass man schwere Gewichte braucht, um sie zu trainieren. Weil die untere Körperhälfte dafür gebaut ist, den Körper den ganzen Tag lang herumzutragen, passt sie sich rasch an das Training an, und infolgedessen müssen immer schwerere Gewichte verwendet werden. Leute, die diese Übungen über lange Zeiträume hinweg machen, verwenden enorme Gewichte, um sich zu verbessern. Langhanteln mit einem Gewicht von 230 kg sind da keine Seltenheit, und sie werden von durchschnittlich gebauten Typen benutzt, die keine Anabolika einnehmen. Wenn man so trainiert, muss die schwere Langhantel hinter dem Nacken auf den Rücken aufgelegt werden. (Manche Sportler legen sie sich auf die Brust, doch der dann folgende Bewegungsablauf ist heikel, kann zu Verletzungen führen und erfordert eine Verringerung des Gewichts.) Legt man sich diese schwere Last quer auf den Rücken, kann sie durch ihr Gewicht die Bandscheiben zusammenpressen, was zu gesundheitlichen Schäden wie Hexenschuss, Zerrungen, Ischiasbeschwerden oder gar Bandscheibenvorfällen führen kann. Legt man die Langhantel in die Nähe des Atlaswirbels auf, führt dies zu einem übertriebenen Vorwärtsbeugen, das zu Zerrungen von Muskeln im unteren Rückenbereich führen kann. Es kann auch zur Folge haben, dass sich die Knie nach innen verdrehen, was die Kniegelenke verstärkt belastet. Bei hochgewachsenen Athleten wirken sich all diese Probleme stärker aus, weil sie durch ihre langen Beinknochen beim Gewichtheben biometrisch benachteiligt sind. Je größer man ist, desto stärker ist man von den beschriebenen Problemen betroffen. Es ist kein Zufall, dass alle bei Kniebeugen mit Langhantel sehr erfolgreichen Sportler nicht besonders groß sind.

Eigengewicht-Kniebeugen macht man ohne zusätzliche Gewichte, die Rücken oder Schultern herunterdrücken und dem Körper eine unnatürliche Haltung aufzwingen, die wiederum Wirbelsäule oder Gelenke schädigt. Mein Konzept *Trainieren wie im Knast* sieht vor, dass sich die Fortschritte durch die Serie aufeinander aufbauender Übungen ergeben, die auf die schwerste Übung vorbereiten: die vollständige einbeinige Kniebeuge.

Wer diese meistert, genießt enorme Vorteile – die auffälligste davon ist Kraft. Wenn ein 90 kg schwerer Mann eine einbeinige Kniebeuge beherrscht, ist es, als würde er eine normale Kniebeuge mit 90 kg Gewicht auf dem Rücken ausführen. Kniebeugen mit Langhantel fördern nur die rückwärtigen Muskeln der Hüftpartie, einbeinige Kniebeugen dagegen infolge der ausgestreckten Haltung des anderen Beins auch noch die seitlichen Hüftmuskeln und die Bauchmuskeln (siehe dazu Abb. 40, Seite 113). Dies sorgt für eine harmonische Muskelentwicklung und beugt den Hüftschäden vor, die bei Kniebeugen mit Langhanteln programmiert sind. Ein weiterer Vorteil ist das Gleichgewichtsgefühl. Da kaum jemand den ganzen Tag über auf einem Bein steht, weiß auch niemand, wie viel Balancevermögen dafür notwendig ist. Das Auf und Ab bei klassischen Kniebeugen erfordert viel mehr Koordination, als man zunächst meint. Einbeinige Kniebeugen sind darüber hinaus auch noch funktionaler als Kniebeugen mit Langhantel, denn bei den meisten natürlichen Bewegungsabläufen wird ein Bein oder Arm stärker beansprucht als der andere. Wer Kniebeugen nur mit Eigengewicht trainiert, erholt sich davon schneller. Und noch ein Vorteil: Einbeinige Kniebeugen verbessern die Koordination zwischen Körper und Gehirn, weil die Beine dabei unterschiedlich bewegt werden. Alles in allem also sind einbeinige Kniebeugen den Kniebeugen mit Langhantel haushoch überlegen.

Gedanken über Kniebeugen

Ganze Bücher wurden über die Frage geschrieben, wie man Kniebeugen am besten ausführt. Ich glaube fest daran, dass Sie Ihre gesamte sportliche Karriere hindurch regelmäßig Kniebeugen machen müssen, denn als Trainingsübung sind sie wirklich unersetzlich. Wenn Sie Ihr Kniebeugenpotenzial kennen, wird sich daraus spontan Ihre individuelle Technik entwickeln. Auf den folgenden Seiten gebe ich in der Rubrik Übungsanalyse technische Tipps, die in erster Linie als Anregungen gedacht sind. Lesen Sie, experimentieren Sie und üben Sie: Finden Sie selbst heraus, wie Sie mit den Kniebeugen am besten zurechtkommen.

- Je nach ihrer Tiefe fördern Kniebeugen unterschiedliche Muskeln. Eine vollständig ausgeführte Kniebeuge beansprucht alle Muskeln gleichermaßen. Deshalb sollten Sie auf diese hinarbeiten. Einige der hier vorgestellten Übungen stellen nur halbe Schritte dar, sind also nur als Vorbereitung auf die vollständige Kniebeuge gedacht. Halbe Übungen müssen stets in Verbindung mit vollständigen Übungen trainiert werden.

- Was ist eine vollständige Kniebeuge? Man senkt den Rumpf so weit ab, bis die Rückseiten der Oberschenkel gegen die Waden drücken und man wirklich nicht weiter runtergehen kann. Anschließend stemmt man sich aus Oberschenkeln und Knien heraus wieder hoch, bis die Beine gerade sind. Alles andere ist keine vollständige Kniebeuge.

- Manche Leute glauben, sich so weit abzusenken schade den Knien, doch das stimmt nicht. Es schadet den Knien nur, wenn man vorher schon Probleme mit ihnen hatte, doch unter Umständen können Kniebeugen sogar dazu beitragen, dass sich diese Probleme bessern. Falls die Kniesehnen für die Übung noch nicht bereit sind, könnten sie überbeansprucht werden. Doch wenn Sie meine Anleitung Schritt für Schritt durcharbeiten, werden Ihre Knie zum richtigen Zeitpunkt stark genug für die vollständige Kniebeuge sein.

- Es gibt auch viele Bodybuilder, die davor zurückschrecken, die Beine am Ende der Übung ganz durchzustrecken. Sie glauben, dass sich die Oberschenkelmuskeln dabei ausruhen und somit zu wenig beansprucht werden. Es stimmt, dass durch das Durchstrecken des Beins der Druck auf die Muskeln kurzfristig nachlässt, doch wenn diese kurze Pause einen starken Krafteinsatz bei der folgenden Kniebeuge ermöglicht, kann sie nur gut sein. Strecken Sie die Beine also ruhig durch!

- Kontrollieren Sie die negativen Abschnitte der Übung ebenso sorgfältig wie die positiven. Lassen Sie sich nicht einfach nach unten sacken! Senken Sie sich kontrolliert ab.

- Beugen Sie sich beim Absenken vor, aber nicht allzu weit. Dies würde die Hüften über- und die Oberschenkel unterfordern. Eine Vorwärtsneigung ist notwendig, aber gewöhnen Sie sich nicht an, sich stark vorzubeugen.

- In der untersten Position sitzen Sie praktisch auf den Fersen. Vielen fällt die Kniebeuge leichter, wenn sie dabei nicht ans Absenken, sondern ans Hinsetzen denken; die Bewegung wird natürlicher und die Position der Hüfte korrekter. (Weniger fein ausgedrückt: »Po rausstrecken!«)

- Die unterste Position der Kniebeuge ist die am schwierigsten zu kontrollierende Phase der Übung. Trotzdem sollten Sie nicht in Versuchung geraten, sich schnell fallen zu lassen und dann hochzuschnellen, denn dies könnte die Knieknorpel nachhaltig schädigen. Kräftigen Sie lieber Ihre Sehnen, indem Sie die ersten Schritte sorgfältig durcharbeiten.

- Wie bei allen sechs Grundübungen rate ich dazu, nach Erreichen der untersten Position eine kurze Pause einzulegen. Dadurch verhindern Sie auch das gefährliche Hochschnellen.

- Schummeln Sie nicht. Manche Leute erleichtern sich das Aufstehen, indem sie nach vorne schwingen. Das erzeugt zwar einen Schwung, der einem über die ersten Zentimeter hinweghilft, aber auch einen unerwünschten Druck auf die Knie. Stemmen Sie sich nur mithilfe der Kraft Ihrer Beine hoch. Wenn Ihnen das nicht gelingt, sind Sie für diese Übung noch zu schwach. Kehren Sie zu den leichteren Schritten zurück.

- Manche Sportler stellen fest, dass sie beim Erreichen der tiefsten Position die Fersen heben müssen. Deshalb legen sie ein Brett oder Ähnliches unter die Fersen. Doch das ist eine schlechte Angewohnheit. Es verbessert keineswegs das Gleichgewichtsgefühl, sondern zeigt, dass die Knöchel nicht beweglich genug und die Achillessehnen zu wenig elastisch sind. Wenn Ihre Faszien und Sehnen unelastisch sind, können sich die Knöchel nicht ausreichend beugen, und die Fersen gehen hoch. Nehmen Sie kein Brett, sondern dehnen Sie Ihre Waden, bis die Kniebeugen ohne Hilfsmittel klappen.

- Wie bereits erwähnt, trainieren Kniebeugen sehr viele Muskeln, einschließlich der größten Muskeln unseres Körpers. Diese positive Eigenschaft hat aber auch zur Folge, dass Kniebeugen sehr anstrengend sind. Das ist einer der Gründe, die dazu führen, dass sie an Beliebtheit einbüßten und zahlreiche Alternativen entwickelt wurden. Beißen Sie die Zähne zusammen und machen Sie Ihre Kniebeugen! Im Laufe der Monate werden sich Körper und Geist daran gewöhnen, und die Übung wird erträglicher. Vielleicht werden Sie sie sogar lieben!

- Ich strecke meine Arme bei Kniebeugen gerne gerade nach vorne, weil es mir hilft, in der niedrigsten Position das Gleichgewicht zu halten: Es zieht einen Teil des Körpergewichts nach vorne und hilft vor allem größeren Menschen, nicht nach hinten zu kippen. Manche Athleten legen die Hände lieber auf die Hüften oder Schultern oder kreuzen die Arme vor der Brust. Probieren Sie aus, was für Sie am angenehmsten ist.

- Viele Sportler haben vor Kniebeugen Angst, weil sie befürchten, dass sich dadurch alte Knieverletzungen zurückmelden. Dabei geschieht meist das Gegenteil: Die verstärkte Durchblutung und der Bewegungsablauf bei Kniebeugen sorgen dafür, dass Abfallstoffe weggeschwemmt und altes Narbengewebe gedehnt werden. Die Knie und die sie umgebenden Muskeln und Sehnen werden stärker und geschmeidiger, die Verletzungsgefahr sinkt, Schmerzen verschwinden.

- Die häufigste Knieverletzung ist der Kreuzbandriss. Die Kreuzbänder halten das Knie zusammen und reißen oft, wenn der Fuß flach auf dem Boden steht und das Knie verdreht wird. Kreuzbandrisse treten häufig bei Football, Fußball, Ringen, Kampfsportarten und praktisch allen Sportarten auf, bei denen es zu Körperkontakt kommen kann. Knie sind komplexe Mechanismen, und gelegentlich wird beim Kreuzbandriss auch der Knieknorpel beschädigt. Wenn der Riss nicht behandelt wird – und manchmal auch, obwohl er behandelt wurde –, kann das verletzte Knie sehr instabil sein; die Kniescheibe kann sogar herausspringen. Kniebeugen verschlimmern das Leiden nicht, sondern können es sogar lindern. Beim Absenken in die Hockstellung ist das Knie sehr stark, und bei korrekter Fußstellung ist es fast unmöglich, dass das Knie instabil wird. Kniebeugen stärken den Quadrizeps, der als Ersatz für das Kreuzband agiert und das Knie bei anderen Aktivitäten stabilisiert. Wenn Ihnen das Absenken bei der Kniebeuge Schmerzen verursacht oder wenn das Knie blockiert, ist gewöhnlich ein abgerissenes Knorpelstück schuld. Dann können Übungen nicht helfen, sondern nur noch ein Chirurg, der das Knorpelstück entfernt. Aber es ist ein endoskopischer Eingriff, nach dem man das Krankenhaus sofort wieder verlassen kann. Wenn ich hier Ihr Problem beschrieben habe, dann hören Sie auf zu leiden und lassen Sie den Eingriff vornehmen.

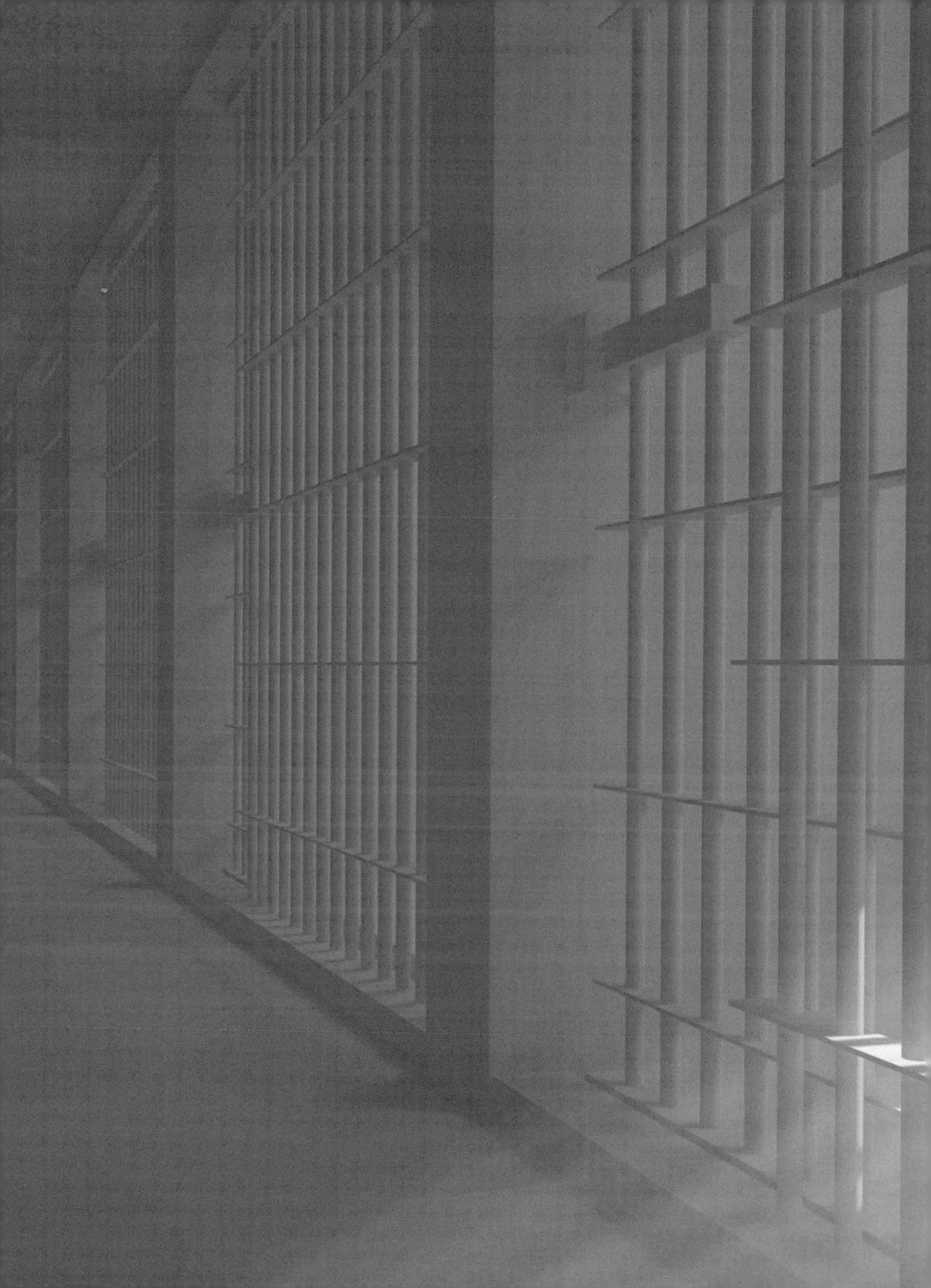

Schritt 1 Schulterstand-Kniebeuge

Durchführung

Legen Sie sich mit angezogenen Knien auf den Rücken. Strecken Sie die Beine zur Decke hinauf und drücken Sie mit den Händen den Rücken nach oben, bis Füße, Beine und Oberkörper eine gerade Linie bilden. Stützen Sie sich mit den Händen im Rücken in dieser Position so ab, dass Ihre Unterarme stabil auf dem Boden aufliegen und Sie die aus dem Schulsport bekannte Kerze bilden. Der Nacken darf kein Gewicht tragen. Ihr Körper sollte gerade durchgestreckt sein und nicht in den Hüften einknicken. Dies ist die Startposition (Abb. 21). Halten Sie nun den Rumpf gerade und beugen Sie Hüften und Knie, bis Ihre Knie die Stirn berühren. Dies ist die Zielposition (Abb. 22). Strecken Sie Ihre Beine wieder nach oben in die Startposition und wiederholen Sie die Übung.

Übungsanalyse

Die Schulterstand-Kniebeuge *(Shoulderstand squat)* ist die perfekte Vorübung für jeden, der mit Kniebeugen anfangen will, denn die umgekehrte Körperhaltung entlastet Knie und unteren Rücken. Deshalb eignet sie sich auch zur Rehabilitation nach Knie- oder Rückenverletzungen und als Vorbereitung für Sportarten, in denen Beinbewegungen wichtig sind. Schulterstand-Kniebeugen beanspruchen die obere Körperhälfte stärker als die untere, aber sie verhelfen steifen Gelenken zu mehr Beweglichkeit und bringen Anfänger auf den Weg zur perfekten Form.

Trainingsziele

- Anfänger: 1 Satz à 10 Wdh.
- Fortgeschrittene: 2 Sätze à 25 Wdh.
- Könner: 3 Sätze à 50 Wdh.

Perfektion

Nicht jeder kann schon beim ersten Versuch die Stirn mit den Knien berühren. Versuchen Sie, bei jeder Trainingseinheit ein bisschen weiterzukommen. Für Menschen mit sehr dickem Bauch ist diese Übung fast nicht zu bewerkstelligen. Trainieren Sie mit leerem Magen, bis ein paar Pfunde gepurzelt sind.

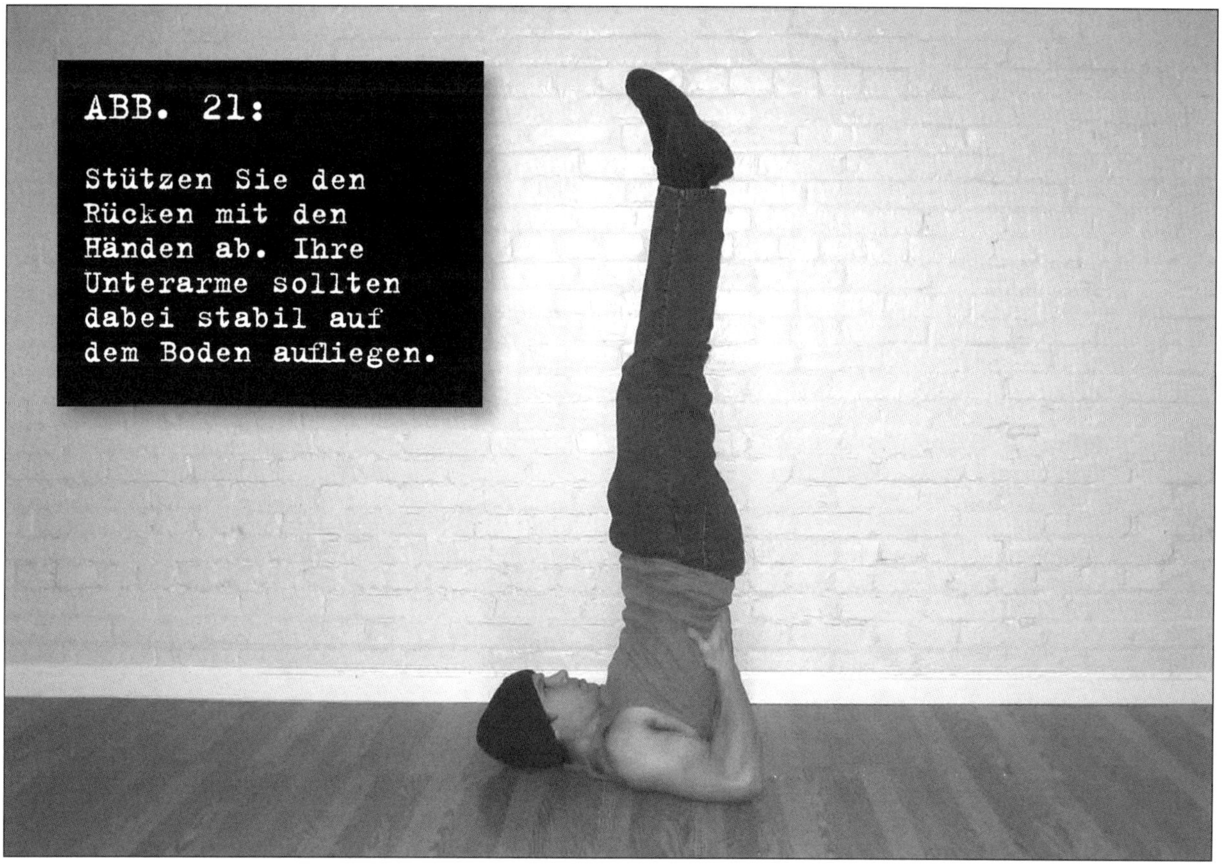

ABB. 21:

Stützen Sie den Rücken mit den Händen ab. Ihre Unterarme sollten dabei stabil auf dem Boden aufliegen.

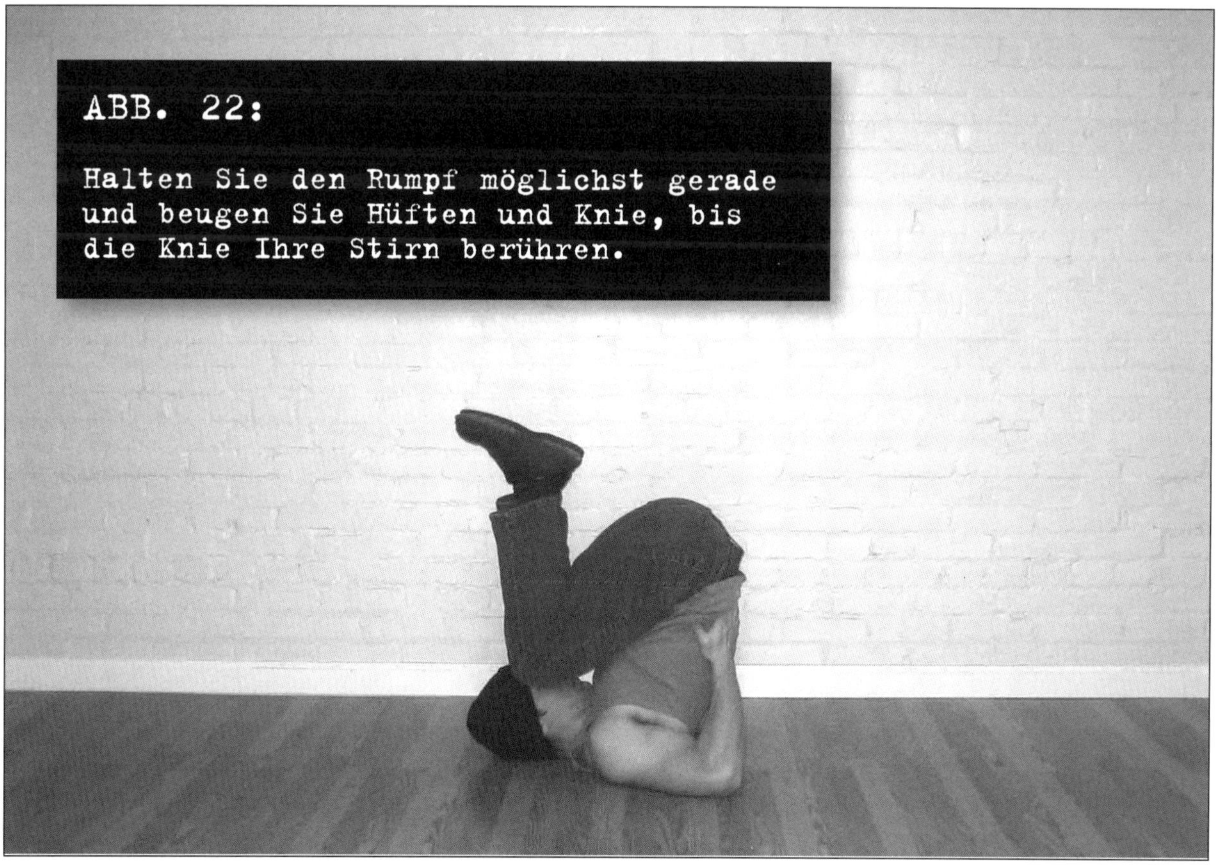

ABB. 22:

Halten Sie den Rumpf möglichst gerade und beugen Sie Hüften und Knie, bis die Knie Ihre Stirn berühren.

SCHRITT 2 Klappmesser-Kniebeuge

Durchführung

Stellen Sie sich vor ein stabiles Objekt, das so hoch wie Ihre Knie oder mindestens so hoch wie Ihre Schienbeine ist, z. B. ein Sofatisch, Stuhl oder Bett. Spreizen Sie Ihre Beine schulterbreit oder etwas breiter. Beugen Sie sich mit geraden Beinen aus der Hüfte vor, bis Ihre Hände auf dem Objekt aufliegen. Lehnen Sie sich leicht nach vorne, um einen Teil Ihres Körpergewichts auf die Hände zu verlagern. Dies ist die Startposition (Abb. 23). Beugen Sie nun bei möglichst geradem Rumpf Knie und Hüften, bis die Unterseite Ihrer Oberschenkel die Waden berührt; dabei werden Sie auch die Arme beugen müssen. Dies ist die Zielposition (Abb. 24). Stemmen Sie sich mit der Kraft Ihrer Beine und Arme wieder in die Startposition. Ihre Fersen dürfen zu keinem Zeitpunkt den Bodenkontakt verlieren.

Übungsanalyse

Bei der Klappmesser-Kniebeuge *(Jackknife squat)* ist der Rumpf nach vorne geneigt, sodass er nicht direkt über den Beinen steht; dadurch wird ein Teil des Gewichts auf die Arme verlagert. Diese Übung ist ungefähr halb so anstrengend wie die normale vollständige Kniebeuge (Schritt 5) und ideal als Vorbereitung von Muskeln und Sehnen auf spätere Schritte. Korrekt ausgeführt, verbessert sie auch das Gleichgewicht und die Elastizität der Achillessehnen. Beides ist für das Meistern der vollständigen Kniebeuge sehr wichtig.

Trainingsziele

- Anfänger: 1 Satz à 10 Wdh.
- Fortgeschrittene: 2 Sätze à 20 Wdh.
- Könner: 3 Sätze à 40 Wdh.

Perfektion

Am härtesten ist bei dieser Übung die tiefste Position, bei der die Beine den größten Teil des Körpergewichts tragen. Wenn sie Ihnen Schwierigkeiten bereitet, arbeiten Sie sich langsam vor, indem Sie sich bei jeder Trainingseinheit einige Zentimeter tiefer absenken. Oder Sie belasten die Arme beim Hochstemmen stärker. Wenn Sie kräftiger werden, verlagern Sie immer mehr Gewicht auf die Beine.

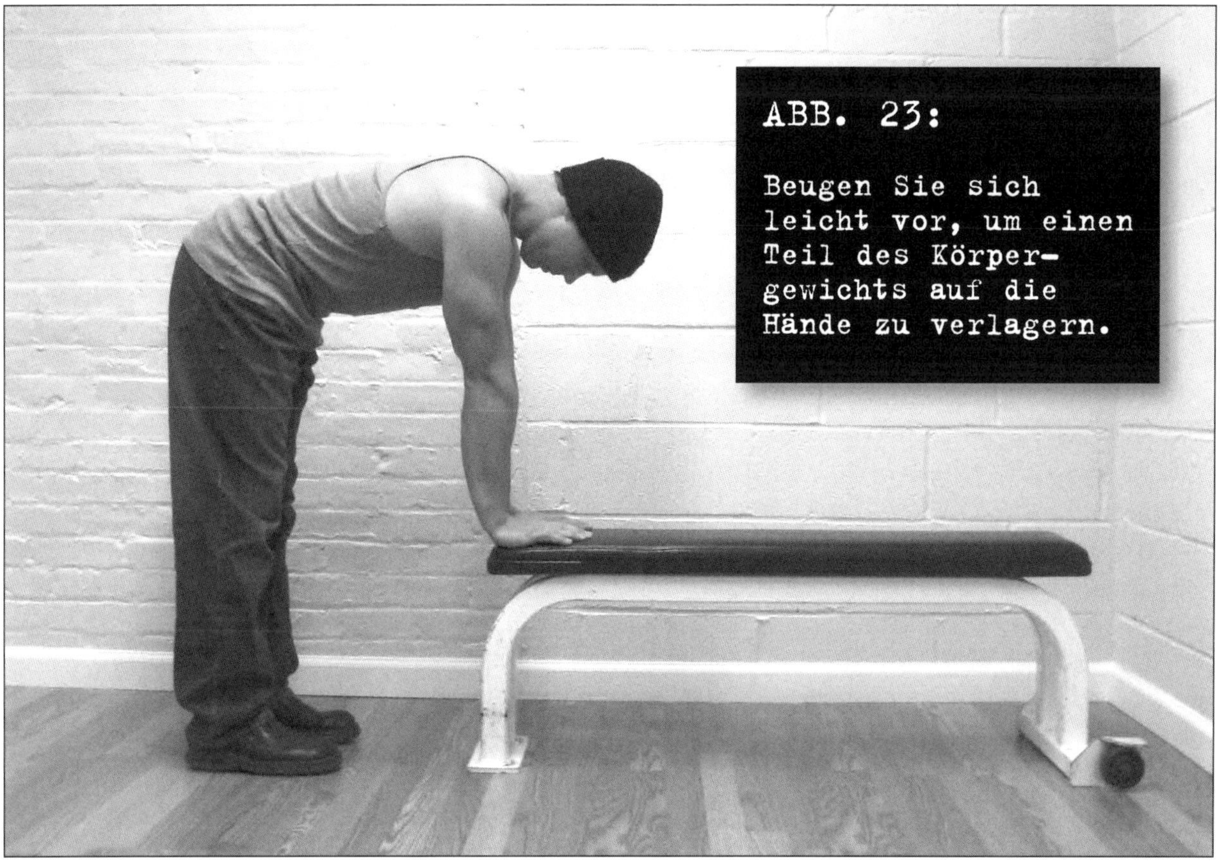

ABB. 23:

Beugen Sie sich leicht vor, um einen Teil des Körpergewichts auf die Hände zu verlagern.

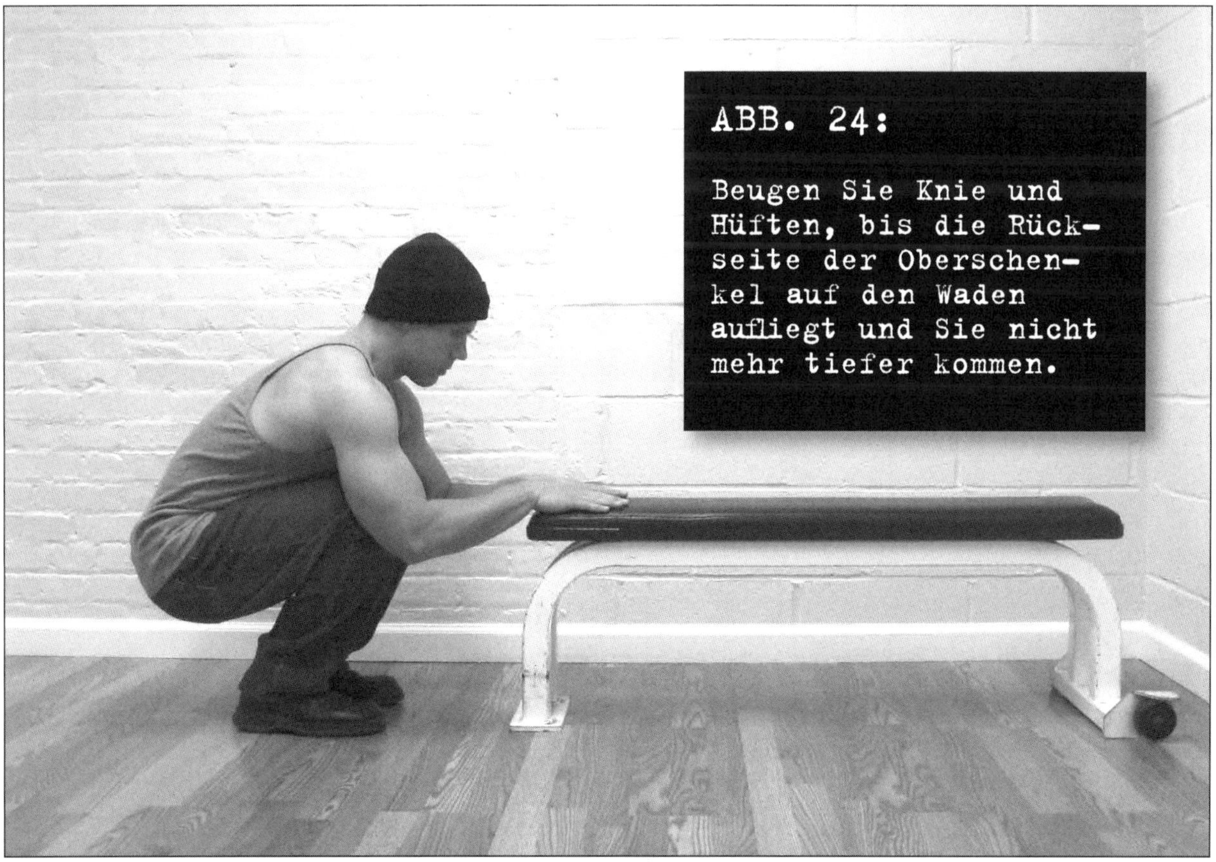

ABB. 24:

Beugen Sie Knie und Hüften, bis die Rückseite der Oberschenkel auf den Waden aufliegt und Sie nicht mehr tiefer kommen.

SCHRITT 3 Gestützte Kniebeuge

Durchführung

Stellen Sie sich aufrecht und mit schulterbreit gespreizten Beinen vor ein Objekt, das höher als Ihre Oberschenkel ist, und legen Sie die Hände so darauf, dass Ihre Arme leicht gebeugt sind. Dies ist die Startposition (Abb. 25). Senken Sie sich durch Beugen der Hüften und Knie langsam ab, bis die Rückseite Ihrer Oberschenkel die Waden berührt und Sie nicht mehr tiefer kommen; der Rücken sollte dabei möglichst gerade bleiben. Dies ist die Zielposition (Abb. 26). Pausieren Sie kurz, bevor Sie sich vor allem aus den Beinen heraus hochstemmen. Um die Beine – besonders in der niedrigsten Position – ein wenig zu entlasten, können Sie sich unter geringem Krafteinsatz aus den Armen hochstemmen, indem Sie Druck auf das Objekt ausüben. Halten Sie die Arme dabei möglichst gerade. Ihre Fersen dürfen zu keinem Zeitpunkt den Bodenkontakt verlieren.

Übungsanalyse

Die gestützte Kniebeuge *(Supported squat)* ist die letzte Übung, bevor es mit der halben Kniebeuge weitergeht. Sie bildet einen idealen Übergang von der Klappmesser-Kniebeuge, bei der die Beine den Großteil des Körpergewichts tragen, zur halben Kniebeuge, bei der fast das gesamte Körpergewicht auf die Beine verlagert wird. Gestützte Kniebeugen verleihen den Beinen zunehmend Geschmeidigkeit und Kraft, außerdem trainieren sie Sehnen, Bänder und Bindegewebe der Knie. Sie bauen Kondition auf, vor allem aber auch die Kraft, die man braucht, um sich ohne Schwung hochzustemmen.

Trainingsziele

- Anfänger: 1 Satz à 10 Wdh.
- Fortgeschrittene: 2 Sätze à 15 Wdh.
- Könner: 3 Sätze à 30 Wdh.

Perfektion

Die Feineinstellung der für diese Übung erforderlichen Beinkraft ist einfach: Um es der unteren Körperhälfte leichter zu machen, verstärken Sie einfach den Einsatz des Oberkörpers. Je leichter Ihnen das Hochkommen fällt, desto weniger setzen Sie beim Aufstehen die Arme ein.

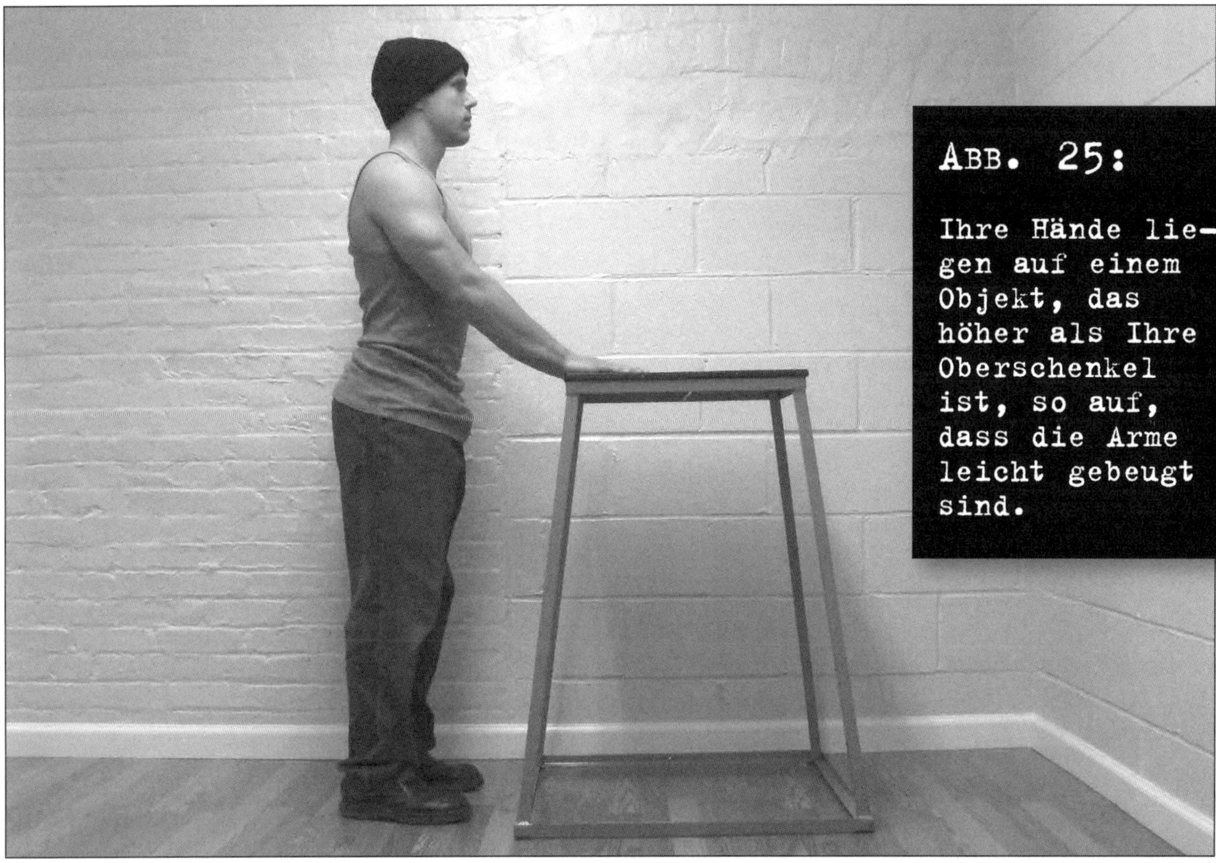

Abb. 25:

Ihre Hände liegen auf einem Objekt, das höher als Ihre Oberschenkel ist, so auf, dass die Arme leicht gebeugt sind.

ABB. 26:

Senken Sie sich langsam ab, indem Sie Knie und Hüften beugen. Der Rücken bleibt dabei möglichst gerade.

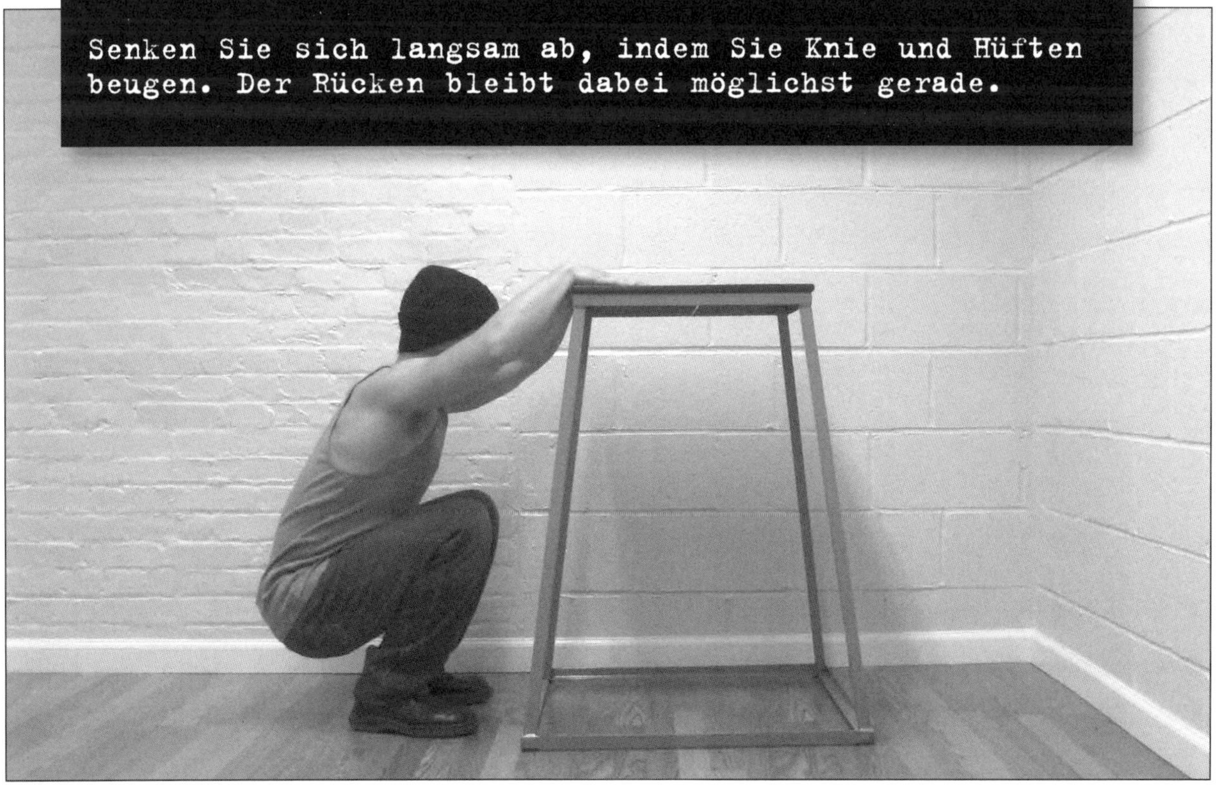

Schritt 4

Halbe Kniebeuge

Durchführung

Stellen Sie sich mit schulterbreit oder etwas weiter gespreizten Beinen aufrecht hin. Ihre Zehen dürfen leicht nach außen zeigen. Legen Sie die Hände so ab, wie es für Sie am bequemsten ist – auf Hüften, Brust oder Schultern. Dies ist die Startposition (Abb. 27). Beugen Sie nun Hüften und Knie, bis Ihre Oberschenkel parallel zum Fußboden sind. Dies ist die Zielposition (Abb. 28). Sie können diese Übung die ersten Male vor einem Spiegel machen oder einen Freund bitten, zuzuschauen, bis Ihr Körper zur richtigen Tiefe gefunden hat. Werden Sie nie hastig oder zu schwungvoll. Pausieren Sie kurz in der Zielposition, bevor Sie sich kontrolliert wieder in die Startposition hochstemmen. Halten Sie den Rücken während der gesamten Übung gerade und die Fersen plan am Boden. Ihre Knie sollten stets in dieselbe Richtung wie Ihre Füße zeigen und nie nach innen kippen.

Übungsanalyse

Die halbe Kniebeuge *(Half squat)* ist die erste in der Reihe jener Kniebeugeübungen, bei denen man sein gesamtes Körpergewicht ohne Unterstützung bewegt – deshalb ist ihre Bewältigung eine beachtliche Leistung. Außerdem erwirbt man durch sie die Balance, die man für schwierigere Kniebeugevarianten braucht, und entwickelt seine optimale individuelle Knie- und Fußposition. Weil die Startposition den Knien große Kraft verleiht, wird hier eine größere Zahl von Wiederholungen empfohlen. Durch diese Übung bekommen Sie mehr Kraft im Hüftbereich und in der Innenseite der Oberschenkel.

Trainingsziele

- Anfänger: 1 Satz à 8 Wdh.
- Fortgeschrittene: 2 Sätze à 35 Wdh.
- Könner: 2 Sätze à 50 Wdh.

Perfektion

Wenn Sie die hier beschriebenen halben Kniebeugen nicht ausführen können, beginnen Sie stattdessen mit Viertel-Kniebeugen und lassen diese allmählich zentimeterweise tiefer werden.

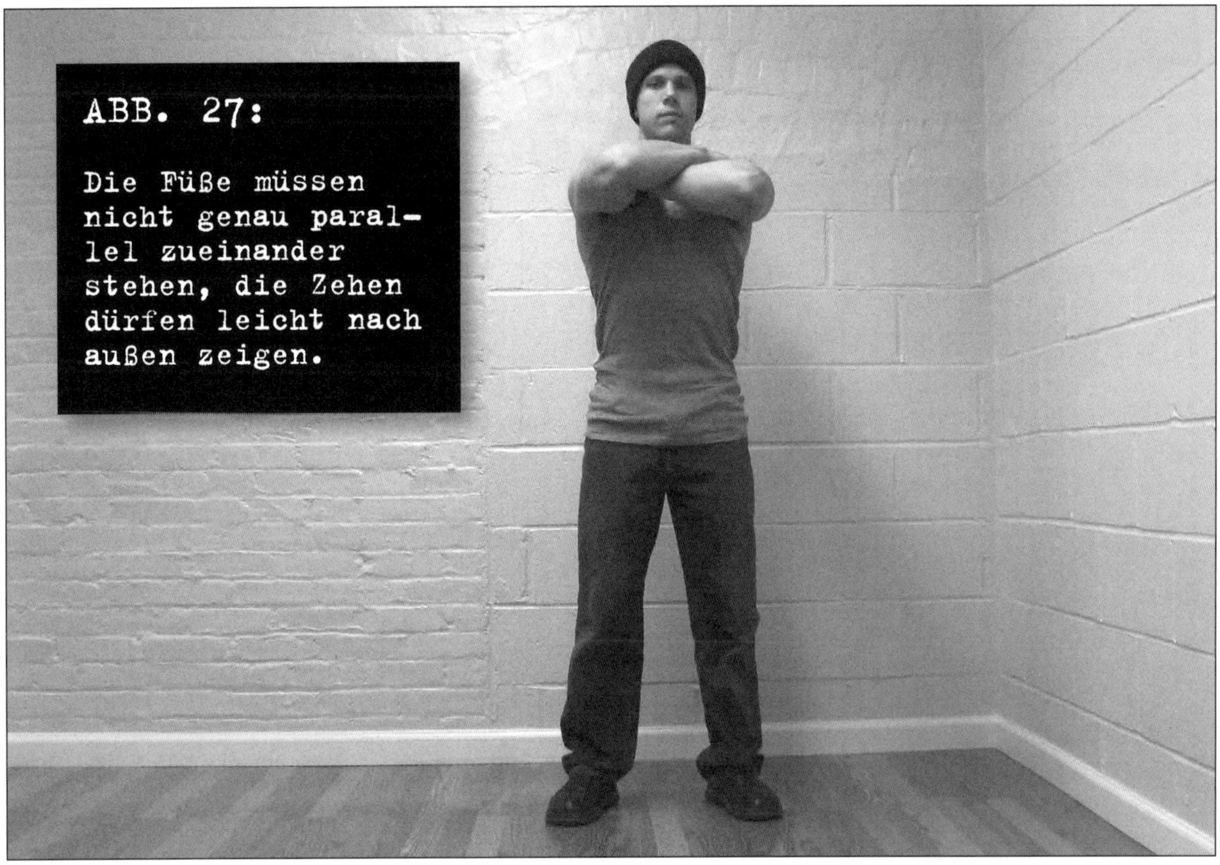

ABB. 27:

Die Füße müssen nicht genau parallel zueinander stehen, die Zehen dürfen leicht nach außen zeigen.

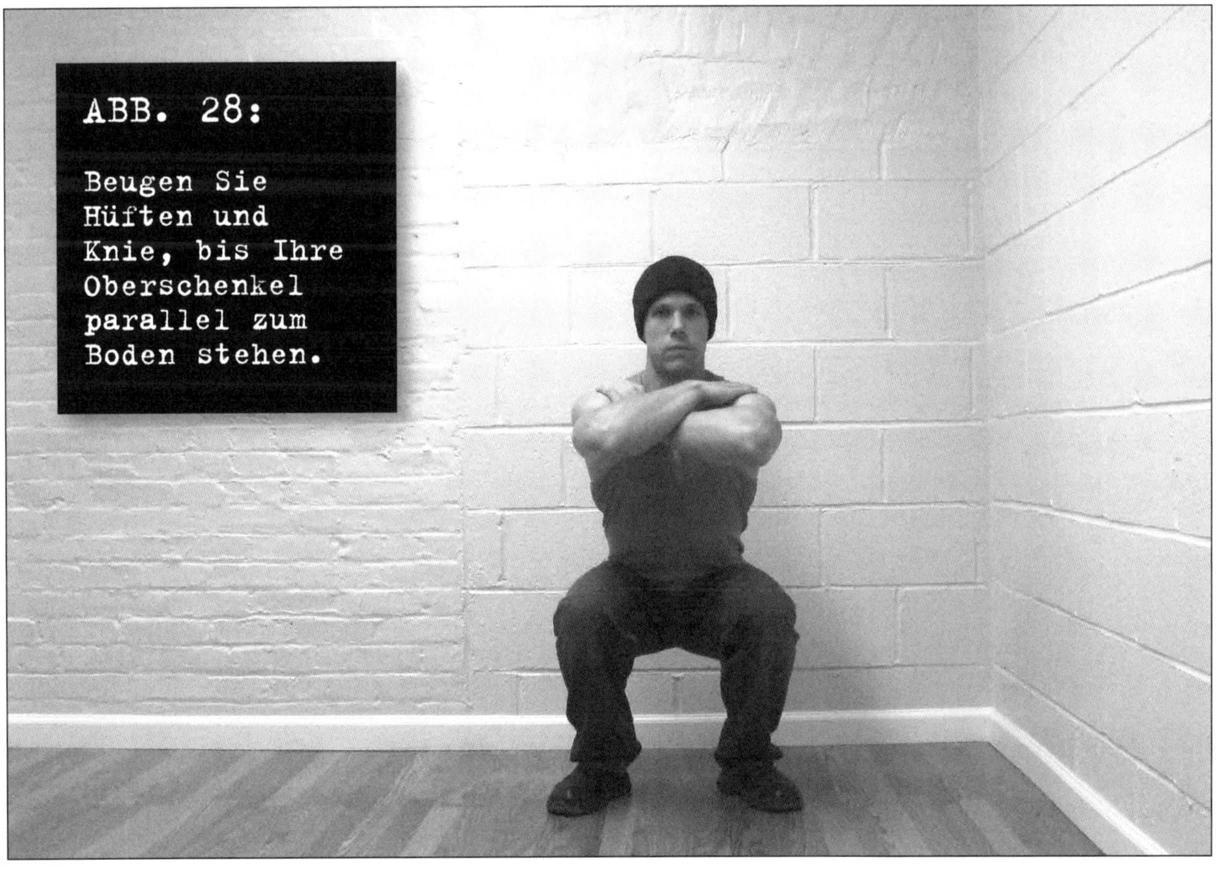

ABB. 28:

Beugen Sie Hüften und Knie, bis Ihre Oberschenkel parallel zum Boden stehen.

SCHRITT 5

Vollständige Kniebeuge

Durchführung

Stellen Sie sich mit schulterbreit oder etwas weiter gespreizten Beinen aufrecht hin. Ihre Zehen dürfen leicht nach außen zeigen. Legen Sie die Hände so ab, wie es für Sie am bequemsten ist. Dies ist die Startposition (Abb. 29). Beugen Sie Hüften und Knie und halten Sie den Rücken dabei gerade. Wenn Ihre Oberschenkel ungefähr parallel zum Fußboden sind, verlagern Sie das Gewicht leicht nach hinten, als wollten Sie sich hinsetzen. Senken Sie sich kontrolliert ab, bis die Oberschenkel die Waden berühren. Dies ist die Zielposition (Abb. 30). Pausieren Sie kurz, bevor Sie sich kontrolliert wieder in die Startposition hochstemmen. Ihre Aufwärtsbewegung sollte die genaue Umkehrung Ihrer Abwärtsbewegung sein. Ziehen Sie nicht die Fersen hoch und verdrehen Sie die Knie nicht nach innen.

Übungsanalyse

Die vollständige Kniebeuge *(Full squats)* ist die klassische Eigengewichtsübung für die Beine. Sie kräftigt nicht nur die Knie, sondern macht sämtliche Schenkelmuskeln sowie alle Muskeln von Gesäß, Wirbelsäule und Hüften geschmeidiger. Vollständige Kniebeugen bringen den gesamten Unterschenkel in Form, einschließlich der Fußsohle. Außerdem helfen sie den Beinen, ihre jugendliche Kraft beizubehalten.

Trainingsziele

- Anfänger: 1 Satz à 5 Wdh.
- Fortgeschrittene: 2 Sätze à 10 Wdh.
- Könner: 2 Sätze à 30 Wdh.

Perfektion

Wenn Sie bei der halben Kniebeuge den Könnerstatus erreicht haben, wird Ihnen eine vollständige Kniebeuge nicht sehr schwerfallen. Aufgrund der Hebelwirkung ist die Übung in der Zielposition am schwierigsten, besonders für große Menschen mit langen Oberschenkelknochen. Wenn Sie die Anfänger-Wiederholungen nicht schaffen, kehren Sie zu den halben Kniebeugen zurück und senken Sie sich allmählich tiefer ab. Vermeiden Sie Schwung und wippen Sie nicht auf den Zehen nach vorne. Setzen Sie ausschließlich Muskelkraft ein!

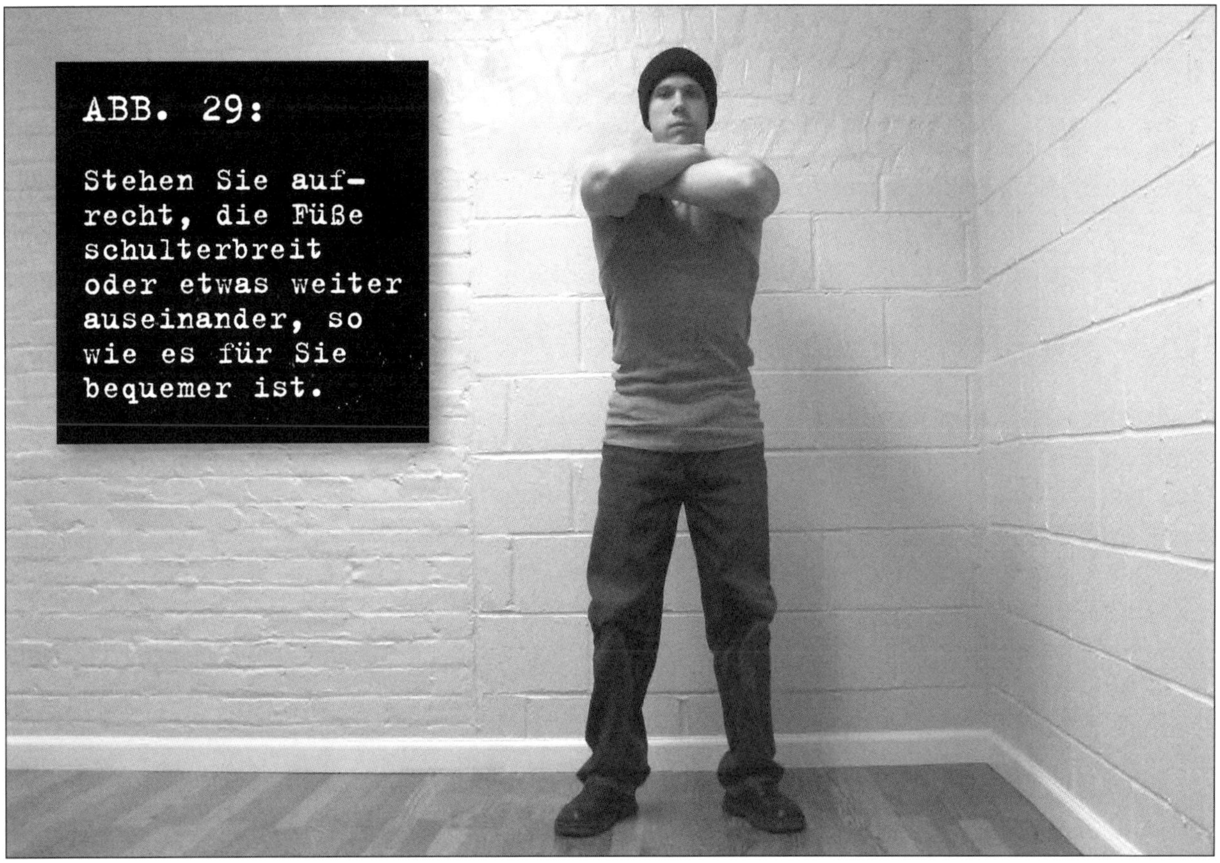

ABB. 29:

Stehen Sie aufrecht, die Füße schulterbreit oder etwas weiter auseinander, so wie es für Sie bequemer ist.

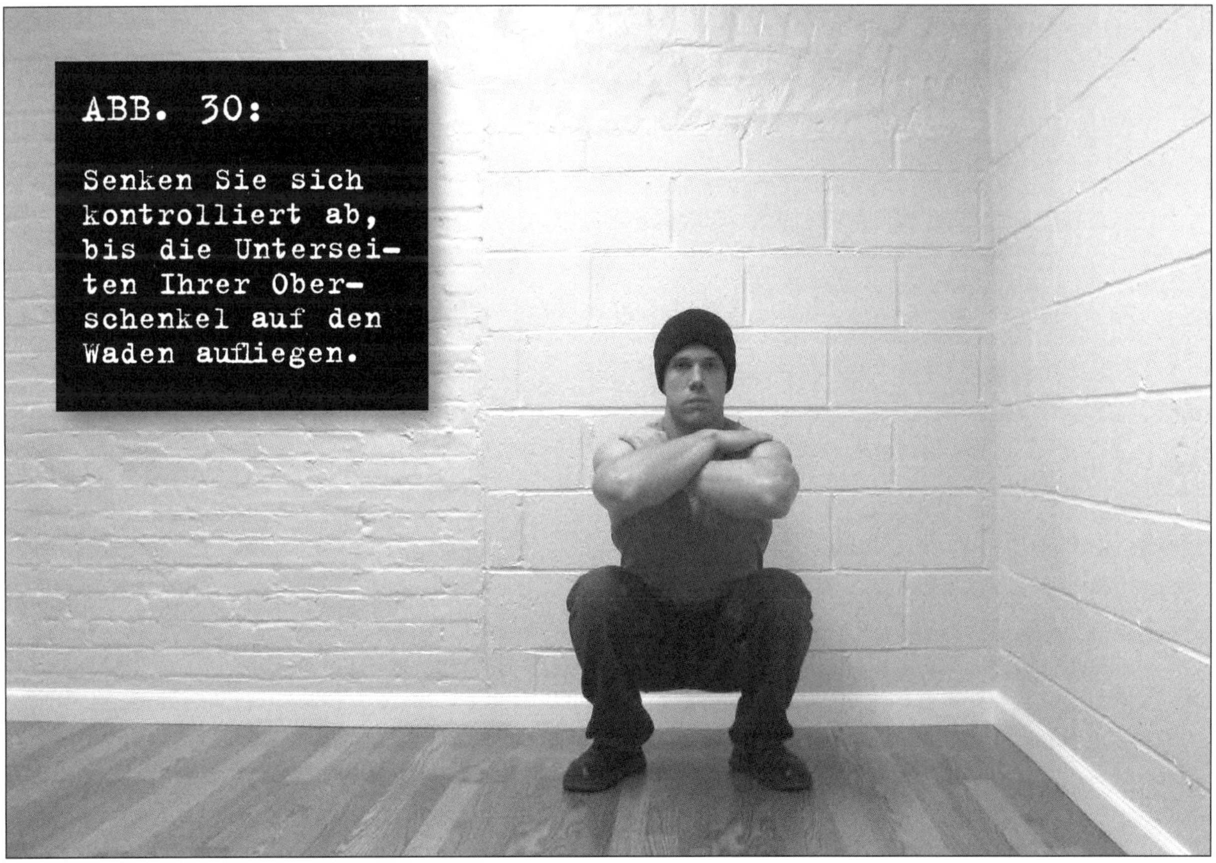

ABB. 30:

Senken Sie sich kontrolliert ab, bis die Unterseiten Ihrer Oberschenkel auf den Waden aufliegen.

SCHRITT 6 Kniebeuge im engen Stand

Durchführung

Stellen Sie sich mit geschlossenen Beinen und nur ganz leicht nach außen zeigenden Zehen aufrecht hin. Strecken Sie die Arme auf Brusthöhe nach vorne. Dies ist die Startposition (Abb. 31). Beugen Sie Knie und Hüften, bis Ihre Oberschenkelrückseiten auf den Waden aufliegen. Ihre Brust drückt jetzt gegen die Vorderseite Ihrer Oberschenkel (Abb. 32). Heben Sie nicht die Fersen an. Damit Sie nicht nach hinten kippen, müssen Sie eventuell die Schienbeinmuskeln anspannen und die Zehen hochziehen. Kehren Sie einzig mittels Beinkraft in die Startposition zurück.

Übungsanalyse

Eine Kniebeuge im engen Stand *(Close squat)* bietet alle Vorteile der vollständigen Kniebeuge, kombiniert mit einer verstärkten Wirkung auf den Quadrizeps. Im Laufe der Zeit kräftigt diese Übung Knie, Schienbeine und Gesäßmuskeln – besser als sämtliche Geräte und Maschinen.

Trainingsziele

- Anfänger: 1 Satz à 5 Wdh.
- Fortgeschrittene: 2 Sätze à 10 Wdh.
- Könner: 2 Sätze à 20 Wdh.

Perfektion

Wer die vorangegangenen Schritte allzu schnell durchlaufen hat, kann mit der engen Kniebeuge Probleme haben. Das größte kann darin bestehen, dass man in der Zielposition nach hinten kippt. Sportler mit langen Oberschenkeln neigen am stärksten dazu. Ursache ist fehlende Kraft im Schienbeinbereich, kombiniert mit ungenügender Balance. Wenn Sie bei den letzten Schritten zu fix waren, gehen Sie nochmals zu Schritt 3 und arbeiten Sie das Programm ab da sorgfältig durch. Haben Sie immer noch Schwierigkeiten, kehren Sie zur vollständigen Kniebeuge zurück und schieben die Füße bei jeder Trainingseinheit ein Stückchen weiter zusammen. Die ausgestreckten Arme helfen, das Körpergewicht nach vorne zu verlagern. Sie könnten auch eine kleine Hantel, ein Buch oder eine Wasserflasche halten, aber besser ist es, ohne Hilfsmittel auszukommen. Manchen fällt diese Übung aufgrund ihres Körperbaus schwer. Wenn es Ihnen auch so geht, dürfen Sie zwischen den Fersen eine Handbreit Abstand lassen.

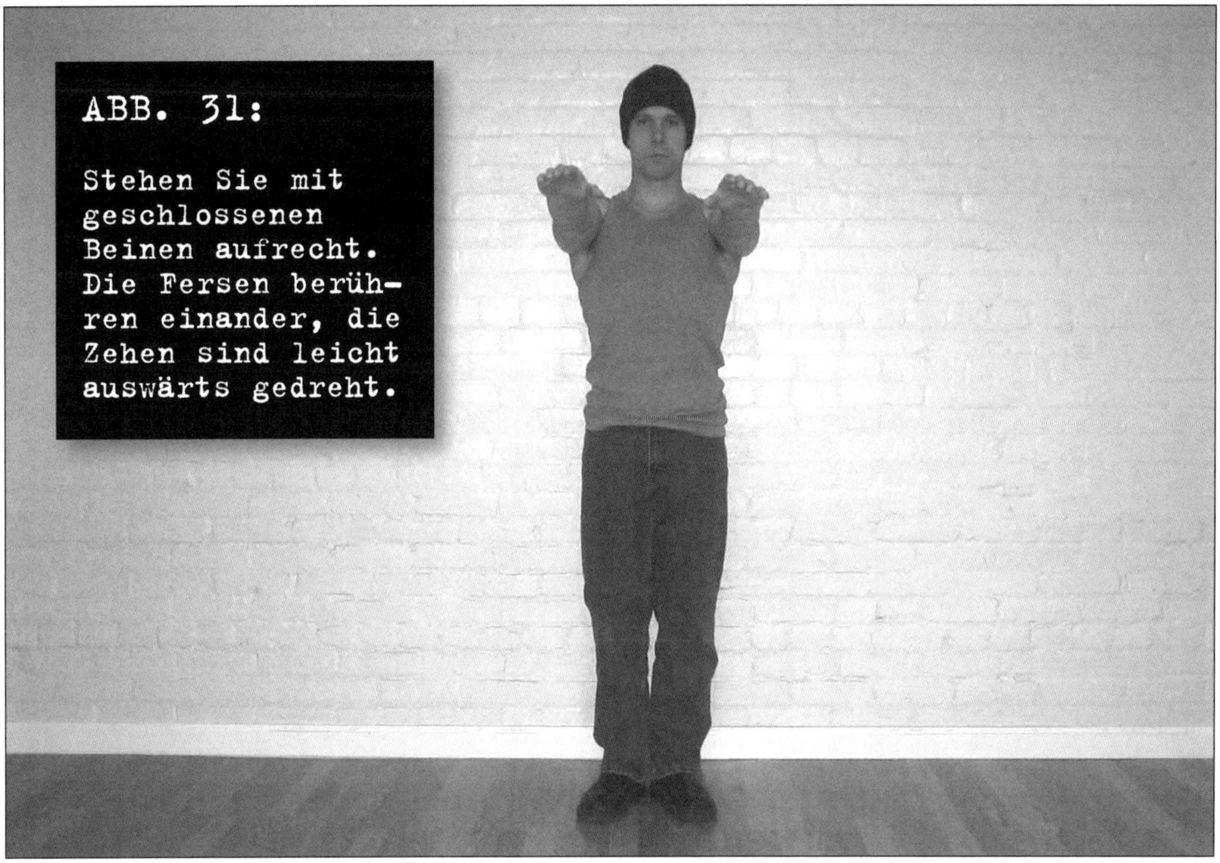

ABB. 31:

Stehen Sie mit geschlossenen Beinen aufrecht. Die Fersen berühren einander, die Zehen sind leicht auswärts gedreht.

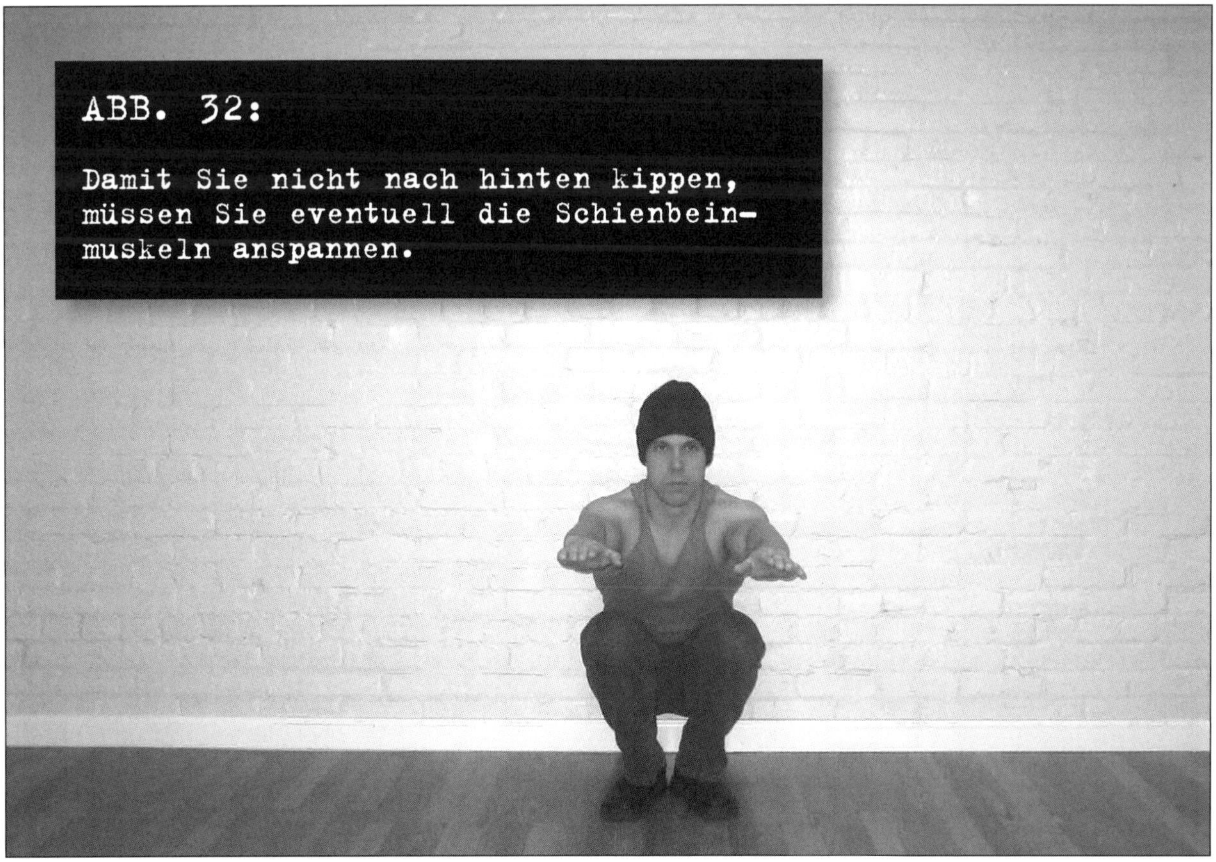

ABB. 32:

Damit Sie nicht nach hinten kippen, müssen Sie eventuell die Schienbeinmuskeln anspannen.

Schritt 7 Ungleiche Kniebeuge

Durchführung

Stellen Sie sich aufrecht so hin, dass ein Fuß flach auf dem Boden und der andere fest auf einem Basketball steht. Der Abstand zwischen den Füßen sollte schulterbreit oder etwas größer sein. Strecken Sie die Arme vor der Brust gerade nach vorne. Dies ist die Startposition (Abb. 33). Beugen Sie Knie und Hüften, bis die Oberschenkelrückseite des auf dem Boden stehenden Beins die Wade berührt. Tiefer kommen Sie bei dieser Übung nicht: Dies ist die Zielposition (Abb. 34). Für den Fall, dass Sie umkippen, sollte hinter Ihnen genügend Platz sein. (Das gilt für alle tiefen Kniebeugen.) Pausieren Sie kurz in der Zielposition, bevor Sie sich kontrolliert mit beiden Beinen in die Startposition hochstemmen. Nutzen Sie nie Schwung aus und wippen Sie nicht.

Übungsanalyse

Die ungleiche Kniebeuge *(Uneven squat)* stellt den ersten großen Schritt auf dem Weg zur einbeinigen Kniebeuge dar. Bis jetzt war der Krafteinsatz stets symmetrisch. Bei dieser Übung aber kann das Bein auf dem Ball aufgrund seiner erhöhten Position und weil es den Ball kontrollieren muss, wenig Kraft beitragen. Die meiste Arbeit leistet das Bein ohne Ball, das beim schwierigen Hochstemmen aus der untersten Position jedoch noch vom anderen Bein unterstützt wird. Gleichgewicht und Körperkoordination werden dabei stark gefördert.

Trainingsziele

- Anfänger: 1 Satz à 5 Wdh. (beide Seiten)
- Fortgeschrittene: 2 Sätze à 10 Wdh. (beide Seiten)
- Könner: 2 Sätze à 20 Wdh. (beide Seiten)

Perfektion

Diese Übung stellt an Geschicklichkeit und Kraft höhere Anforderungen als die vorhergehenden. Wenn Sie mit dem Ball gar nicht zurechtkommen, verwenden Sie eine niedrigere Alternative – z. B. einen Ziegelstein, auf den Sie weitere legen, wenn Sie sich besser ausbalancieren können.

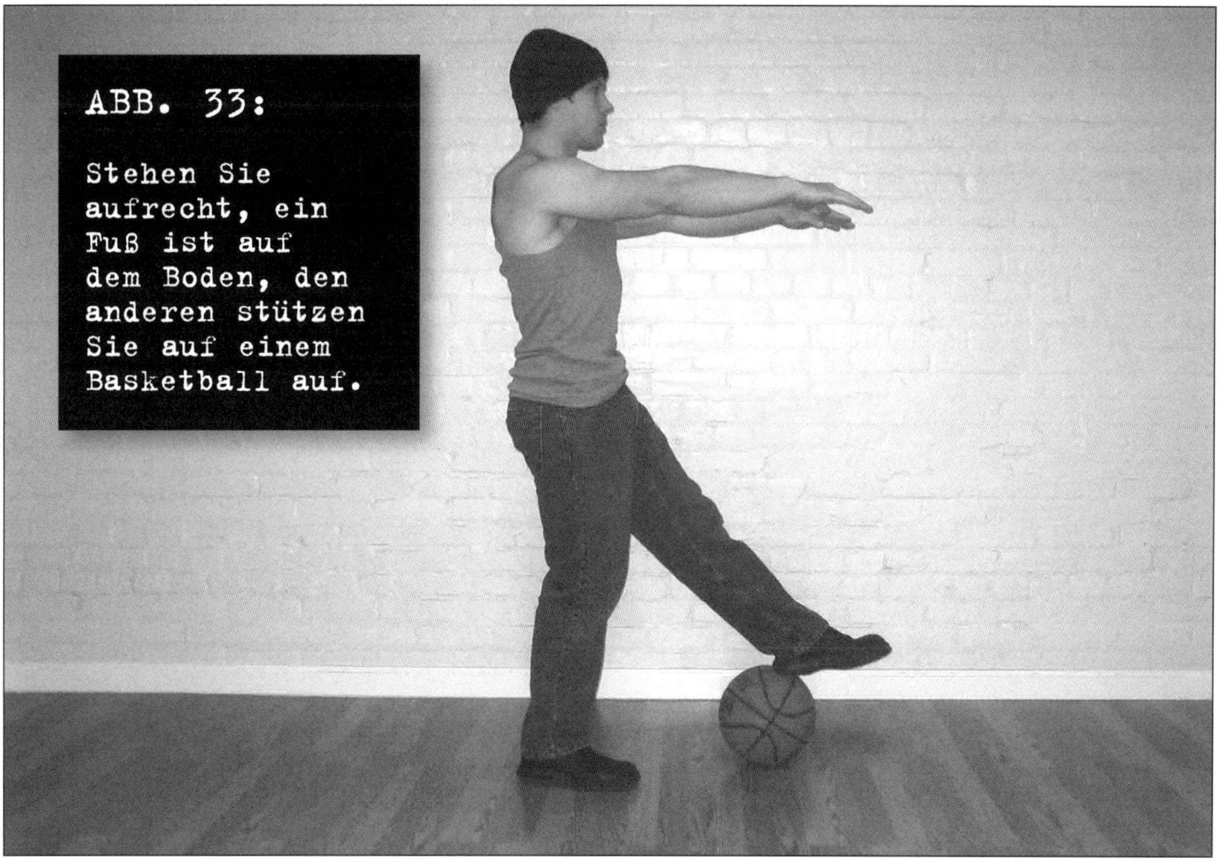

ABB. 33:

Stehen Sie aufrecht, ein Fuß ist auf dem Boden, den anderen stützen Sie auf einem Basketball auf.

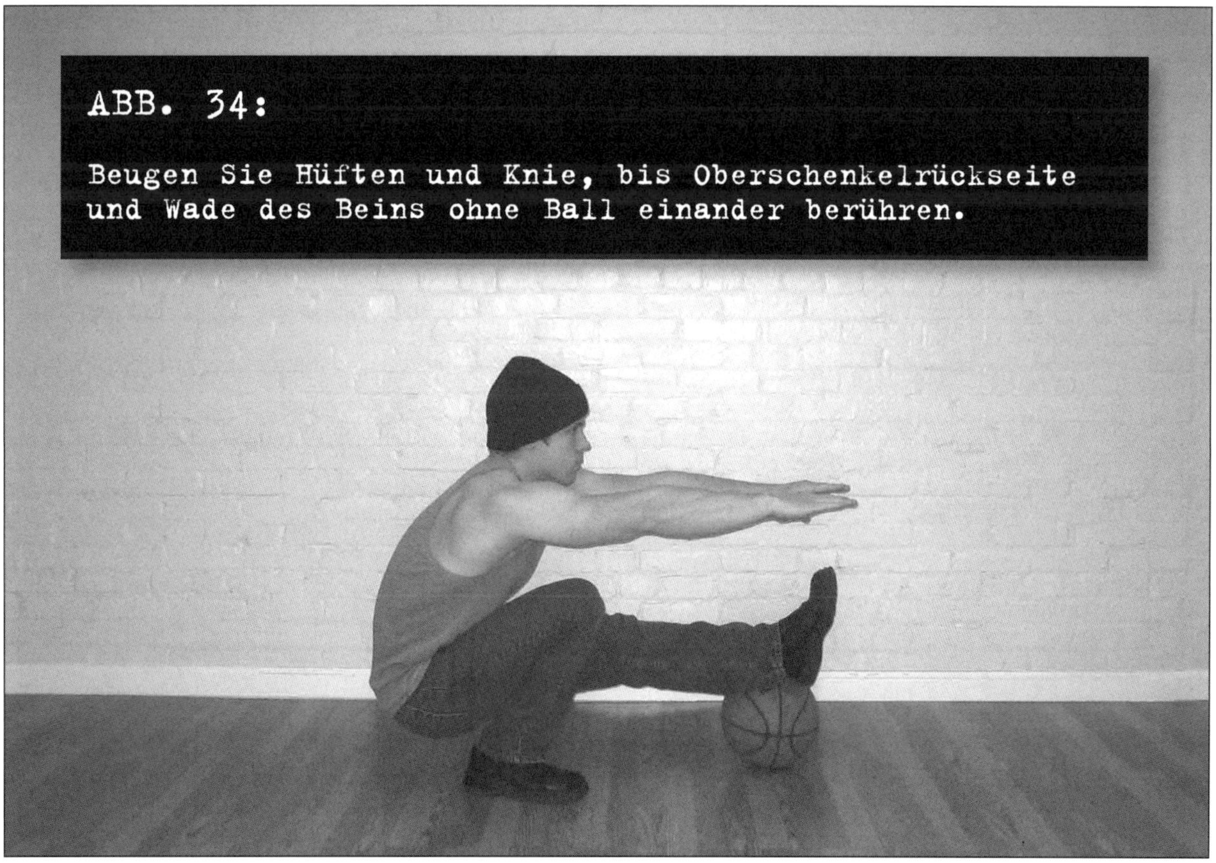

ABB. 34:

Beugen Sie Hüften und Knie, bis Oberschenkelrückseite und Wade des Beins ohne Ball einander berühren.

Schritt 8 Halbe einbeinige Kniebeuge

Durchführung

Stellen Sie sich aufrecht hin und strecken Sie ein Bein nach vorne aus, sodass es gerade und der Fuß auf der Höhe des anderen Oberschenkels ist. Strecken Sie die Arme auf Brusthöhe nach vorne. Dies ist die Startposition (Abb. 35). Beugen Sie Hüfte und Knie des Standbeins, bis der Oberschenkel parallel zum Boden ist. Der ausgestreckte Fuß sollte sich noch in der Luft befinden. Dies ist die Zielposition (Abb. 36). Pausieren Sie kurz unter Spannung, bevor Sie sich kontrolliert mit dem Standbein wieder in die Startposition hochstemmen. Ihr Rücken sollte während der gesamten Übung gerade bleiben und die Ferse am Boden.

Übungsanalyse

Die halbe einbeinige Kniebeuge *(Half one-leg squat)* ist die erste einbeinige Übung der Serie und ein wichtiger Schritt vor der vollständigen einbeinigen Kniebeuge. Bei dieser Übung lernt man außer dem Ausbalancieren auch, das inaktive Bein über längere Zeit in der Luft zu halten. Das ist nicht einfach und beansprucht die Beugermuskeln der Hüfte, die bei den meisten Männern schwach sind. Weil nur ein Bein das Körpergewicht bewegt, wird dessen Kraft gefördert, jedoch nur im oberen Bereich. Deshalb sollte man diese Übung stets mit anderen Übungen mit größerem Bewegungsradius kombinieren, vorzugsweise mit Kniebeugen im engen Stand oder ungleichen Kniebeugen.

Trainingsziele

- Anfänger: 1 Satz à 5 Wdh. (beide Seiten)
- Fortgeschrittene: 2 Sätze à 10 Wdh. (beide Seiten)
- Könner: 2 Sätze à 20 Wdh. (beide Seiten)

Perfektion

Wer die ungleiche Kniebeuge beherrscht, sollte mit dieser Übung gut zurechtkommen. Sollte Sie Ihnen dennoch schwerfallen, fangen Sie mit einem kleineren Bewegungsradius an und gehen Sie dann allmählich tiefer runter.

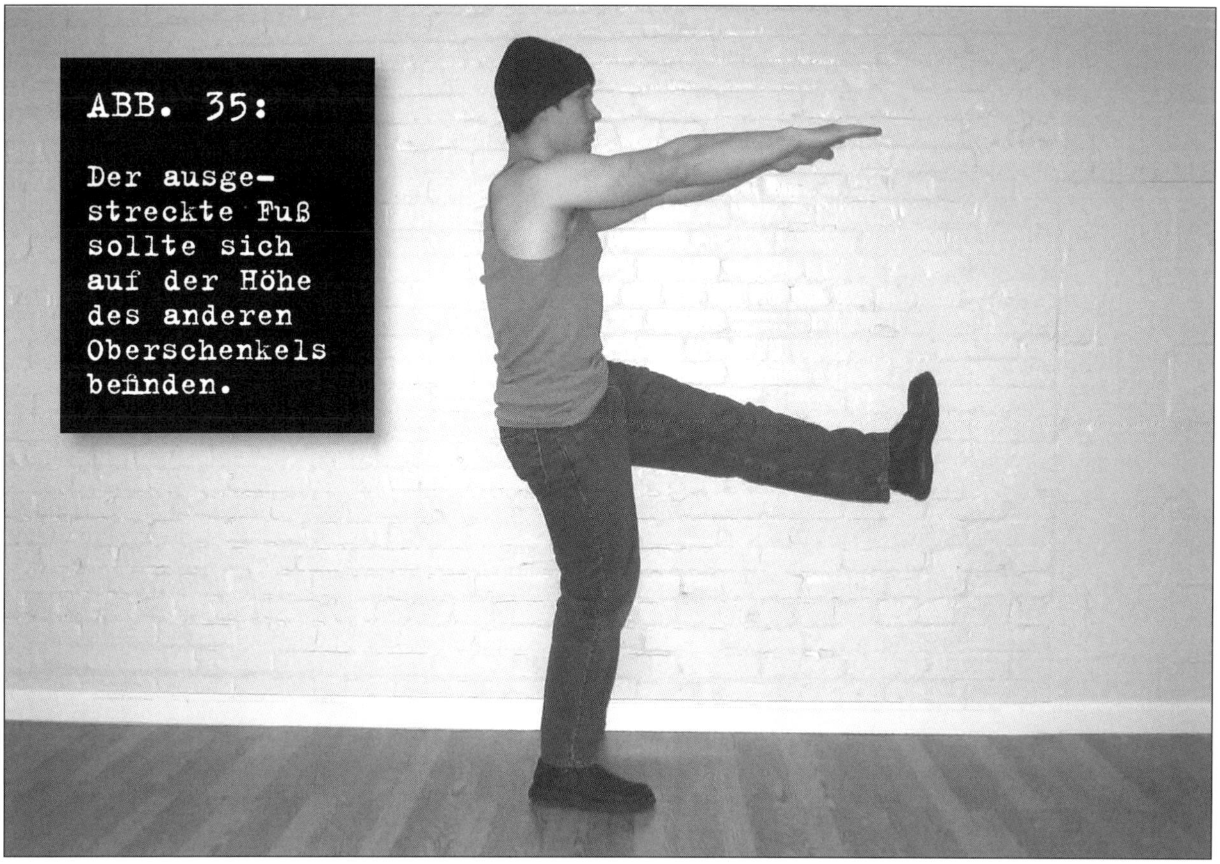

ABB. 35:

Der ausgestreckte Fuß sollte sich auf der Höhe des anderen Oberschenkels befinden.

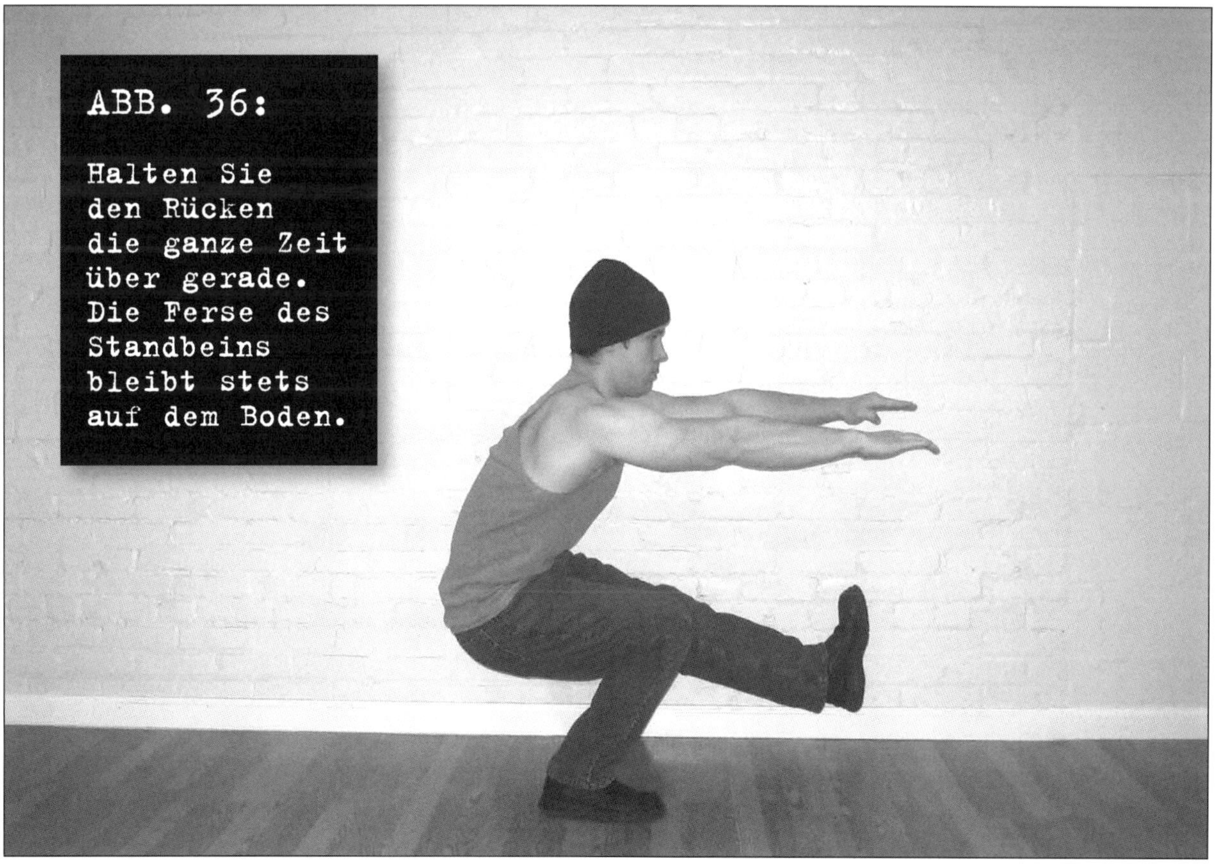

ABB. 36:

Halten Sie den Rücken die ganze Zeit über gerade. Die Ferse des Standbeins bleibt stets auf dem Boden.

Schritt 9 Unterstützte einbeinige Kniebeuge

Durchführung

Legen Sie einen Basketball neben das jeweilige Standbein. Stellen Sie sich aufrecht hin und strecken Sie das andere Bein nach vorne aus, sodass der Fuß auf Höhe des anderen Oberschenkels ist. Strecken Sie den Arm dieser Seite ebenfalls aus und lassen Sie den Arm auf der Standbeinseite seitlich herabhängen (Abb. 37). Beugen Sie Hüftgelenk und Knie des Standbeins, bis die Oberschenkelunterseite auf der Wade aufliegt. Legen Sie die Hand fest auf den Ball auf. Dies ist die Zielposition (Abb. 38). Stemmen Sie sich hauptsächlich durch Beinkraft in die Startposition zurück, aber unterstützen Sie Ihr Bein auf den ersten Zentimetern, indem Sie sich auf dem Ball abstützen. Die Ferse bleibt stets am Boden.

Übungsanalyse

Bei allen Kniebeuge-Varianten ist die niedrigste Position die schwierigste Phase; für die unterstützte einbeinige Kniebeuge *(Assisted one-leg squat)* gilt dies in besonderem Maße. Allerdings hilft Ihnen Ihr Arm anfänglich beim Hochstemmen. Diese Übung kräftigt Bänder und Sehnen der Knie und hilft, den letzten Schritt in Angriff zu nehmen: die einbeinige Kniebeuge. Außerdem zwingt sie die Beugemuskeln der Hüfte, das angehobene Bein höher zu halten als in Schritt 9, was gewöhnungsbedürftig sein kann. Investieren Sie in diesen wichtigen Schritt genügend Zeit und Training.

Trainingsziele

- Anfänger: 1 Satz à 5 Wdh. (beide Seiten)
- Fortgeschrittene: 2 Sätze à 10 Wdh. (beide Seiten)
- Könner: 2 Sätze à 20 Wdh. (beide Seiten)

Perfektion

Wenn Sie den Anfängersatz dieser Übung nicht ausführen können, setzen Sie Ihr unilaterales Training fort, indem Sie sich auf einem Objekt abstützen, das höher als ein Basketball ist (Stuhlsitz, Couchtisch ...). Dadurch erzielen Sie einen größeren Bewegungsradius. Sobald Sie die Übung auf diese Weise beherrschen, versuchen Sie es wieder mit dem Basketball.

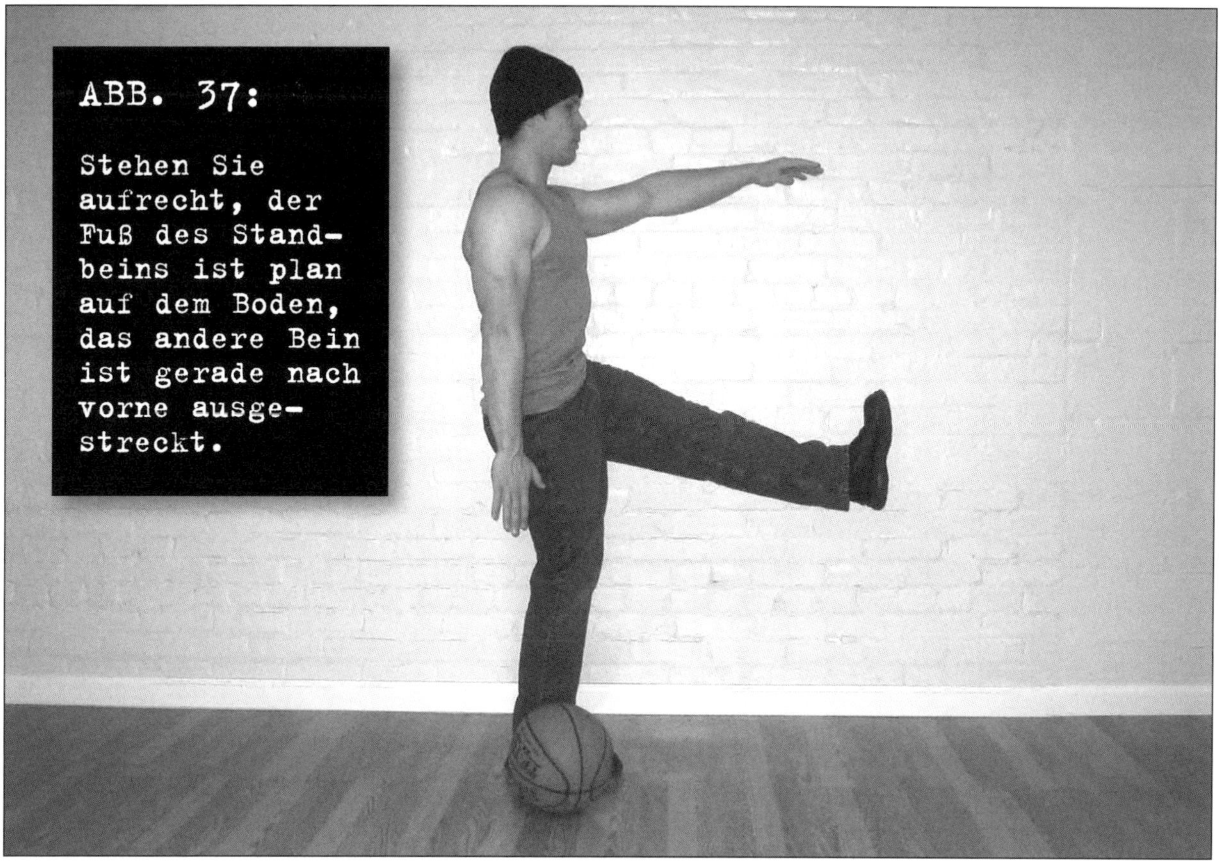

ABB. 37:

Stehen Sie aufrecht, der Fuß des Standbeins ist plan auf dem Boden, das andere Bein ist gerade nach vorne ausgestreckt.

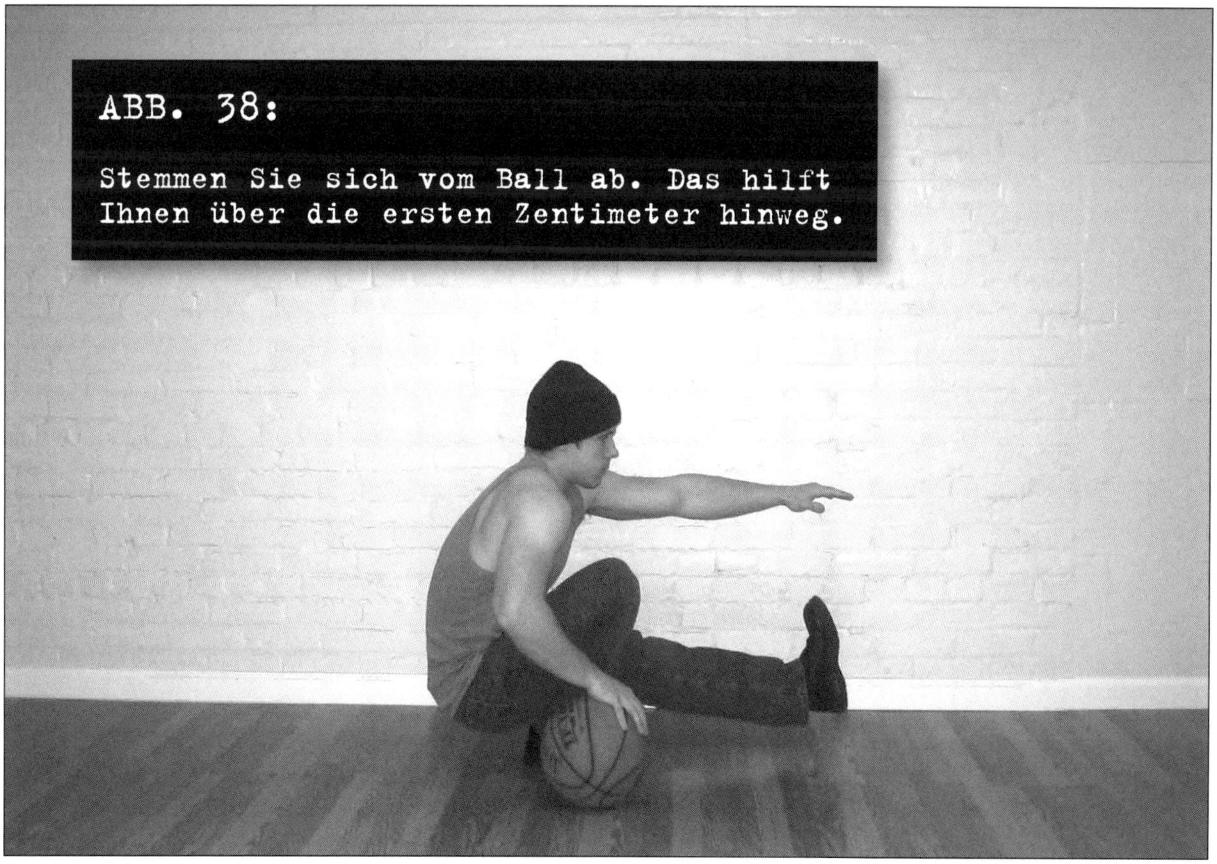

ABB. 38:

Stemmen Sie sich vom Ball ab. Das hilft Ihnen über die ersten Zentimeter hinweg.

THE MASTER STEP Einbeinige Kniebeuge

Durchführung

Stellen Sie sich aufrecht hin und heben Sie einen Fuß knapp auf Hüfthöhe. Halten Sie das nach vorne ausgestreckte Bein so gerade wie möglich. Wenn Sie die vorangegangenen Schritte gewissenhaft trainiert haben, wird Ihnen das nicht schwerfallen. Strecken Sie die Arme vor der Brust nach vorne (Abb. 39). Beugen Sie das Standbein an Knie und Hüfte und senken Sie sich kontrolliert ab, bis die Oberschenkelrückseite auf der Wade und Ihre Brust auf der Vorderseite des Oberschenkels aufliegen. Dies ist die Zielposition (Abb. 40). Pausieren Sie kurz unter Spannung, bevor Sie sich nur mit Beinkraft wieder in die Startposition hochstemmen. Dabei sollte kein Schwung entstehen. Halten Sie den Rücken die ganze Zeit über gerade, den ausgestreckten Fuß über dem Boden und die Ferse des Standbeins am Boden. Pausieren Sie in der Startposition kurz und machen Sie dann weiter.

Übungsanalyse

Die einbeinige Kniebeuge *(One-leg squat)* ist die Königin aller Kniebeugen und die ultimative Übung für die untere Körperhälfte. Sie kräftigt Wirbelsäule, Hüften, Oberschenkel, Unterschenkel und Füße, obendrein fördert sie die Ausdauer und Geschicklichkeit. Mit der Zeit macht sie aus dünnen Hühnerbeinen Säulen der Macht und schenkt dem Sportler Oberschenkel wie Aufzugskabel, einen steinharten Po und kräftige, wohlgeformte Waden. Als zusätzlicher Vorteil schützt sie nachhaltig vor Hüft- und Knieleiden.

Trainingsziele

- Anfänger: 1 Satz à 5 Wdh. (beide Seiten)
- Fortgeschrittene: 2 Sätze à 10 Wdh. (beide Seiten)
- Elite: 2 Sätze à 50 Wdh. (beide Seiten)

Perfektion

Wenn Sie den Anfängersatz dieser Übung nicht ausführen können, kehren Sie zu Schritt 9, der unterstützten einbeinigen Kniebeuge, zurück. Verwenden Sie ein Objekt, das etwas niedriger als ein Basketball ist, z. B. einen Stapel aus drei Ziegeln. Nutzen Sie laufend kleinere Objekte, bis Sie keine Unterstützung mehr brauchen.

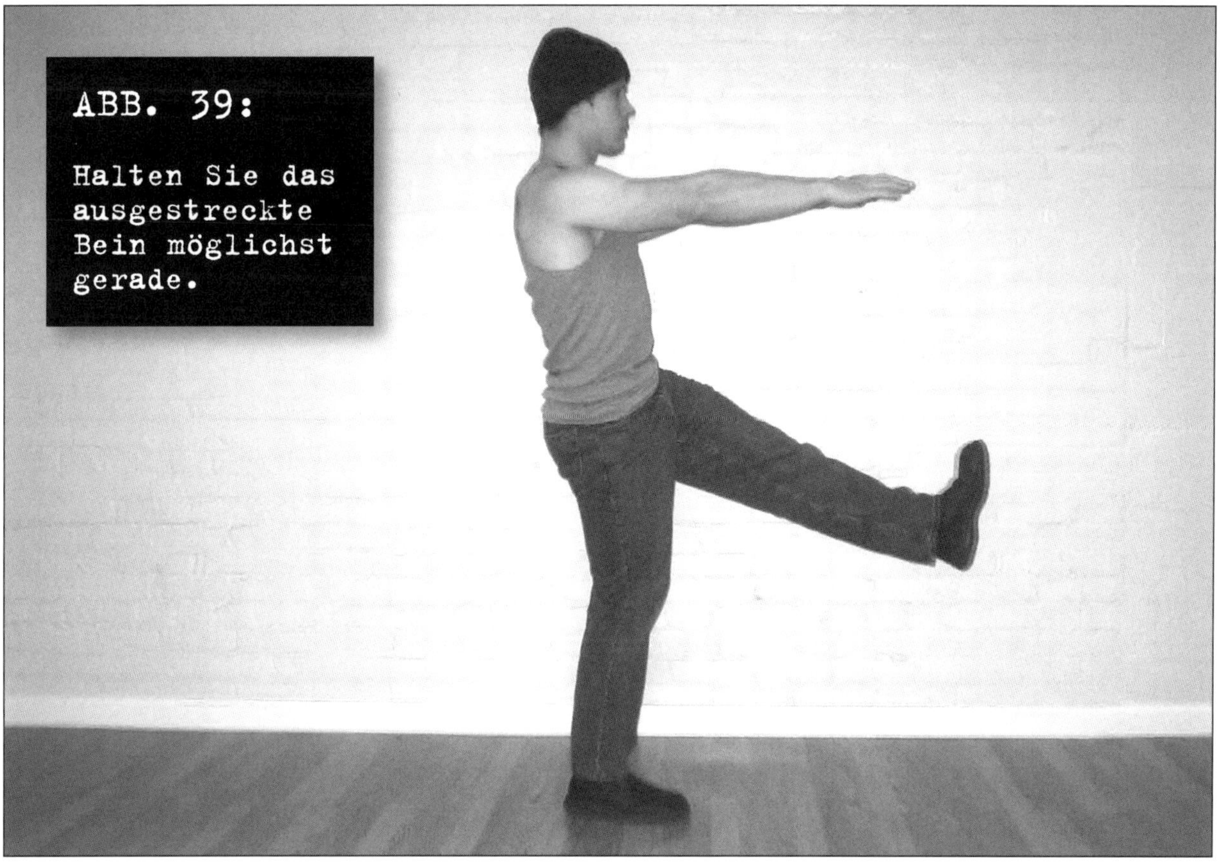

ABB. 39:

Halten Sie das ausgestreckte Bein möglichst gerade.

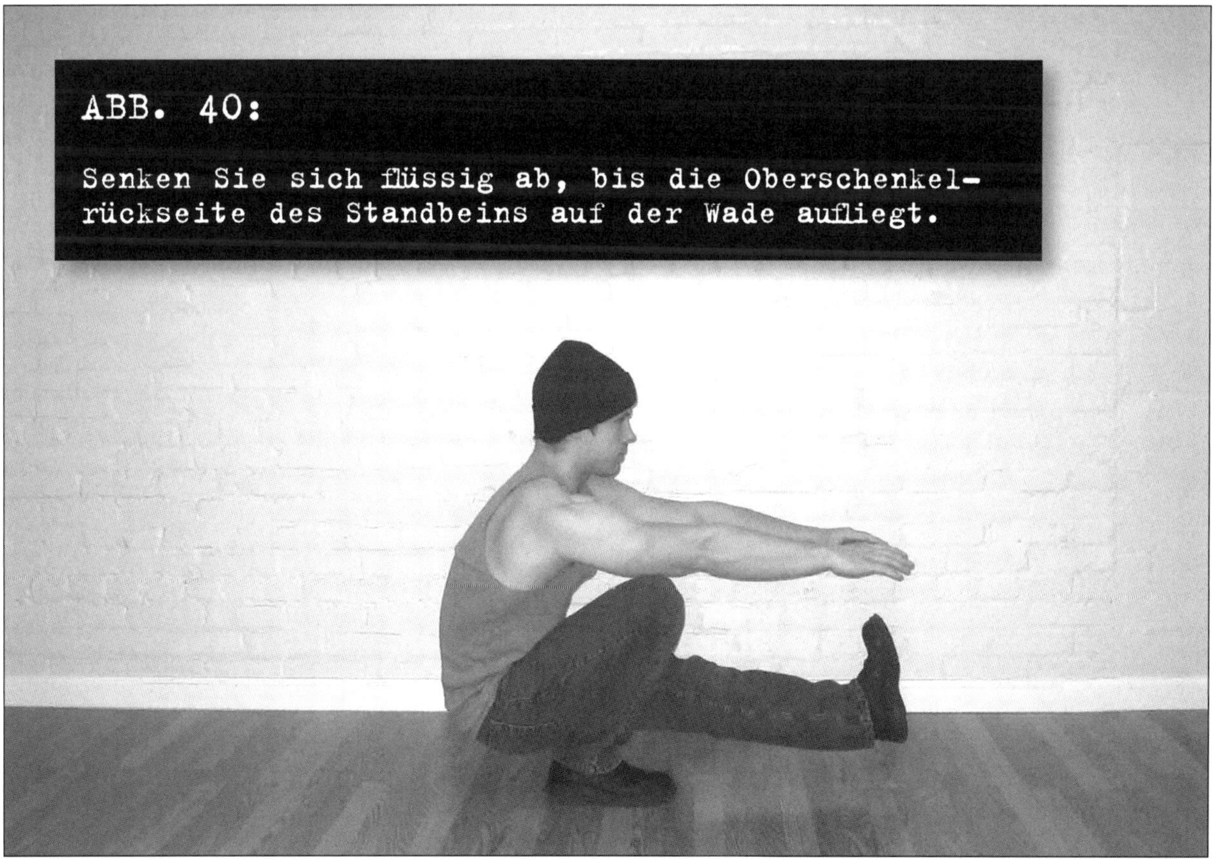

ABB. 40:

Senken Sie sich flüssig ab, bis die Oberschenkelrückseite des Standbeins auf der Wade aufliegt.

Progression Kniebeuge

Schritt 1	Schulterstand-Kniebeuge Seiten 94-95	Bis zu 3 Sätze à 50 Wdh. Dann Schritt 2
Schritt 2	Klappmesser-Kniebeuge Seiten 96-97	Bis zu 3 Sätze à 40 Wdh. Dann Schritt 3
Schritt 3	Gestützte Kniebeuge Seiten 98-99	Bis zu 3 Sätze à 30 Wdh. Dann Schritt 4
Schritt 4	Halbe Kniebeuge Seiten 100-101	Bis zu 2 Sätze à 50 Wdh. Dann Schritt 5
Schritt 5	Vollständige Kniebeuge Seiten 102-103	Bis zu 2 Sätze à 30 Wdh. Dann Schritt 6

Progression Kniebeuge

Schritt 6	Kniebeuge im engen Stand Seiten 104–105	Bis zu 2 Sätze à 20 Wdh. Dann Schritt 7
Schritt 7	Ungleiche Kniebeuge Seiten 106–107	Bis zu 2 Sätze à 20 Wdh. Dann Schritt 8
Schritt 8	Halbe einbeinige Kniebeuge Seiten 108–109	Bis zu 2 Sätze à 20 Wdh. Dann Schritt 9
Schritt 9	Unterstützte einbeinige Kniebeuge Seiten 110–111	Bis zu 2 Sätze à 20 Wdh. Dann Schritt 10
Schritt 10 Meisterschaft	Einbeinige Kniebeuge Seiten 112–113	Ultimative Kraft 2 Sätze à 50 Wdh.

Noch ein paar Schritte weiter

Sobald Sie die einbeinige Kniebeuge meistern, konzentrieren Sie sich auf die Zahl Ihrer Wiederholungen. Dies ist ein wertvoller Rat, der für alle zehnten Schritte gilt. Die Fähigkeit, zahlreiche korrekte Wiederholungen durchführen zu können, beschert Ihnen Fitness und die Kontrolle über Ihre Muskeln. Wie viele Wiederholungen Sie anstreben, entscheiden Sie selbst. Ich kenne Häftlinge, die über 100 Wiederholungen dieser Übung schafften, und das mehrmals am Tag! Zu meinen besten Zeiten erreichte ich dreistellige Bereiche und hätte immer weitermachen können. Allerdings fand ich allzu viele Wiederholungen langweilig. Wenn Sie engagiert und relativ jung (d.h. unter 60) und außerdem nicht übergewichtig sind, wären 50 Wiederholungen je Seite ein anständiges und tatsächlich auch erreichbares Ziel. Auf jeden Fall wären das 50 Wiederholungen mehr, als der durchschnittliche aufgepumpte Bodybuilder schaffen würde.

Gut, nehmen wir also einmal an, dass Sie 50 perfekte einbeinige Kniebeugen hintereinander bewältigen. Was kommt danach?

Natürlich wollen Sie immer noch stärker werden. Jedenfalls denken Kraftsportler und Bodybuilder so. In manchen Fällen kann die Jagd nach dem eigenen Kraftoptimum sehr lange weitergehen, denn Beine besitzen von Natur aus die Fähigkeit, sehr stark zu werden. Die Beinsehnen sind sehr robust, Oberschenkel und Hüften enthalten reichlich Muskelzellen und sind daher enorm ausbaufähig. Mark Henry, ein Ringer, ehemaliger Gewichtheber und ein Berg von einem Mann, vermag ohne jegliche Hilfsmittel 450 kg zu stemmen. Auch Damen sind durchaus in der Lage, extrem kräftige Beinmuskeln auszubilden. In Sachen Oberkörperkraft stehen sie Männern gewöhnlich nach, doch die Muskeln an Hüften und Beinen reagieren ausgezeichnet auf Training. Die Amerikanerin Becca Swenson, die stärkste Frau der Welt, bewältigt Kniebeugen mit über 380 kg Gewicht, obgleich sie 63,5 kg leichter als Henry ist. Frauen mit kräftigen Beinen sind nichts Neues: In frühen Zeiten, als Ochsen teuer und knapp waren, lenkte der Mann den Pflug mit kräftigem Oberkörper und starken Armen, während seine Frau ihn mit der Kraft ihrer Beine und ihrer Gesäßmuskeln über den Acker zog.

Wenn Sie also bei den einbeinigen Kniestützen das Meisterniveau erreicht haben, dann erwarten Sie jetzt, dass ich Ihnen verrate, wie Sie noch stärker werden können. Doch da muss ich Sie leider enttäuschen. Ich bin für Kraft, ganz klar; doch was die untere Körperhälfte angeht, finde ich, dass es ein Fehler ist, sie immer noch weiterkräftigen zu wollen. Natürlich können Sie bei den einbeinigen Kniebeugen auch noch Gewichte stemmen; die Kraftmenschen vergangener Epochen taten es oft und gerne. Schnappen Sie sich eine Hantel und heben Sie sie vor der Brust, oder legen Sie sich eine Langhantel auf den oberen Rücken (siehe Foto rechts). Bert Assirati, der auf diese Weise trainierte, brachte es auf einbeinige Kniebeugen mit 90 kg Gewicht. Die amerikanische Kugelstoßerin Connie Price-Smith schaffte diese Übung mit 110 kg.

Beeindruckende Leistungen, die aber sehr oft mit Verletzungen bezahlt werden. Alle Gewichtheber, die ihren Sport ernsthaft betreiben, werden von Rücken- und Knieproblemen geplagt. Die meisten müssen sich früher oder später unter das Messer legen, und die Mehrheit ist im Alter aufgrund der abgenutzten Knie und Wirbel behindert.

Glauben Sie bitte nicht, dass Kraft alles ist. Für einen Athleten hinter Gittern ist Funktion alles. Und hinsichtlich der Beine ist Mobilität wesentlich wichtiger als Kraft. Sobald Sie die Kraft haben, einseitige Kniebeugen ausführen zu können, haben Sie Beine wie Motorkolben und extrem stabile Gelenke. Weiteres Training in derselben Richtung wird Ihnen zwar immer noch dickere Oberschenkel bescheren, Sie aber nicht unbedingt athletischer machen. Die nächste Stufe besteht darin zu lernen, die Kraft Ihrer unteren Körperhälfte richtig einzusetzen. Die auf den folgenden Seiten erläuterten Varianten verhelfen Ihren Beinen zu verbesserter Kondition, größerer Schnelligkeit, Beweglichkeit und Ausdauer. Lassen Sie sich nicht von Zahlen verführen, sondern gehen Sie Ihren Weg!

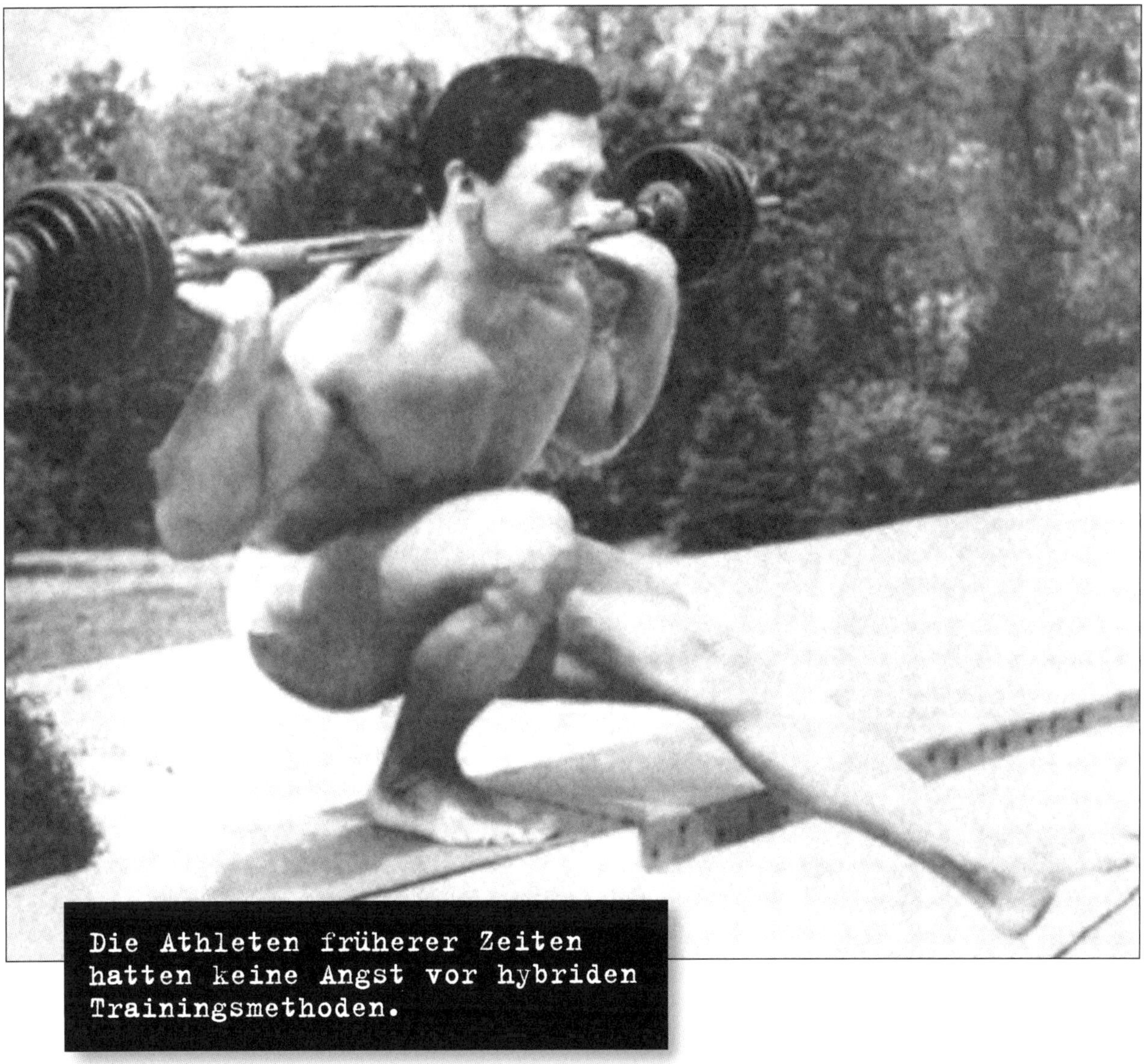

Die Athleten früherer Zeiten hatten keine Angst vor hybriden Trainingsmethoden.

Varianten

Beim Bodybuilding heißt es, unterschiedliche Fuß- und Beinpositionen bei Kniebeugen oder Beinpressen würden unterschiedliche Partien des Quadrizeps aufbauen. Angeblich würden sich durch weit abgespreizte Beine die inneren Partien stärker entwickeln und durch eine Stellung mit geschlossenen Beinen die äußeren; auswärts gerichtete Zehen förderten den Vastus medialis, angehobene Fersen den Rectus femoris usw. In Wirklichkeit neigen die vier Köpfe des Quadrizeps dazu, gemeinsam zu arbeiten, sodass unterschiedliche Positionen von Fuß und Bein relativ geringe Wirkung haben. Eigenartige Haltungen führen nur dazu, dass sich Knie und Hüfte in unnatürlichen Winkeln bewegen, was eher früher als später zu Schäden führt. Suchen Sie sich bei den Kniebeugen eine stabile Position, in der Sie sich wohlfühlen, und behalten Sie sie bei. Wenn Sie Abwechslung wollen, probieren Sie lieber eine der hier im Folgenden vorgestellten Übungen aus.

Ausfallschritt (Lunge)

Er ist der klassische Kniebeugenersatz. Stellen Sie sich mit geschlossenen Beinen hin und machen Sie mit einem Bein einen weiten Schritt nach vorne. Beugen Sie beide Knie und halten Sie dabei die Wirbelsäule gerade, bis Ihr vorderes Knie im rechten Winkel gebeugt ist und ihr hinteres Knie den Boden berührt. Stemmen Sie sich sodann in den aufrechten Stand zurück. Nun können Sie aus der Startposition heraus entweder einen Schritt nach hinten machen oder aber den Ausfallschritt nach vorne mit dem anderen Bein wiederholen. Weil in einer Zelle nicht viel Platz ist, sind wir immer nur aus der Startposition abwechselnd mit dem einen und dem anderen Bein vorgetreten. Wenn Sie jedoch genügend Platz zur Verfügung haben, brauchen Sie nicht in die Startposition zurückzukehren, sondern machen einfach mit dem anderen Bein den Ausfallschritt nach vorne. Wenn Ihre Beine in guter Verfassung sind, können Sie auf diese Weise weite Strecken zurücklegen. Ich kannte mal einen Kickboxer, der auf diese Methode schwor. Er zählte nicht einmal die Wiederholungen, sondern nahm die Länge seines heimischen Fußballfelds als Trainingseinheit!

Beinpressen-Ausfallschritt (Leg press lunge)

Eine nette Abwechslung bei Ausfallschritten, bei der man sich jeweils auf ein Bein konzentriert. Legen Sie ein Bein auf ein kniehohes Objekt, z. B. auf eine Treppenstufe, die für Sie die richtige Höhe hat. Ihr hochgelegtes Bein sollte gerade vor Ihnen liegen und im Knie leicht angewinkelt sein. Beugen Sie nun bei gerade gehaltener Wirbelsäule Knie und Hüfte des hochgelegten Beins, bis die Rückseite des Oberschenkels gegen die Wade drückt und die Vorderseite nah an Ihrer Brust ist. Um Ihre Lage zu stabilisieren, können Sie auch das Knie des hinteren Beins leicht anwinkeln, die Hauptarbeit sollte jedoch das vordere Bein leisten. Nach einer kurzen Pause stemmen Sie das vordere Bein wieder in die Startposition zurück. Diese Bewegung sieht wie ein Tritt in Zeitlupe aus. Machen Sie die beabsichtigte Anzahl von Wiederholungen und nehmen Sie sich dann das andere Bein vor. Nach ein paar Hundert Wiederholungen werden Sie am nächsten Morgen einen herrlichen Muskelkater haben!

Sissy-Kniebeuge (Sissy squat)

Halten Sie sich mit einer Hand an etwas fest, das stabilen Halt gibt. Stellen Sie sich aufrecht mit geschlossenen Füßen hin und beugen Sie die Knie, aber nicht die Hüften. Das hat zur Folge, dass Sie sich auf die Zehenspitzen stellen und sich mit dem Rumpf leicht zurücklehnen. Anfangs fühlt sich das komisch an, und Sie geraten in Versuchung, sich aus der Taille nach vorne zu beugen, aber mit der Zeit bekommen Sie den Kniff raus. Weil die Kraftübertragung vor allem durch die Knie erfolgt, sollten Sie sie nicht um mehr als 90 Grad beugen. Zuerst erscheint selbst dieser Winkel unerreichbar, und Sie müssen erst einmal darauf hinarbeiten. Legen Sie am tiefsten Punkt eine Pause ein, bevor Sie sich in die Startposition zurückstemmen und die Übung wiederholen. Sie ist ungewöhnlich und außer, dass man mehr Wiederholungen schafft, ist es schwer, sie progressiv zu gestalten. Dennoch ist sie nützlich, und weil man bei ihr die Hüften nicht beugt, wird sie besonders wertvoll für all diejenigen, die ihren unteren Rückenbereich schonen wollen oder müssen. Über den Ursprung des Namens dieser Übung herrscht Uneinigkeit. Manche sagen, er kommt daher, dass die Hebelkräfte bei ihr gegen die Muskeln arbeiten, sodass sich auch starke Männer wie Schwächlinge vorkommen. Mein Mentor Joe Hartigen aber war sich sicher, dass sie nach dem griechischen König Sisyphos benannt ist, der täglich und bis in alle Ewigkeit einen Felsblock einen Hang hinaufrollen und abends dabei zusehen musste, wie der Felsblock wieder hinunterrollte. Ein trauriges Schicksal. Allerdings muss er beneidenswerte Oberschenkelmuskeln besessen haben!

Hindu-Kniebeuge (Hindu squat)

Sie ist seit Jahrhunderten Teil des Trainings indischer Ringer. Senken Sie sich bei schulterbreit gespreizten Beinen wie zu einer Kniebeuge ab und heben Sie dabei die Fersen an. Stemmen Sie sich anschließend sofort und ohne Pause wieder hoch. Das Vor- und Zurückwiegen auf den Fersen erzeugt ein Schaukeln, bei dem sich Ihr Schwerpunkt ständig verlagert, und eine stärkere Dynamik als bei den gewöhnlichen Kniebeugen. Machen Sie, sobald Sie die Startposition erreicht haben, sofort weiter. Das Mitschwingen der Arme hilft, den Rhythmus zu halten. Diese Übung bietet Vor-, aber auch Nachteile. Ein Nachteil ist, dass sie keinen vollwertigen Ersatz für die normalen Kniebeugen darstellt, weil der einzige Fortschritt darin besteht, mehr Wiederholungen zu machen. Das ist gut für die Ausdauer, hilft aber nicht beim Kraftaufbau. Außerdem kann der aufgebaute Schwung unter Umständen die Knie reizen. Ein Vorteil wiederum ist, dass man sie aufgrund ihrer Dynamik sehr häufig wiederholen kann, und dies ist gut für alle, die bei geringem zur Verfügung stehenden Raum ihre untere Körperhälfte ausdauernder machen wollen. Für das Herz sind sie auch sehr gut. Wenn Sie regelmäßig Hindu-Kniebeugen machen wollen, bauen Sie sie schrittweise in Ihr Programm ein, damit sich die Kniesehnen an diese Übung gewöhnen können.

Plyometrisches Springen (Plyometric jumping)

Kniebeugen bauen Größe und Kraft der Muskeln auf. Aber um diese Kraft schnell entladen zu können, ist es sinnvoll, in das Beintraining einige plyometrische Übungen einzubauen. Schnelle Beinbewegungen liegen uns von Natur aus, und wir führen sie beim Sprinten, Hüpfen, Kicken usw. instinktiv aus. Die konzentrierteste Form plyometrischen Trainings ist wohl das Springen. Springen ist eine natürliche Bewegung, die keinerlei Gefahren mit sich bringt und überall ausgeführt werden kann. Beim plyometrischen Training in Fitnessclubs werden gerne stabile Podeste für die sogenannten Kastensprünge verwendet, bei denen man aus dem Stand auf das Podest springt. Aber eigentlich braucht man dafür keine besonderen Geräte. Im Gefängnis San Quentin brachte mir mein Zellengenosse eine Technik bei, die er beim Militär gelernt hatte und die er *Dead Leaps* nannte: Gehen Sie mit geschlossenen Knien schnell in die Hocke und springen Sie dann so weit Sie können. Halten Sie bei der Landung die Füße zusammen und kippen Sie nicht vornüber. Das ist wesentlich schwieriger, als es aussieht, weil man vor einem Sprung normalerweise wenigstens ein paar Schritte Anlauf nimmt. Wenn Sie schneller werden möchten, sollten Sie eher mehr Kraft in die Sprünge investieren, als eine möglichst höhere Anzahl von Wiederholungen anzustreben. Wärmen Sie sich auf und machen Sie zwei bis drei Sätze von je vier bis sechs Sprüngen; mehr braucht es gar nicht. Je öfter Sie das trainieren, desto weiter werden Sie springen. Wir haben seinerzeit mit Kreide auf dem Zellenboden Linien gezogen und versucht, unsere eigenen Rekorde jede Woche zu brechen. Als die Zelle für unsere Sprünge zu kurz wurde, sprangen wir nur noch auf einem Bein. Und das geht so: Stehen Sie auf einem Bein, gehen Sie in die Hocke und springen Sie, so weit Sie können. Sie müssen auf dem Fuß landen,

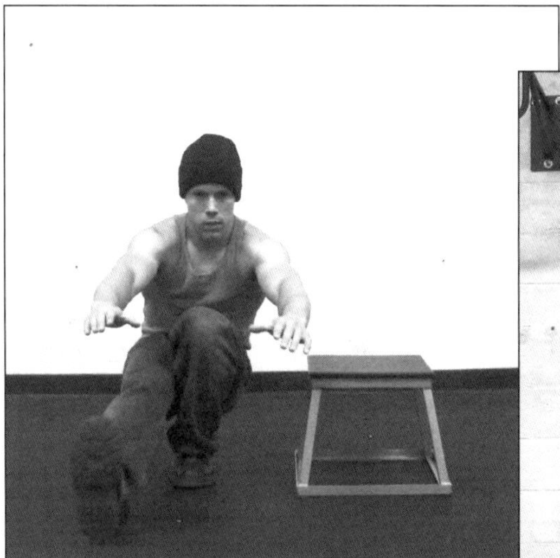

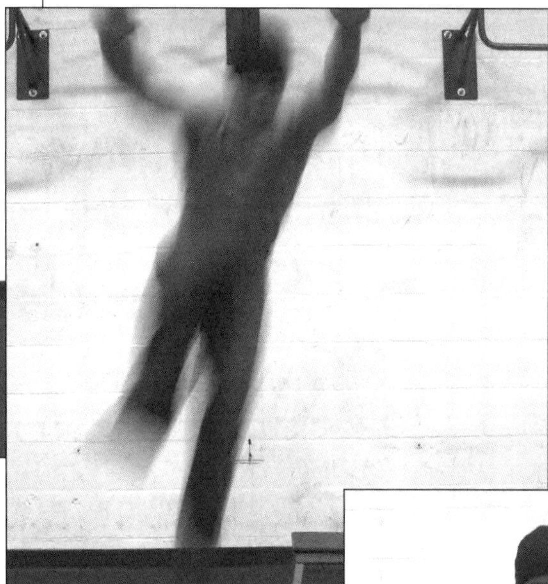

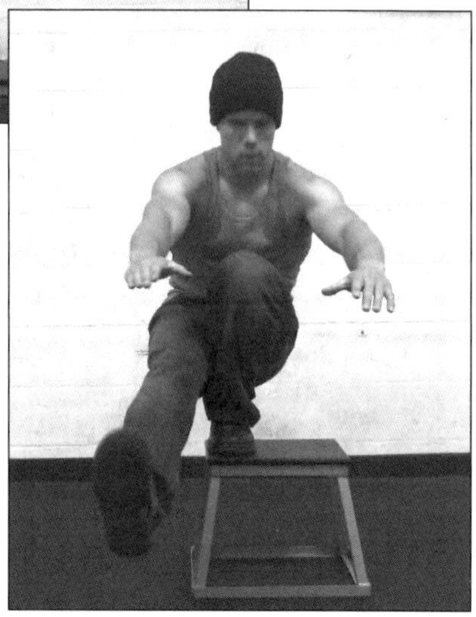

Nur sehr wenige Athleten besitzen die beeindruckende Schnellkraft, die für vollständige einbeinige Kastensprünge notwendig sind.

mit dem Sie abgesprungen sind, und dürfen nicht umkippen. Sie können auch mit einem Bein auf ein Podest oder etwas Ähnliches springen. Dazu müssen Sie aus der einbeinigen Hocke springen (siehe Fotos links), aber das dürfen Sie nur, wenn Sie äußerst gesunde Knie besitzen. Konventioneller Hochsprung und Weitsprung sind ebenfalls ausgezeichnete Trainingsübungen. Ich persönlich aber bevorzuge die Dead Leaps, weil man dabei auch Gleichgewicht und Körperkontrolle trainiert, ohne die einem selbst die Schnellkraft wenig nützt.

Treppen-/Hügelsprint (Stair/Hill sprint)

Diese Übung konnte ich im Gefängnis nie machen, aber ich kenne Sportler, die darauf schwören. Suchen Sie nach einer Treppe mit möglichst vielen Stufen. Ein Stockwerk eines Hauses ist nicht genug. Versuchen Sie es mit dem Treppenhaus eines hohen Mietshauses oder einer Sportarena, in der gerade keine Veranstaltung stattfindet. Je höher, desto besser. Wenn Sie auf dem Land leben und es in Ihrer Nähe keine hohen Treppen gibt, tut es auch ein steiler Hang. Starten Sie unten am Fuß des Hangs bzw. am untersten Treppenabsatz und rennen Sie nach oben. Wie leicht ist das denn, werden Sie sagen. Die Antwort ist: Es ist überhaupt nicht leicht. Egal ob über Stufen oder an einem steilen Hang: Das eigene Körpergewicht schnell nach oben zu tragen ist unglaublich anstrengend, und zwar für den ganzen Körper. Schon nach ein paar Sekunden beginnen Sie zu japsen, und in Ihren Beinmuskeln sammelt sich Milchsäure an. Wenn Sie es schaffen, oben anzukommen, werden Ihnen die Knie zittern. Laufen Sie jetzt auf gar keinen Fall schnell runter, denn ihre Körperkoordination wird unter der Erschöpfung gelitten haben, und Sie riskieren einen üblen Sturz. Gehen Sie lieber langsam wieder nach unten. Im Laufe der Zeit können Sie Ihre Kondition verbessern, indem Sie versuchen, den Aufstieg schneller oder öfter zu schaffen. Treppensprints sind bei Kampfsportlern sehr beliebt. Viele Athleten ziehen sie den Kniebeugen mit Langhantel vor, weil sie, wenn man alles richtig macht, die Ausdauer der unteren Körperhälfte enorm steigern, ohne die Gelenke zu strapazieren. Ich bedaure, dass ich damals auf dem Höhepunkt meiner sportlichen Leistungsfähigkeit keine Gelegenheit hatte, sie zu trainieren. Probieren Sie es aus, aber übertreiben Sie es am Anfang nicht!

Autoschieben (Car pushing)

Als Kind sah ich einmal ein Interview mit dem Footballstar Dick Butkus, in dem er erzählte, er verdanke seine phänomenalen Kräfte dem Training, das er in seiner Highschool-Zeit begonnen hatte und das darin bestand, ein knapp zwei Tonnen schweres Fahrzeug vor sich her zu schieben. Danach war ich von der Vorstellung besessen, es ihm nachzutun. Bei jeder sich bietenden Gelegenheit schob ich den zerkratzten Ford Maverick meiner Mutter ein kurzes Stück weit die Straße entlang. Meine Arme waren damals so dünn wie Spaghetti, und es dauerte ewig, bis ich ihn ein paar Meter weitergeschoben hatte, aber es geschafft zu haben war ein herrliches Gefühl. Sobald ich aus dem Gefängnis heraus war, nahm ich mein altes Hobby wieder auf. Suchen Sie sich ein gerades Stück Straße oder Weg, schalten Sie den Motor aus und legen Sie den Leerlauf ein. (Wenn ein Gang eingelegt ist, könnte es Probleme geben.) Stellen Sie sich hinter das Auto, legen Sie die Hände flach auf das Metall (und ja nicht auf die Windschutzscheibe, da Sie sonst riskieren, sie einzudrücken.) Drücken Sie die Arme fast gerade durch und lehnen Sie sich so weit wie möglich in die Bewegung hinein. Schieben Sie das Auto mit der Kraft Ihrer Beine an. Sobald Sie die Trägheit des Autos überwunden haben, wird das Anschieben etwas leichter, aber nicht sehr. Sie müssen sich beim Schieben mit den Zehen abstoßen, was den Waden sehr gut bekommt – und nicht nur ihnen. Diese Übung trainiert die Beine, aber auch den Rücken, den Taillenbereich, Oberkörper, Schultern und Arme. Arbeiten Sie darauf hin, den Wagen 100 m weit schieben zu können. Messen Sie die Strecke mit Schritten: 100 lange Schritte sollten ungefähr hinkommen. Wenn Sie das schaffen, fangen Sie an, Ihre Zeit zu stoppen. Wiederholen Sie die Übung ein- bis zweimal, und das zwei- bis dreimal pro Woche; versuchen Sie dabei ständig, Ihre Zeit zu unterbieten. Auf diese Weise bauen Sie Kraft und Athletik von geradezu gefährlichen Ausmaßen auf. Autos zu schieben stellt eine fantastische Übung für die Beine dar, weil Sie dabei lernen, all die durch Kniebeugen erzeugte Kraft durch den Körper zu leiten, und weil Ihre Muskeln sich daran gewöhnen, große Kraft umzusetzen. Das hilft beim Ringen, bei Kampfsportarten, beim Football und so ziemlich allen athletischen Disziplinen. Und es hilft, wenn Sie mal irgendwo im Dunkeln unangenehme Begegnungen haben.

Kameradtragen (Fireman sprint)

Für diese intensive Übung benötigen Sie einen Trainingspartner. Beugen Sie sich vor und drücken Sie Ihre Schulter gegen die Taille Ihres Partners. Nun legt er sich über Ihre Schulter, und Sie richten sich gerade auf, sodass sein Kopf hinter Ihrem Rücken hängt und seine Füße auf der Höhe Ihrer Hüften baumeln. Legen Sie einen Arm um seine Beine, um ihn zu stabilisieren. Dies ist der klassische Feuerwehrgriff. Laufen Sie in dieser Haltung so schnell Sie können zu einem vorher festgelegten, etwa 100 m entfernten Ziel. Dort stellen Sie Ihren Partner wieder auf die Füße und lassen sich von ihm zurücktragen. Wiederholen Sie die Übung so oft, wie Sie beide es aushalten. Ebenso wie Treppensprints und Autoschieben ist dies ein großartiges Training für Herz, Lunge und Kreislauf, den Stoffwechsel der Beine und den Energiehaushalt des gesamten Körpers. Eine interessante und anspruchsvolle Übung, die jedoch wie jegliches Trainieren mit Gewichten auch bestimmte Risiken mit sich bringt. Ziehen Sie feste Schuhe an, die Ihre Knöchel stützen, wärmen Sie sich vor der Übung gut auf und konzentrieren Sie sich voll auf das, was Sie tun. Diese Übung ist nicht nur Teil des Trainings von Feuerwehrleuten, sondern auch von Bodyguards und Personenschutzleuten, die ihre Schützlinge mitunter schnell aus einer Gefahrenzone herausbringen müssen.

7. Klimmzug

Ein Rücken wie ein Scheunentor

Klimmzüge sind cool! Garantiert so ziemlich jeder, der Sylvester Stallone in *Rocky II* bei seinen ungleichen Klimmzügen zugesehen hat, hat Lust bekommen, es ihm nachzutun. Ich erinnere mich noch, wie ich als Gefängnis-Greenhorn einen grauhaarigen schwarzen Mithäftling sah, der an seiner Zellentür einarmige Klimmzüge machte; ich schwor mir, dass ich eines Tages selbst in der Lage sein würde, eine derart unglaubliche Leistung zu vollbringen.

Menschen sind seit jeher von Klimmzügen fasziniert, und diese stellen die älteste aller bekannten muskelaufbauenden Übungen dar. Mehrere Schriftsteller der Antike beschreiben diese Technik. Sie war bei Kriegern, Athleten und überhaupt allen beliebt, die über herausragende Kraft verfügen wollten. Seit wann es Klimmzüge gibt, lässt sich leider nicht mehr feststellen, aber man kann mit Gewissheit davon ausgehen, dass sie älter als unsere Spezies sind, nämlich so alt wie jene unserer fernen Vorfahren, die wie die heutigen Menschenaffen auf Bäumen lebten. Für die Vorläufer der Menschheit war die Fähigkeit, sich in das Geäst eines Baumes hochzuziehen, wohl ebenso selbstverständlich wie es das Gehen für uns ist.

Angesichts dieses Erbes ist es schon wieder erstaunlich, dass sich die meisten Sportler so wenig um ihre Rückenmuskeln kümmern. In jedem beliebigen Fitnessclub der Welt werden Sie nicht nur Anfänger, sondern auch fortgeschrittene Athleten dabei beobachten können, wie sie mit unendlich viel Geduld und Schweiß ihre Brustmuskeln aufbauen, um dann nur noch schnell für ein paar Züge in der Rudermaschine zu sitzen, weil ihnen plötzlich eingefallen ist, dass sie ja auch Rückenmuskeln haben. Vielleicht liegt es daran, dass es schwer ist, die eigenen Rückenmuskeln im Spiegel zu sehen, und wir sie deshalb leichter vergessen. Ich denke aber, dass es auch etwas mit Kultur zu tun hat. Männer lernen von klein auf, dass männlich sein bedeutet, etwas wegzuschieben. Wir schieben Gegenstände vor uns her, um unsere Dominanz zu beweisen. Wir schieben und schlagen während eines Kampfes, um uns zu verteidigen; und psychologisch verdrängen wir andere, drängen sie weg. Frauen dagegen lernen, zu sich her zu ziehen: Kinder, andere Menschen, ihre Freundinnen. Männer sollen unabhängig sein: Kraft bedeutet, sich Platz zu verschaffen, indem man wegschiebt, was einem im Weg ist.

Vorteile der Klimmzüge

Vielleicht ist dies ein interessanter Beitrag zur Kulturgeschichte des Sports. Vielleicht bin ich aber auch nur ein Typ, der zu viel Zeit allein in einer Zelle verbracht und dabei zu viel über Liegestütze und Klimmzüge gegrübelt hat. Vielleicht ist es auch etwas von beidem. So oder so bleibt es eine Tatsache, dass die oberen, ziehenden Muskeln von den meisten Athleten total vernachlässigt werden. Wenn wir an die Muskeln des Oberkörpers denken, kommen uns meist eine mächtige Brust und breite, gerundete Schultern in den Sinn. Natürlich sind diese schiebenden Muskeln wichtig, aber selbst bei optimalem Training wirken sie im Vergleich zur Rückenmuskulatur – den ziehenden Muskeln – geradezu zierlich. Die größten Muskeln des menschlichen Rumpfes sind die Großen Rückenmuskeln (Latissimus dorsi), auch als »Lat« bekannt, die jeweils von den Achselhöhlen an den Rippen hinunter verlaufen und sich wie geöffnete Fächer über den Rücken spannen. Auch die meisten anderen Rückenmuskeln – Trapez-, Delta-, Rund- und Rautenmuskeln – profitieren vom Klimmzug, aber am stärksten fördert er den Latissimus. Dieser ist nicht nur groß, sondern reagiert auch erstaunlich positiv auf Training. Es ist fast so, als würden seine Zellen nur darauf warten, groß und stark werden zu können. Wenn Sie sich einen posierenden Bodybuilder anschauen, sind seine beeindruckendsten Muskeln nicht jene an Armen oder Beinen, sondern die »Flügel«, die bei vielen dieser Leute tatsächlich auch wie Flügel aussehen. Selbst erfahrene Bodybuilder, die es kaum schaffen, noch mehr Muskelmasse auf ihre Brust zu packen, stellen erstaunt fest, dass ihre Großen Rückenmuskeln, sobald sie gezielt trainiert werden, beinahe über Nacht an Masse zunehmen.

Leider sind die meisten in Fitnessclubs üblichen Übungen für den Rücken so gut wie nutzlos. Die Sportler beugen sich mit schweren Gewichten vor, und setzen dadurch die Wirbel ihres unteren Rückenbereichs enormer Belastung aus. Derartiges Training führt unweigerlich zu Verspannungen und Verletzungen. Vielleicht ist dies der Grund für die rasch angestiegene Beliebtheit für Rückentrainingsmaschinen wie Latzug, Kabelziehen und andere, komplexere Erfindungen. Wie erklärt sich diese Beliebtheit? Der Grund ist, dass es einem diese Maschinen, vor allem dann, wenn ein niedriges Gewicht eingestellt ist, sehr leicht und bequem machen, die Rückenmuskeln aufzupumpen. Leider aber zeigen sich nicht unbedingt die gewünschten Ergebnisse, es sei denn, der betreffende Athlet hat bereits größere Mengen von Steroiden eingenommen. Solche Sportler können auch mit relativ leichten Übungen eindrucksvolle Muskeln aufbauen. Die Betonung liegt auf »eindrucksvoll«. Stark sind sie deswegen aber nicht.

Vergessen Sie alle in den Fitnessclubs angebotenen Übungen. Die brauchen Sie nicht. Die beste – und sicherste – Übung für den Aufbau von Rückenmuskeln sind die guten alten Klimmzüge, schon allein deshalb, weil der menschliche Körper aufgrund seiner Evolution dafür gebaut ist, sich hochzuziehen. In unserem modernen Alltag ist das nicht so oft nötig, aber das haben unsere Gene noch nicht so richtig mitbekommen. Wenn Sie Klimmzüge meistern, werden Sie im wahrsten Sinne des Wortes eindrucksvolle »Flügel« erhalten, Ihre Schultermuskeln werden wie mächtige aufgerollte Schlangen aussehen, und Ihre Trapezmuskeln werden dick und stahlhart. Jeder ziehende Rumpfmuskel profitiert von den Klimmzügen und wird größer und stärker werden.

Zweifellos regen Klimmzüge das Wachstum der Rumpfmuskulatur stärker an als jede andere bekannte Übung. Dabei ist dies nur ein erfreulicher Nebeneffekt der Klimmzüge, deren Hauptprodukt funktionale Kraft ist. Ein Freund von mir, ehemaliger Marines-Ausbilder, erzählte mir, dass unter den neuen Rekruten stets ein paar große, schwere Bodybuilder waren, die sich immer für zäher hielten, als sie tatsächlich waren. Viele von ihnen konnten den ganzen Tag lang Liegestütze machen, aber wenn sie ihr eigenes Gewicht hochziehen sollten – vielleicht über eine Mauer auf dem Übungsparcours oder beim Seilklettern –, dann hatten sie schwer zu kämpfen oder bekamen gar keine Luft mehr, während leichter gebaute Männer weniger Schwierigkeiten damit hatten. Der Grund dafür ist, dass moderne Bodybuilder auch ihre Rückenmuskeln mit Gewichttraining aufbauen und Eigengewichtsübungen vernachlässigen. Deshalb verfügen sie nicht über die funktionale Kraft, die eine bedeutsame Voraussetzung für Beweglichkeit darstellt.

Ein wichtiger Bestandteil echter Kraft ist außerdem die Griffkraft, die von Klimmzügen ebenfalls enorm profitiert. Indem man sich an einer Stange festhält, wenn man sein Körpergewicht aufwärts und abwärts bewegt, kräftigt man die Muskeln der Hände und Finger wesentlich effizienter als beim Gewichttraining, sodass gar kein besonderes Griffkrafttraining notwendig wird. Die Beugemuskeln des Unterarms werden davon ebenfalls kräftiger. Und ob Sie es glauben oder nicht: Klimmzüge wirken sich auf die Muskeln von Bauch und Hüfte, die im Alltag eher selten in der Luft baumeln, als wertvolles isometrisches Training aus. Anfänger, die sich an diese Übung wagen, haben am nächsten Morgen oft am Bauch mehr Muskelkater als am Rücken.

Dicker Bizeps

Die positive Wirkung der Klimmzüge für die Rückenmuskeln ist in heutigen Bodybuilderkreisen kaum bekannt; aber noch weniger wissen, dass Klimmzüge auch die allerbeste Übung für den Bizeps darstellen. Die meisten Sportler bauen ihn durch Curls auf, ohne zu berücksichtigen, dass dies isolierende Übungen sind, denn sie bewegen den Muskel nur über ein einziges Gelenk, den Ellbogen. Klimmzüge dagegen sind eine Verbundübung, die den Bizeps über den Ellbogen und die Schulter bewegen, also über zwei Gelenke. Weil sich dieser an sich kleine Armmuskel im Laufe der Evolution dafür entwickelte, mit zwei Gelenken zusammenzuarbeiten, spricht er auf diese Art des Trainings sehr gut an. Wenn ein 90 kg schwerer Mann Klimmzüge macht, führen seine Bizepse mit 90 kg Gewicht einen mehrstufigen Bewegungsablauf durch. Aber: Wie viele Leute kennen Sie, die mit 90 kg schweren Hanteln Curls zustande bringen? Wenn unser 90-kg-Mann dann auch noch den einarmigen Klimmzug meistert, hebt er 90 kg mit einem einzigen Bizeps! Kein Wunder, dass Turner melonengroße Bizepse besitzen! Wenn Sie wahre Kraft und Größe anstreben, lassen Sie Ihrem Bizeps zuliebe die Curls sein und machen Sie lieber Klimmzüge!

Die sicherste Übung für den Rücken

Weil Menschen praktisch dazu geboren wurden, Klimmzüge zu machen, sind diese auch die sicherste Rückenübung, denn die Bewegungen entsprechen unserer natürlichen Biomechanik. Dies ist ein wichtiger Punkt, weil aufgrund der vielen gebräuchlichen, aber gefährlichen Übungen Rückentraining mehr Unfälle verursacht als alle anderen Aktivitäten in Fitnessclubs. Dabei entfallen die meisten Verletzungen auf den unteren Rückenbereich, der bei Klimmzügen im Grunde gar nicht verletzt werden kann: Die Beine hängen dabei herunter, sodass auf die

Wirbelsäule kein äußerer Druck ausgeübt wird. Unterer und oberer Rückenbereich behalten ihre natürliche Krümmung bei und werden von der Muskelgruppe der Rückenstrecker gestützt.

Korrekt und konzentriert ausgeführte Klimmzüge schützen den Körper vor Verletzungen. Bei den meisten Gewichthebern ist der Vordere Deltamuskel vorne an der Schulter durch übermäßiges Pressen in der Trainingsroutine künstlich aufgepumpt. Dies hat ein Ungleichgewicht im Schultergürtel zur Folge, das wiederum zu den bei Bodybuildern so häufig zu beobachtenden unnatürlich steifen Bewegungen führt – und zu Verletzungen. Gleichzeitig sind Klimmzüge auch die beste Übung für den Hinteren Deltamuskel an der Rückseite der Schulter. Eine Steigerung der Zahl der Wiederholungen stellt das Gleichgewicht im Schultergürtel wieder her und verringert die Verletzungsgefahr wesentlich. Korrekt ausgeführte Klimmzüge sorgen für gesunde Gelenke und führen kaum jemals zu Verletzungen.

Klimmzüge: Pull-ups oder Chin-ups

Beide Begriffe bezeichnen Klimmzüge, und das sorgt oft für Verwirrung. Manche Trainer fordern, dass bei den Klimmzügen die Brust bis auf Höhe der Stange hochgezogen wird (Pull-up), anderen genügt es, wenn nur das Kinn über der Stange ist (Chin-up). In Europa werden oft beide Begriffe für dieselbe Art von Klimmzug verwendet, und ebenso in einigen Regionen der USA. Manchmal unterscheidet man beide Klimmzugvarianten auch anhand des Griffs. So werden Klimmzüge mit Obergriff ausgeführt, Chin-ups dagegen mit Unter- oder Kammgriff. In meinem Konzept *Trainieren wie im Knast* gilt als Pull-up bzw. Klimmzug jede Übung, bei der man den Körper entgegen der Schwerkraft in Richtung auf die Hände zu nach oben zieht. Wichtig ist es, die Übung korrekt auszuführen, und nicht, wie Sie den Klimmzug nennen.

Der ideale Bewegungsablauf

Sie setzen Ihre Kraft an der Stange optimal ein, wenn Ihre Arme in dem Moment, in dem Sie Ihr Kinn an der Stange vorbeiziehen, nur minimal angewinkelt sind. Wenn Sie sich noch weiter hochziehen – bis der Brustkorb oder sogar das Brustbein die Stange berührt –, sind die Großen Rückenmuskeln nicht mehr am Bewegungsablauf beteiligt; an ihrer Stelle übernehmen die schwächeren Muskeln zwischen den Schulterblättern. Dies schränkt das Kraftpotenzial ein und bringt den Oberkörper in eine riskante Position. Es ist besser, sich nur so weit hochzuziehen, bis das Kinn die Stange passiert hat.

Die leicht angewinkelte Ellbogenhaltung macht zweifach Sinn. Zum einen nimmt sie den Druck von den Ellbogen und verhindert deren Hyperextension. Zweitens hilft sie Ihnen, Ihren Oberkörper auf die erforderliche Anstrengung vorzubereiten. Lassen Sie sich von Bodybuilding-Gurus nichts weismachen: Unter keinen Umständen dürfen Sie sich in der unteren Position der Klimmzüge entspannen. Denn wenn Sie es tun, tragen nicht mehr die Muskeln Ihr Körpergewicht, sondern die Bänder der Gelenke, und das ist nicht das, was Sie wollen. Halten Sie Ihre Ellbogen in der unteren Position im 10-Grad-Winkel und spannen Sie die Schultern an.

Fest angespannte Schultern

Für alle hängenden Übungen gilt: Damit Ihren Schultern nichts passiert, müssen deren Muskeln angespannt bleiben.

Schultern sind Kugelgelenke. Dieser Gelenktyp ist in puncto Bewegung unglaublich vielseitig, aber diese Vielseitigkeit hat ihren Preis: erhöhte Verletzungsgefahr. Wenn Sie sich mit entspannten Schultern von einer Stange hängen lassen, wird der Oberarmkopf in der Schulterblattgelenkpfanne gedehnt und bleibt nur dank unelastischer Bänder an seinem Platz. Dieses Sich-hängen-Lassen führt bei Kraftanwendung nicht nur zu Reizungen, sondern kann unter Umständen das Auskugeln der Schulter zur Folge haben. So etwas passiert selten, aber es kommt vor – besonders wenn die Schulter schon einmal verletzt war. Spannt man die Muskeln dagegen an, bleibt das Gelenk in einem dichten Netz von Muskeln eingebettet, die die Bänder schonen und ein Auskugeln praktisch unmöglich machen.

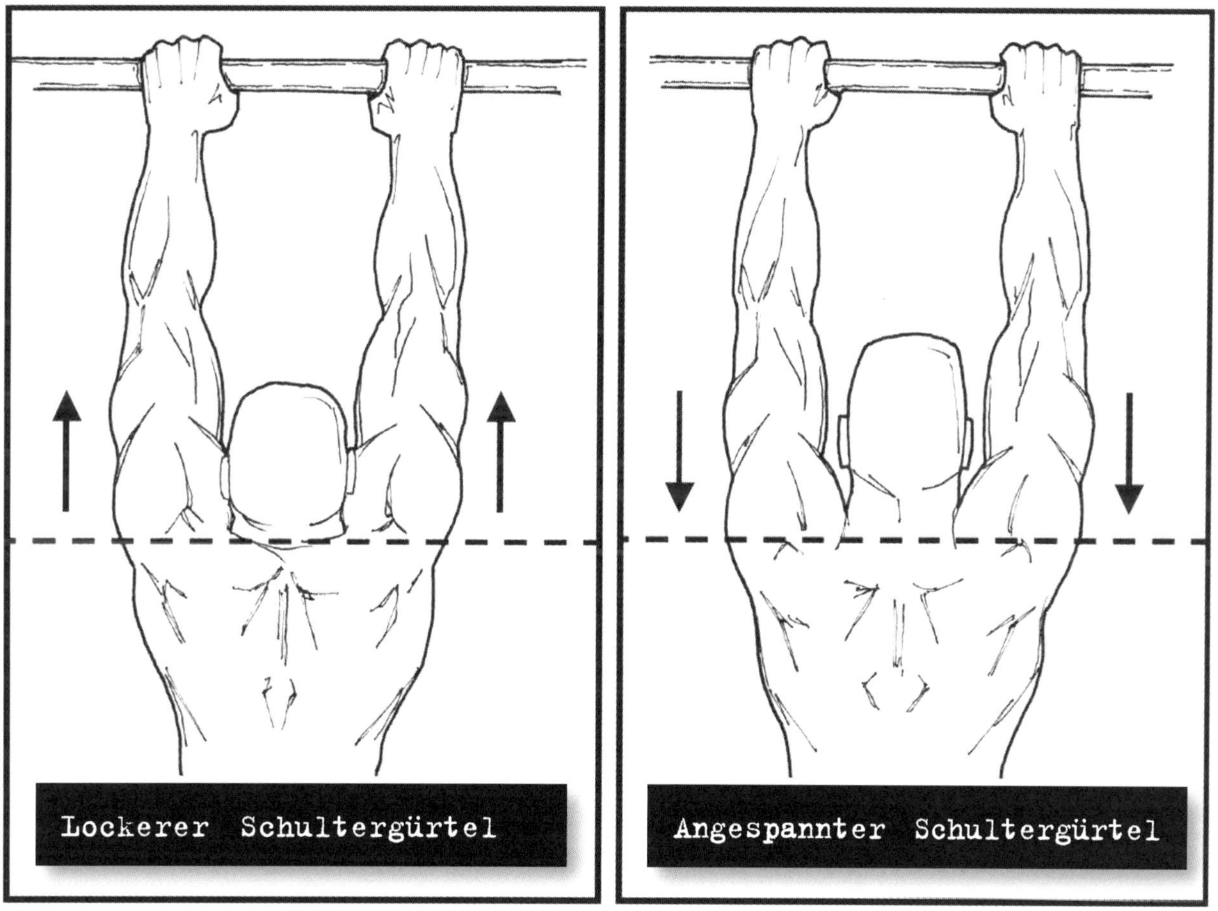

Hängetechniken – insbesondere Klimmzüge und Beinheben – sind fantastische Übungen, die Sie Ihr ganzes sportliches Leben lang immer wieder machen sollten. Deshalb ist es so wichtig, sie von Anfang an korrekt auszuführen. Das Anspannen der Schultermuskeln ist nicht weiter schwierig: Sie brauchen die Gelenke nur ein paar Zentimeter nach unten ziehen (vergleiche die Grafik hier oben), indem Sie die Großen Rückenmuskeln fest anspannen. Spannen Sie vor Beginn der Übung den gesamten Oberkörper an, und bald haben Sie den Trick raus.

Unterschiedliche Griffpositionen

Viel diskutiert wird auch über die Griffposition. Man unterscheidet zwischen Obergriff (die Fingerknöchel sind Ihnen zugewandt), Untergriff (das ist der Curl-Griff), Hammergriff (die Daumen sind Ihnen zugewandt). Welcher ist der beste?

Es kommt darauf an. Und zwar auf etwas, das Kinesiologen als Pronation bezeichnen, als Einwärtsdrehung. In Zusammenhang mit Klimmzügen beschreibt es ein Phänomen, das darin besteht, dass Ihre Hände automatisch dazu neigen, die Handflächen nach unten zu drehen, wenn Sie sie auf den Körper zu bewegen. Dies ist eine natürliche Bewegung, die bei uns allen auftritt. Sie scheint bei den Klimmzügen zunächst nicht zu stören, gewinnt aber an Bedeutung, wenn Sie auf die schwierigeren Klimmzüge hinarbeiten.

In aller Kürze gesagt ist es so, dass Sie bei den Anfangsschritten einfach den Griff anwenden können, der für Sie am bequemsten ist. Die Fotos zeigen überwiegend den Obergriff, da die Kraftentfaltung bei den meisten Menschen bei ihm die größte ist, aber ein Untergriff oder Hammergriff ist auch in Ordnung. Wenn Sie aber die vollständigen Klimmzüge gemeistert haben und weitermachen, wird der Griff durch den natürlichen Hang zur Pronation unbequem, und Sie müssen experimentieren. Bei schwierigeren Übungen fühlt sich ein Hammergriff oft besser an. Wer starke Bizepse besitzt und von der Pronation nicht viel spürt, wird den Untergriff bevorzugen. Manche Athleten behalten den Obergriff stets bei und haben damit nie Probleme. Greifen Sie so, wie es für Sie am besten ist.

Bei fortgeschrittenen Hängeübungen bieten Ringe, wie Turner sie benutzen, den besten Halt. Weil sie an Seilen hängen, können sich die Hände so weit eindrehen, wie sie wollen. An Stangen müssen Hände stets dieselbe Position beibehalten, sodass flüssige Bewegungsabläufe eingeschränkt werden. Wenn Sie bei Klimmzügen unangenehme Gefühle in Handgelenken, Ellbogen oder Schultern bekommen, sollten Sie besser auf Ringe umsteigen, weil diese den Armen erlauben, die für sie bequemste Stellung einzunehmen.

Kipping: Mogeln mit Schwung

Die Klimmzüge sollten mit Muskelkraft ausgeführt werden und nicht mit Schwung. Doch wenn Ihre Kraft nicht ausreicht, werden Sie versuchen, mit den Knien Schwung zu holen. Das aber ist Mogeln, und das Mogeln hat einen Namen: Kipping.

Kipping belastet unnötig die Gelenke, täuscht über den Mangel an Kraft hinweg und verleitet dazu, insgesamt nachlässig zu arbeiten. Aus diesen Gründen sollten Sie es auch als Anfänger unterlassen und sich lieber an die korrekte Ausführung halten: zwei Sekunden lang hochziehen, eine Sekunde Pause, dann zwei Sekunden lang absenken und wieder eine Sekunde Pause. Nutzen Sie keinerlei Schwung. Wenn Sie Ihre Wiederholungen nur mit Schwung schaffen, kehren Sie lieber zu einem vorhergehenden Schritt zurück, bei dem Sie alle empfohlenen Wiederholungen ohne Mogeln bewältigen.

Wenn Sie die Klimmzüge besser hinbekommen und Schritt 5 absolviert haben, ohne zu tricksen – aber wirklich erst dann –, dürfen Sie das Kipping produktiv einsetzen. Machen Sie nun so viele korrekte Wiederholungen, wie Sie können, also mindestens drei oder vier, und setzen Sie sodann Kipping ein, um die Übung noch ein-, zwei- oder dreimal zu wiederholen. Auf diese Weise überwinden Sie die Ihnen von der Natur gesetzten Grenzen und entwickeln mehr Muskelausdauer. Nutzen Sie diese Technik jedoch nicht übermäßig aus und verwenden Sie Kipping nicht als Ersatz für Muskelkraft. Gehen Sie erst am Ende eines Übungssatzes zum Kipping über, niemals am Anfang.

Denken Sie daran: Bevor Sie zum nächsten Schritt der Reihe übergehen, müssen Sie alle empfohlenen Wiederholungen ausschließlich mit Muskelkraft schaffen.

Sich hängen lassen

Vor dem 19. Jahrhundert waren viele Gefängniszellen im Prinzip nichts anderes als Käfige und hatten deshalb auch an der Decke Gitterstäbe und Querstreben. Die Sträflinge des 18. Jahrhunderts konnten daran problemlos Klimmzüge üben. Wegen der Selbstmordgefahr kam man von den Gitterkäfigen ab, und heute können Häftlinge ihre Klimmzüge fast nur noch an den Stangen im Hof trainieren. Natürlich müssen auch Sie sich eine geeignete Stange suchen, aber wenn Sie sich gründlich umsehen, werden Sie sicherlich etwas finden. Ein Balken, ein waagerecht gewachsener Ast, ein Heizungsrohr und sogar eine Dachkante oder der Rand eines Balkons (siehe S. 155) eignen sich bestens. Wenn Sie lieber in Ihrer Wohnung trainieren wollen, rate ich zur Anschaffung einer Klimmzugstange, die man in einen Türrahmen einklemmen kann. Sie ist preiswert und wird in vielen Geschäften angeboten. Noch besser wäre ein etwas höher angebrachtes Rohr oder Ähnliches, weil Sie dann bei den Klimmzügen nicht die Füße hochzuziehen brauchen. Empfehlenswert ist ebenfalls eine quer über eine Speicherluke gelegte Stange, die sich auch vorzüglich für das Beinheben eignen würde. Das beste Gerät für Klimmzüge sind jedoch parallel aufgehängte Turnringe. Achten Sie darauf, dass sie sicher angebracht sind.

Klimmzüge und Körpergewicht

Anders als die meisten anderen der *Big Six*, wie z.B. die Liegestütze, bewegt man bei den Klimmzügen sein gesamtes Körpergewicht. Das bedeutet, dass jedes Extrapfund, das Sie mit sich herumschleppen, bei jeder Wiederholung der Übung mit hochgehievt werden muss. Und es bedeutet auch: Je übergewichtiger Sie sind, desto schwerer ist es für Sie, bei den Klimmzügen Fortschritte zu machen. Reines Muskelgewicht wird Sie nicht daran hindern, die zehn Schritte zu meistern, aber wenn Sie mehr als 15 kg Übergewicht haben, sind Ihre Chancen, weiter als bis Schritt 5 oder 6 zu kommen, ziemlich gering. Trainieren Sie dennoch! Arbeiten Sie die zehn Schritte der Klimmzüge so weit durch, wie Sie kommen, und trainieren Sie dann immer wieder die Übung, bis zu der Sie es geschafft haben – so engagiert wie nur möglich. Absolvieren Sie auch die anderen fünf Grundübungen und halten Sie Diät. Eines Tages werden Sie alle Klimmzüge schaffen.

Nehmen Sie sich Zeit

Die Klimmzug-Serie ist schwerer zu meistern als die meisten anderen Übungen der Großen Sechs, vor allem deshalb, weil der Oberkörper das gesamte Körpergewicht bewegen muss. Deshalb werden Sie wesentlich mehr Zeit brauchen, um sich durch die zehn Schritte durchzuarbeiten als z. B. bei den Liegestützen (bei denen Sie nur einen Teil des Körpergewichts bewegen) oder den Kniebeugen (bei denen die kraftvollen Muskeln der unteren Körperhälfte im Einsatz sind).

Langsame Fortschritte bei Klimmzügen sind normal. Wenn Sie wirklich ernsthaft trainieren, brauchen Sie möglicherweise mehrere Monate, um von einem Schritt zum nächsten aufzusteigen, aber lassen Sie sich dadurch nicht entmutigen. Es sieht nämlich nur so aus, als ob Sie geringe Fortschritte machen, denn in Wirklichkeit sind die erforderlichen Kräfte sehr groß. Das bedeutet, dass jeder kleine Fortschritt, den Sie erzielen, einer wesentlichen Zunahme an Körperkraft entspricht. Achten Sie also auf kleine Fortschritte und nicht darauf, wie viel Zeit dafür nötig war.

Geben Sie nie der Versuchung nach, hastig zu werden. Dies gilt für Ihr gesamtes Eigengewichtstraining. Die in einer Serie höher gestuften Übungen sind lediglich Symbole des Stands Ihrer Kraftentwicklung, die jedoch nur durch das ernsthafte Trainieren der unteren Schritte jeder Übungsserie zustande kommt. Hast führt nicht zu schnellerem Kraftaufbau. Erfolgreiche Calisthenics-Athleten wissen das und hetzen nicht von Übung zu Übung. Hast führt nur zum Scheitern und zu Enttäuschungen. Lernen Sie die Übung, mit der Sie sich gerade befassen, zu lieben. Lassen Sie sich auf sie ein, ergründen Sie ihre Nuancen, widmen Sie ihr möglichst viel Zeit und Energie, so als ob jede Übung die letzte in der Serie wäre. Sie werden merken, wenn es Zeit wird, zur nächsten überzugehen. Auf diese Weise machen Sie längerfristig wesentlich schnellere echte Fortschritte als durch Hektik und Eile.

Die Klimmzug-Serie

Viele Menschen – und vor allem diejenigen mit Übergewicht – haben einen gewaltigen Respekt vor Klimmzügen. Wenn Sie zu ihnen gehören, kann ich Sie beruhigen: Sobald Sie angefangen haben, mit der richtigen Technik zu trainieren, gewöhnt sich Ihr Körper daran und wird die Anfangsschritte gut bewältigen. Es wird Ihnen vorkommen, als würden sich Ihre Muskeln an ihr evolutionäres Erbe erinnern und wie von selbst herausfinden, was sie zu tun haben.

Die heutige Angst vor Klimmzügen ist auf ein Missverständnis zurückzuführen. Wer von Klimmzügen spricht, meint damit vollständige Klimmzüge (d. h. Klimmzüge in voller Länge an zwei Händen). Anfänger scheitern an ihnen gewöhnlich, es sei denn, sie sind enorm stark oder aber extrem dünn und leicht. Aufgrund derartiger schlechter Erfahrungen lehnen viele Sportler Klimmzüge ab und stemmen stattdessen Gewichte; dabei, so meinen sie, können sie sich wenigstens nicht blamieren. Doch das ist ein großer Fehler. In Wirklichkeit gibt es zahlreiche Klimmzug-Übungen, nicht nur diejenigen, die jeder kennt. Natürlich sind einige dieser Übungen wesentlich schwieriger als der vollständige Klimmzug, andere sind aber auch leichter. In meinem Konzept *Trainieren wie im Knast* habe ich zehn Typen von Klimmzug-Übungen zusammengestellt. Der klassische vollständige Klimmzug ist Schritt 5 der Serie. Anstatt mit ihm zu beginnen, arbeitet jeder, der mit meinem System trainiert, erst langsam und gründlich die vier vorangehenden Schritte durch. Jeder dieser Schritte stärkt die Zugkraft des Sportlers, und wenn er für die vollständigen Klimmzüge bereit ist, werden sie ihm lange nicht so einschüchternd vorkommen wie vor Beginn des Trainings. Viele werden sie sogar leicht finden. Doch wenn die vollständigen Klimmzüge gemeistert sind, ist die Reise noch nicht zu Ende. Es gibt fünf weitere Schritte, deren Abschluss der eindrucksvollste Beweis von Körperstärke von allen ist: der einarmige Klimmzug.

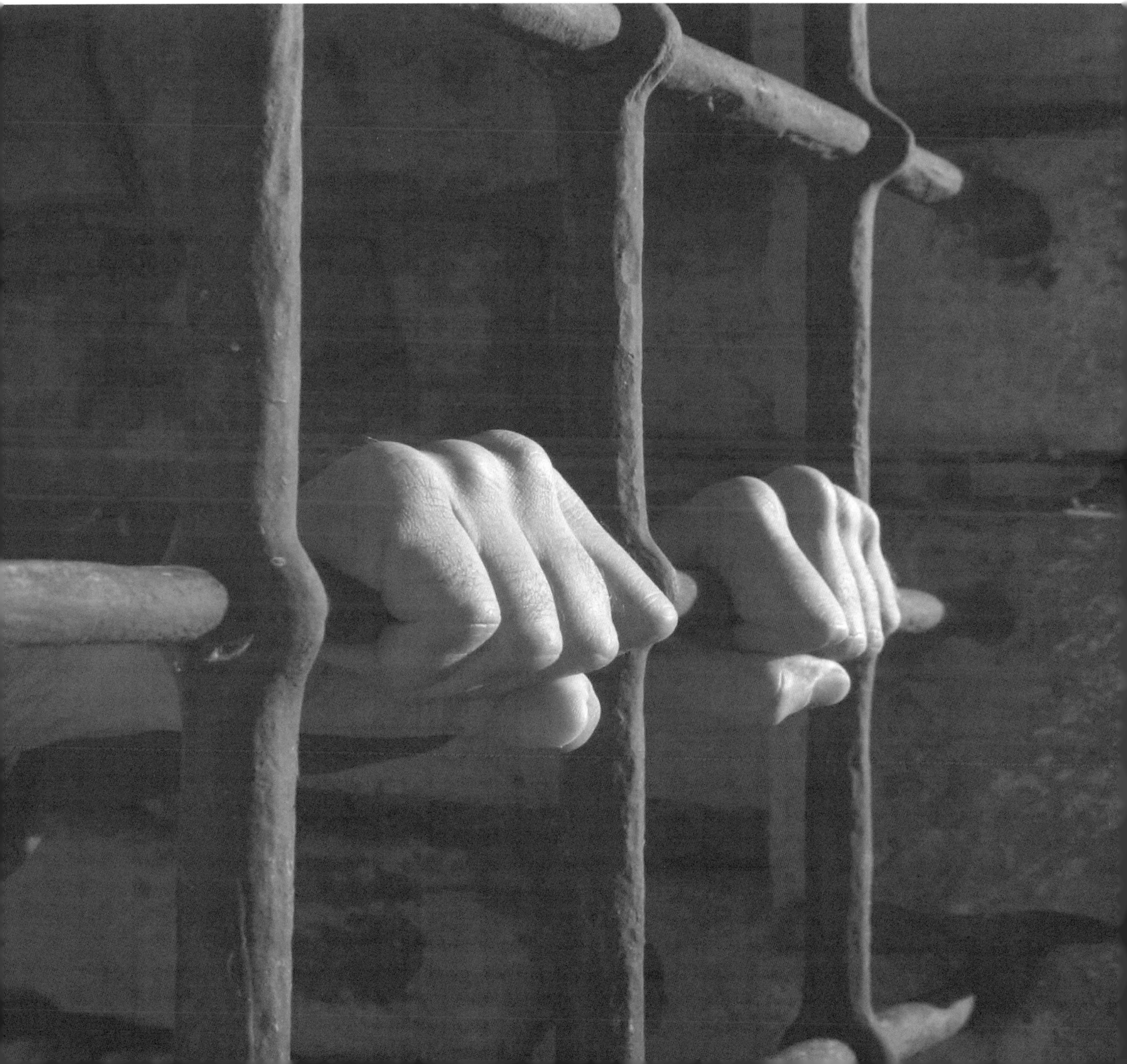

Schritt 1

Senkrechter Zug

Durchführung

Suchen Sie sich etwas Senkrechtes, an dem Sie sich festhalten können. Es sollte stabil sein und Ihren Händen sicheren Halt geben. Ein Türrahmen eignet sich hervorragend dazu. Stellen Sie sich gerade davor und so nahe, dass Ihre Zehen ungefähr 10 cm Abstand dazu haben. Halten Sie sich mit beiden Händen an dem Objekt fest. Der ideale Abstand zwischen Ihren Händen wäre eine Schulterbreite, doch im Grunde ist jede symmetrische Position richtig. Dies ist die Startposition (Abb. 41). Weil Sie so nahe an dem Objekt stehen, sind Ihre Arme gebeugt. Verlagern Sie nun das Körpergewicht nach hinten, indem Sie sich leicht zurücklehnen. Dabei strecken Sie die Arme aus, bis sie beinahe gerade sind und Ihr Körper in schrägem Winkel nach hinten gelehnt ist. Dies ist die Endposition (Abb. 42). Sie spüren jetzt eine leichte Dehnung im oberen Rückenbereich und in den Armen. Nach einer Pause ziehen Sie sich zurück in die Startposition, indem Sie die Schulterblätter zusammenziehen und gleichzeitig die Arme beugen. Wiederholen Sie die Übung nach einer Pause.

Übungsanalyse

Der senkrechte Zug *(Vertical pull)* ist eine sanfte Übung und ideal für Sportler, die nach einer Verletzung an Schultern, Bizeps oder Ellbogen ihre Rücken- und Armmuskeln wieder aufbauen wollen. Er verbessert die Durchblutung und trainiert die Zugbewegung. Auch für Anfänger eignet er sich ausgezeichnet. Dank seiner niedrigen Intensität spüren Sportler, die mit Zugbewegungen noch nicht vertraut sind, wie die Muskeln in Schultern und oberem Rücken arbeiten.

Trainingsziele

- Anfänger: 1 Satz à 10 Wdh.
- Fortgeschrittene: 2 Sätze à 20 Wdh.
- Könner: 3 Sätze à 40 Wdh.

Perfektion

Jeder sollte imstande sein, diese leichte Übung auszuführen. Wenn Sie sich von einer Verletzung erholen und merken, dass Ihnen dabei etwas wehtut, schränken Sie einfach den Bewegungsablauf ein, spannen Sie die Schultern an und strecken Sie die Arme nicht so weit durch.

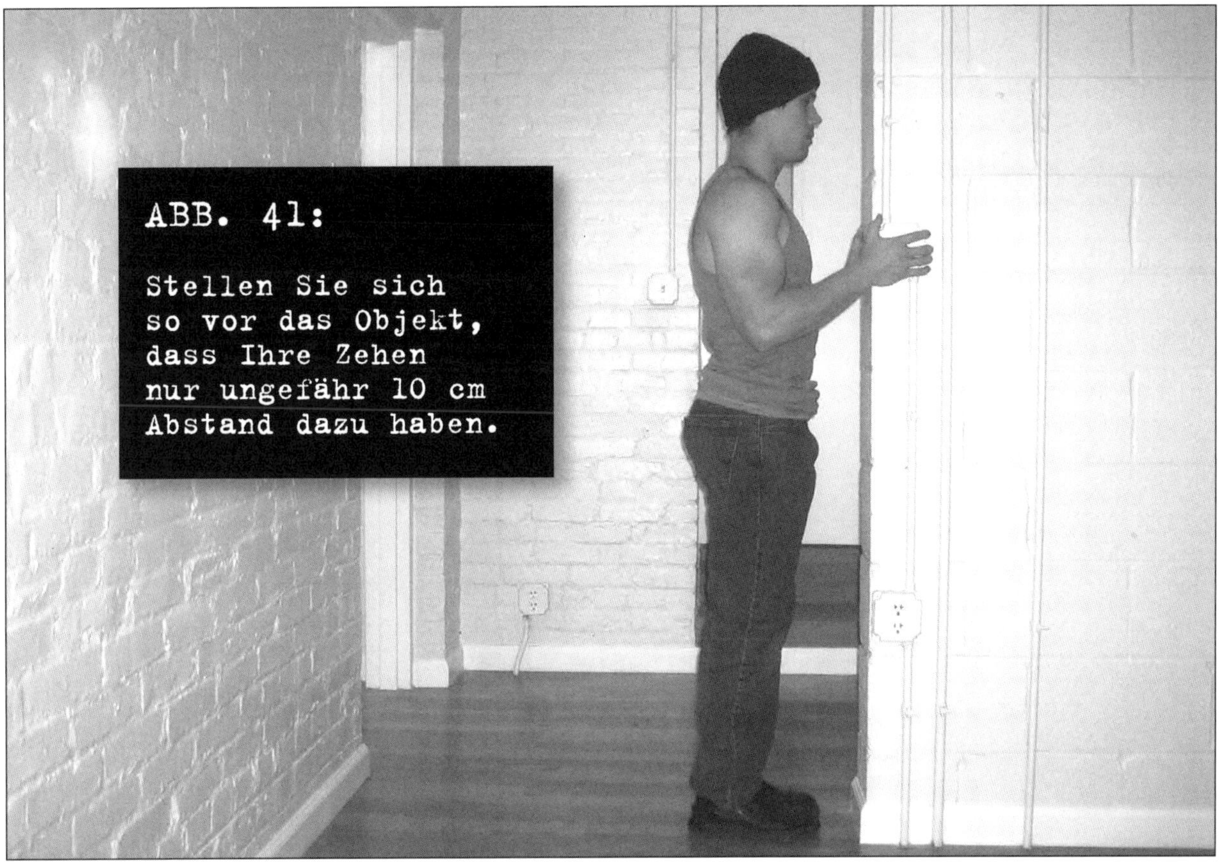

ABB. 41:

Stellen Sie sich so vor das Objekt, dass Ihre Zehen nur ungefähr 10 cm Abstand dazu haben.

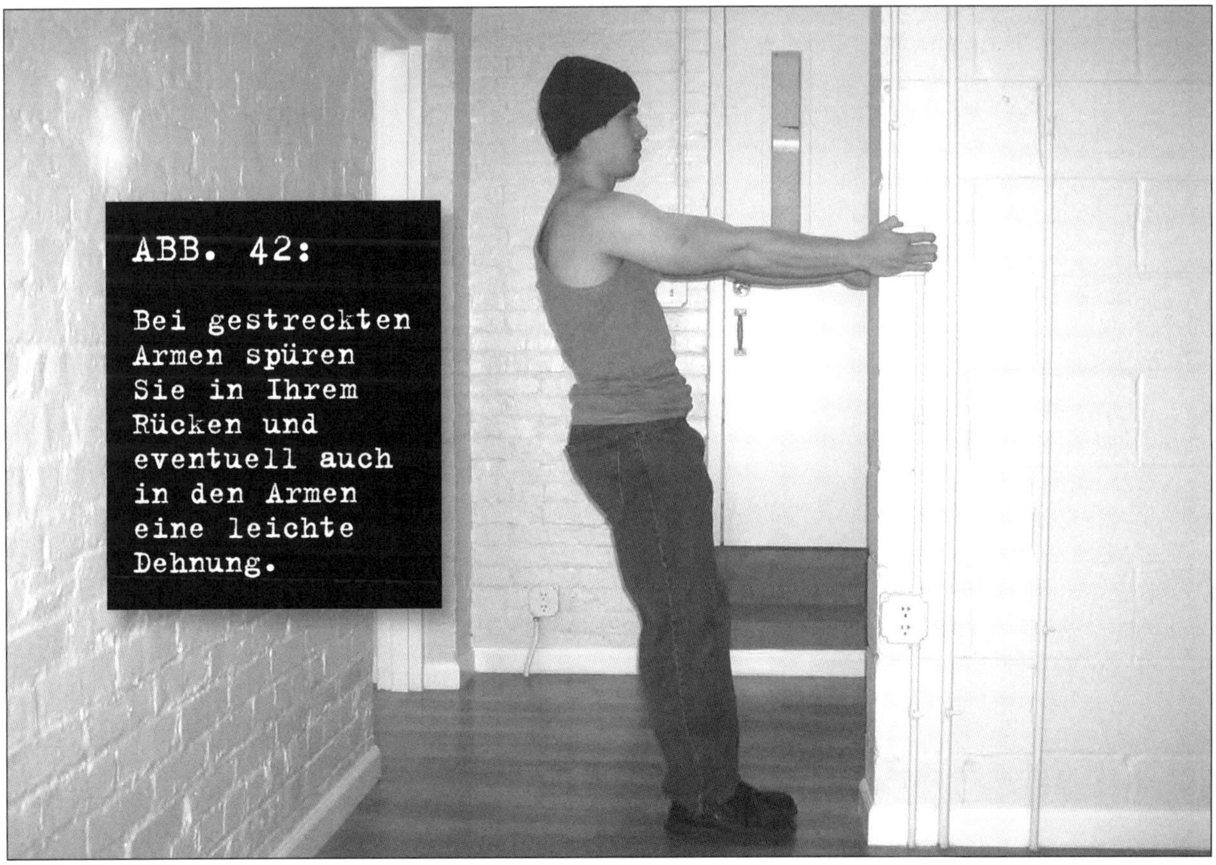

ABB. 42:

Bei gestreckten Armen spüren Sie in Ihrem Rücken und eventuell auch in den Armen eine leichte Dehnung.

SCHRITT 2 Waagerechter Zug

Durchführung

Suchen Sie sich ein Objekt, das Ihr Gewicht tragen kann. Es muss mindestens hüfthoch sein. Am besten eignet sich ein stabiler Tisch. Legen Sie sich so darunter, dass sich Ihre Brust und untere Körperhälfte unter der Tischplatte befinden und Sie sich mit Obergriff an der Tischkante festhalten können. Ideal ist ein schulterbreiter Abstand zwischen den Händen. Ziehen Sie sich jetzt so hoch, dass Ihr Rücken über dem Boden hängt. Je nach Höhe des Tisches bleiben Ihre Arme dabei vermutlich leicht angewinkelt. Spannen Sie den gesamten Körper an und halten Sie ihn gestreckt, sodass sich sein Gewicht auf Hände und Fersen aufteilt. Dies ist die Startposition (Abb. 43). Ziehen Sie sich jetzt flüssig hoch, ohne die Körperspannung aufzugeben, bis Ihre Brust die Tischkante zwischen Ihren Händen berührt. Dies ist die Endposition (Abb. 44). Nach einer Sekunde senken Sie sich wieder in die Startposition ab.

Übungsanalyse

Der waagerechte Zug *(Horizontal pull)* ähnelt dem senkrechten Zug, zwingt den Körper aber in einen schwierigeren Winkel. Infolgedessen ist der Kraftaufwand wesentlich höher. Diese Übung eignet sich sehr gut als Vorstufe für die hängende Arbeit an der Reckstange. Sie stärkt die Gelenke, vor allem die empfindlichen Ellbogen und Schultern.

Trainingsziele

- Anfänger: 1 Satz à 10 Wdh.
- Fortgeschrittene: 2 Sätze à 20 Wdh.
- Könner: 3 Sätze à 30 Wdh.

Perfektion

Je höher das gewählte Objekt ist, desto weniger extrem ist der Winkel des Körpers und desto leichter die Übung. Wenn Ihnen die waagerechten Züge anfangs zu schwer sind, suchen Sie sich ein Objekt, das höher als Ihre Hüften ist. Wenn Sie daran 30 Wiederholungen schaffen, versuchen Sie es wieder mit einer niedrigeren Stütze.

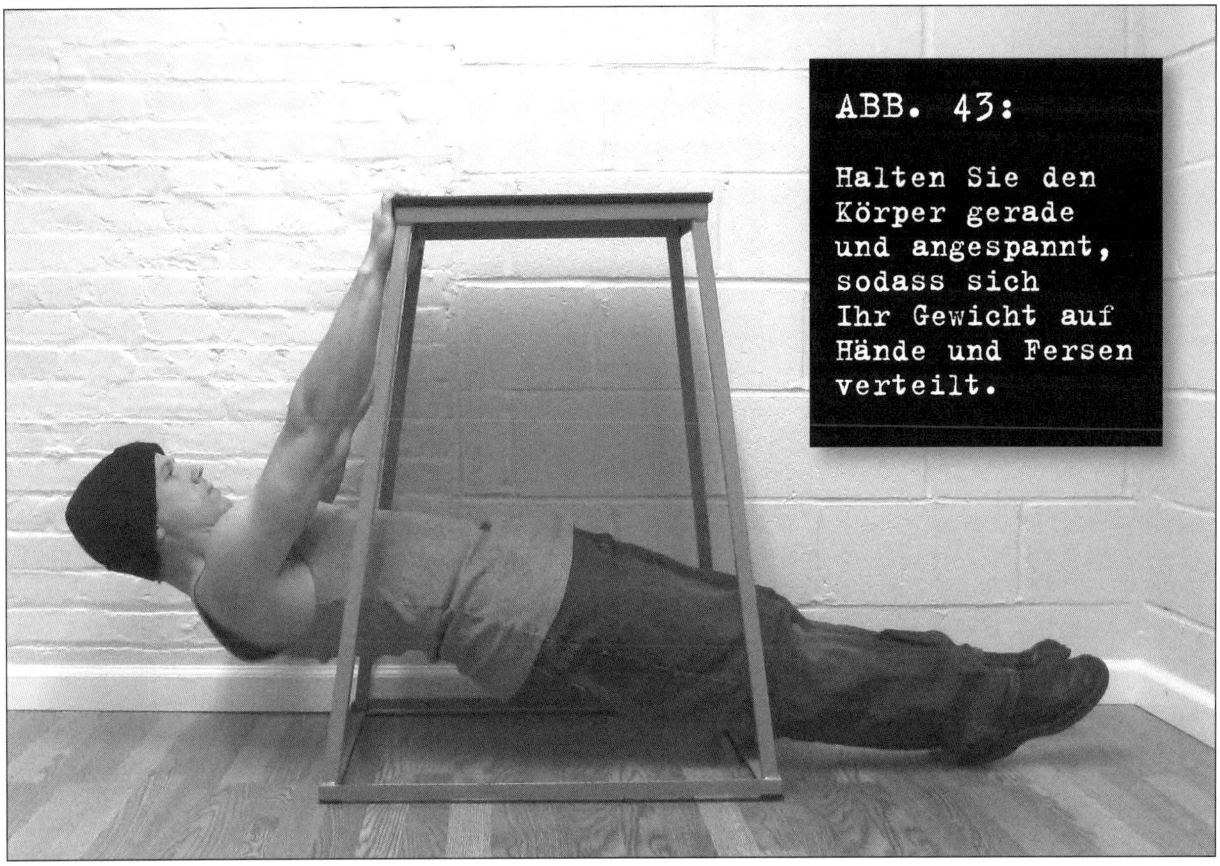

ABB. 43:

Halten Sie den Körper gerade und angespannt, sodass sich Ihr Gewicht auf Hände und Fersen verteilt.

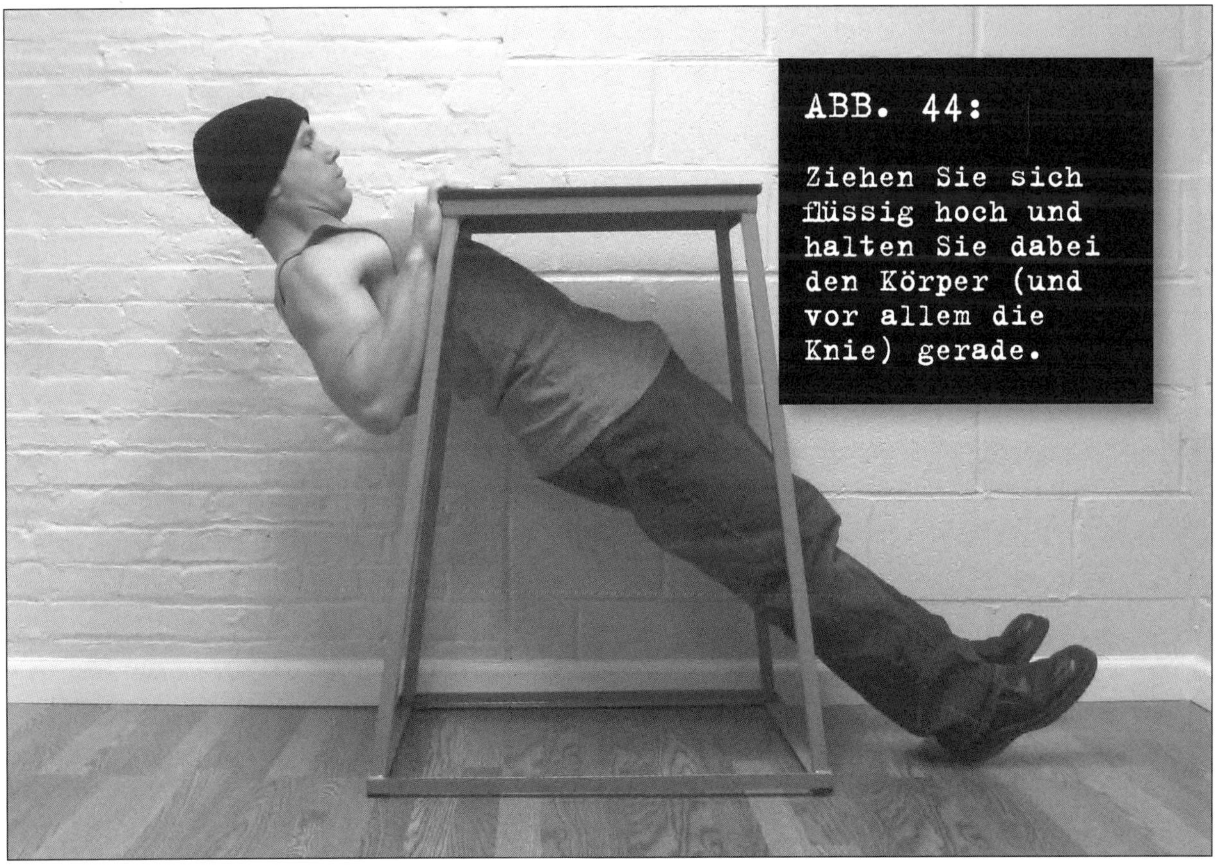

ABB. 44:

Ziehen Sie sich flüssig hoch und halten Sie dabei den Körper (und vor allem die Knie) gerade.

SCHRITT 3

Klappmesser-Klimmzug

Durchführung

Für diese Übung benötigen Sie eine hoch aufgehängte waagerechte Stange sowie einen Stuhl mit hoher Lehne oder ein ähnliches Objekt, das Sie vor der Stange aufstellen. Springen Sie hoch und halten Sie sich im Obergriff an der Stange fest. Der Abstand zwischen den Händen sollte schulterbreit sein. Spannen Sie während der Arbeit an der Stange Ihre Schultern stets an (siehe S. 127). Auch Ihre Arme dürfen nie ganz entspannt sein und sollten leicht angewinkelt bleiben. Schwingen Sie jetzt mit den Beinen nach vorne und legen Sie den unteren Wadenbereich auf dem aufgestellten Objekt ab. Der Abstand zu diesem Objekt sollte so groß sein, dass Sie die Beine ausstrecken können. Idealerweise ist es so hoch, dass sich Ihre Füße in Beckenhöhe befinden: Das ist die klassische Klappmesserposition und auch die Startposition dieser Übung (Abb. 45). Ziehen Sie sich jetzt flüssig hoch und unterstützen Sie die Bewegung, indem Sie gleichzeitig die Beine wieder strecken. Sobald Ihr Kinn über der Stange ist, haben Sie die Endposition erreicht (Abb. 46). Nach einer Sekunde senken Sie sich in die Startposition ab. Beenden Sie die Übung kontrolliert und lassen Sie sich nicht einfach von der Stange herunterplumpsen.

Übungsanalyse

Der Klappmesser-Klimmzug *(Jackknife pull-up)* trainiert den gesamten Klimmzug-Bewegungsablauf, ist aber leichter auszuführen, weil die Beine einen Teil des Gewichts übernehmen und den Körper in der Startphase unterstützen.

Trainingsziele

- Anfänger: 1 Satz à 10 Wdh.
- Fortgeschrittene: 2 Sätze à 15 Wdh.
- Könner: 3 Sätze à 20 Wdh.

Perfektion

Die untere Position ist bei jeder Klimmzug-Variante die schwierigste. Wenn Sie keine vollständigen Klappmesser-Klimmzüge schaffen, konzentrieren Sie sich auf die obere Position mit gebeugten Armen und senken Sie sich in dem Maße, wie Sie allmählich kräftiger werden, immer tiefer ab.

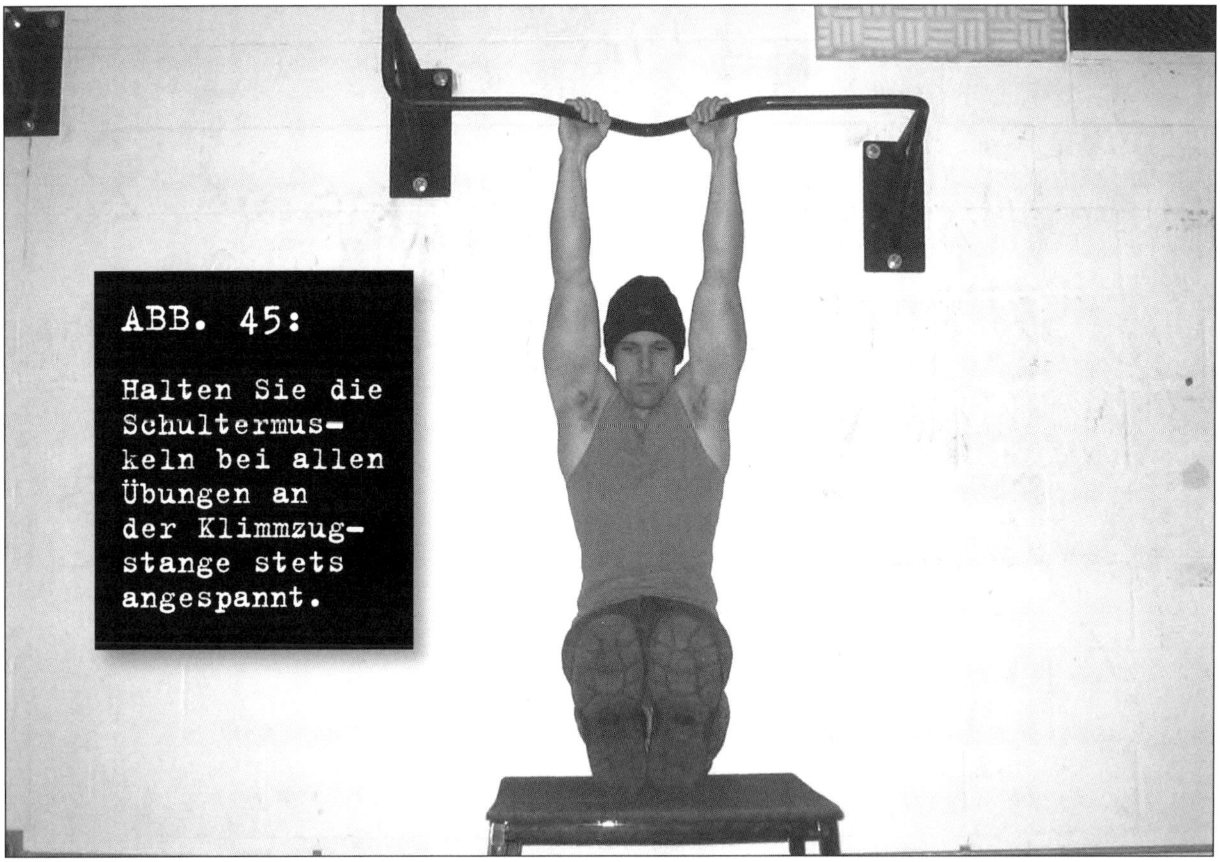

ABB. 45:

Halten Sie die Schultermuskeln bei allen Übungen an der Klimmzugstange stets angespannt.

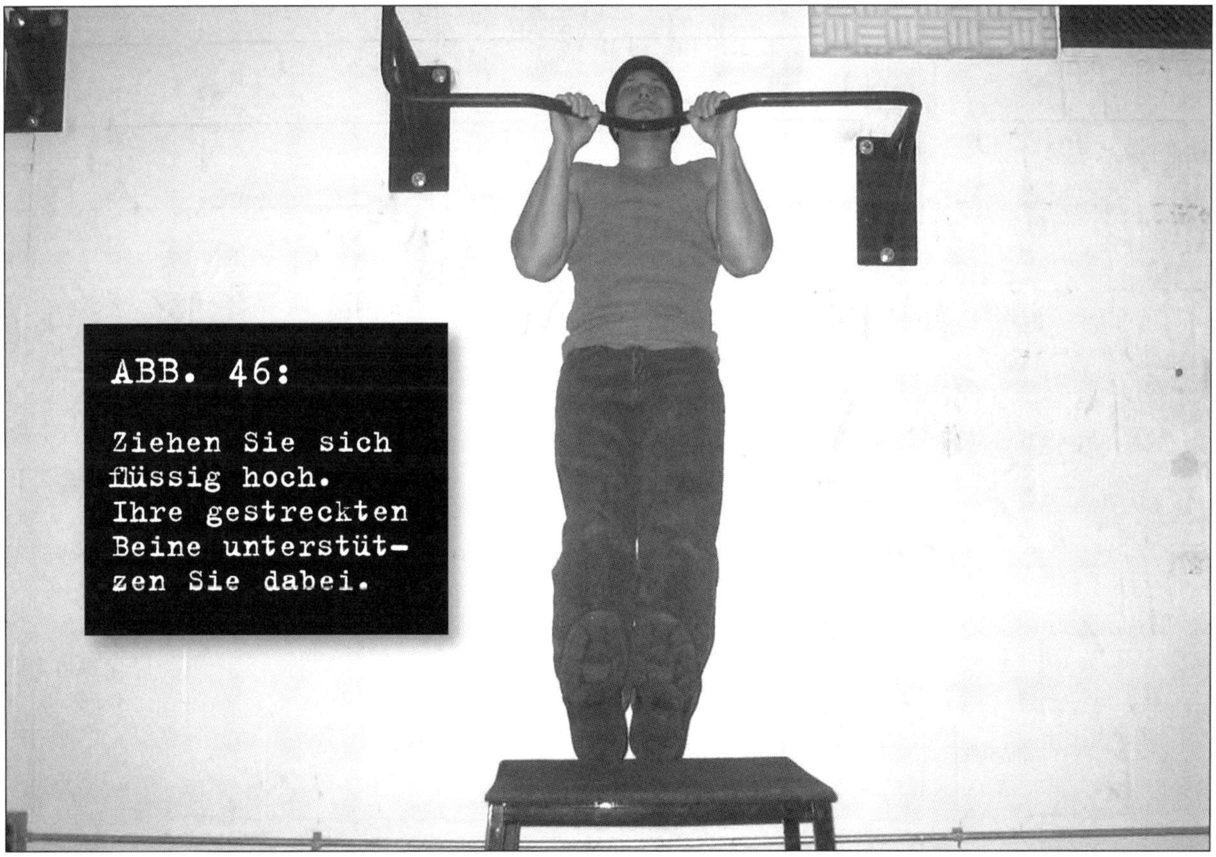

ABB. 46:

Ziehen Sie sich flüssig hoch. Ihre gestreckten Beine unterstützen Sie dabei.

Schritt 4 Halber Klimmzug

Durchführung

Hängen Sie sich an eine waagerechte Stange, die so hoch ist, dass Ihre Füße den Boden nicht berühren, wenn Ihr Körper gerade herunterhängt. Der Abstand zwischen den Händen sollte schulterbreit oder etwas breiter sein. Springen Sie hoch und greifen Sie die Stange, sodass Ihre ungefähr im rechten Winkel gebeugten Arme Ihr Gewicht tragen (Ihre Oberarme sollten parallel zum Boden sein). Halten Sie die Schultern angespannt. Beugen Sie leicht die Knie und legen Sie einen Knöchel über den anderen, um die Beine aus der Bewegung herauszuhalten. Dies ist die Startposition (Abb. 47). Ziehen Sie sich durch Beugen der Arme flüssig hoch, bis Ihr Kinn über der Stange ist. Dies ist die Endposition (Abb. 48). Lassen Sie die Ellbogen dabei nach vorne wandern, wenn das für Sie bequemer ist. Nach einer Sekunde Pause senken Sie sich kontrolliert in die Startposition ab. Halten Sie die Beine während der gesamten Übung still.

Übungsanalyse

Jetzt wird es allmählich ernst. Beim halben Klimmzug *(Half pull-up)* bewegen die Muskeln des Oberkörpers das gesamte Körpergewicht. Dafür ist viel Kraft erforderlich. Infolgedessen werden der Griff sowie Rücken, Bizeps und Unterarme stärker.

Trainingsziele

- Anfänger: 1 Satz à 8 Wdh.
- Fortgeschrittene: 2 Sätze à 11 Wdh.
- Könner: 2 Sätze à 15 Wdh.

Perfektion

Dies ist die erste Übung der Klimmzug-Serie, bei der man sein gesamtes Körpergewicht ohne jegliche Unterstützung im Raum bewegt. Deshalb wird sie für viele zum Prüfstein, besonders für Übergewichtige. Spätestens jetzt sollten Sie sich von Ihren überflüssigen Pfunden trennen. Wenn Ihnen die Übung schwerfällt, schränken Sie den Bewegungsradius ein, indem Sie näher an der Stange bleiben. Je mehr Gewicht Sie verlieren, desto leichter fällt Ihnen das Hochziehen.

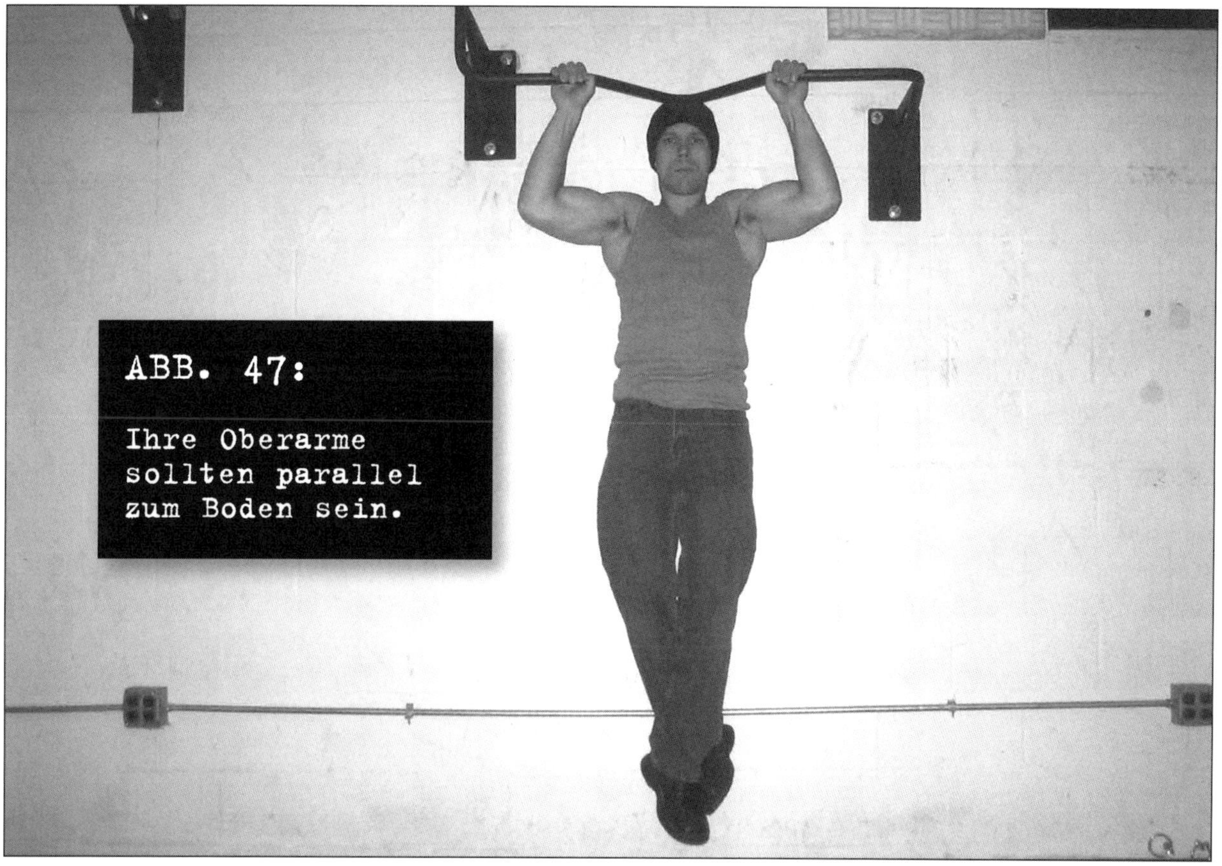

ABB. 47:

Ihre Oberarme sollten parallel zum Boden sein.

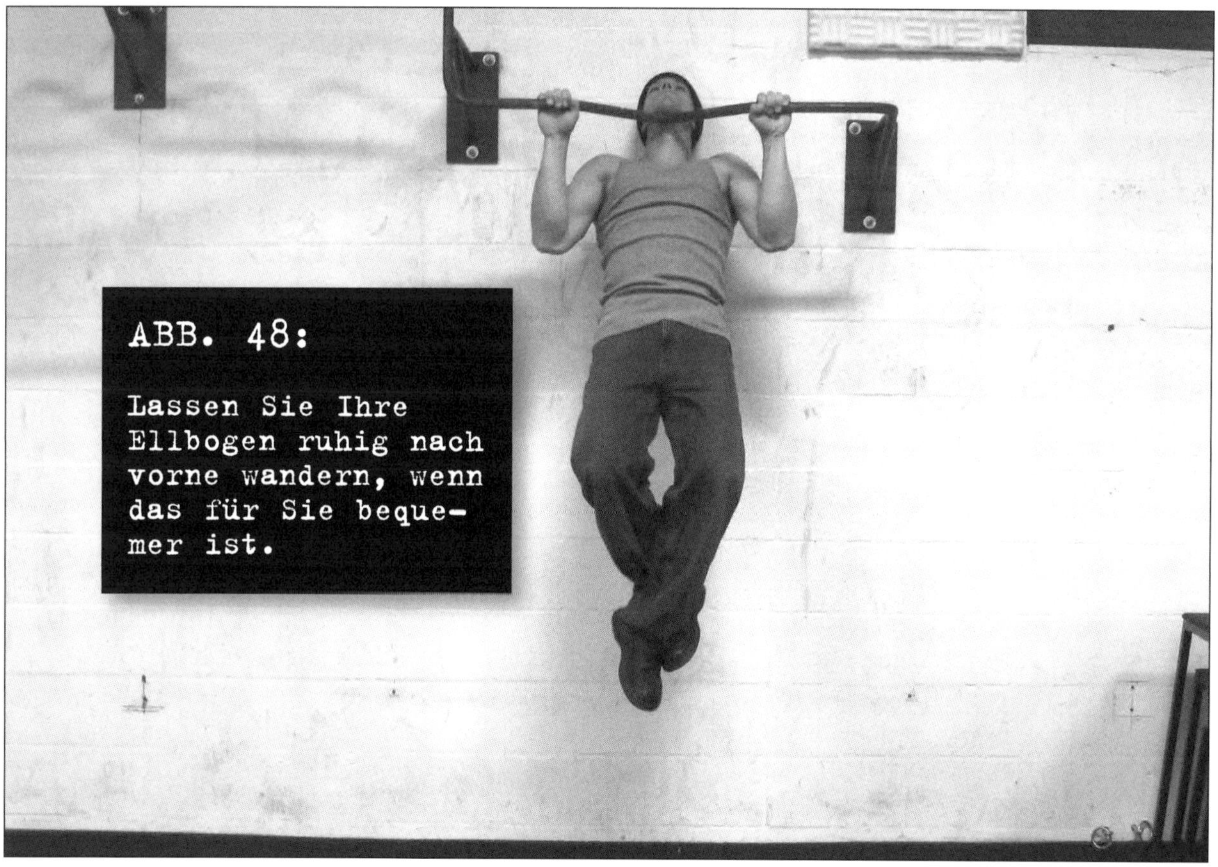

ABB. 48:

Lassen Sie Ihre Ellbogen ruhig nach vorne wandern, wenn das für Sie bequemer ist.

Schritt 5 Vollständiger Klimmzug

Durchführung

Greifen Sie im Obergriff nach der Stange. Der Abstand zwischen Ihren Händen sollte schulterbreit oder etwas breiter sein. Beugen Sie die Knie und verschränken Sie die Knöchel. Ihre Füße sollten den Boden nicht berühren. Spannen Sie Ihren gesamten Körper und besonders die Schultermuskulatur an und lassen Sie die Arme ganz leicht angewinkelt, damit die Muskeln die Gelenke entlasten. Dies ist die Startposition (Abb. 49). Beugen Sie die Arme, bis Ihr Kinn über der Stange ist. Dies ist die Endposition (Abb. 50) – genießen Sie die Aussicht! Nach einer Sekunde Pause senken Sie sich kontrolliert ab. Lassen Sie dabei keinen Schwung entstehen. Ziehen Sie sich in zwei Sekunden hoch, senken Sie sich in drei Sekunden ab und legen Sie dazwischen immer eine Sekunde Pause ein.

Übungsanalyse

Der vollständige Klimmzug *(Full pull-up)* ist die klassische Kraftübung für den oberen Rücken und den Bizeps. Wer sie meistert, verfügt über funktionale Beweglichkeit und athletische Kraft.

Trainingsziele

- Anfänger: 1 Satz à 5 Wdh.
- Fortgeschrittene: 2 Sätze à 8 Wdh.
- Könner: 2 Sätze à 10 Wdh.

Perfektion

Vollständige Klimmzüge sind eine schwierige Eigengewichtsübung, doch Ausdauer führt ans Ziel. Widerstehen Sie dem Drang, den Körper hochzuschwingen (siehe S. 128), denn damit gewöhnen Sie sich einfach nur einen Fehler an. Nehmen Sie stattdessen einen Stuhl zu Hilfe, auf dem Sie in der Startphase einen Fuß abstützen. Drücken Sie beim Hochziehen den Stuhl mit dem Fuß herunter. Üben Sie in jeder Trainingseinheit mit dem Fuß weniger Druck aus, bis Ihr Fuß Sie auf dem Weg nach oben nur noch während der ersten paar Zentimeter unterstützt. Irgendwann sind Sie so weit, dass sie auf diese Hilfe verzichten können.

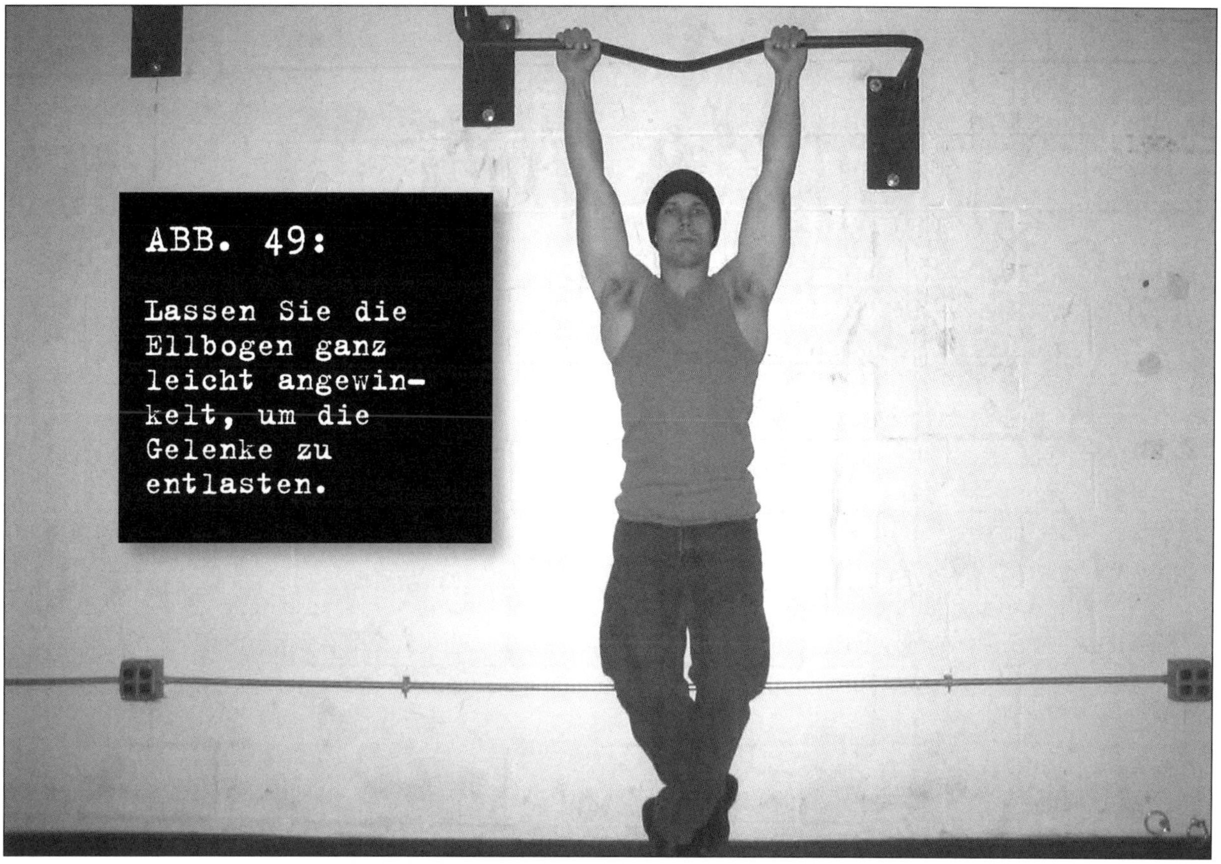

ABB. 49:

Lassen Sie die Ellbogen ganz leicht angewinkelt, um die Gelenke zu entlasten.

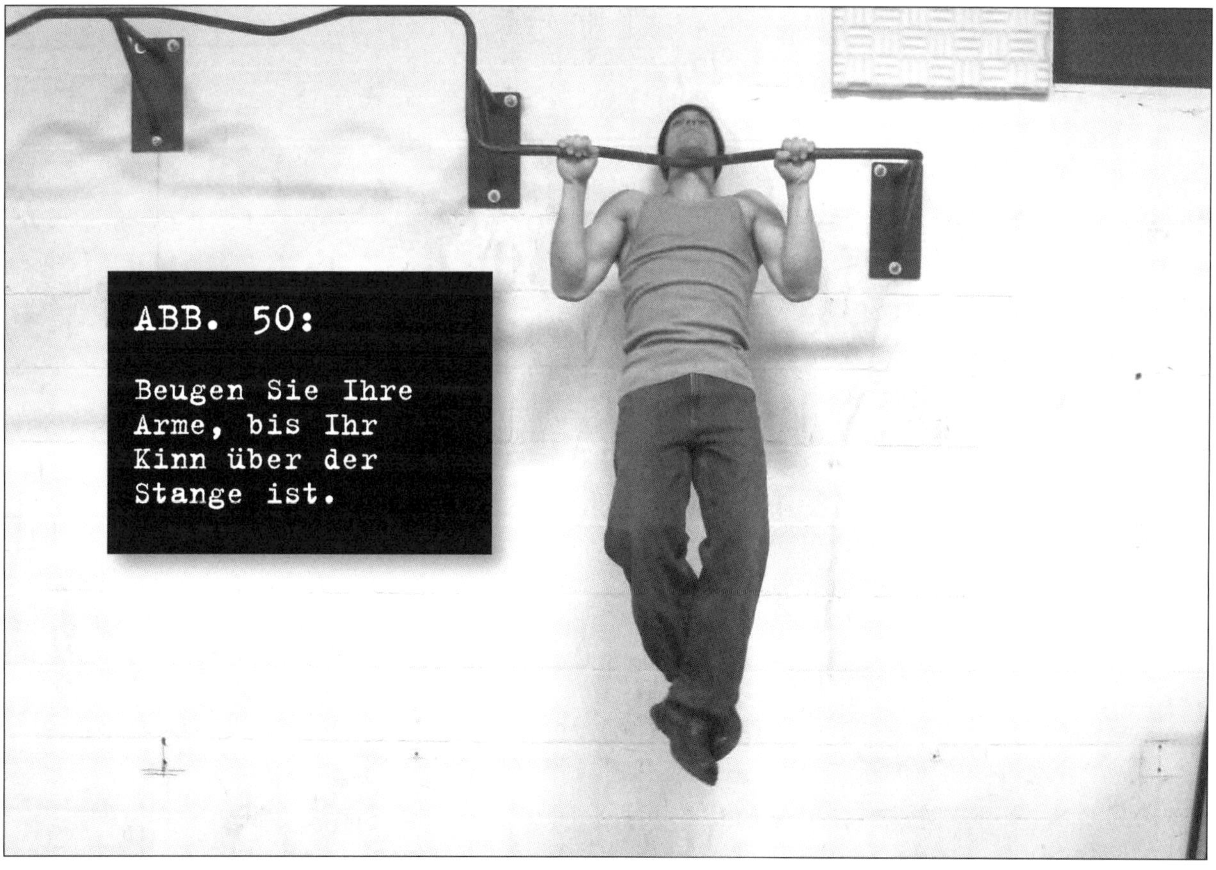

ABB. 50:

Beugen Sie Ihre Arme, bis Ihr Kinn über der Stange ist.

Schritt 6 Enger Klimmzug

Durchführung

Springen Sie hoch und greifen Sie im Obergriff nach der Stange. Zwischen Ihren Händen sollten höchstens 10 cm Abstand sein. Beugen Sie die Knie und halten Sie die verschränkten Knöchel hinter der Senkrechten Ihres Körpers, um die Beine aus der Bewegung herauszuhalten. Winkeln Sie die Ellbogen ganz leicht an und halten Sie die Schultern unter Spannung. Dies ist die Startposition (Abb. 51). Ziehen Sie sich hoch, bis Ihr Kinn über der Stange ist. Dies ist die Endposition (Abb. 52). Nach einer Sekunde Pause senken Sie sich kontrolliert ab. Wiederholen Sie die Übung nach einer Sekunde Pause und halten Sie die Beine den ganzen Satz über möglichst still.

Übungsanalyse

Das schwächste Glied bei allen Klimmzugvarianten sind die Beugemuskeln der Arme: der Bizeps und die anderen Beuger in Ober- und Unterarm. Wenn Sie auf den einarmigen Klimmzug hinarbeiten, müssen Sie daher viel Zeit in die ernsthafte Stärkung Ihres Bizeps investieren. Hierfür ist der enge Klimmzug *(Close pull-up)* bestens geeignet. Dadurch, dass die Hände eng beieinander sind, können die großen, starken Rückenmuskeln nicht so gut mitarbeiten, weshalb die Beugemuskeln der Arme mehr Last aufnehmen müssen.

Trainingsziele

- Anfänger: 1 Satz à 5 Wdh.
- Fortgeschrittene: 2 Sätze à 8 Wdh.
- Könner: 2 Sätze à 10 Wdh.

Perfektion

Manch einer, der die vollständigen Klimmzüge beherrscht, findet diese Übung schwer, weil die Pronation (Einwärtsdrehung der Arme) durch den Obergriff behindert wird. Wenn es Ihnen auch so geht, versuchen Sie es mit dem Untergriff, und – wenn Sie diese Möglichkeit haben – mit Turnringen (siehe S. 128, »Unterschiedliche Griffpositionen«). Wenn Ihre Kraft noch nicht ausreicht, machen Sie mit den vollständigen Klimmzügen weiter und nähern die Hände einander bei jeder Trainingseinheit etwas mehr an. Mit der Zeit werden Sie auch mit dem engen Griff zurechtkommen.

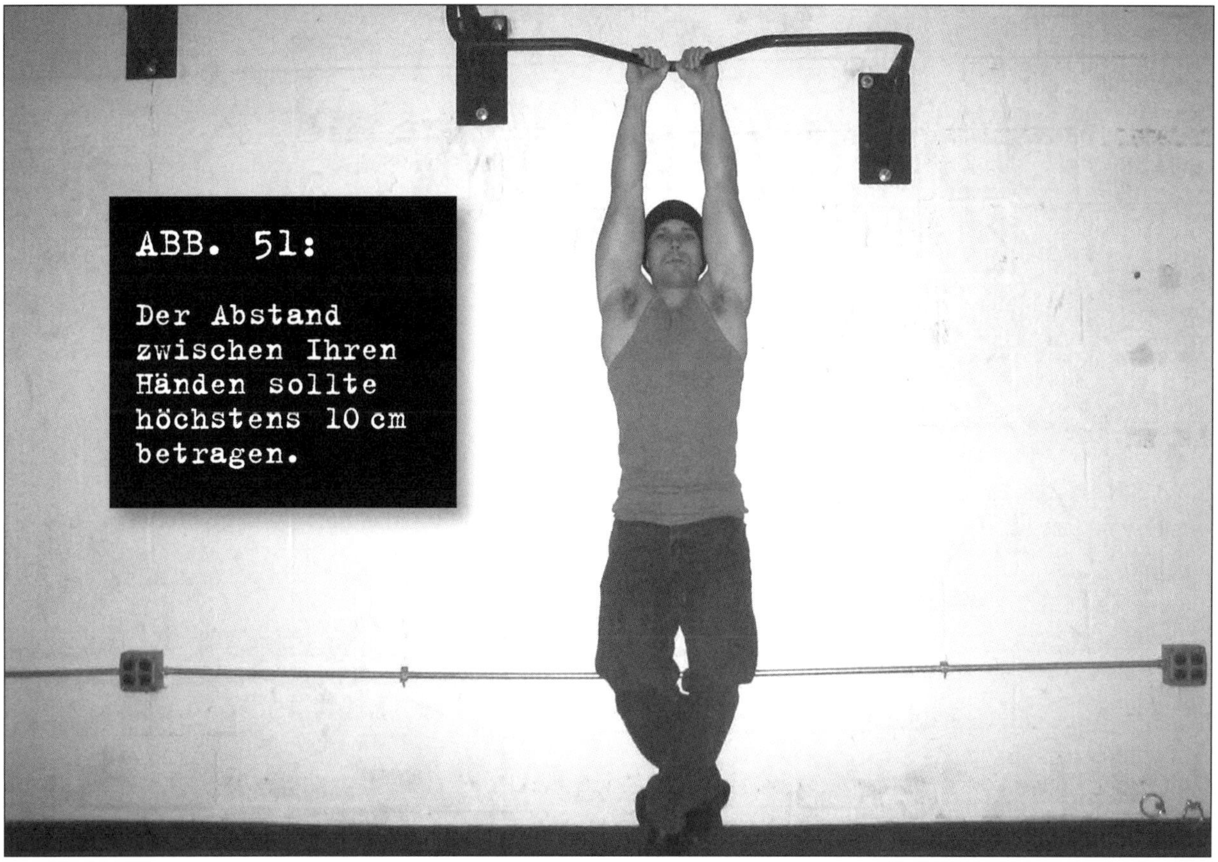

ABB. 51:

Der Abstand zwischen Ihren Händen sollte höchstens 10 cm betragen.

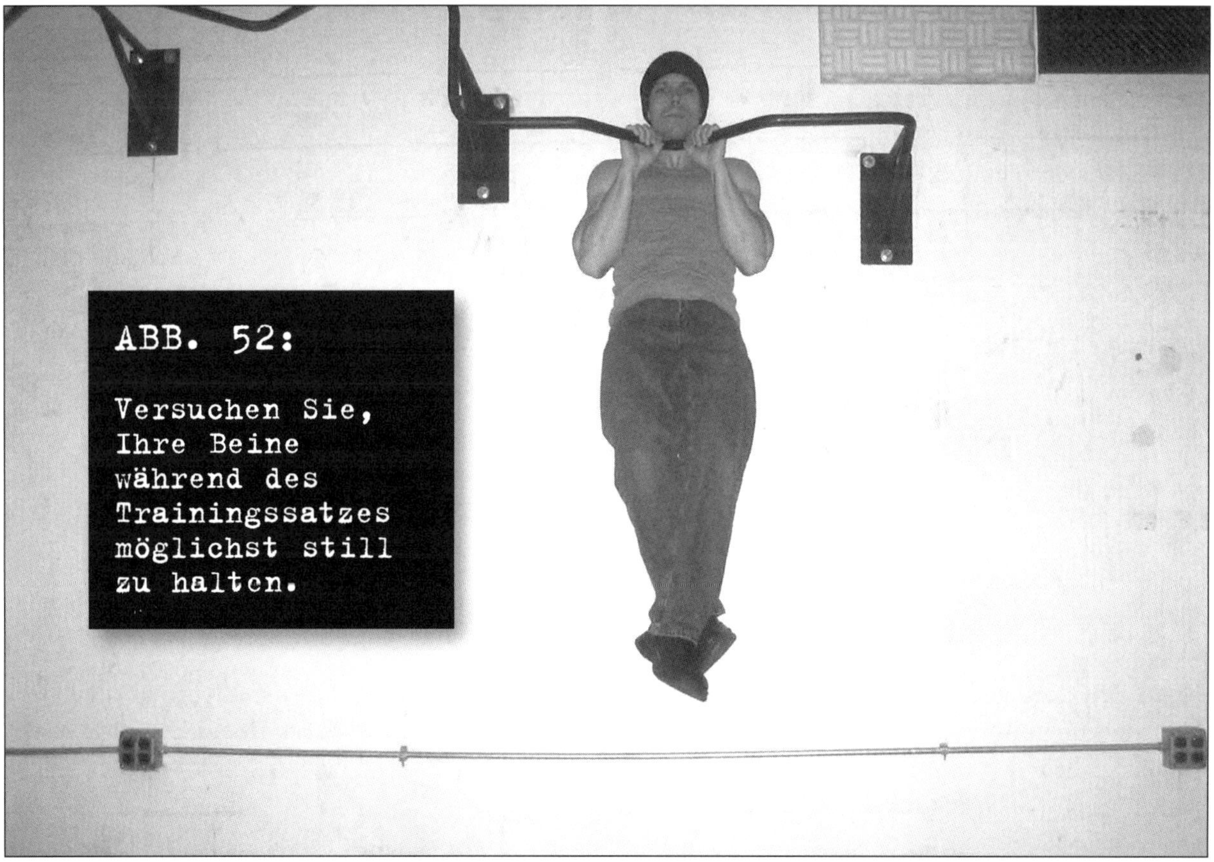

ABB. 52:

Versuchen Sie, Ihre Beine während des Trainingssatzes möglichst still zu halten.

SCHRITT 7

Ungleicher Klimmzug

Durchführung

Ergreifen Sie die Stange mit einer Hand. Bei dieser Übung werden Sie den Kamm- oder Untergriff bequemer finden als den Obergriff. Umfassen Sie nun mit der freien Hand das Handgelenk der haltenden Hand, sodass der Daumen der freien Hand knapp unter der Handfläche der anderen Hand und die Finger unter deren Handrücken sind. Ihre Füße sollten den Boden nicht berühren. Beugen Sie die Knie und verschränken Sie die Knöchel. Der Schultergürtel bleibt die ganze Zeit über angespannt. Der haltende Arm ist ganz leicht angewinkelt. Der andere, niedriger gehaltene Arm ist stärker gebeugt. Beide Ellbogen bleiben vor dem Körper. Dies ist die Startposition (Abb. 53). Ziehen Sie sich langsam und flüssig hoch, indem Sie die Ellbogen beugen, bis Ihr Kinn über der Stange ist. Dies ist die Endposition (Abb. 54). Nach einer Sekunde Pause senken Sie sich langsam in die Startposition ab.

Übungsanalyse

Der ungleiche Klimmzug *(Uneven pull-up)* ist eine jahrhundertealte Übung, die plötzlich sehr beliebt wurde, als Sylvester Stallone sie in der berühmten Trainingsszene in *Rocky II* vorführte. Aufgrund der veränderten Armposition muss der haltende Arm den Großteil der Arbeit leisten – was eine hervorragende Vorbereitung auf den echten einarmigen Klimmzug darstellt. Bizeps und Rücken, vor allem aber auch der Griff werden gekräftigt.

Trainingsziele

- Anfänger: 1 Satz à 5 Wdh. (beide Seiten)
- Fortgeschrittene: 2 Sätze à 7 Wdh. (beide Seiten)
- Könner: 2 Sätze à 9 Wdh. (beide Seiten)

Perfektion

Wenn Sie stark genug sind, um enge Klimmzüge zu schaffen, sollten Ihnen auch die ungleichen Klimmzüge gelingen. Der Hauptunterschied zwischen den beiden ist, dass Sie bei dieser Übung Ihr Gewicht mit nur einer Hand halten. Wenn Ihnen das schwerfällt, lassen Sie sich nach den Klimmzügen einige Zeit mit einer Hand von der Stange hängen, um Ihren Griff zu trainieren.

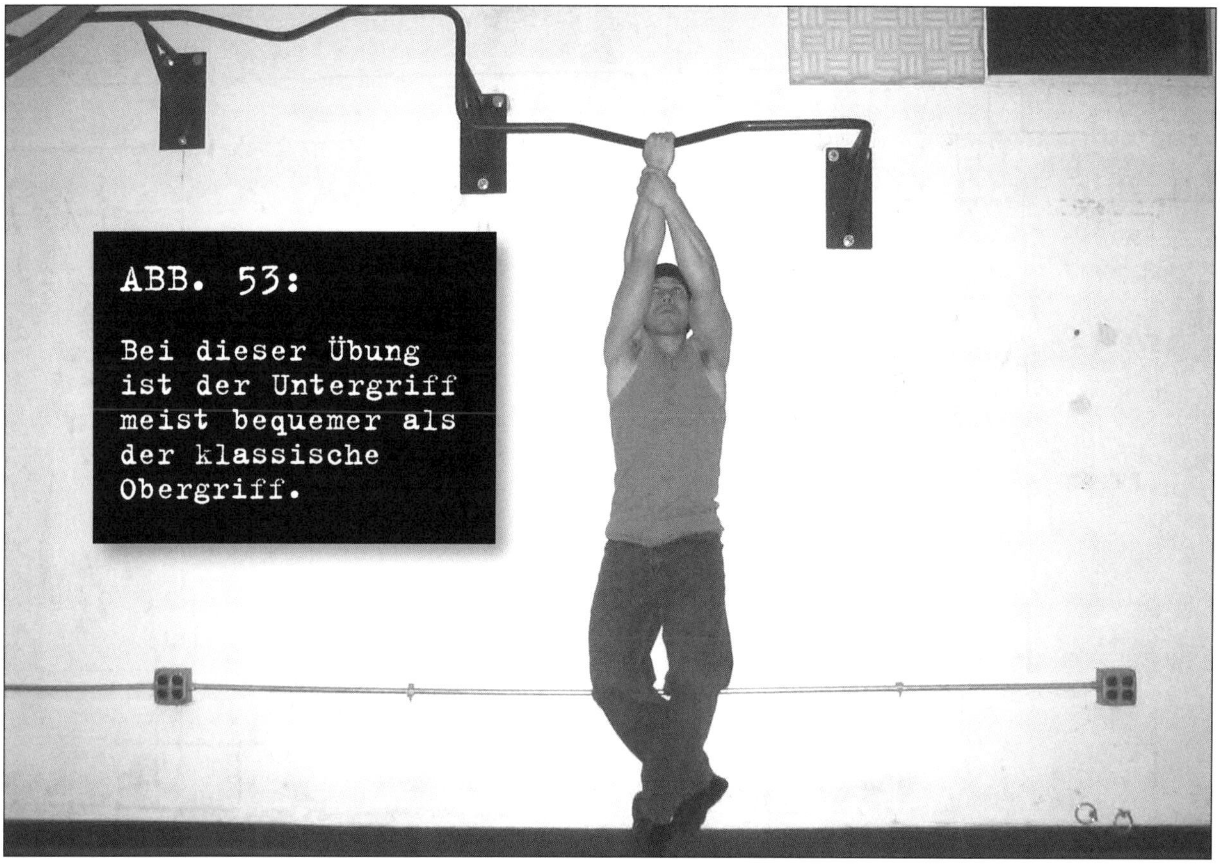

ABB. 53:

Bei dieser Übung ist der Untergriff meist bequemer als der klassische Obergriff.

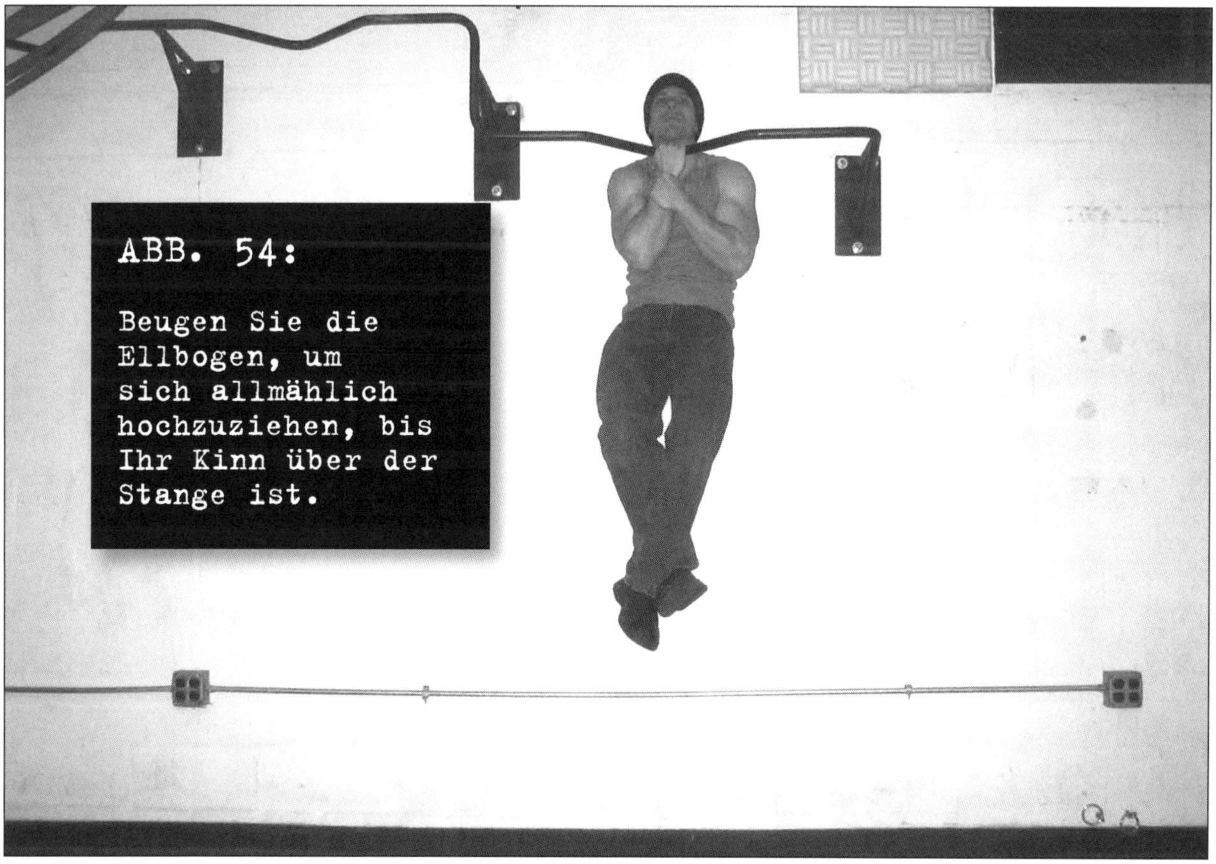

ABB. 54:

Beugen Sie die Ellbogen, um sich allmählich hochzuziehen, bis Ihr Kinn über der Stange ist.

Schritt 8 – Halber einarmiger Klimmzug

Durchführung

Ergreifen Sie die Stange einhändig mit der für Sie besten Griffhaltung. Platzieren Sie Ihren anderen Arm so, wie es für Sie am bequemsten ist. Die meisten meiner Schüler lassen ihn einfach in der Luft hängen, ich selbst lege ihn am liebsten auf den unteren Rücken, wie bei einarmigen Liegestützen, aber jede für Sie angenehme Position ist in Ordnung. Bringen Sie sich in Stellung (durch Springen, Kipping, mithilfe eines Stuhls usw.), sodass Ihr haltender Arm halb gebeugt ist. Der Ellbogen ist im rechten Winkel gebeugt, der Oberarm steht parallel zum Boden. Ihre Beine hängen in der Luft, die Knöchel sind wie in den vorangehenden Übungen übereinandergelegt. Die Schulter des haltenden Arms sollte stark angespannt sein, ebenso wie der gesamte Körper. Dies ist die Startposition (Abb. 55). Ziehen Sie sich langsam hoch, bis Ihr Kinn über die Stange kommt (Abb. 56). Nach einer Sekunde Pause senken Sie sich kontrolliert ab.

Übungsanalyse

Der halbe einarmige Klimmzug *(Half one-arm pull-up)* ist der erste Schritt der Serie, in der Sie ihr gesamtes Gewicht mit einer Hand hochziehen. Sie lernen dabei die Technik für den einarmigen Klimmzug und erwerben die dafür notwendige Balance; außerdem fördert diese Übung den Rücken, den Bizeps und überhaupt alle Armmuskeln. Weil sie jedoch die Muskeln nicht in der gestreckten Position trainiert, sollten Sie hinterher ungleiche Klimmzüge oder enge Klimmzüge machen.

Trainingsziele

- Anfänger: 1 Satz à 4 Wdh. (beide Seiten)
- Fortgeschrittene: 2 Sätze à 6 Wdh. (beide Seiten)
- Könner: 2 Sätze à 8 Wdh. (beide Seiten)

Perfektion

Je tiefer Sie sich absenken, desto anstrengender werden die Klimmzüge. Wenn Ihnen die halben einarmigen Klimmzüge schwerfallen, konzentrieren Sie sich auf den oberen Teil des Bewegungsablaufs, den in Stangennähe. Mit der Zeit senken Sie sich bei jeder Trainingseinheit um einige Zentimeter tiefer ab, bis Sie den gesamten Bewegungsablauf schaffen.

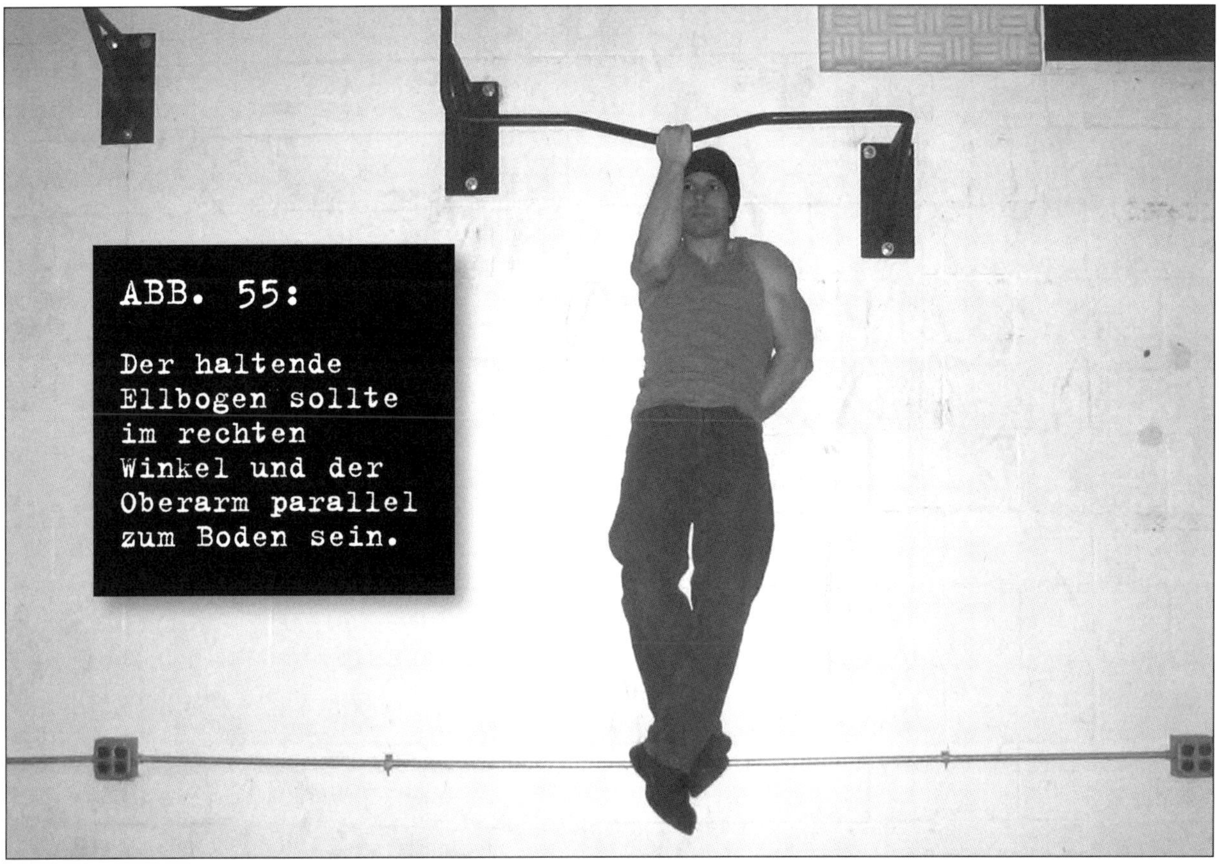

ABB. 55:

Der haltende Ellbogen sollte im rechten Winkel und der Oberarm parallel zum Boden sein.

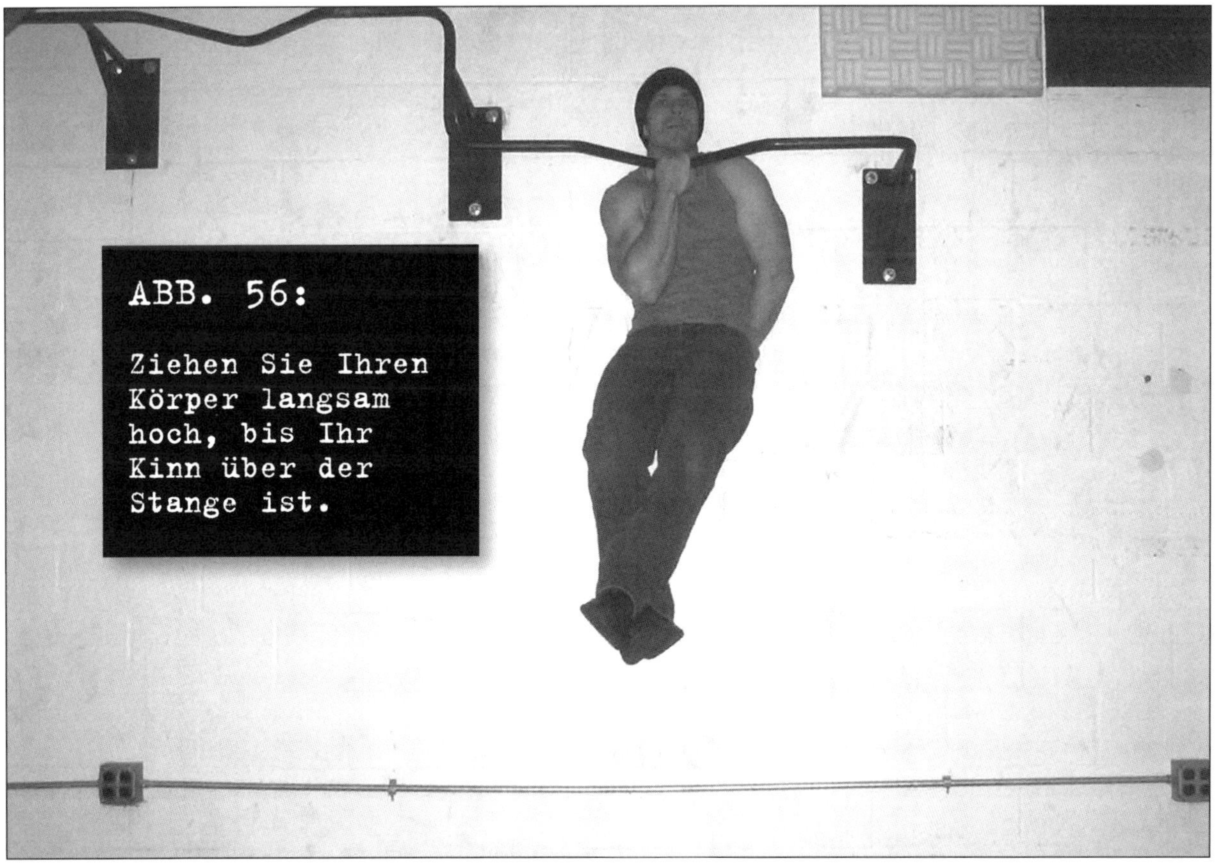

ABB. 56:

Ziehen Sie Ihren Körper langsam hoch, bis Ihr Kinn über der Stange ist.

Schritt 9 Unterstützter einarmiger Klimmzug

Durchführung

Werfen Sie ein Handtuch über die Stange. Springen Sie hoch und fassen Sie die Stange einhändig mit ihrem stärksten Griff. Mit der anderen Hand greifen Sie in Augenhöhe nach dem Handtuch. Beugen Sie die Knie, legen Sie die Knöchel übereinander. Die Schultern sind angespannt, der Arm, der die Stange hält, ist leicht angewinkelt. Dies ist die Startposition (Abb. 57). Ziehen Sie sich jetzt langsam hoch. Während der ersten Hälfte der Bewegung – bis der Ellbogen des die Stange haltenden Arms im rechten Winkel gebeugt ist – unterstützen Sie ihn, indem Sie mit der anderen Hand am Handtuch ziehen. Auf halber Strecke – wenn der die Stange haltende Arm im rechten Winkel gebeugt ist – lassen Sie das Handtuch los und ziehen sich weiter hoch, bis Ihr Kinn über der Stange ist (Abb. 58). Nach einer Sekunde Pause senken Sie sich kontrolliert ab. Am niedrigsten Punkt greifen Sie mit dem freien Arm wieder nach dem Handtuch.

Übungsanalyse

Der unterstützte einarmige Klimmzug *(Assisted pull-up)* ist eine Spezialübung, deren Funktion darin besteht, einem fortgeschrittenen Athleten zu zeigen, wie sich einarmige Klimmzüge anfühlen, ohne dass er in der unteren Position buchstäblich hängen bleibt. Sie baut langsam und schonend die enorme Sehnenkraft auf, die für den echten einarmigen Klimmzug notwendig ist.

Trainingsziele

- Anfänger: 1 Satz à 3 Wdh. beide Seiten)
- Fortgeschrittene: 2 Sätze à 5 Wdh. (beide Seiten)
- Könner: 2 Sätze à 7 Wdh. (beide Seiten)

Perfektion

Je tiefer Ihre Hand das Handtuch greift, desto schwerer ist es für diesen Arm, die Bewegung zu unterstützen. Wenn Sie die fünf Wiederholungen nicht schaffen, fassen Sie das Handtuch weiter oben. Sobald Sie kräftiger werden, halten Sie das Handtuch weiter unten. Irgendwann werden Sie merken, dass Sie das Handtuch herunterziehen, anstatt sich daran hochzuziehen. Dies ist ein großer Fortschritt: Allmählich sind Sie für den letzten Schritt zur Meisterschaft bereit, den echten einarmigen Klimmzug.

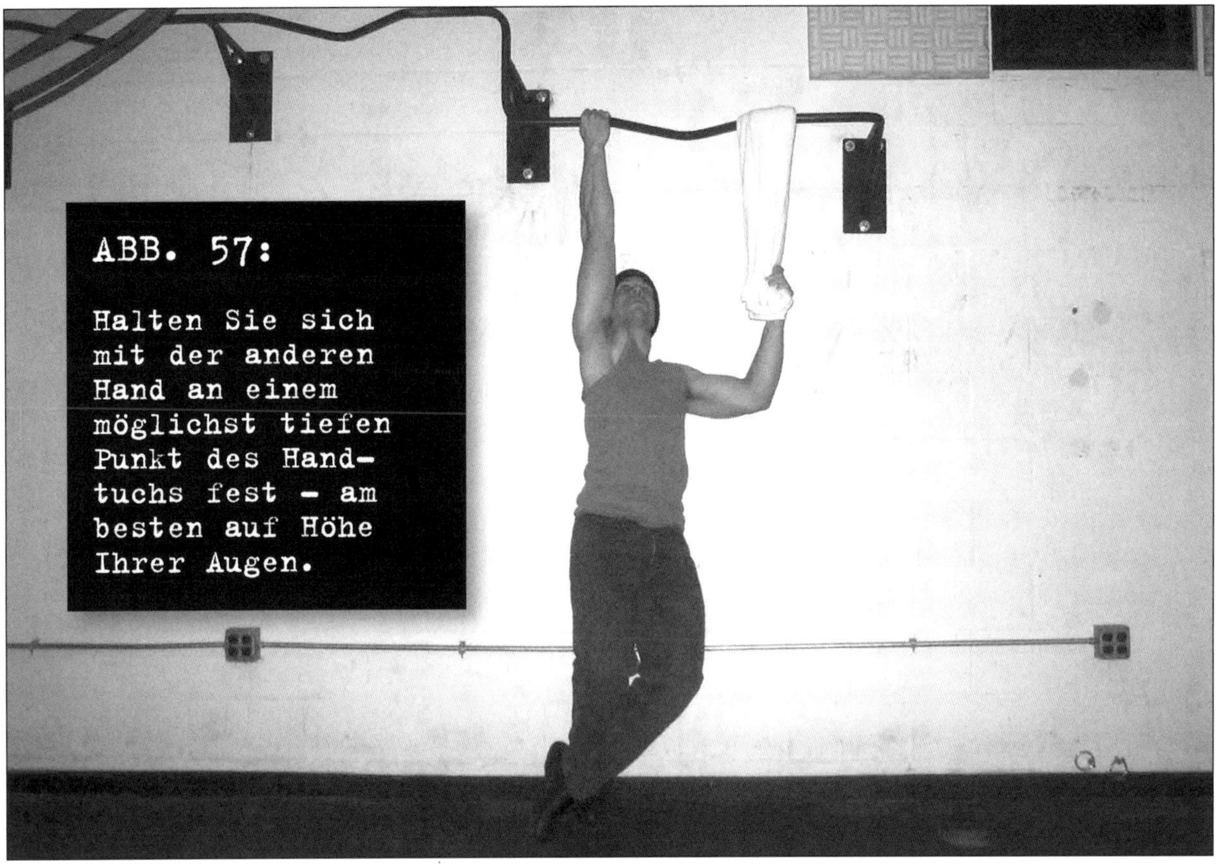

ABB. 57:

Halten Sie sich mit der anderen Hand an einem möglichst tiefen Punkt des Handtuchs fest – am besten auf Höhe Ihrer Augen.

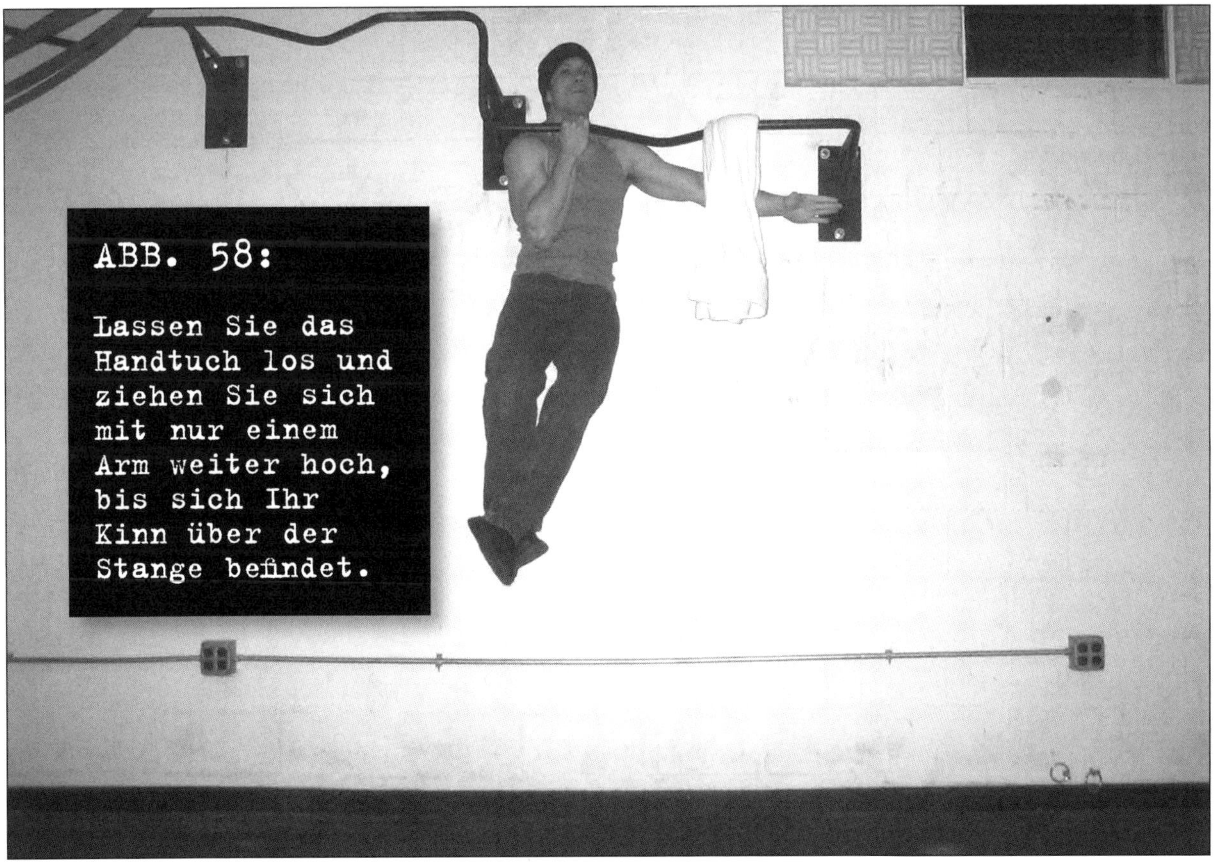

ABB. 58:

Lassen Sie das Handtuch los und ziehen Sie sich mit nur einem Arm weiter hoch, bis sich Ihr Kinn über der Stange befindet.

THE MASTER STEP Einarmiger Klimmzug

Durchführung

Springen Sie hoch und ergreifen Sie die Stange in Ihrer kräftigsten Griffhaltung. Ihre Füße sollten den Boden nicht berühren; beugen Sie die Knie und legen Sie die Knöchel übereinander. Bringen Sie den freien Arm in eine für Sie bequeme Position. Ihre arbeitende Schulter sollte angespannt sein, der Arm im Ellbogen ganz leicht angewinkelt. Dies ist die Startposition (Abb. 59). Seien Sie sich darüber im Klaren, dass Sie nun einen sehr anspruchsvollen Kraftakt durchführen werden. Ziehen Sie Ihren Körper mit so wenig Schwung wie möglich hoch, bis Ihr Kinn über der Stange ist. Dies ist die Endposition (Abb. 60). Senken Sie sich langsam wieder in die Startposition ab und wiederholen Sie die Übung nach einer kurzen Pause – wenn Sie es können!

Übungsanalyse

Ein mit vollem Bewegungsablauf und ohne Kipping ausgeführter einarmiger Klimmzug *(One-arm pull-up)* ist die schwierigste durchführbare Übung für Rücken und Arme. Sie verleiht den Muskeln unglaubliche Kraft und Größe. Wer sie beherrscht, bekommt einen imposanten Latissimus, und sein oberer Rücken wird aussehen, als würden unter der Haut Pythons lauern. Außerdem werden der Griff sowie die Ober- und Unterarme wesentlich stärker sein als die des durchschnittlichen Fitnessclub-Besuchers.

Trainingsziele

- Anfänger: 1 Satz à 1 Wdh. (beide Seiten)
- Fortgeschrittene: 2 Sätze à 3 Wdh. (beide Seiten)
- Elite: 2 Sätze à 6 Wdh. (beide Seiten)

Perfektion

Dies ist eine höllisch harte Übung. Erwarten Sie daher bitte nicht, dass Sie sie über Nacht beherrschen werden. Lassen Sie sich daher bei den vorangehenden neun Schritten wirklich Zeit. Streben Sie anfangs nur eine einzige gute Wiederholung an. Machen Sie, sobald Sie sie meistern, Konsolidierungstraining (siehe S. 278).

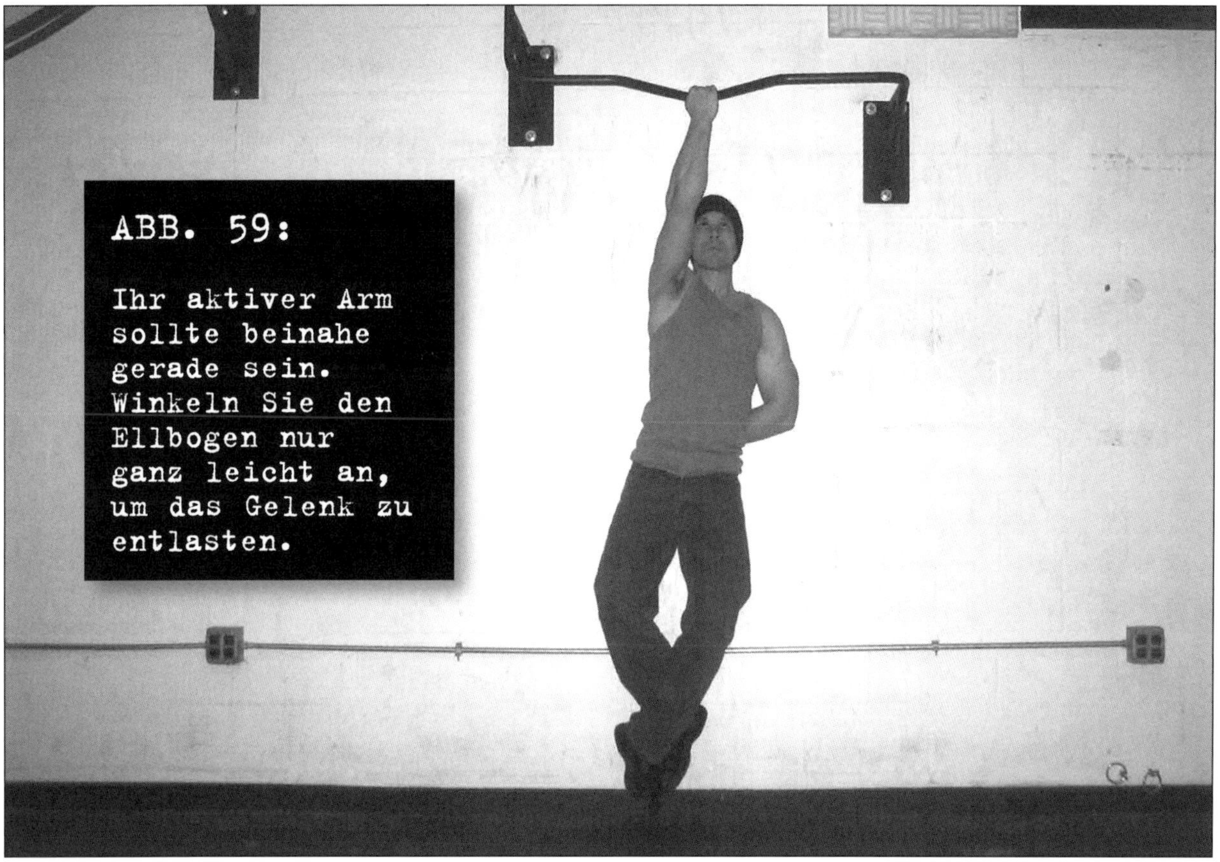

ABB. 59:

Ihr aktiver Arm sollte beinahe gerade sein. Winkeln Sie den Ellbogen nur ganz leicht an, um das Gelenk zu entlasten.

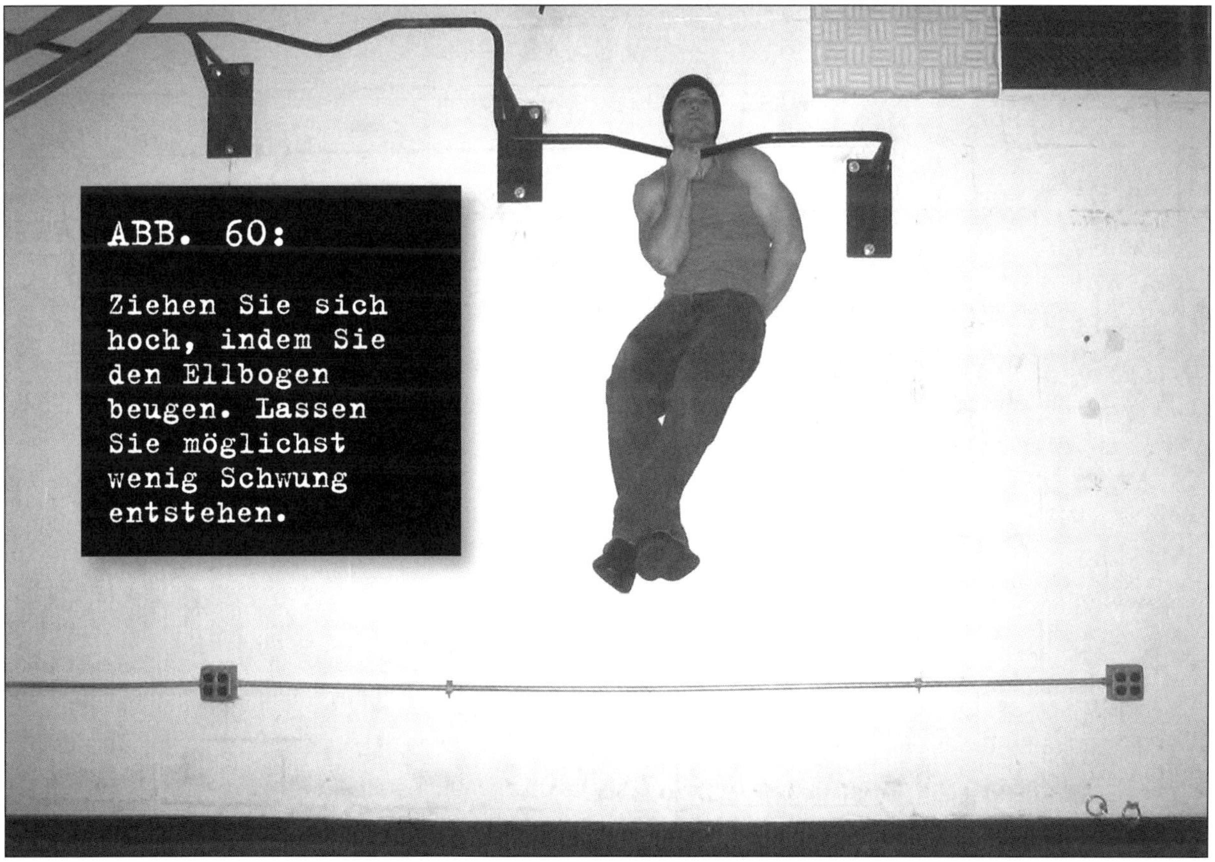

ABB. 60:

Ziehen Sie sich hoch, indem Sie den Ellbogen beugen. Lassen Sie möglichst wenig Schwung entstehen.

Progression Klimmzug

Schritt 1	Senkrechter Zug Seiten 132–133	Bis zu 3 Sätze à 40 Wdh. Dann Schritt 2
Schritt 2	Waagerechter Zug Seiten 134–135	Bis zu 3 Sätze à 30 Wdh. Dann Schritt 3
Schritt 3	Klappmesser-Klimmzug Seiten 136–137	Bis zu 3 Sätze à 20 Wdh. Dann Schritt 4
Schritt 4	Halber Klimmzug Seiten 138–139	Bis zu 2 Sätze à 15 Wdh. Dann Schritt 5
Schritt 5	Vollständiger Klimmzug Seiten 140–141	Bis zu 2 Sätze à 10 Wdh. Dann Schritt 6

Progression Klimmzug

Schritt 6	Enger Klimmzug Seiten 142–143	Bis zu 2 Sätze à 10 Wdh. Dann Schritt 7
Schritt 7	Ungleicher Klimmzug Seiten 144–145	Bis zu 2 Sätze à 9 Wdh. Dann Schritt 8
Schritt 8	Halber einarmiger Klimmzug Seiten 146–147	Bis zu 2 Sätze à 8 Wdh. Dann Schritt 9
Schritt 9	Unterstützter einarmiger Klimmzug Seiten 148–149	Bis zu 2 Sätze à 7 Wdh. Dann Schritt 10
Schritt 10 Meisterschaft	Einarmiger Klimmzug Seiten 150–151	Ultimative Kraft 2 Sätze à 6 Wdh.

Noch ein paar Schritte weiter

In den Fitnessclubs unserer Tage bekommt man einarmige Klimmzüge kaum jemals zu sehen. Sie sind praktisch ausgestorben. Doch wenn Sie sich länger in einem Gefängnishof aufhalten, könnten Sie vielleicht gelegentlich welche beobachten. Man bekommt es schon mit, kurz bevor es passiert: In der Gewichtheberecke wird es ganz still. Jeder, der ernsthaft trainiert, kennt die Gesichter der Meister dieser Technik. Die meisten Gewichtheber – besonders die aufgepumpten Bodybuilder aus dem Getto – schauen dem Meister der Klimmzüge dann mit einer Mischung aus Ehrfurcht und Eifersucht zu. Einarmige Klimmzüge werden in den Gefängnissen tatsächlich als beeindruckende Kraftbeweise angesehen.

Der Respekt gegenüber einarmigen Klimmzügen in Gefängnissen – besonders in Strafanstalten an der Westküste der USA – ist so groß, dass es einem schon fast verwerflich vorkommt, von weiteren Klimmzug-Typen zu sprechen.

Wenn Sie Ihren allerersten einarmigen Klimmzug geschafft haben, laufen Sie sicher nicht herum, um nach neuen Trainingstechniken für Rücken und Bizeps zu suchen. Bleiben Sie bei dieser Übung und versuchen Sie, ein paar mehr Wiederholungen zu bewältigen. Denn mehrere einarmige Klimmzüge hintereinander zu machen erfordert jahrelanges Engagement, angeborenes Talent und enorme relative Kraft. Sehr schlank zu sein hilft natürlich auch. Aber es ist möglich. Bodybuilder schaffen es allerdings nur selten, denn ihre nicht funktionalen Kraftübungen und ihre schwere Körpermasse hindern sie meist daran, weiter als bis zu den mittleren Schritten der Klimmzug-Serie vorzudringen. Der ultimative Meister der einarmigen Klimmzüge ist vermutlich der Inder Bhibhuti Nayak, der gar kein Kraftsportler im eigentlichen Sinne ist, sondern ein Kampfsportmeister. Dieser schlanke, bescheidene Mann vollbrachte in weniger als einer Minute erstaunliche 27 perfekte einarmige Klimmzüge und brach damit den Weltrekord. Seine übermenschlich erscheinende Kraft verdankt er nicht dem Training mit Maschinen oder Hanteln, sondern allein dem Hochziehen seines eigenen Körpergewichts.

Wenn Sie mehr als zwei oder drei Wiederholungen schaffen und gerne mit alternativen Methoden experimentieren, investieren Sie in ein Paar Turnringe und genügend Zeit, um sich an traditionellen Turnübungen für Fortgeschrittene zu versuchen, an Techniken wie Kreuzhang, Malteserkreuz und Front Lever. Vielleicht finden Sie an diesen Übungen Gefallen. Sie werden Ihre Körperkontrolle, Ihre Beweglichkeit und Ihr Koordinationsvermögen wesentlich verbessern; außerdem sehen diese Übungen unglaublich cool aus. Wenn Sie aber nur Ihre Kraft aufbauen wollen, brauchen Sie, sobald Sie die einarmigen Klimmzüge einmal gemeistert haben, nicht mehr weiterzusuchen. Sie sind die Krönung aller Übungen.

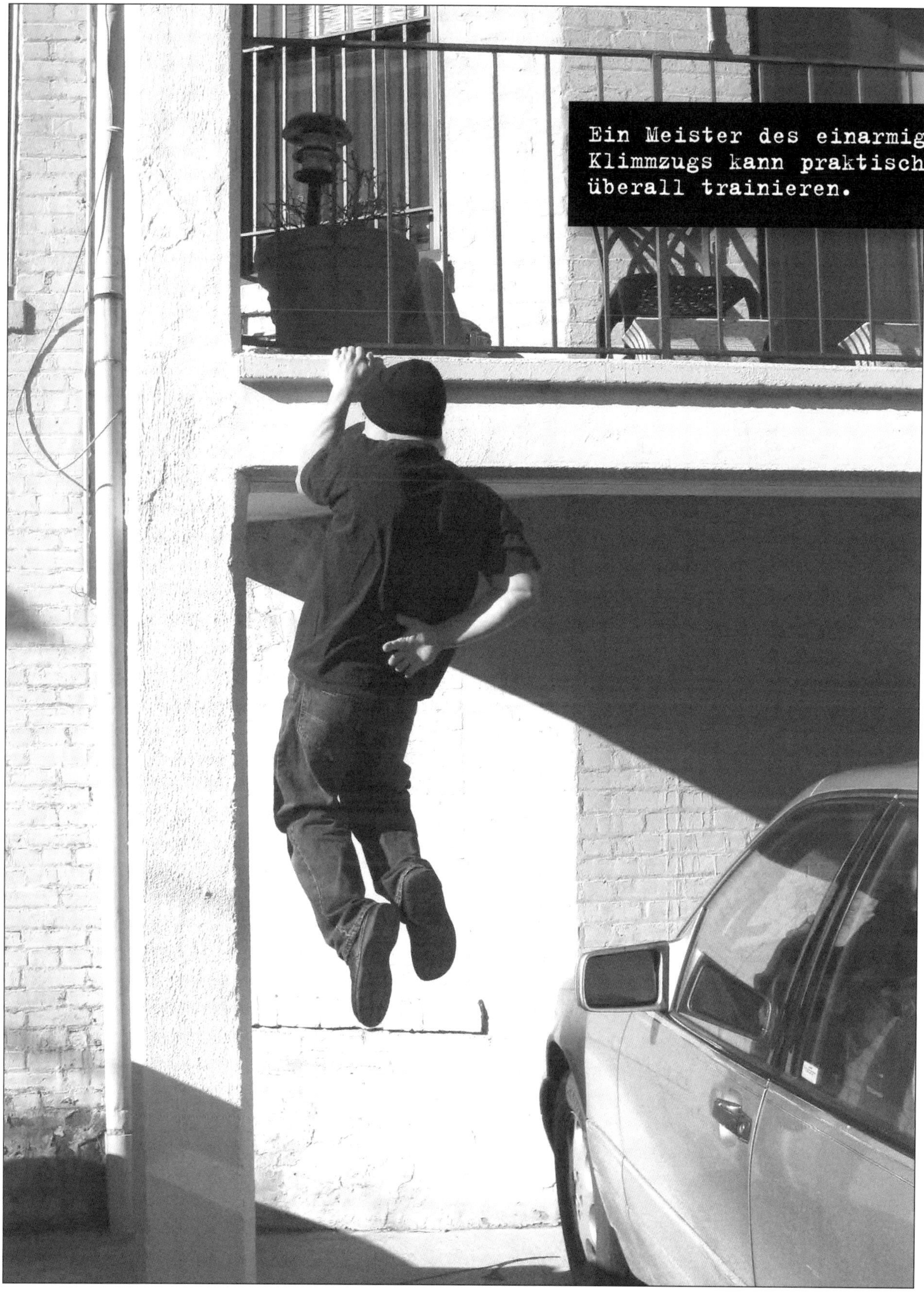

Ein Meister des einarmigen Klimmzugs kann praktisch überall trainieren.

Varianten

Wenn Sie sich nach Alternativen für Klimmzüge umschauen, machen Sie bitte nicht den Fehler, es mit Gewichten oder Rückentrainingsmaschinen zu versuchen. Äußere bewegliche Gewichte liefern den Körper einer erhöhten Verletzungsgefahr aus und züchten eine Art von Kraft heran, die man im Alltag kaum jemals anwenden kann. Obgleich er insgesamt weniger Muskelmasse besitzt als die Beine, ist der Rücken der komplexeste Teil des Körpers. Seine Muskeln lassen sich in vier Gruppen aufteilen: Wirbelsäulenbereich (Rückenstrecker, Lumbalmuskeln), die Großen Rückenmuskeln (Latissimus), oberer Rückenbereich (Rautenförmige Muskeln, Rundmuskeln, Trapezmuskeln, Hintere Deltamuskeln usw.) und die großen Muskeln des Nacken-/Schulterbereichs. Wenn Sie sowohl Klimmzüge als auch Brücken machen, werden all diese Muskeln und noch etliche mehr maximal gefördert, und es werden keine zusätzlichen Übungen mehr nötig sein. Wenn Sie gelegentlich etwas Abwechslung wollen, finden Sie hier ein paar Anregungen.

Dips

Dips gelten gewöhnlich als eine Übung für die drückenden Muskeln, und es stimmt, dass sie die Brustmuskeln und den Trizeps arbeiten lassen. Aber weil sich die Arme bei dieser Übung kraftvoll abwärts bewegen, wird der Latissimus ebenfalls in beträchtlichem Umfang beteiligt. Ich kenne Sportler, die Dips anstrengender finden als Klimmzüge. Stellen Sie sich zwischen die Holme eines Parallelbarrens oder zwischen zwei Stühle und stützen Sie Ihr Gewicht mit ausgestreckten Armen ab. Beugen Sie die Ellbogen, bis sie rechte Winkel bilden, und pausieren Sie einen Augenblick, bevor Sie sich wieder hochdrücken. Bench Dips (Dips, bei denen die Füße auf einer stabilen Oberfläche aufgestützt bleiben) beanspruchen ebenfalls den Latissimus, jedoch in geringerem Maße, da nicht das gesamte Körpergewicht bewegt wird.

Muscle-up

Ich finde, dass jeder, der sich ernsthaft mit Eigengewichtsübungen befasst, für jeden Teil des Körpers mindestens eine Schnellkraftübung in petto haben sollte. Der Muscle-up gehört in diese Kategorie. Springen Sie zu einer hoch hängenden Stange hinauf und machen Sie einen vollständigen Klimmzug, aber nicht nur, bis sich Ihr Kinn oberhalb der Stange befindet. Stemmen Sie auch noch den Oberkörper über die Stange und drücken Sie die Arme gerade durch, sodass Sie am Ende die Stange auf Hüfthöhe haben. Dies sollte in einer flüssigen Bewegung erfolgen und erfordert einiges an Schwung. Dieser Schnellkraft-Klimmzug fördert Rückenmuskeln und Bizeps, das Hochstemmen trainiert Ellbogen, Handgelenke und Unterarme. Gerade der abschließende Teil der Übung beansprucht dieselben Muskeln wie Dips, also hauptsächlich Trizeps, Brustmuskeln und Latissimus. Lassen Sie sich absinken und wiederholen Sie die Übung, sobald Ihre Arme wieder gestreckt sind. Anfangs müssen Sie springen, um den Übergang hinzubekommen, aber wenn Sie kräftiger werden, wird dies immer weniger notwendig.

Ellbogenpresse (Ellbow press)

Dies ist eine interessante, effektive und wenig bekannte Übung. Legen Sie sich rücklings so auf den Fußboden, dass Ihre Ellbogen jeweils ein paar Zentimeter Abstand zu Ihrem Oberkörper haben. Stellen Sie die Unterarme senkrecht auf, legen Sie die Beine zusammen und spannen Sie den ganzen Körper an. Wenn Sie sich jetzt mit den Ellbogen stark aufstemmen, können Sie Ihren Körper so anheben, dass sich das Gewicht auf Ellbogen und Fersen verteilt. Zuerst werden Sie kaum vom Boden wegkommen, mit der Zeit aber sollten Sie Ihren Rumpf 15 cm weit hochstemmen können. Sie müssen Ihren Körper dafür ganz steif machen, und beim Anheben dürfen nur die Ellbogen und die Fersen den Boden berühren. Aus Gründen, die ich nicht erklären kann, hilft es mir persönlich, dabei die Hände zu Fäusten zu ballen. Senken Sie sich behutsam wieder ab und wiederholen Sie die Übung. Legen Sie sich zusammengefaltete Handtücher unter die Ellbogen, um es sich ein bisschen bequemer zu machen. Diese Übung stärkt den Latissimus und den mittleren Rückenbereich, ebenso werden die Muskeln rund um die Wirbelsäule isometrisch trainiert. Im Grunde ist es eine Ruderbewegung, aber ohne Verwendung äußerer Gewichte. Weil man nichts in den Händen hält, bewegen nur die Rückenmuskeln das Gewicht. Deshalb eignet sich diese Übung auch bei Armverletzungen hervorragend als Rückentraining.

Stangenübungen (Bar pulls)

Seit Jahrhunderten trainieren Häftlinge an den Gitterstäben ihrer Zellen. Mit etwas Kreativität können Sie an Stangen ein vollwertiges isometrisches Training durchführen. Sie werden staunen, wie vielseitig Stangenübungen sind. In einem meiner Notizbücher habe ich eine Liste von über 100 Übungen. Stangenübungen eignen sich hervorragend für das Rückentraining. Ich beschreibe hier nur ein paar interessante Übungstechniken.

Hulk Pulls: Ergreifen Sie zwei senkrechte Stangen, die idealerweise 15 cm Abstand zueinander haben. Ihre Unterarme sollten ungefähr parallel zum Boden sein und so gebeugt, dass Ihr Rumpf nur ein paar Zentimeter von den Stangen entfernt ist. Dies ist die stärkste Stangenzugposition. Ziehen Sie an den Stangen nun so fest nach außen, als wollten Sie sie auseinanderziehen. Das trainiert die Arme und Schultern, besonders aber die Rückenmuskeln zwischen den Schulterblättern. Wenn Sie sich an diese herrliche Übung gewöhnt haben, werden Sie einen sehr starken Zug entwickeln. Sobald sich die Stangen ein wenig biegen, wissen Sie, dass Sie alles richtig machen. Atmen Sie dabei normal und halten Sie den Zug fünf Sekunden durch. Nach zehn Sekunden Pause wiederholen Sie die Übung noch fünfmal.

Bow Pulls: Ergreifen Sie eine senkrechte Stange mit beiden Händen. Eine Hand sollte ungefähr auf der Höhe Ihres Gesichts und die andere auf Brusthöhe sein. Ihre Arme sind im Ellbogen leicht angewinkelt, sodass Ihr Rumpf ungefähr zwei Drittel einer Armlänge von der Stange entfernt ist. Drücken Sie jetzt, so fest Sie können, mit dem oberen Arm, während Sie mit dem unteren Arm gleichzeitig ziehen. Das fühlt sich ein bisschen so an, als würden Sie anfangen, einen Bogen zu spannen. Behalten Sie diese Druck-/Zug-Spannung fünf Sekunden bei und verändern Sie dann schnell die Bewegungsrichtungen: Ziehen Sie mit der oberen Hand und drücken Sie mit der unteren. Behalten Sie das wieder fünf Sekunden bei. Machen Sie anschließend zehn Sekunden Pause, bevor Sie die Arme wechseln, sodass der untere Arm nach oben kommt und der obere nach unten. Wiederholen Sie die gesamte Übung, die einem Zyklus entspricht, insgesamt fünfmal. Das durch das Schieben und Ziehen erzeugte Drehmoment trainiert den gesamten Rumpf und die sich abwechselnden Armpositionen fördern den Latissimus.

Crucifix Pulls: Wenn Sie bisher so hart trainiert haben, wie Sie nur konnten, brennt Ihnen inzwischen der Rücken – und Sie sind für die ultimative Rückenübung bereit. Breiten Sie die Arme seitlich aus und greifen Sie nach den am weitesten entfernten Stäben, die Sie bequem erreichen können. Drücken Sie Ihre Brust gegen die Stäbe. Ohne die Ellbogen zu bewegen, ziehen Sie an den Stangen nun mit aller Kraft nach hinten. In dieser Position kann der Körper nicht viel Kraft entfalten, aber strengen Sie sich trotzdem an! Wenn Sie es richtig machen, spüren Sie, wie sich die kleinen Rückenmuskeln in der Nähe der Arme zusammenziehen, sich verkrampfen und brennen. Diese Muskeln sind die Hinteren Deltamuskeln und sowohl für die Kraftentwicklung beim Rückentraining als auch für die allgemeine Stabilität der Schultern enorm wichtig. Behalten Sie den schmerzhaften Zug mit so viel Kraft wie nur möglich zehn Sekunden lang bei. Nach fünf Sekunden Pause wiederholen Sie die Übung. Crucifix Pulls eignen sich hervorragend als abschließende Übung. Sie werden schwitzen, Sie werden Schmerzen haben, aber Sie brauchen dafür keine besondere Ausrüstung und für vier Zyklen weniger als eine Minute.

Dies ist ein gutes Beispiel für eine kompakte isometrische Stangenzugübung, die dem gesamten Rücken zugutekommt. Isometrische Übungen ersetzen nicht Calisthenics, stellen aber eine interessante und produktive Abwechslung dar. Wenn Sie im Stangenzug ein bisschen mehr Erfahrung haben, bekommen Sie schnell heraus, wie Sie Ihre Hände und in welchem Winkel Sie Ihren Körper positionieren, um jeden beliebigen Muskel zu trainieren. Mit der Zeit lernen Sie, individuelle Muskeln präzise zu fördern. Wenn Sie nicht in einer Zelle mit Gittertür eingesperrt sind, müssen Sie improvisieren. Sie können Fenstergitter benutzen, ein Bettgestell, Heißwasserrohre (um die Sie vorher Handtücher wickeln), aber auch Türrahmen oder eventuell eine Zimmerecke. Zäune und solide Treppengeländer eignen sich ebenfalls.

8. Beinheben

Ein Sixpack aus der Hölle

Keiner anderen Muskelgruppe schenkte die Fitnessindustrie in den letzten 20 Jahren so viel Aufmerksamkeit wie dem Rectus abdominis, dem Geraden Bauchmuskel, der gemeinhin das bekannte Sixpack bildet. Ein oberflächlicher Blick auf die Fitnessabteilung eines Zeitschriftenladens genügt: Beinahe jedes Cover kündigt einen Artikel an, in dem erklärt wird, wie man zu einem Waschbrettbauch kommt. Zappen Sie sich beim Fernsehen durch die Verkaufskanäle, und Sie werden erstaunt sein, wie viele Geräte man dort anbietet, die dem Käufer »mit nur vier Minuten täglichem Training« zu einem Sixpack verhelfen.

Ich finde dieses ganze Zeug widerlich. Ich interessiere mich nicht für Trainingsprogramme, die helfen sollen, niedliche, klar definierte Bauchmuskeln heranzuzüchten. Ich weiß, dass mit diesem ganzen Sixpack-Quatsch und dem Verkauf entsprechender Bücher, Zeitschriften, Trainings-DVDs usw. Millionen von Dollar Umsatz gemacht werden. Aber ich verachte das Getue, weil es für all das steht, was mit der modernen Körperkultur schiefgelaufen ist. Heute geht es nur noch um Aussehen, nicht mehr um Substanz, und um ein männliches Schönheitsideal, das eher wie ein unterernährter Teenager aussieht als wie ein echter, muskulöser Mann. Dabei wird mit lächerlichen Übungen, die weder die Kraft noch die Gesundheit fördern, Zeit verschwendet, die man wesentlich produktiver nutzen könnte. Und das alles nur um der Eitelkeit willen!

Was ist ein höllisches Sixpack?

Die moderne Vision des Sixpacks sieht so aus: ein kleiner Satz von Bauchmuskeln, kombiniert mit einer mageren Taille. Wenn Sie auf so etwas stehen, dann okay, schön für Sie, aber mein Fall ist das nicht. Bei Ihrer Taille sollte es Ihnen um mehr als nur ums Aussehen gehen. Meiner Ansicht nach sollte ein Männerbauch nämlich ganz anders wirken: nicht wie ein Set hübscher Bauchmüskelchen, sondern wie ein verdammt höllisches Sixpack!

Ein höllisches Sixpack besteht aus:

- Einer unglaublich kraftvollen Körpermitte, bei der nicht nur der zentrale Bauchbereich, sondern alle Muskeln der Taille durchtrainiert sind – die schrägen und die quer verlaufenden Bauchmuskeln, die Lendenmuskeln, die Zwischenrippenmuskeln und die Sägemuskeln. Die Kraft einer solchen Körpermitte kommt dem gesamten Körper zugute.

- Einer außerordentlich funktionalen, beweglichen Taille und Hüften, die nicht nur die Wirbelsäule stärker machen, sondern darüber hinaus die Beine beim Springen, Treten, Klettern oder allen anderen sportlichen Bewegungen mit unglaublicher Schnellkraft heben können.

- Einer gut ausgeprägten Bauchdecke, die die inneren Organe so perfekt abstützt, dass Funktionen wie Atmung und Verdauung dauerhaft effizient und gesund bleiben.

- Respektgebietenden, gut entwickelten Bauchmuskeln, die mehr wie Ziegelsteine aussehen als wie ein Fitnessmodel-Waschbrettchen.

Dies sind die Eigenschaften, die trainierende Häftlinge aus meinem Bekanntenkreis anstreben. Wenn Sie aber nur sechs kleine, niedliche Muskelwülste vor sich her tragen wollen, dann legen Sie das Buch beiseite und bestellen sich lieber etwas von den Verkaufskanälen oder kaufen Sie Fitnesszeitschriften. Sehnen Sie sich dagegen nach einem höllischen Sixpack, lesen Sie weiter!

Crunches und andere moderne Albernheiten

Wenn Sie wirklich eine Körpermitte wie die oben von mir beschriebene haben wollen, dann sollten Sie zunächst alles vergessen, was Sie über modernes Bauchmuskeltraining gelernt haben. Es wird Sie überraschen zu erfahren, dass die allertollste Bauchmuskelübung – die gerade von sämtlichen Muskelmagazinen und Fitnesstrainern gepredigt wird – niemals dafür entwickelt wurde, die Bauchmuskeln zu kräftigen. Gemeint ist der Crunch mit all seinen heute gebräuchlichen Variationen.

Bevor Anabolika aufkamen, trainierten alle Gewichtheber auf das Ziel hin, höllische Sixpacks zu bekommen. Sie wollten eine breite, starke und maskuline Taille. Die Kraftmenschen der alten Schule besaßen bessere Bauchmuskeln als sämtliche moderne Bodybuilder, aber auch ihre gesamte Taille war stark und noch dazu funktional. Tatsächlich geht die Pflege der Bauchmuskulatur auf die Antike zurück: Die griechischen Athleten jener Zeit übten oft Drehbewegungen, wie sie beim Speer- und Diskuswerfen notwendig werden, und diese förderten das Wachstum der schrägen Muskeln beiderseits der Taille. Die nach dem Vorbild klassischer Athleten geschaffenen Statuen hatten beileibe keine Wespentaillen, sondern waren kräftig und muskulös, und die Männer sahen eher wie robuste Mastiffs aus als wie zitternde Windhunde.

Crunches wurden erst beliebt, als die Bodybuilder-Szene auf Anabolika umgeschwenkt war. Denn diese regen nicht nur das Wachstum der Muskeln von Armen, Brust, Rücken und Beinen an, sondern lassen auch die Bauchdecke und die inneren Organe anschwellen. Während ein drogenfreier Athlet gar nicht in der Lage war, durch Training eine überbreite Taille zu entwickeln, gelang dies den pillenschluckenden Bodybuildern der 1970er- und 1980er-Jahre sehr wohl: Sie bekamen einen hässlichen, muskulösen »Stereoidbauch«. Eine dickere Bauchdecke war das Letzte, was diese Typen wollten. Deshalb hörten sie auf, ihre Bauchmuskeln mit effektiven Übungen zu trainieren – und der Crunch wurde geboren, eine pathetische Isolierungstechnik, die den Zweck hat, die Bauchwand leicht anzuspannen, damit diese Körperregion beim Posieren gut aussieht. Echte Kraft oder athletische Funktionalität können Crunches keinesfalls aufbauen. Doch das ist den modernen Bodybuildern egal – sie sind nur verzweifelt darum bemüht, die Ausmaße ihrer künstlich aufgeblähten Bäuche zu verringern.

Weil aber die modernen Bodybuilder heutzutage leider als Verkörperung der Fitness gelten, hat der trainierende Teil der Menschheit ihre sinnlosen Methoden übernommen. Deshalb brauchen

Sehen Sie sich die Körpermitte von Maxick (links) und Sandow (rechts) an. Zwei phänomenale Sixpacks zu einer Zeit, als die Crunches noch nicht erfunden waren.

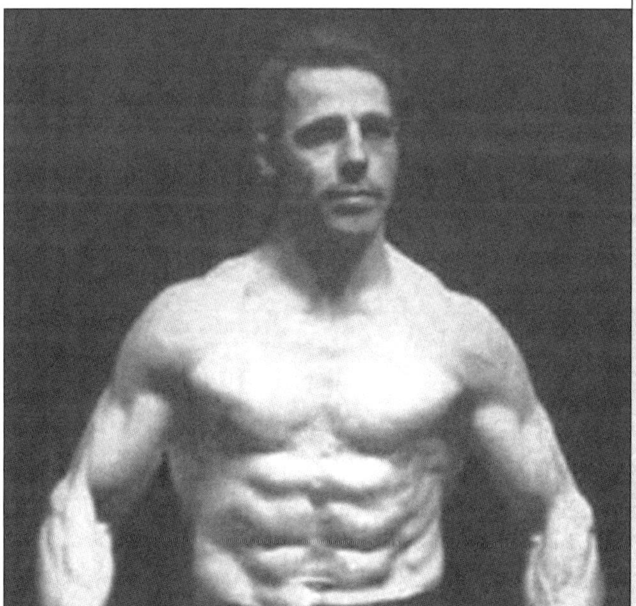

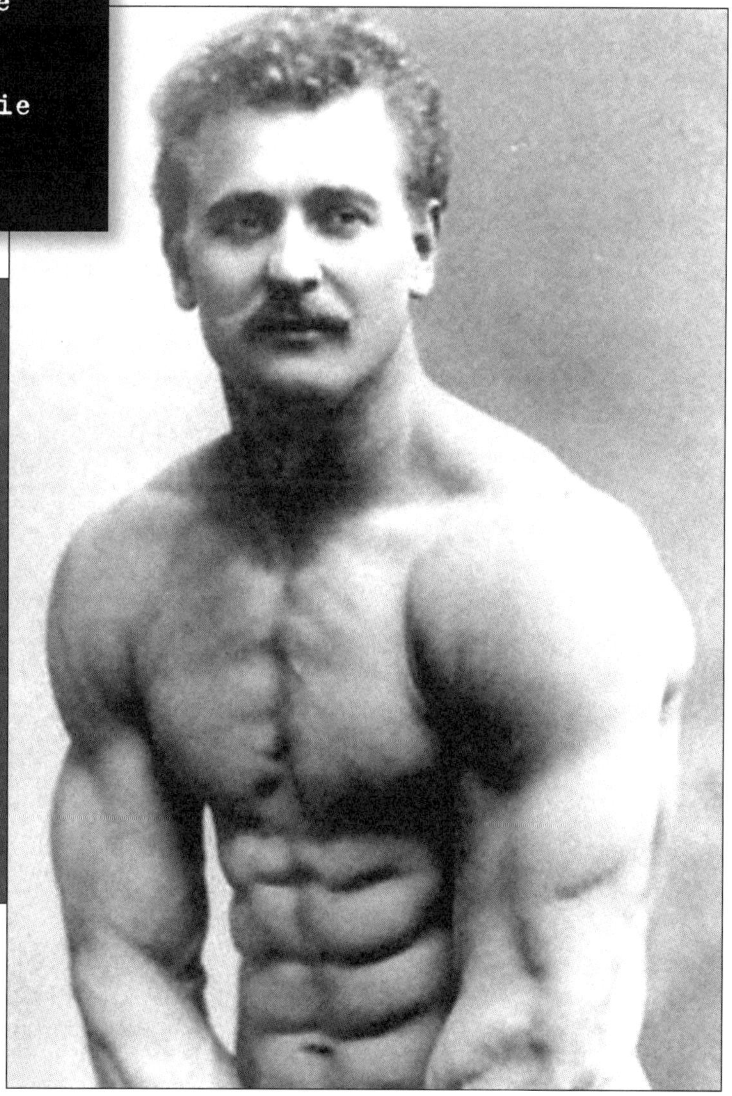

Sie sich nicht darüber zu wundern, dass Sie in Fitnessclubs keine höllischen Sixpacks zu sehen bekommen.

Die Vorstellung, dass man die Bauchmuskeln mit einer Vielzahl von Übungen trainieren muss, ist ebenfalls ein moderner Mythos. Wahrscheinlich hat man Ihnen auch erzählt, dass die »oberen« Bauchmuskeln beansprucht werden, wenn man den Oberkörper anhebt, und dass man zur Förderung der »unteren« Bauchmuskeln die Beine oder Hüften hebt. Jeder, der sich mit Anatomie auskennt, wird Ihnen erklären, dass das Quatsch ist. Die Bauchmuskeln sind an einem Ende mit dem Brustbein und am anderen Ende mit dem Becken verbunden, daher ziehen sie sich auf ihrer gesamten Länge gleichmäßig zusammen. Sie können die einen gar nicht mehr als die anderen zusammenziehen. Es zu versuchen wäre so, als würden Sie ein Gummiband an beiden Enden festhalten und dann versuchen, das eine Ende stärker zu dehnen als das andere.

Die aktuelle Trainingsideologie ist vom Sixpack geradezu besessen – und dies ist ein weiterer moderner Denkfehler. Wahre Athleten trainieren ihre Körpermitte und nicht nur die Bauchmuskeln. In der Körpermitte treffen sich Dutzende wichtiger Muskeln. Der Rectus abdominis (Gerader Bauchmuskel) ist nur einer davon. Deswegen sollte es Ihr Ziel sein, eine rundum kraftvolle Körpermitte zu entwickeln, und zwar, indem Sie Ihren Körper als eine große Einheit einsetzen. Boxen, werfen, schieben, treten, den Körper heben: All diese Bewegungsabläufe wirken auf die Muskeln der Körpermitte ein und fördern ihr harmonisches, ausgewogenes Wachstum.

Old-School-Bauchmuskeltraining: Sit-ups und Beinheben

Die Muskeln der Körpermitte sind so gut wie ständig damit beschäftigt, den Körper zu stabilisieren. Bei anstrengenden Bewegungen aller Art arbeiten sie proportional stärker. Aber wenn Sie das Wachstum Ihrer Bauchmuskeln richtig anschieben wollen, müssen Sie sich auf das Trainieren einer einzigen wichtigen Übung verlegen, sie wirklich meistern und hart daran arbeiten, stärker und stärker zu werden. Das ist der einzige Weg, der tatsächlich zu einem höllischen Sixpack führt.

In der guten alten Zeit des athletischen Trainings – also vor den 1970er-Jahren – konzentrierte man sich dafür auf zwei Übungen: Sit-ups und Beinheben. Beide beanspruchen die Muskeln der Körpermitte auf ähnliche Art, aber von entgegengesetzten Richtungen her. Bei Sit-ups ziehen sich die Bauchmuskeln zusammen, um den Oberkörper anzuheben; beim Beinheben ziehen sich die Bauchmuskeln zusammen und heben die unteren Gliedmaßen an. Wichtig für Sie ist: Sie brauchen wirklich nicht beide zu trainieren, denn es gibt keine »oberen« und »unteren« Bauchmuskeln. Entweder die Bauchmuskeln ziehen sich zusammen oder sie tun es nicht. Aber welcher dieser beiden Klassiker ist der bessere?

Beide »altmodischen« Übungen sind extrem effektiv; dennoch war das Beinheben in Gefängnissen immer wesentlich beliebter. Dafür gibt es drei Gründe:

a) Für hängendes Beinheben braucht man weniger Ausrüstung als für Sit-ups. Im Gefängnis macht das viel aus. Für ein progressives Sit-up-Training benötigt man ein Gerät oder eine Vorrichtung, an der man sich festhält. Für hängendes Beinheben dagegen braucht man nur etwas, von dem man sich herunterhängen lassen kann: eine Stange, einen Baumast, ein Treppengeländer usw. Man muss nur danach suchen, dann findet man es schon.

b) Hängendes Beinheben ist funktionaler als Sit-ups. Sit-ups erziehen das Nervensystem dazu, den Rumpf von der Hüfte ab nach vorne zu beugen; Beinheben dagegen erzieht die Hüften dazu, die Beine anzuheben. Letzterer Bewegungsablauf ist wesentlich natürlicher und für Sportler nützlicher – z. B. für das Treten, Springen, Laufen und Klettern.

c) Hängendes Beinheben beansprucht mehr Muskeln als Sit-ups. Wenn man den Körper dazu zwingt, beim Herunterhängen zu arbeiten, beteiligt man wesentlich mehr Muskeln an der Bewegung als bei den Sit-ups. Das Hängen stärkt Griffkraft, Schultern und Latissimus und zwingt die Sägemuskeln am Brustkorb, als Zwischenglied zwischen Rippen und Körpermitte aktiv zu werden. Damit die Beine gerade bleiben, müssen die tiefer gelegenen Muskelköpfe des Quadrizeps ebenfalls hart arbeiten.

Aus all diesen Gründen zähle ich das Beinheben zu den großen sechs Grundübungen. Es ist tatsächlich das effektivste bekannte Bauchmuskel-Workout und alles, was Sie brauchen, um Ihre Körpermitte maximal zu entwickeln und deren Muskeln stark und geschmeidig zu machen.

Die Beinheben-Serie

Die meisten Menschen, die regelmäßig trainieren, werden das hängende Beinheben kennen. Die Ausführung ist relativ einfach: Halten Sie sich an einer waagerechten Stange fest, die so hoch ist, dass Ihre Füße über dem Boden hängen, und heben Sie dann Ihre gerade gestreckten Beine – mit geschlossenen Knien – an, bis sie parallel zum Boden sind. Nach einer Sekunde Pause senken Sie Ihre Beine wieder ab. Das ist einfach.

Aber nur, weil eine Übung einfach ist, muss sie nicht unbedingt leicht sein. Denn trotz ihrer scheinbaren Schlichtheit ist diese klassische Übung für die Körpermitte extrem hart. Sie erfordert stählerne Bauchmuskeln, sehr kraftvolle und gesunde Hüften, eine starke Wirbelsäule, Oberschenkel in guter Kondition, und sowohl die Rückseiten der Beine als auch der untere Rücken müssen sehr geschmeidig sein.

Tatsächlich liegt das hängende, langsam und mit vollkommen geraden Beinen ausgeführte Beinheben jenseits der Möglichkeiten der meisten Menschen, und sogar sehr fitte Kampfsportler und Ringer scheitern daran. Aber machen Sie sich keine Sorgen: Niemand erwartet von Ihnen, dass Sie es sofort meistern. Wie bei allen anderen sechs Grundübungen erwerben Sie auch hier schrittweise die dafür benötigten Fähigkeiten. Sie beginnen mit Schritt 1, dem Knieanziehen, einer leichten Übung, die sich perfekt dazu eignet, die Bauchmuskeln sanft in Form zu bringen und die Hüften zu kräftigen. Danach begeben Sie sich für die folgenden vier Übungen auf den Fußboden. Nachdem Sie die Bodenübungen gemeistert haben, sind Sie für das hängende

Training bereit. Vier weitere vorbereitende Hängeübungen sorgen dafür, dass Ihre Körpermitte nach Bewältigung des fünften Schritts um 99 % kräftiger sein wird als die der meisten Athleten und dass Sie sich zuversichtlich an das hängende Beinheben mit geraden Beinen wagen können.

Dafür brauchen Sie keine Crunches vorzuführen, keinen einzigen Gymnastikball aufzublasen, keine Elektroden auf Ihren Bauch zu kleben oder sich auf irgendeine andere moderne Art und Weise lächerlich zu machen.

Gedanken zum Training der Körpermitte

Weil einige Übungen der Beinheben-Serie sich sehr voneinander unterscheiden, ist es nicht einfach, eine für sie alle gültige Liste von Empfehlungen zu erstellen. Stattdessen gebe ich hier einige Tipps weiter, die von meinen Schülern stammen.

- Beim Atmen spannen wir sowohl die Bauch- als auch die Zwischenrippenmuskeln an. Wann haben Sie zum letzten Mal so gelacht, dass Ihnen hinterher die Bauchmuskeln wehgetan haben? Atmen Sie während der negativen Phase des Bewegungsablaufs ein und in der Endposition vollständig aus, um diesen Effekt zu nutzen. Atmen Sie bei Bedarf zwischen den einzelnen Übungszyklen.

- Der Quer verlaufende Bauchmuskel (Transversus abdominis) ist eine dicke, tief liegende Muskelschicht des Bauches, die die inneren Organe wie ein Korsett stützt. Ein schwacher Transversus kann unter Druck platzen, sodass es zu einem Bruch kommt. Trainieren Sie Ihren Transversus, indem Sie bei Bauchübungen den Bauch fest einziehen. Das Einziehen des Bauches im Alltag hilft auch, eine gute Haltung beizubehalten.

- Manche Leute behaupten, dass Beinheben bestehende Rückenprobleme verstärken kann. Wenn Sie die Übung langsam aufbauen, trifft dies nicht zu. Die dem Beinheben zugeschriebenen Rückenschmerzen werden mitunter in Wirklichkeit durch ein Ungleichgewicht der Kräfte verursacht, etwa wenn der Bauch stärker ist als der untere Rücken. Um dieses Ungleichgewicht zu beseitigen, sollte Ihr individuelles Programm Übungen für die Muskeln der Wirbelsäule enthalten. Geeignet sind Kniebeugen und Brücken.

- Vor dem Beginn des Bauchtrainings sollten Sie Ihre vorangegangene Mahlzeit verdaut haben. Warten Sie nach dem Essen zwei Stunden, denn sonst sind Ihre Bauchmuskeln entspannt, und Ihre Technik wird darunter leiden.

- Falls Ihnen das gerade Beinheben sehr schwerfällt, könnte das an einer zu stark angespannten hinteren Oberschenkelmuskulatur liegen. Dehnen Sie sie vor dem Training, das hilft!

- Dass Sie durch viele Sit-ups klar definierte Bauchmuskeln erhalten, ist Aberglaube. Muskeln können nur dort klar definiert sein, wo keine Fettschicht sie bedeckt. Wenn man abspeckt, dann proportional am ganzen Körper. Sie können nicht nur an einer Stelle Ihren Speck loswerden, indem Sie diese übermäßig trainieren. Also verschwenden Sie nicht Ihre Zeit damit.

- Einen Waschbrettbauch bekommt man nicht durch eine hohe Anzahl von Wiederholungen. Stärken Sie Ihre Bauchmuskeln durch progressiven Kraftaufbau mit Beinheben und halten Sie Diät, um das Fett loszuwerden.

- Die meisten Bauchmuskeltrainingsprogramme enthalten zahlreiche isolierende Übungen wie seitliche Crunches und Cable Twists, die die Bauchmuskeln »von allen Seiten« trainieren sollen. Diese Mini-Übungen tragen zu Fitness und Sixpackbildung leider rein gar nichts bei. Ein umfassender Aufbau der Muskeln der Körpermitte entsteht nur durch eine progressive Arbeit, die den gesamten Körper trainiert. Also vergessen Sie diese Teeny-Tricks und widmen Sie sich den Großen Sechs.

- Manche Bodybuilder glauben, dass sich der Taillenumfang durch zahlreiche Wiederholungen von Drehbewegungen mit einer Langhantelstange oder einem Besenstiel verringern lässt. Das ist ein Märchen. Übermäßiges Trainieren – indem man z. B. innerhalb einer Woche vier Marathons läuft – verursacht am ganzen Körper Muskelverlust; andererseits aber »zehren« spezielle Übungen nicht eine umgrenzte Region des Körpers auf. In hoher Anzahl durchgeführte Drehbewegungen reizen die Wirbelsäule.

- Beinheben geht wesentlich leichter, wenn Sie dabei schwingen, d. h. in der unteren Phase der Bewegung ein wenig Schwung nutzen. Das nützt Ihnen allerdings nichts. Wenn Sie die Übung nicht »sauber«, also ohne Schwung, ausführen können, kehren Sie lieber zu den vorangehenden Schritten zurück, bis Sie stark genug sind, um korrekt zu trainieren.

Nun aber genug der Theorie. Es wird Zeit, zur Sache zu kommen, nämlich zu den zehn Schritten des Beinhebens.

Schritt 1 Knieanziehen

Durchführung

Setzen Sie sich auf die Kante eines Stuhls, einer Bank oder eines Betts. Lehnen Sie sich ein wenig zurück, ergreifen Sie den Rand des Sitzes mit Ihren beiden Händen und strecken Sie die Beine durch. Ihre Knie sind geschlossen, die Fersen schweben ein paar Zentimeter über dem Boden. Dies ist die Startposition (Abb. 61). Ziehen Sie nun die Knie hoch, bis deren Abstand zur Brust 15 bis 20 cm beträgt. Atmen Sie dabei aus. Wenn der Bewegungsablauf vollständig ausgeführt ist, sollten Sie vollständig ausgeatmet und die Bauchmuskeln fest zusammengezogen haben. Dies ist die Endposition (Abb. 62). Nach einer Sekunde Pause strecken Sie die Beine wieder aus, um in die Startposition zurückzukehren. Atmen Sie dabei ein. Ihre Füße sollten sich in gerader Linie abwärts und aufwärts bewegen und vor dem Ende des Satzes den Boden nicht berühren. Die Bauchmuskeln bleiben die ganze Zeit über angespannt. Vermeiden Sie es, hastig zu werden. Wie bei allen Bauchübungen können Sie bei Bedarf auch zwischendurch atmen.

Übungsanalyse

Das Knieanziehen *(Knee tuck)* stellt eine ideale Anfängerübung für die Körpermitte dar. Sie fördert eine gute Rückenhaltung und stärkt die Bauchmuskeln sowie die Beugemuskeln der Hüfte. Außerdem fällt sie den meisten Menschen ziemlich leicht und eignet sich deshalb gut für den Aufbau einer perfekten Trainingstechnik. Denken Sie stets daran, sich flüssig zu bewegen, einen korrekten Atemrhythmus einzuhalten und die Bauchmuskeln durchgehend anzuspannen.

Trainingsziele

Anfänger:	1 Satz à 10 Wdh.
Fortgeschrittene:	2 Sätze à 25 Wdh.
Könner:	3 Sätze à 40 Wdh.

Perfektion

Diese Übung ist in der Startposition ebenso hart wie in der Endposition. Um sich die Übung ein wenig leichter zu machen, können Sie den Bewegungsablauf zwischen diesen beiden Positionen verkürzen. Wenn Ihre Körpermitte stärker geworden ist, verlängern Sie den Bewegungsablauf langsam, bis Sie die Übung korrekt ausführen können.

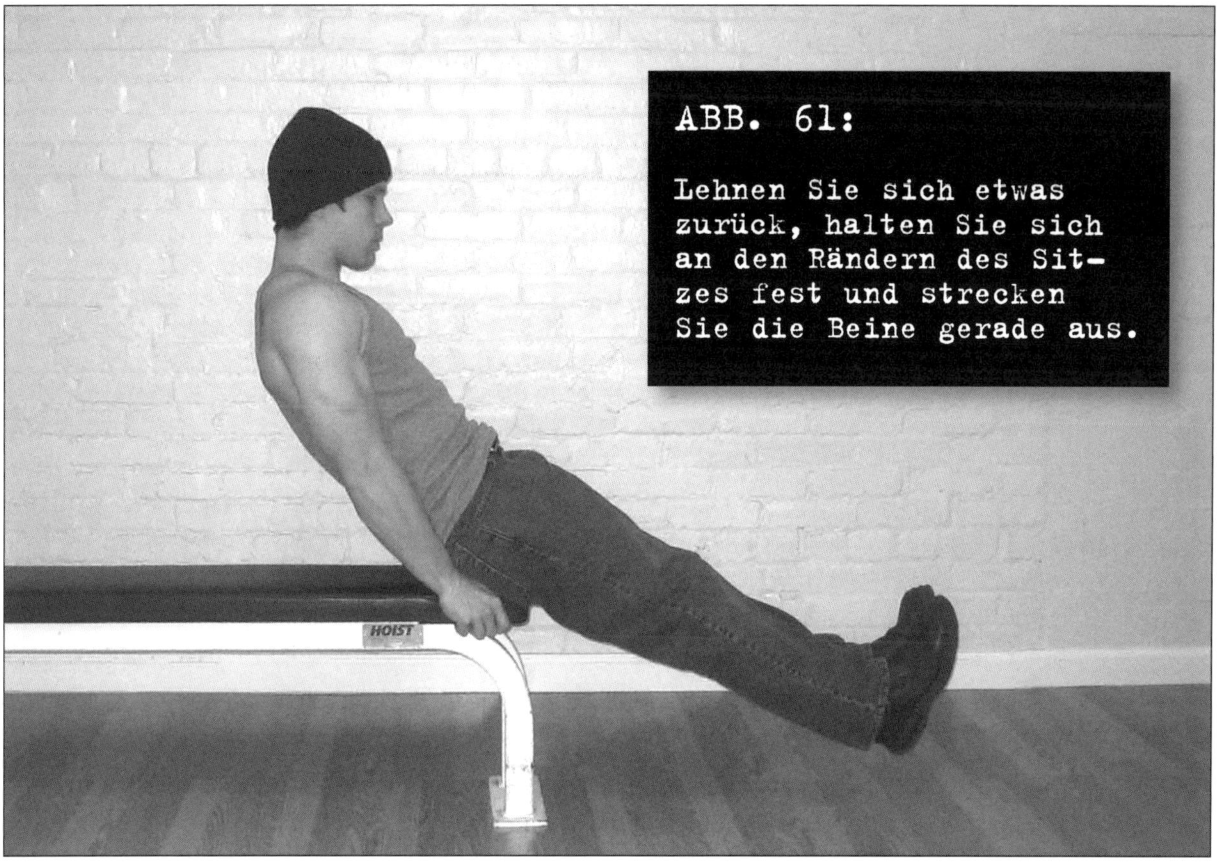
ABB. 61:
Lehnen Sie sich etwas zurück, halten Sie sich an den Rändern des Sitzes fest und strecken Sie die Beine gerade aus.
HOIST

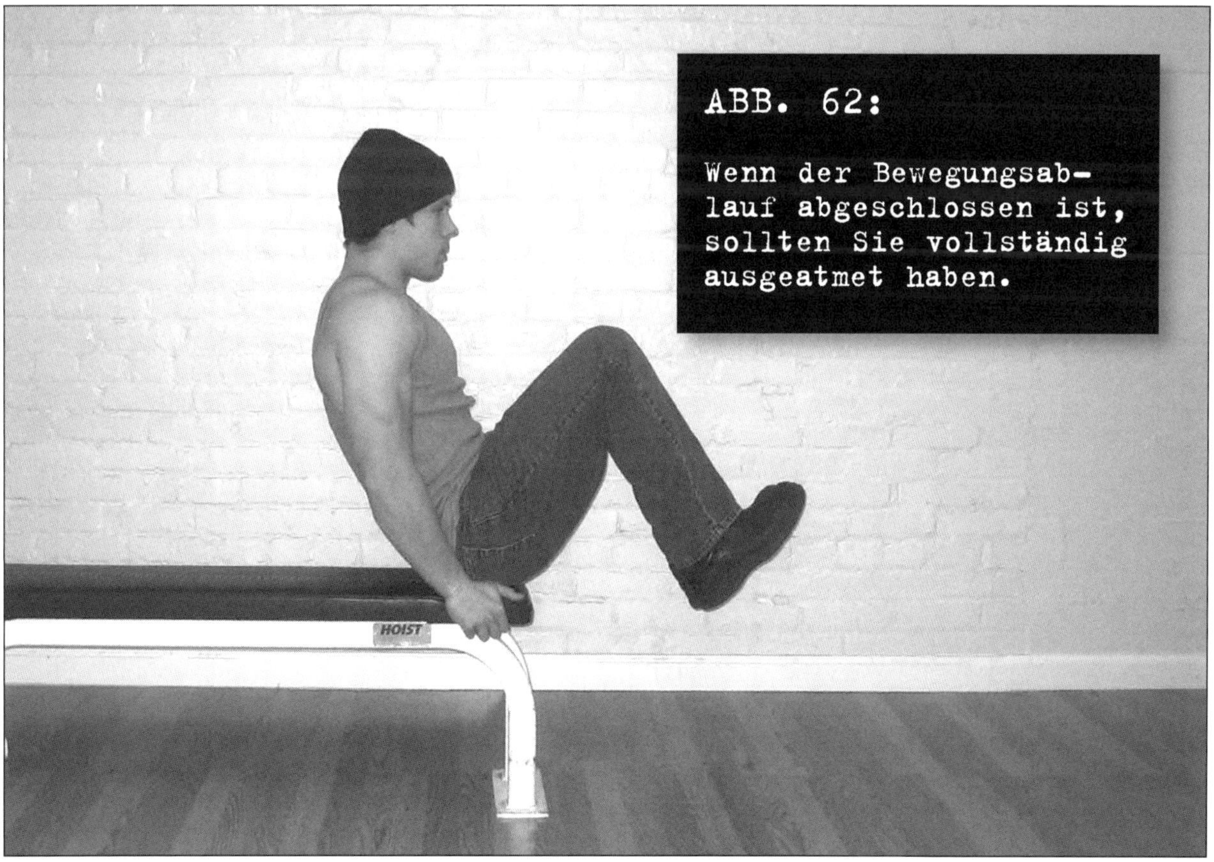
ABB. 62:
Wenn der Bewegungsablauf abgeschlossen ist, sollten Sie vollständig ausgeatmet haben.
HOIST

SCHRITT 2

Knieheben im Liegen

Durchführung

Legen Sie sich mit geschlossenen Beinen flach auf den Boden und legen Sie die Arme neben dem Körper ab. Beugen Sie die Knie im rechten Winkel und heben Sie die Füße ein paar Zentimeter an. Indem Sie die Hände fest gegen den Boden pressen, stabilisieren Sie Ihren Rumpf. Dies ist die Startposition (Abb. 63). Bewegen Sie nun Ihre Knie nach vorne, bis die Oberschenkel senkrecht zum Boden sind und die Waden parallel zum Boden. Lassen Sie die Beine stets im rechten Grad angewinkelt und atmen Sie beim Anziehen der Beine aus. Die Bauchmuskeln bleiben angespannt. Dies ist die Endposition (Abb. 64). Nach einer Sekunde Pause bewegen Sie die Beine wieder nach hinten, sodass die Fersen in Bodennähe kommen, ohne den rechten Winkel aufzugeben. Atmen Sie beim Zurückkehren in die Startposition ein. Während des gesamten Satzes dürfen Ihre Füße nicht den Boden berühren.

Übungsanalyse

Das Knieheben im Liegen *(Flat knee raise)* macht dort weiter, wo das Knieanziehen aufgehört hat, indem es die Taille weiter kräftigt. Es erzieht die Muskeln der Wirbelsäule und die Bauchmuskeln dazu, koordiniert zu funktionieren. Auch der Quadrizeps wird gestärkt. Durch das Liegen auf dem Boden werden die Beugemuskeln der Hüften stärker beteiligt, was eine gute Vorbereitung auf das hängende Beinheben ist.

Trainingsziele

Anfänger:	1 Satz à 10 Wdh.
Fortgeschrittene:	2 Sätze à 20 Wdh.
Könner:	3 Sätze à 35 Wdh.

Perfektion

Am schwierigsten ist es bei dieser Übung, die Füße konsequent über dem Boden zu halten. Falls Sie damit Schwierigkeiten haben, legen Sie die Füße zwischen den Wiederholungen auf dem Fußboden ab. Wenn Sie die Füße während mehrerer Wiederholungen hochhalten können, dann tun Sie es, selbst wenn es nur zwei Wiederholungen sind. Mit der Zeit versuchen Sie, immer mehr Wiederholungen hintereinander zu schaffen, ohne die Füße abzusetzen.

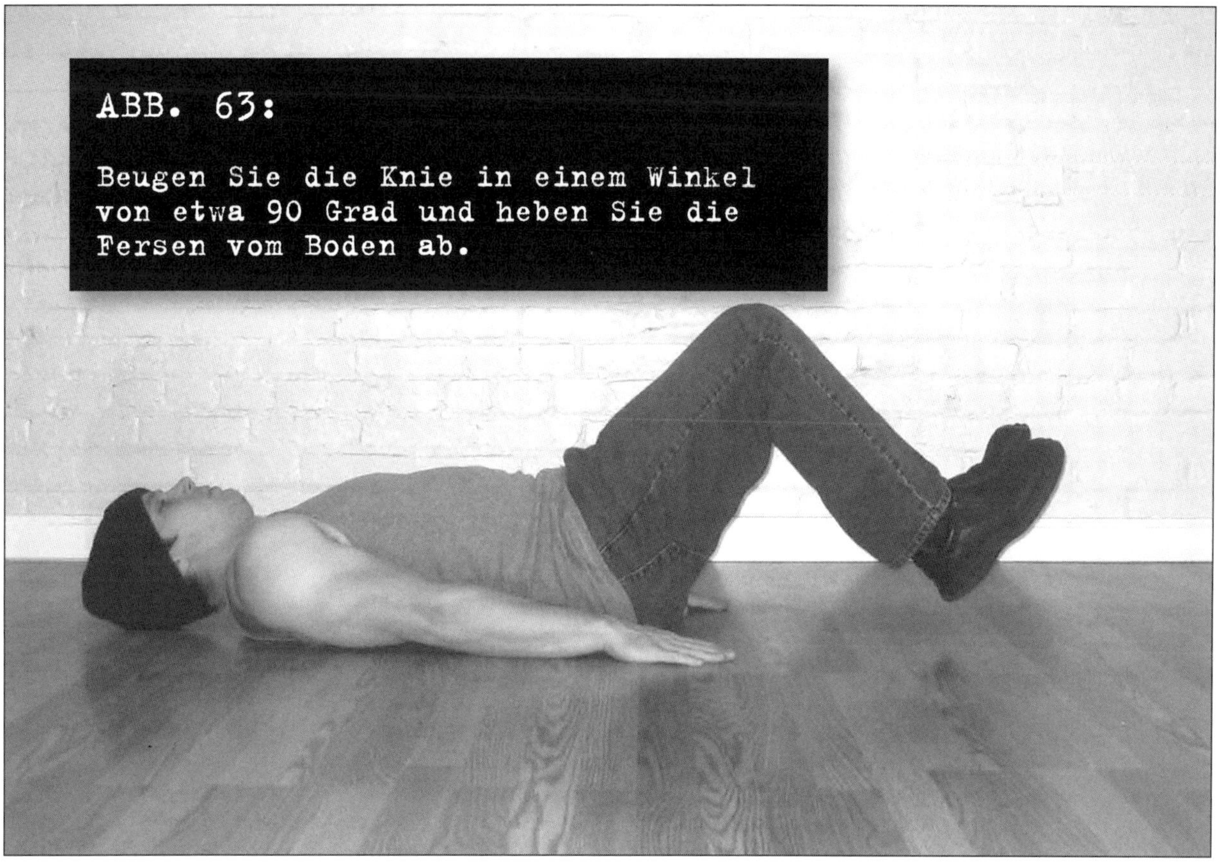

ABB. 63:

Beugen Sie die Knie in einem Winkel von etwa 90 Grad und heben Sie die Fersen vom Boden ab.

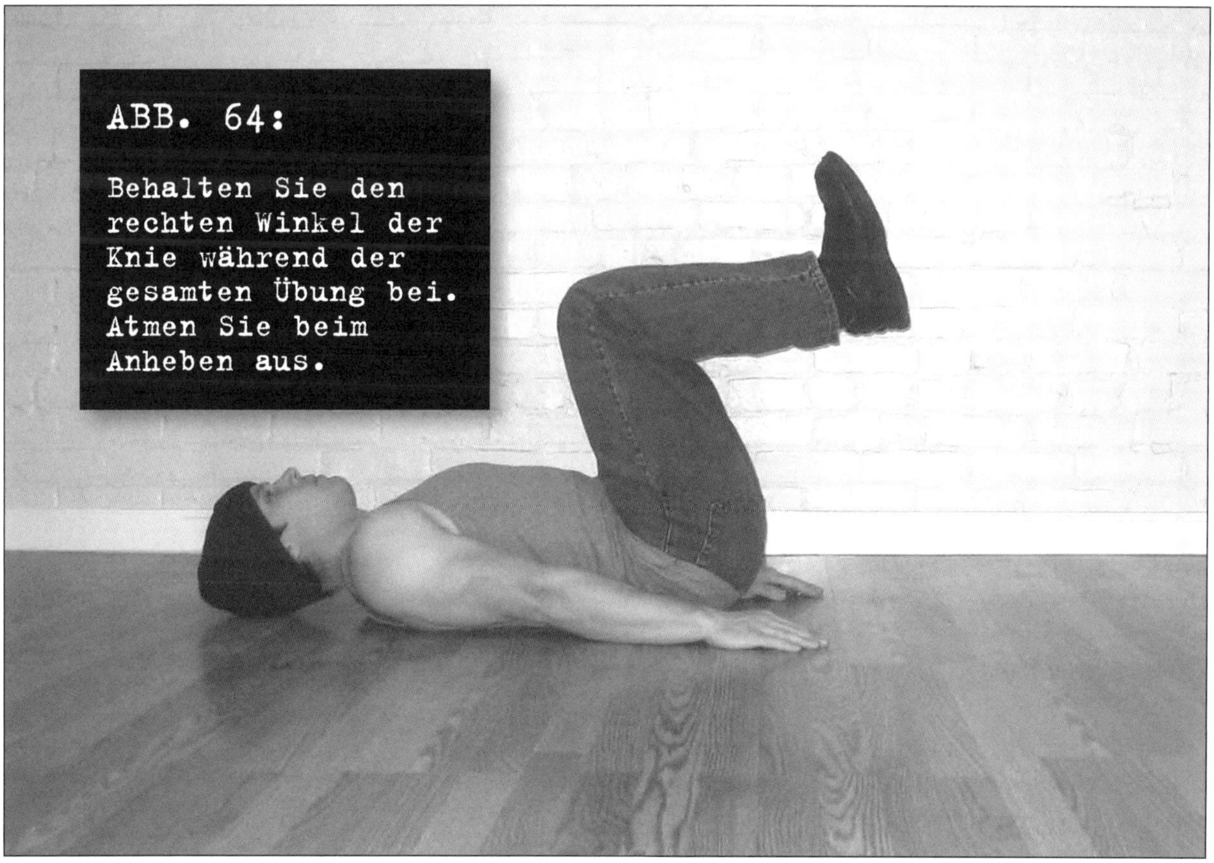

ABB. 64:

Behalten Sie den rechten Winkel der Knie während der gesamten Übung bei. Atmen Sie beim Anheben aus.

SCHRITT 3

Gebeugtes Beinheben im Liegen

Durchführung

Legen Sie sich rücklings mit geschlossenen und gerade ausgestreckten Beinen auf den Boden und die Arme neben sich. Heben Sie die am Knie in einem maximal 45-Grad-Winkel gebeugten Beine, bis Ihre Füße 3 bis 5 cm Abstand zum Boden haben. Dies ist die Startposition (Abb. 65). In der positiven Phase der Übung heben Sie die Beine im Laufe von zwei Sekunden flüssig, bis Ihre Füße direkt über dem Becken sind. Das ist die Endposition (Abb. 66). Behalten Sie den Winkel der Knie die ganze Übung hindurch bei. Wenn Sie die Handflächen während der Übung fest auf den Boden drücken, hilft Ihnen das, Ihren Körper zu stabilisieren. Legen Sie eine Pause ein, wenn Ihre Füße ganz oben sind, bevor Sie sie langsam wieder absenken. Nach einer Pause in der Startposition wiederholen Sie die Übung. Atmen Sie bei der Aufwärtsbewegung aus und bei der Abwärtsbewegung ein. Halten Sie die Bauchmuskeln die ganze Zeit über angespannt. Die Füße sollten während des ganzen Satzes den Boden nicht berühren.

Übungsanalyse

Das gebeugte Beinheben im Liegen *(Flat bent leg raise)* stellt eine sehr einfache Fortsetzung des Kniehebens im Liegen dar. Der 45-Grad-Winkel der Knie ermöglicht es, die Füße weiter vom Körper weg zu strecken, was aufgrund der Hebelwirkung die Übung erschwert. Das verstärkt die Belastung der Hüften und aller Muskeln von Taille und Bauch, sodass mehr Kraft und Spannung aufgebaut werden können.

Trainingsziele

Anfänger:	1 Satz à 10 Wdh.
Fortgeschrittene:	2 Sätze à 15 Wdh.
Könner:	3 Sätze à 30 Wdh.

Perfektion

Beim Knieheben im Liegen sind die Knie um 90 Grad gebeugt, beim gebeugten Beinheben im Liegen um 45 Grad. Je kleiner der Winkel, desto gestreckter die Beine. Die Hebelwirkung verstärkt sich, und die Übung wird schwieriger. Wenn Sie die Anfängersätze nicht schaffen, beugen Sie die Knie stärker, aber weniger als um 90 Grad. Wenn Sie kräftiger werden, verringern Sie die Beugung der Knie allmählich, bis Sie den 45-Grad-Winkel erreicht haben.

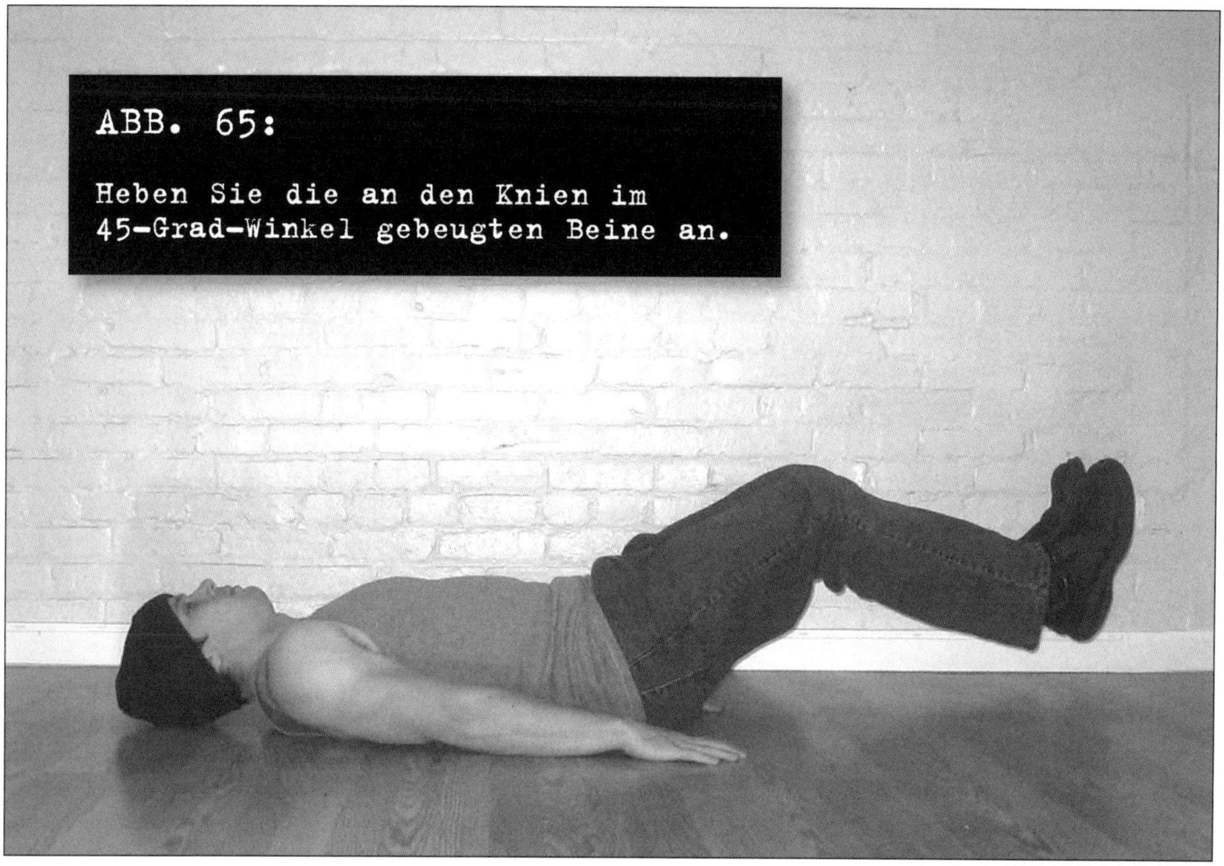

ABB. 65:

Heben Sie die an den Knien im 45-Grad-Winkel gebeugten Beine an.

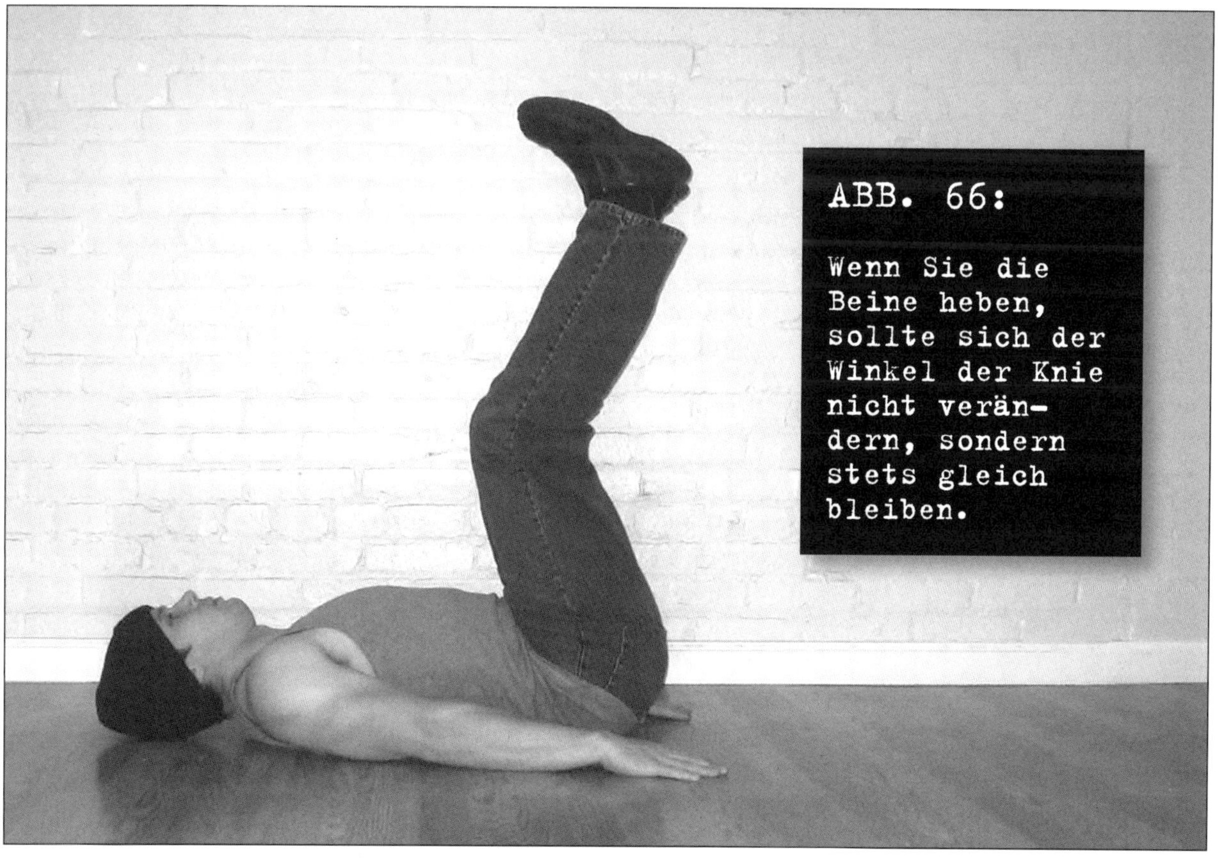

ABB. 66:

Wenn Sie die Beine heben, sollte sich der Winkel der Knie nicht verändern, sondern stets gleich bleiben.

SCHRITT 4 Froschbeinheben im Liegen

Durchführung

Wiederholen Sie die positive Phase von Schritt 3, dem gebeugten Beinheben, doch anstatt in der obersten Position anzuhalten (siehe S. 171, Abb. 66), strecken Sie Ihre Beine hier gerade nach oben. Sie sollten vollkommen gerade und senkrecht zum Boden sein, sodass Beine und Rumpf einen rechten Winkel bilden. Dies ist die Endposition (Abb. 67). Während dieser zweiteiligen Phase atmen Sie aus. Bei den meisten Übungen für die Körpermitte würden Sie die Bewegung nun in gleicher Weise in die umgekehrte Richtung ausführen, aber nicht hier. Ihre Muskeln sind stärker, wenn Sie gegen Widerstand absenken (weil die Schwerkraft hilft), und das macht sich die Technik dieser Übung zunutze. Senken Sie Ihre Beine ab, bis sie nur noch 3 bis 5 cm über dem Boden schweben (Abb. 69). Bei den meisten Übungen sollen Aufwärts- und Abwärtsbewegung jeweils zwei Sekunden dauern. Lassen Sie sich bei dieser Übung jedoch dafür jeweils vier Sekunden Zeit, damit Ihr Körper stärker gefordert wird. Atmen Sie beim Absenken der Beine ein.

Übungsanalyse

Sowohl liegend als auch hängend ist der Sprung vom Knieheben zum geraden Beinheben ziemlich groß, weil letztere Übung wesentlich mehr Kraft erfordert. Die Technik des Froschbeinhebens *(Flat frog raise)* hilft, diesen Sprung zu schaffen. Sie wirkt als Zwischenglied zwischen den beiden Übungen, weil sie in den betroffenen Körperregionen – der hinteren Oberschenkel- und der Rückenmuskulatur – sowohl Kraft als auch Beweglichkeit aufbaut. Leider sind die Froschbeinheben-Übungen nicht sehr bekannt. Sie scheinen nach den 1960er-Jahren, als Beinheben an Beliebtheit einbüßte und von den Crunches verdrängt wurde, in Vergessenheit geraten zu sein.

Trainingsziele

Anfänger:	1 Satz à 8 Wdh.
Fortgeschrittene:	2 Sätze à 15 Wdh.
Könner:	3 Sätze à 25 Wdh.

Perfektion

Wenn Sie diese Übung schwierig finden, konzentrieren Sie sich auf die obere Phase, in der die Beine oben in der Luft sind. Wenn Sie ein wenig stärker werden, senken Sie die Beine immer tiefer ab, bis Sie den vollständigen Bewegungsablauf bewältigen.

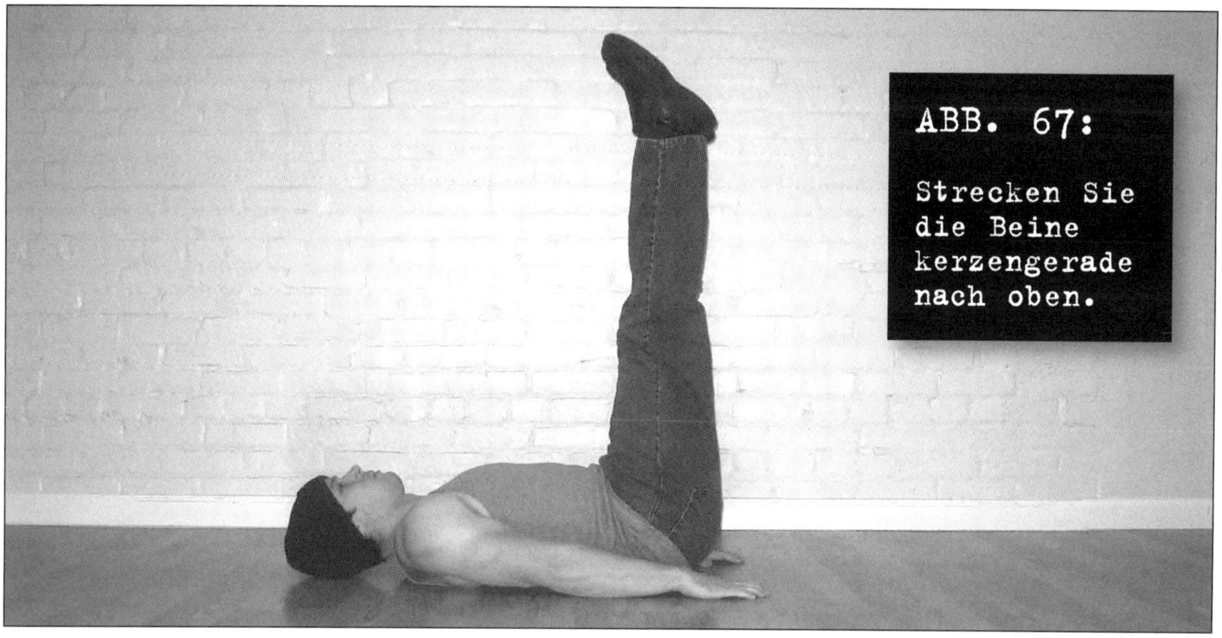

ABB. 67:

Strecken Sie die Beine kerzengerade nach oben.

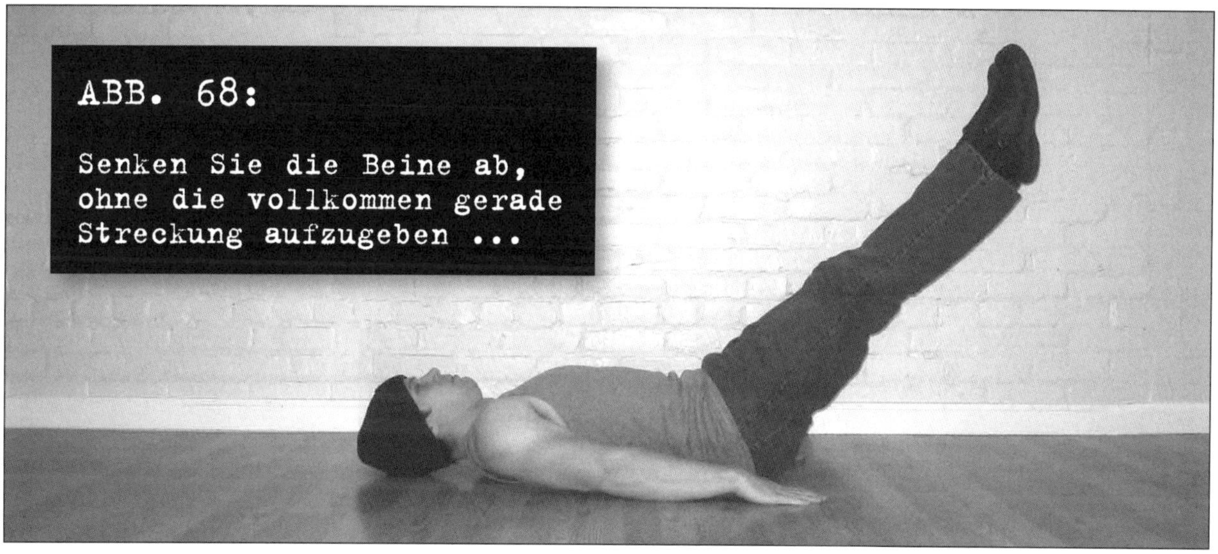

ABB. 68:

Senken Sie die Beine ab, ohne die vollkommen gerade Streckung aufzugeben ...

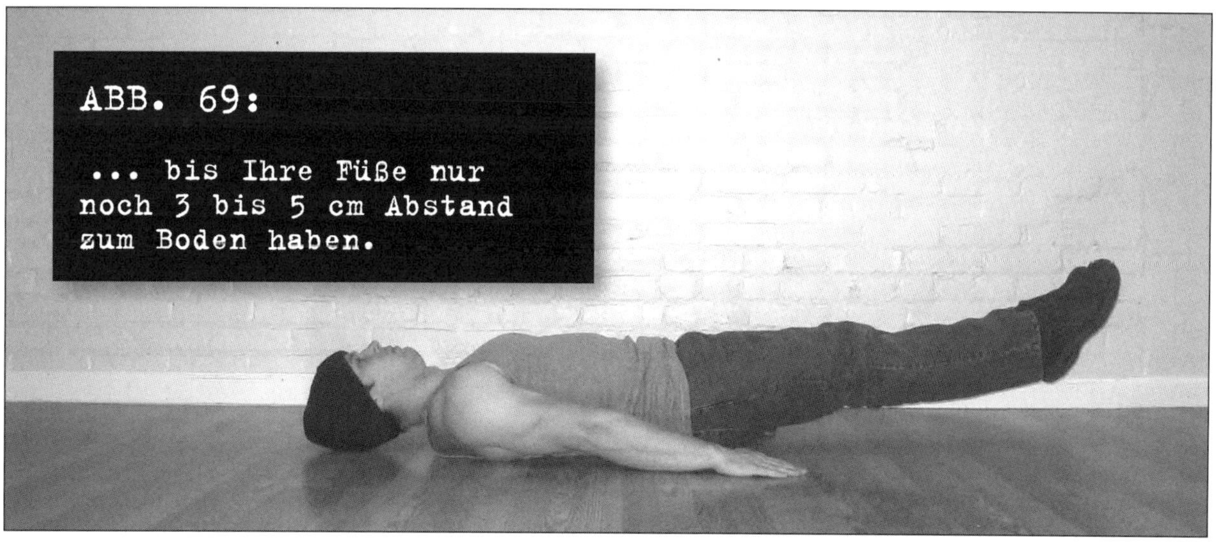

ABB. 69:

... bis Ihre Füße nur noch 3 bis 5 cm Abstand zum Boden haben.

Schritt 5 Gerades Beinheben im Liegen

Durchführung

Legen Sie sich rücklings mit geschlossenen und gerade ausgestreckten Beinen auf den Boden und die Arme neben sich. Heben Sie die Füße 3 bis 5 cm hoch. Indem Sie mit den Handflächen gegen den Boden pressen, stabilisieren Sie Ihren Rumpf. Dies ist die Startposition (Abb. 70). Heben Sie jetzt die Beine an, bis die Füße direkt über Ihrem Becken sind. Atmen Sie dabei aus und halten Sie die Bauchmuskeln angespannt. Das sollte ungefähr zwei Sekunden dauern. Jetzt bilden Ihre Beine mit dem Rumpf einen rechten Winkel. Dies ist die Endposition (Abb. 71). Nach einer kurzen Pause senken Sie die Beine wieder ab und atmen dabei aus. Nach einer Pause in der Startposition wiederholen Sie die Übung. Während des gesamten Satzes sollten Ihre Knie gerade bleiben und die Füße den Boden nicht berühren.

Übungsanalyse

Gerades Beinheben im Liegen *(Flat straight leg raise)* ist beim Militär und bei Kampfsportlern sehr beliebt, weil es Kraft und Ausdauer von Bauch- und Hüftmuskeln stärkt und gleichzeitig die Funktionalität und Beweglichkeit fördert. Man könnte gut dabei mogeln, denn wenn man die Knie ein wenig beugt und sich mit den Füßen vom Boden hochschnellt, wird die Übung deutlich leichter. Allerdings bringt sie dann auch wesentlich weniger Nutzen.

Trainingsziele

Anfänger:	1 Satz à 5 Wdh.
Fortgeschrittene:	2 Sätze à 10 Wdh.
Könner:	2 Sätze à 20 Wdh.

Perfektion

Durch das Beugen der Knie wird diese Übung viel leichter, doch dann nützt sie Ihnen nicht viel. Wenn Sie die Anfängersätze nicht schaffen, kehren Sie zu Schritt 4 zurück und trainieren dort bis zu drei Sätze von je 30 Wiederholungen, bevor Sie es wieder mit dem geraden Beinheben versuchen. Wenn Sie dann immer noch Probleme haben, halten Sie die Beine gerade, konzentrieren sich aber auf die Bewegungen der oberen Phase und erweitern den Bewegungsradius, sobald Sie dazu in der Lage sind.

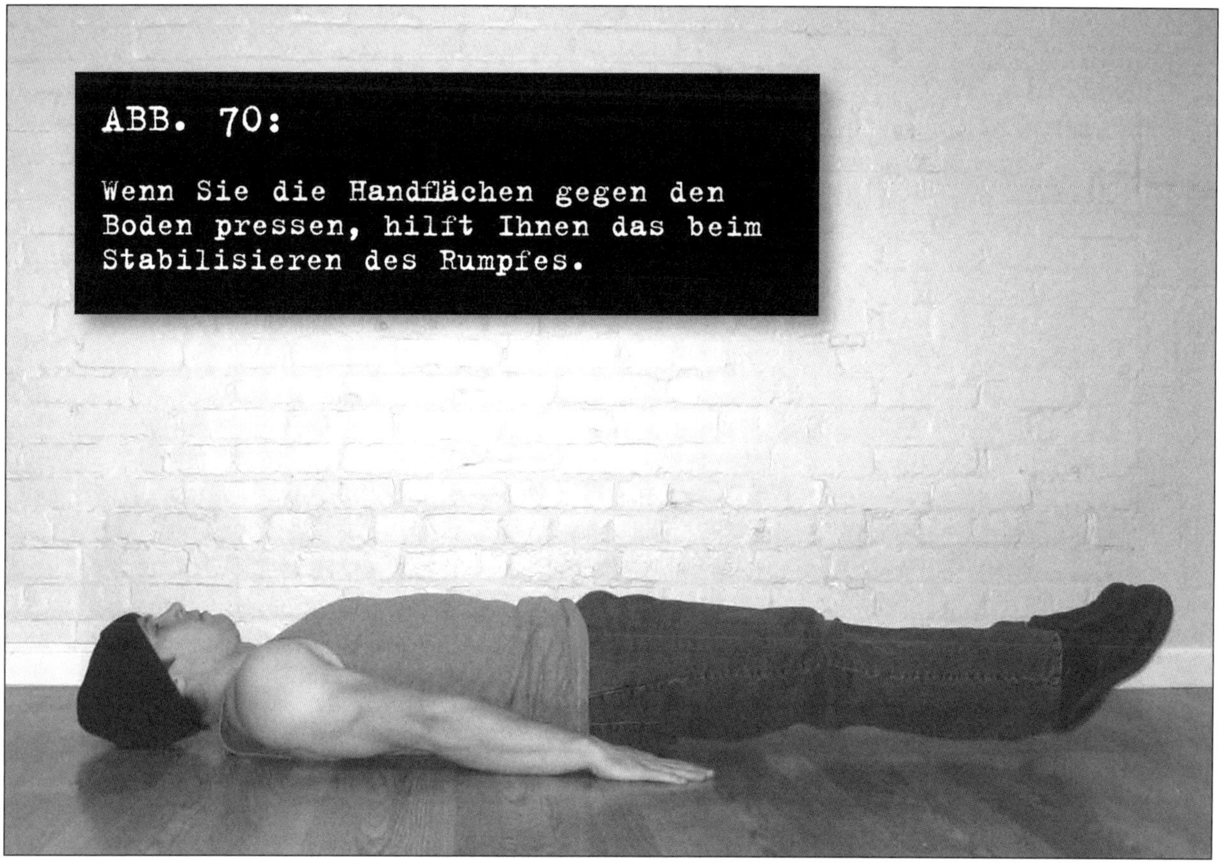

ABB. 70:

Wenn Sie die Handflächen gegen den Boden pressen, hilft Ihnen das beim Stabilisieren des Rumpfes.

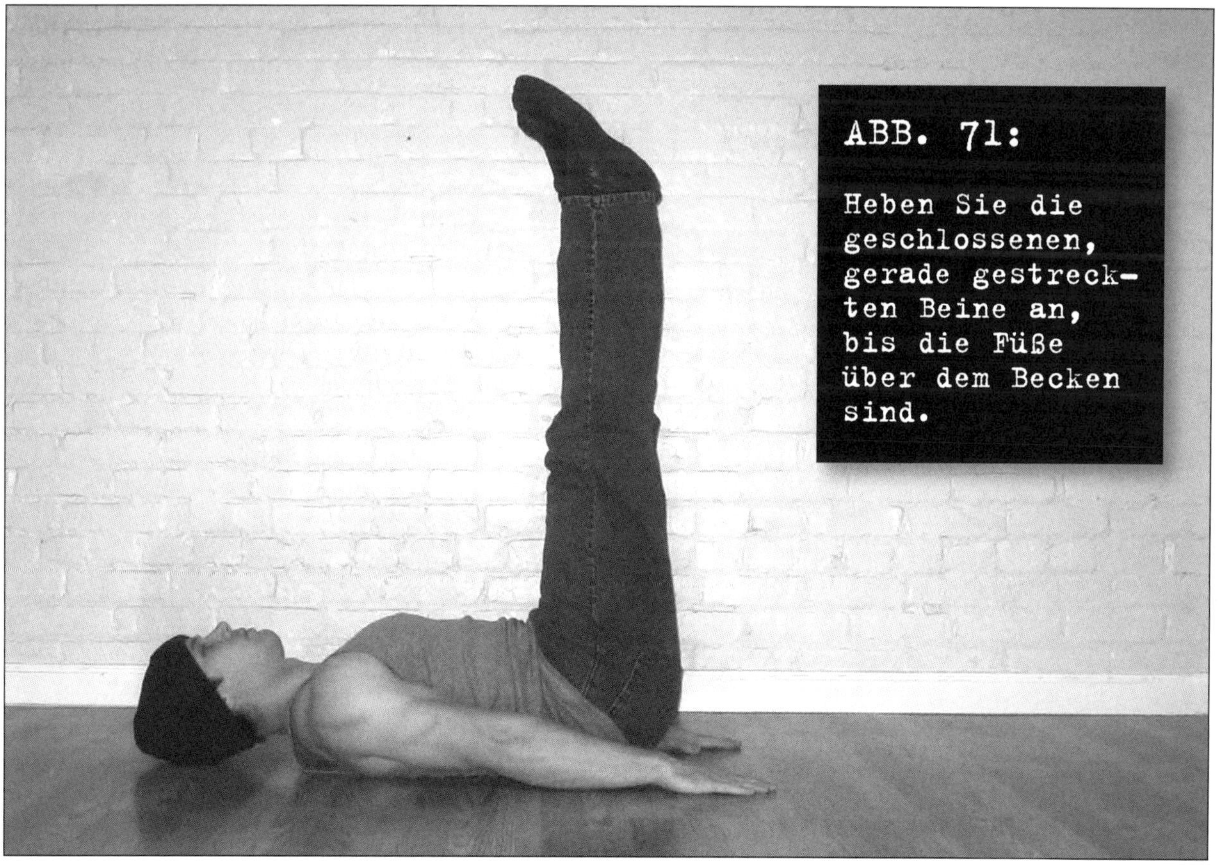

ABB. 71:

Heben Sie die geschlossenen, gerade gestreckten Beine an, bis die Füße über dem Becken sind.

Schritt 6 Hängendes Knieheben

Durchführung

Springen Sie hoch und halten Sie sich an einer waagerechten Stange fest. Der Abstand zwischen Ihren Händen sollte schulterbreit sein. Die Stange muss so hoch sein, dass Ihre Füße den Boden nicht berühren. Lassen Sie sich mit angespannten Schultern gerade herunterhängen. Dies ist die Startposition (Abb. 72). Heben Sie die Knie an, bis sie im rechten Winkel und auf der Höhe Ihres Beckens sind. Ihre Oberschenkel sind parallel zum Boden. Atmen Sie während dieser Bewegung aus, ohne die Spannung der Bauchmuskeln aufzugeben. Dies ist die Endposition (Abb. 73). Nach kurzer Pause senken Sie die Beine ab, bis sie gerade herunterhängen, und atmen dabei ein.

Übungsanalyse

Mit dem hängenden Knieheben *(Hanging knee raise)* beginnt das härtere Training der Beinheben-Serie. Im Liegen musste dabei nur teilweise gegen die Schwerkraft angekämpft werden; jetzt geht es gegen die ganze Schwerkraft. Durch die höhere Intensität werden Hüfte und Körpermitte in kurzer Zeit radikal gekräftigt. Dazu kommt, dass durch das Hängen die Aktivität der wichtigen Interkostalmuskeln verstärkt wird, die als Verbindung zwischen Armen und Bauch fungieren. Aus diesem Grund ist Bauchmuskeltraining im Hängen wesentlich effektiver als Bauchmuskeltraining am Barren mit parallelen Holmen, auf die man sich aufstützt.

Trainingsziele

Anfänger:	1 Satz à 5 Wdh.
Fortgeschrittene:	2 Sätze à 10 Wdh.
Könner:	2 Sätze à 15 Wdh.

Perfektion

Wenn Sie nicht mindestens fünf korrekte Wiederholungen dieser Übung schaffen, schränken Sie den Bewegungsradius ein. Konzentrieren Sie sich auf die Phase, in der sich die Knie in der Endposition befinden, und erweitern Sie dann allmählich den Bewegungsradius. Widerstehen Sie auf jedem Fall der Versuchung, Schwung zu nutzen. Indem Sie sich flüssig und kontrolliert bewegen, bauen Sie Kraft und Widerstandsfähigkeit von Muskeln und Sehnen auf, die Sie für die weiteren Schritte unbedingt brauchen werden. Schwung wird Ihnen da nicht helfen.

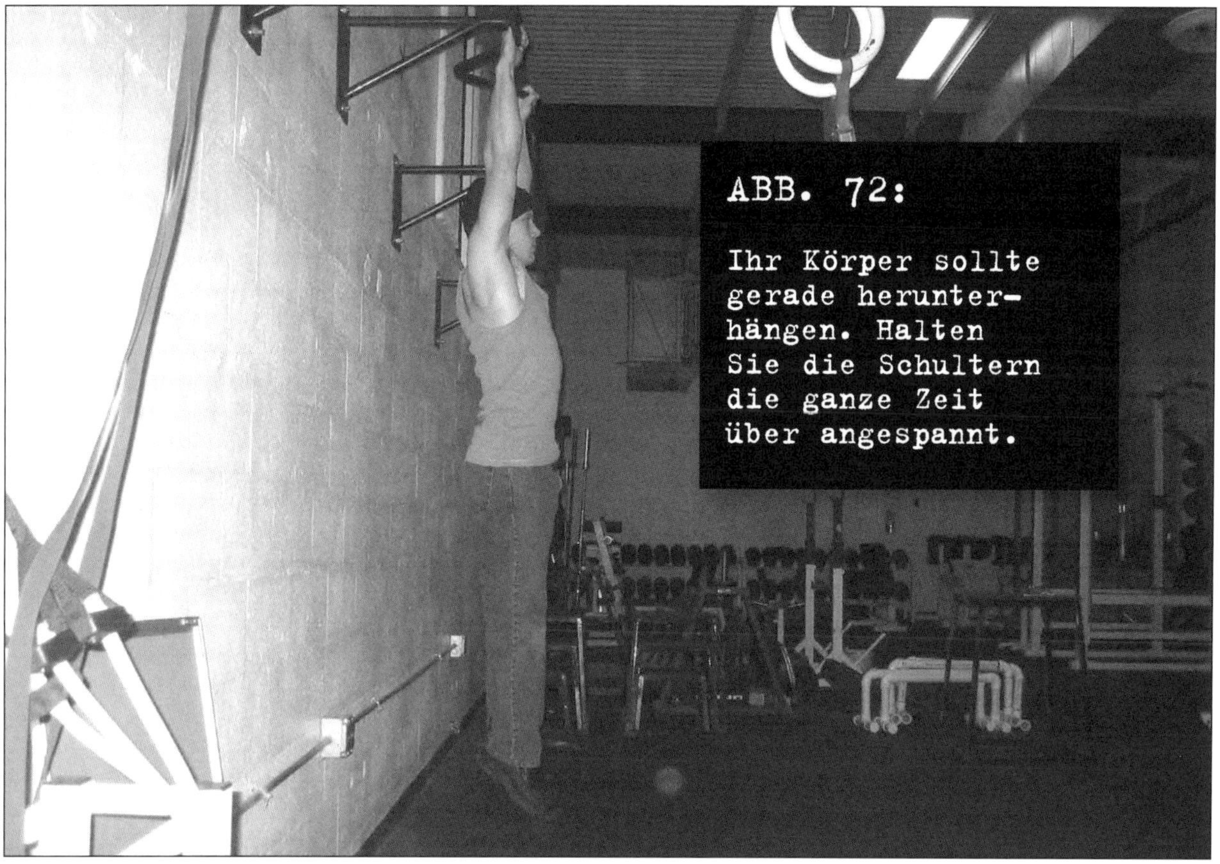

ABB. 72:

Ihr Körper sollte gerade herunterhängen. Halten Sie die Schultern die ganze Zeit über angespannt.

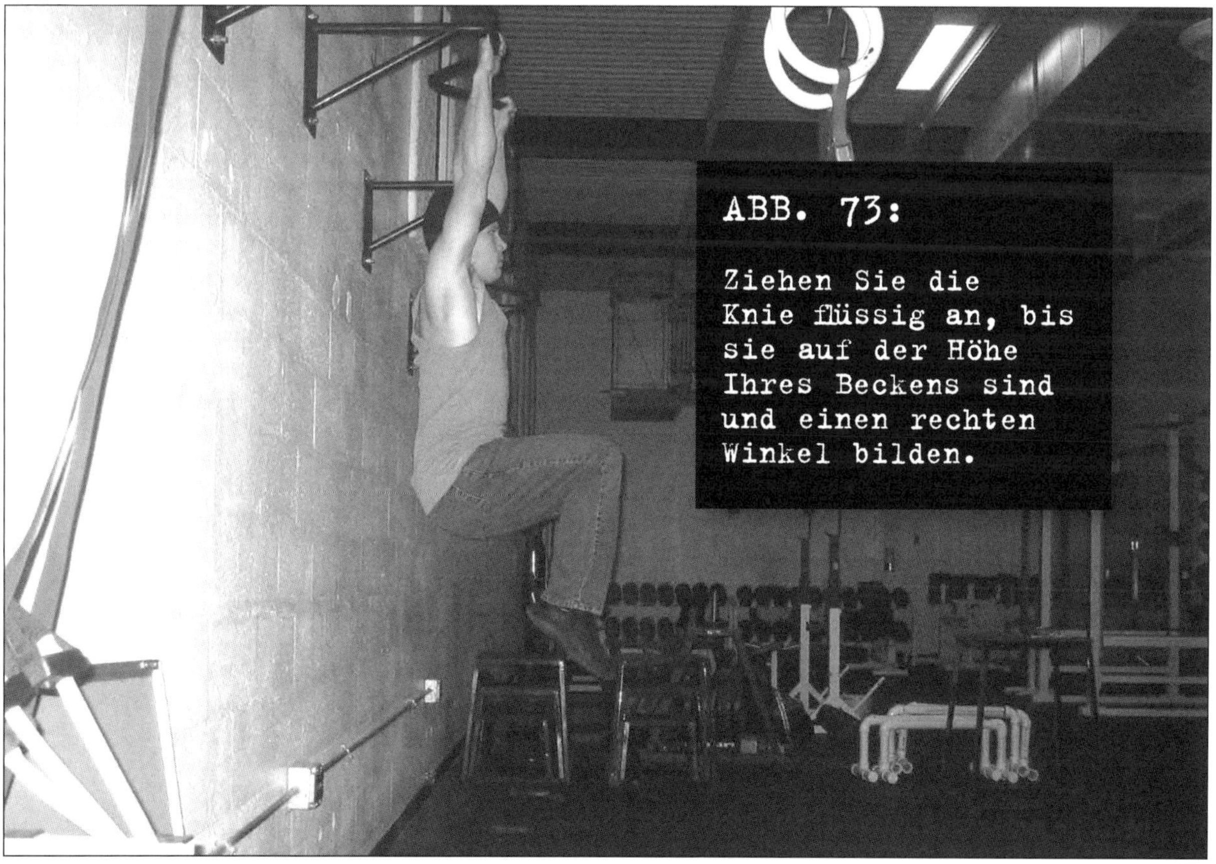

ABB. 73:

Ziehen Sie die Knie flüssig an, bis sie auf der Höhe Ihres Beckens sind und einen rechten Winkel bilden.

Schritt 7

Hängendes gebeugtes Beinheben

Durchführung

Lassen Sie sich von einer waagerechten Stange herunterhängen; Ihre Füße dürfen den Boden nicht berühren. Der Abstand zwischen Ihren Händen sollte schulterbreit sein. Halten Sie die Schultern während der Übung angespannt. Beugen Sie nun die Knie, bis diese einen Winkel von 45 Grad bilden. Dadurch kommen Ihre Füße ein paar Zentimeter hinter den Körper. Dies ist die Startposition (Abb. 74). Heben Sie die Beine aus der Hüfte, bis Ihre Füße auf Beckenhöhe sind. Dies ist die Endposition (Abb. 75). Nach einer Pause senken Sie die Beine zurück in die Startposition. Bewegen Sie sich nur in der Hüfte und behalten Sie stets den Winkel der Knie bei. Atmen Sie beim Heben der Beine aus, beim Absenken der Beine ein. Halten Sie die Bauchmuskeln angespannt.

Übungsanalyse

Das hängende gebeugte Beinheben *(Hanging bent leg raise)* ist die schwierigere Fortsetzung des hängenden Kniehebens. Bei letzterer Übung sind die Knie im 90-Grad-Winkel gebeugt, beim hängenden gebeugten Beinheben bilden sie einen Winkel von 45 Grad. Durch die verstärkte Hebelwirkung wird diese Übung zur bisher härtesten in der Serie, und entsprechend kräftigt sie die Muskulatur der Körpermitte. Bauchmuskeln, Sägemuskeln und Beugemuskeln der Hüfte werden allesamt stärker.

Trainingsziele

Anfänger:	1 Satz à 5 Wdh.
Fortgeschrittene:	2 Sätze à 10 Wdh.
Könner:	2 Sätze à 15 Wdh.

Perfektion

Anfangs mag es Ihnen schwerfallen, mit den Knien die ganze Übung hindurch denselben korrekten Winkel beizubehalten. Beim Absenken gerät man in Versuchung, die Beine etwas gerader zu strecken. Versuchen Sie dies zu vermeiden, weil die Rückkehr zum korrekten Winkel beim Anheben der Beine Schwung erzeugt. Wenn Sie von Anfang an Probleme mit dieser Übung haben, vergrößern Sie den Winkel der Knie von 45 in Richtung auf 90 Grad. Wenn Sie im Lauf der Zeit kräftiger werden, kehren Sie allmählich zum 45-Grad-Winkel zurück.

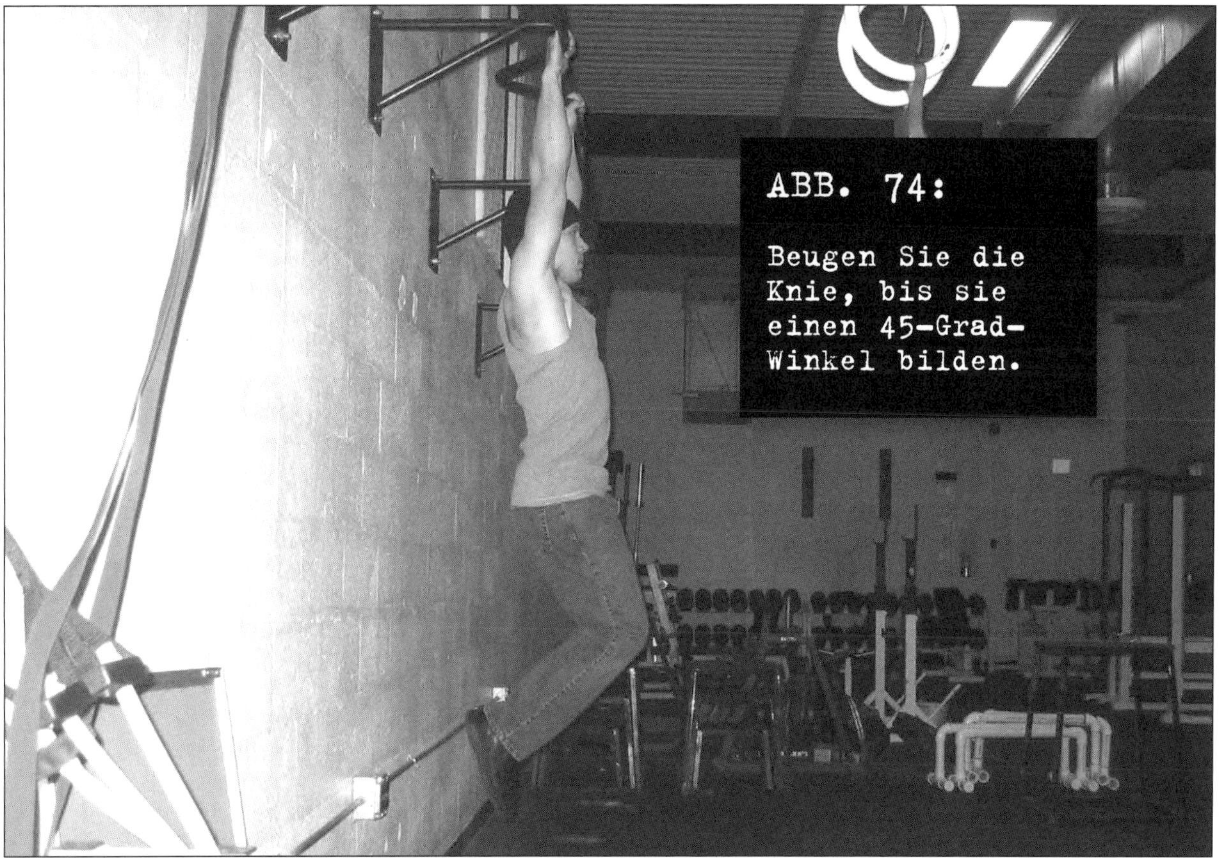

ABB. 74:

Beugen Sie die Knie, bis sie einen 45-Grad-Winkel bilden.

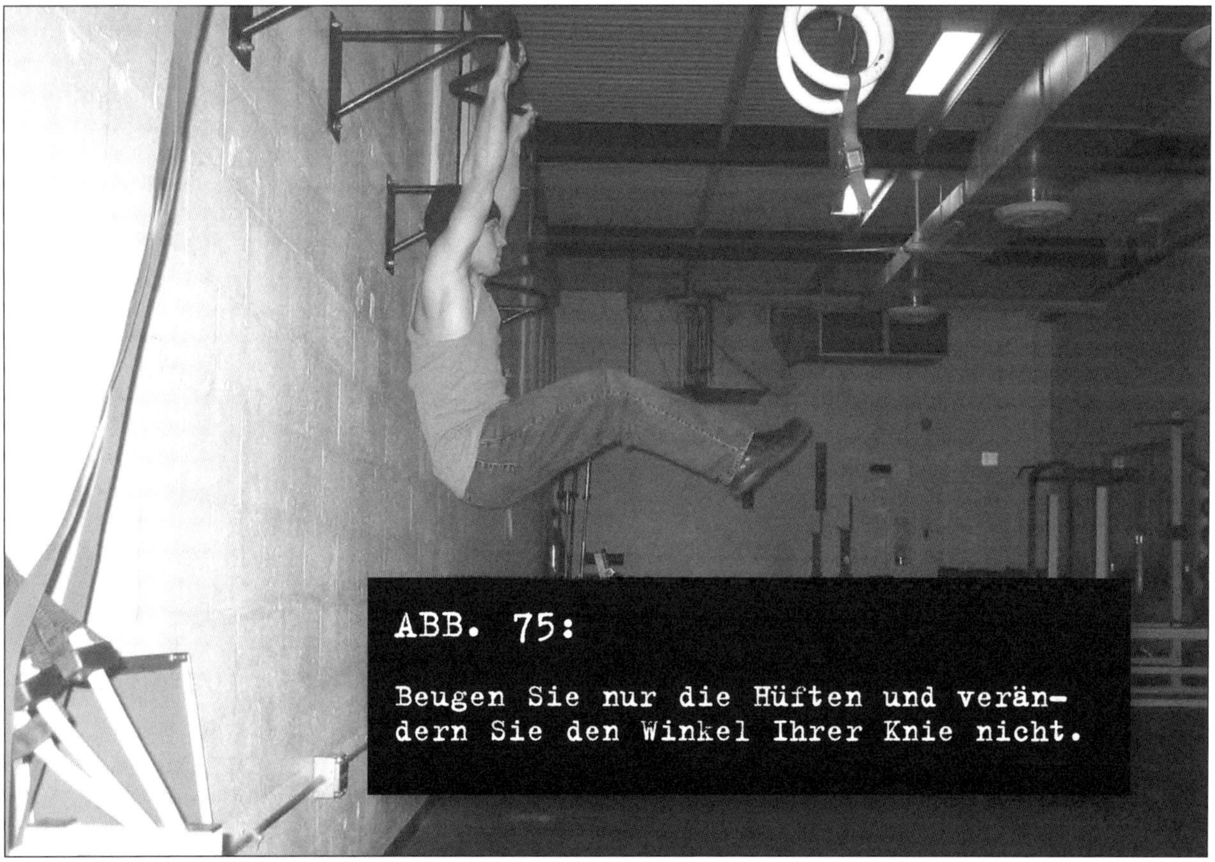

ABB. 75:

Beugen Sie nur die Hüften und verändern Sie den Winkel Ihrer Knie nicht.

Schritt 8 Hängendes Froschbeinheben

Durchführung

Nehmen Sie dieselbe Startposition wie in Schritt 7 (S. 179, Abb. 74) ein und heben Sie Ihre gebeugten Beine an. Sobald Sie die Endposition mit den Füßen in Hüfthöhe erreicht haben (S. 179, Abb. 75), strecken Sie Ihre Beine vollkommen gerade nach vorne. Sie bilden nun einen rechten Winkel zu Ihrem Rumpf (Abb. 76). Nach kurzer Pause senken Sie die weiterhin vollkommen gerade gehaltenen Beine ab (Abb. 77). Zum Erreichen der Endposition kehren Sie in die vollkommen gerade herunterhängende Haltung zurück (Abb. 78), bevor Sie wieder in die Startposition mit gebeugten Beinen übergehen und die gewünschte Anzahl von Wiederholungen durchführen. Atmen Sie aus, wenn Sie die Beine aufwärts bewegen, atmen Sie ein, wenn Sie sie absenken, und halten Sie die Bauchmuskeln die ganze Zeit über angespannt.

Übungsanalyse

Das hängende Froschbeinheben *(Hanging frog raise)* beweist, dass die Endposition und die negative Phase (Abwärtsbewegung) hinsichtlich Biomechanik und Hebelkraft einfacher sind als die Startposition und die positive Phase (Aufwärtsbewegung). Durch konsequentes Trainieren dieser Übung können Sie Ihre Kraft und Beweglichkeit schneller als normalerweise möglich verstärken, sodass Ihnen der Übergang zu den Versionen des Beinhebens mit geraden Beinen (Schritte 9 und 10) leichter fallen wird.

Trainingsziele

Anfänger:	1 Satz à 5 Wdh.
Fortgeschrittene:	2 Sätze à 10 Wdh.
Könner:	2 Sätze à 15 Wdh.

Perfektion

Wenn Sie mit dem Könnerniveau des hängenden gebeugten Beinhebens keine Probleme hatten, sollten Ihnen fünf Wiederholungen dieser Übung gelingen. Wenn es dennoch schwerfällt, liegt das eher an einem Mangel an Beweglichkeit als an einem Mangel an Kraft. Dies kann behoben werden, indem man sich vor der Übung nach vorne beugt und den unteren Rücken sowie die hintere Oberschenkelmuskulatur ein paar Minuten lang dehnt.

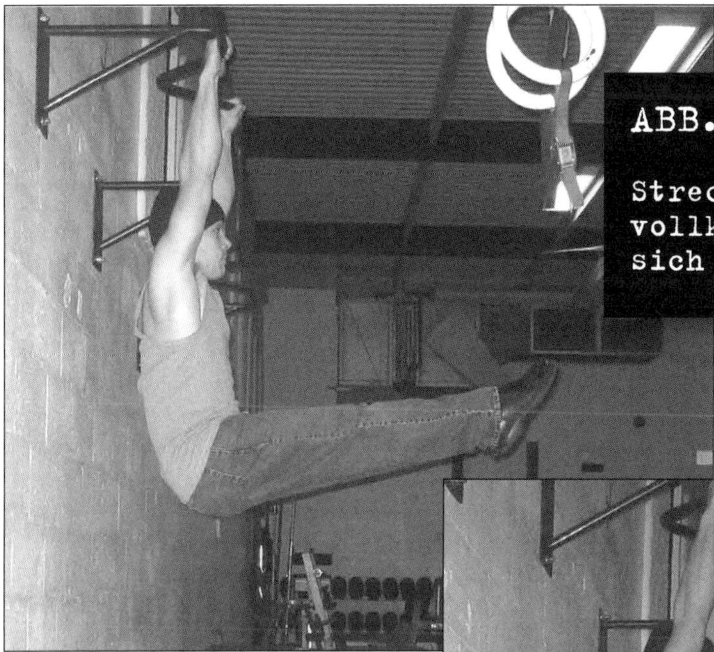

ABB. 76:

Strecken Sie die Füße vollkommen gerade von sich weg.

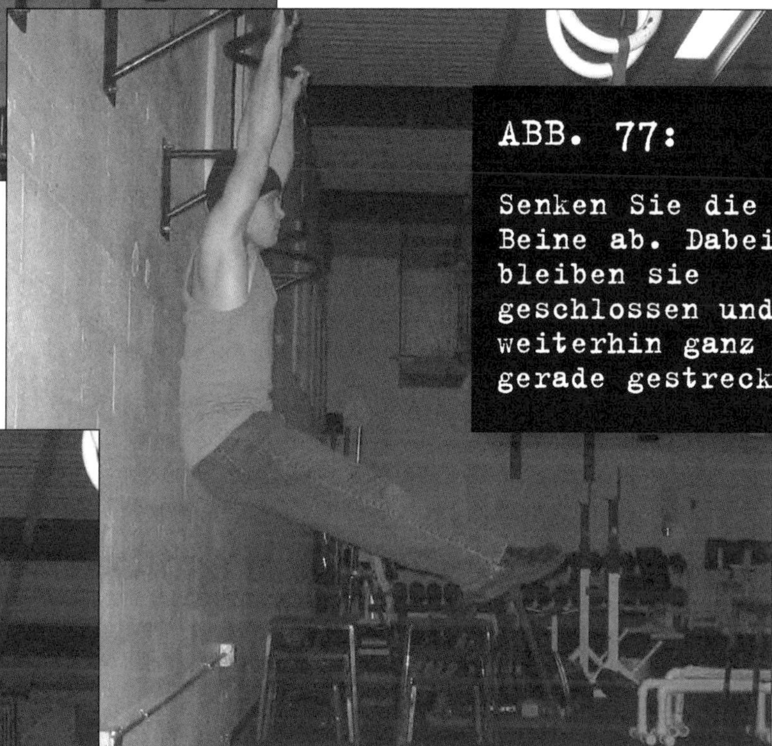

ABB. 77:

Senken Sie die Beine ab. Dabei bleiben sie geschlossen und weiterhin ganz gerade gestreckt.

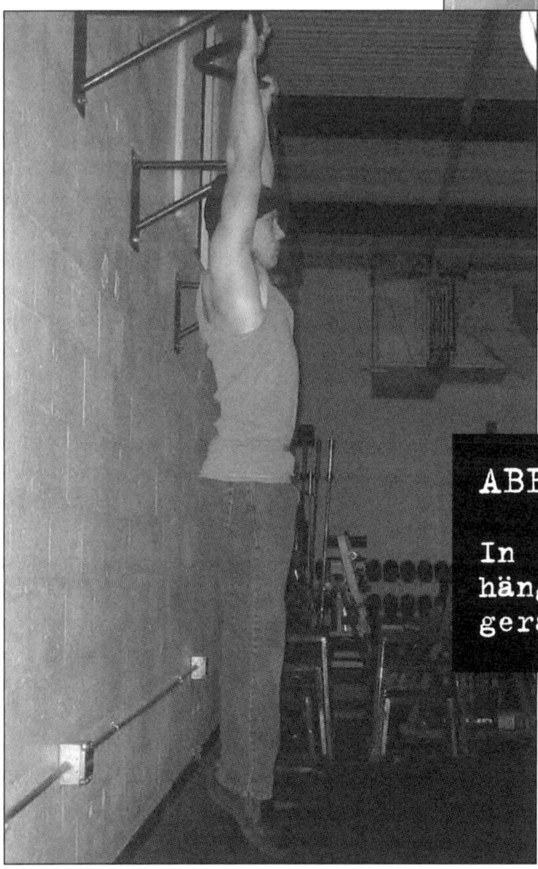

ABB. 78:

In der Endposition hängt Ihr Körper wieder gerade herunter.

Schritt 9

Hängendes halbes Beinheben

Durchführung

Lassen Sie sich von einer waagerechten Stange gerade herunterhängen. Ihre Füße sollten den Boden nicht berühren. Spannen Sie die Schultern an. Heben Sie die geschlossenen Beine, bis sie einen Winkel von 45 Grad erreicht haben. Dies ist die Startposition (Abb. 79). Heben Sie die weiterhin geschlossenen und gerade nach vorne ausgestreckten Beine, bis sie parallel zum Boden sind. Dies ist die Endposition (Abb. 80). Nach kurzer Pause senken Sie die Beine wieder in die 45-Grad-Position ab. Wiederholen Sie die Übung. Atmen Sie bei der Abwärtsbewegung aus, bei der Aufwärtsbewegung ein. Die Bauchmuskeln bleiben die ganze Zeit über angespannt.

Übungsanalyse

Das mit geschlossenen Beinen und ohne Schwung ausgeführte halbe Beinheben *(Partial straight leg raise)* ist eine unglaublich harte Übung und vermutlich kann nur einer von 500 Athleten (oder vielleicht sogar weniger) sie korrekt ausführen. Einer der Gründe für diese außergewöhnliche Schwierigkeit ist der Bewegungsablauf, bei dem der Körper aus dem geraden Hang in die rechtwinklige Klappmesserposition übergeht. Sobald jemand durch das hängende Froschbeinheben die Kraft und Beweglichkeit erreicht hat, die für die obere Position nötig sind, kann er sich an diese Übung wagen, bei der die oberste Position noch schwieriger ist.

Trainingsziele

Anfänger:	1 Satz à 5 Wdh.
Fortgeschrittene:	2 Sätze à 10 Wdh.
Könner:	2 Sätze à 15 Wdh.

Perfektion

Wenn Sie das Könnerniveau des hängenden Froschbeinhebens erreicht haben, werden Sie auch die Endposition des gestreckten Beinhebens (Abb. 80) halten können. Sollte der Bewegungsablauf Ihre Kräfte noch überfordern, konzentrieren Sie sich darauf, den Teil der Übung um die gestreckte Endposition herum auszuführen. Bewegen Sie Ihre Beine auf und ab, auch wenn der Bewegungsradius zunächst nur einige wenige Zentimeter beträgt. Wenn Sie mit der Zeit kräftiger werden, sollte auch die gesamte 45-Grad-Bewegung in beiden Richtungen zu bewältigen sein.

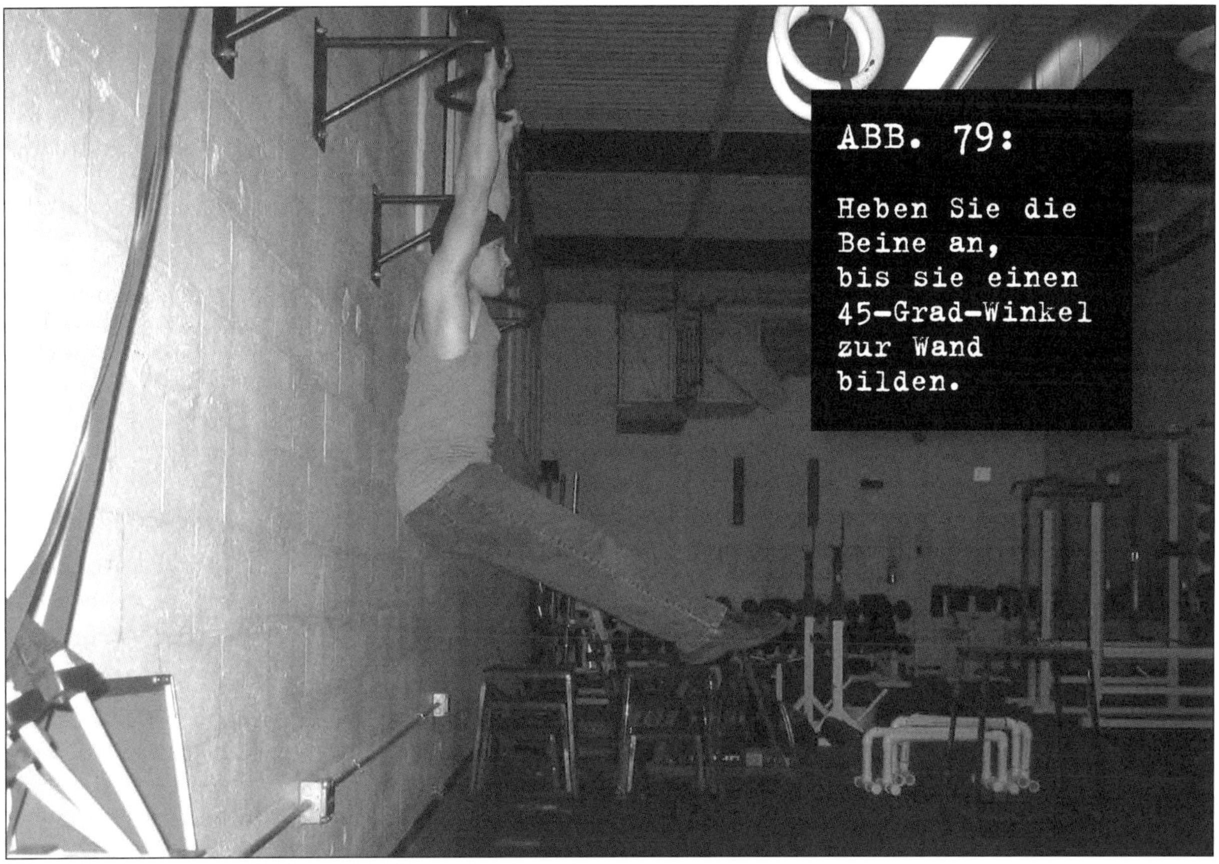

ABB. 79:

Heben Sie die Beine an, bis sie einen 45-Grad-Winkel zur Wand bilden.

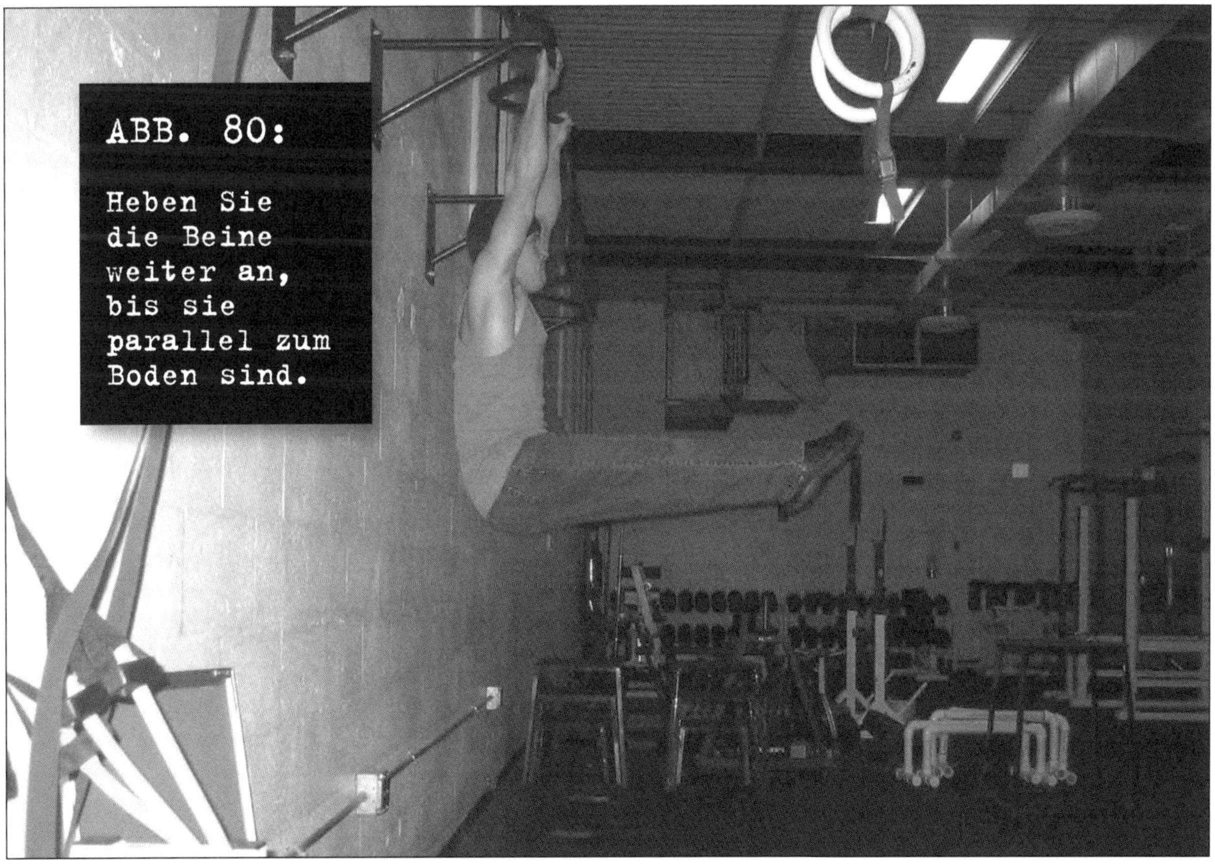

ABB. 80:

Heben Sie die Beine weiter an, bis sie parallel zum Boden sind.

Hängendes gerades Beinheben

Durchführung

Inzwischen wissen Sie ja, wie es geht. Halten Sie sich an einer waagerechten Stange fest, die hoch genug hängt, damit Ihre Füße nicht den Boden berühren. Der Abstand zwischen den Händen sollte schulterbreit sein. Halten Sie die Schultermuskeln angespannt. Dies ist die Startposition (Abb. 81). Heben Sie nun die geschlossenen Beine an, bis sie parallel zum Boden sind. Das sollte mindestens zwei Sekunden dauern. Atmen Sie dabei vollständig aus, sodass die Lunge schließlich leer ist und die Bauchmuskeln fest angespannt sind. Dies ist die Endposition (Abb. 82). Nach kurzer Pause wiederholen Sie die Übung in umgekehrter Richtung und atmen dabei ein. Dies sollte wieder zwei Sekunden in Anspruch nehmen. Lassen Sie alle Muskeln auch nach Rückkehr in die Startposition angespannt. Ihre Beine müssen die ganze Zeit über geschlossen bleiben, und Sie dürfen sich nur mit Muskelkraft bewegen, nicht mit Schwung.

Übungsanalyse

Das hängende gerade Beinheben (*Hanging straight leg raise*) ist, wenn man es vollkommen korrekt nach der hier gegebenen Anleitung durchführt, die beste Übung für die Körpermitte, die es gibt. Sie ist Crunches, Maschinentraining und Sit-ups mit Gewichten haushoch überlegen. Wenn Sie in der Lage sind, 20 perfekte Wiederholungen davon auszuführen, wird Ihre Körpermitte kraftvoll und beweglich, Ihre schrägen Bauchmuskeln und Sägemuskeln wie aus Stein gehauen und Ihr Sixpack wie aus Stahl sein. Ein höllisches Sixpack eben!

Trainingsziele

- Anfänger: 1 Satz à 5 Wdh.
- Fortgeschrittene: 2 Sätze à 10 Wdh.
- Elite: 2 Sätze à 30 Wdh.

Perfektion

Wenn Sie mit dem geraden Beinheben beginnen, sollten Sie das halbe Beinheben aus Schritt 9 bereits gemeistert haben. Wenn nicht, kehren Sie zu der Übung zurück und trainieren sie. Haben Sie aber diese Teilversion gut im Griff, brauchen Sie nur Ihren Bewegungsradius von Trainingseinheit zu Trainingseinheit zu vergrößern, auch wenn das nur zentimeterweise geht.

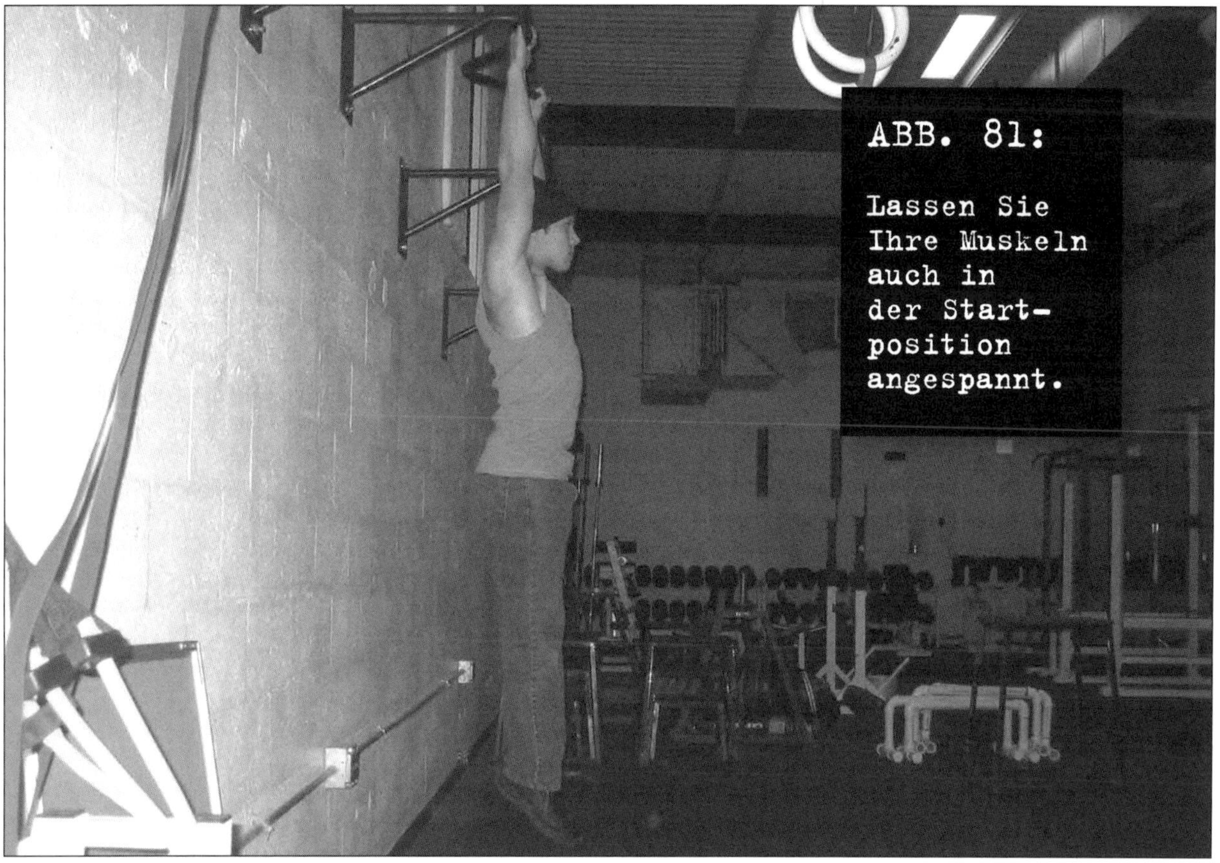

ABB. 81:

Lassen Sie Ihre Muskeln auch in der Startposition angespannt.

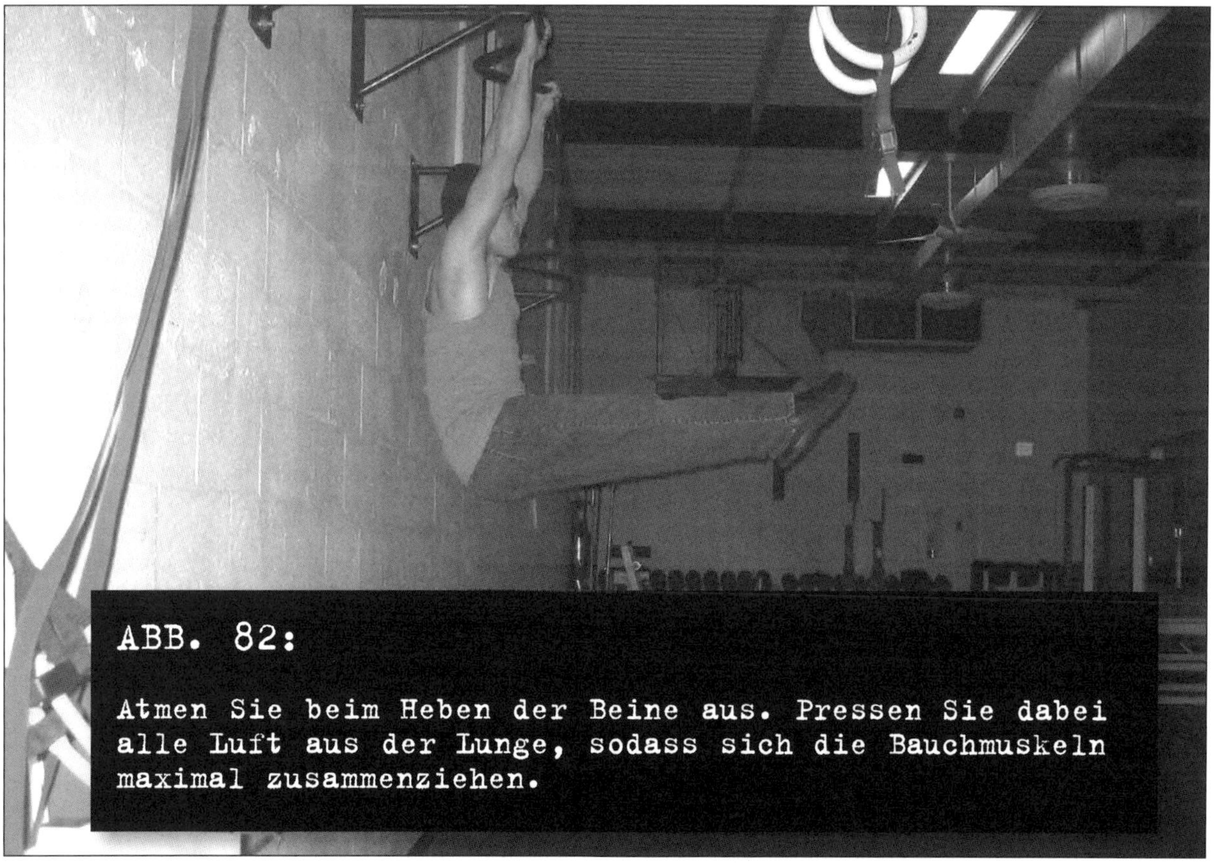

ABB. 82:

Atmen Sie beim Heben der Beine aus. Pressen Sie dabei alle Luft aus der Lunge, sodass sich die Bauchmuskeln maximal zusammenziehen.

Progression Beinheben

Schritt 1	Knieanziehen Seiten 166–167	Bis zu 3 Sätze à 40 Wdh. Dann Schritt 2
Schritt 2	Knieheben im Liegen Seiten 168–169	Bis zu 3 Sätze à 35 Wdh. Dann Schritt 3
Schritt 3	Gebeugtes Beinheben im Liegen Seiten 170–171	Bis zu 3 Sätze à 30 Wdh. Dann Schritt 4
Schritt 4	Froschbein-heben im Liegen Seiten 172–173	Bis zu 3 Sätze à 25 Wdh. Dann Schritt 5
Schritt 5	Gerades Beinheben im Liegen Seiten 174–175	Bis zu 2 Sätze à 20 Wdh. Dann Schritt 6

99 % aller Athleten. »Wie eine Stahlrute«, beschrieb es einer meiner Schüler einmal. Er war Kampfsportler und wusste, wie viel es wert ist, eine derartig geschmeidige Wirbelsäule zu besitzen. Aber auch jetzt sind Sie noch nicht am Ziel. Bisher haben Sie Ihre Brücken am Boden liegend begonnen. Bei den letzten vier Schritten geht es um anspruchsvollere Techniken, um in die Brücke zu kommen, bis Sie schließlich auch die Stand-zu-Stand-Brücke beherrschen: Sie stehen aufrecht, beugen sich rücklings in die Brücke, kehren sodann die Bewegung um und stehen schließlich wieder gerade auf Ihren Füßen. Dies ist das Meisterlevel der Brücken-Serie, und Sie werden nur sehr selten jemanden treffen, der davon zehn Wiederholungen schafft. Aber wenn Sie es schaffen, werden Ihr Rücken und Ihre Körpermitte nicht nur unglaublich beweglich und stark, sondern auch der ganze übrige Körper kräftigt sich. Und es sieht verdammt cool aus, wenn Sie aus dem Stand in die Brücke und zurück gehen!

Nun aber zu den zehn Schritten. Lesen Sie sich alles in Ruhe durch, aber wagen Sie sich nicht daran, bevor Sie Schritt 6 sowohl der Kniebeugen- als auch der Beinheben-Serie beherrschen!

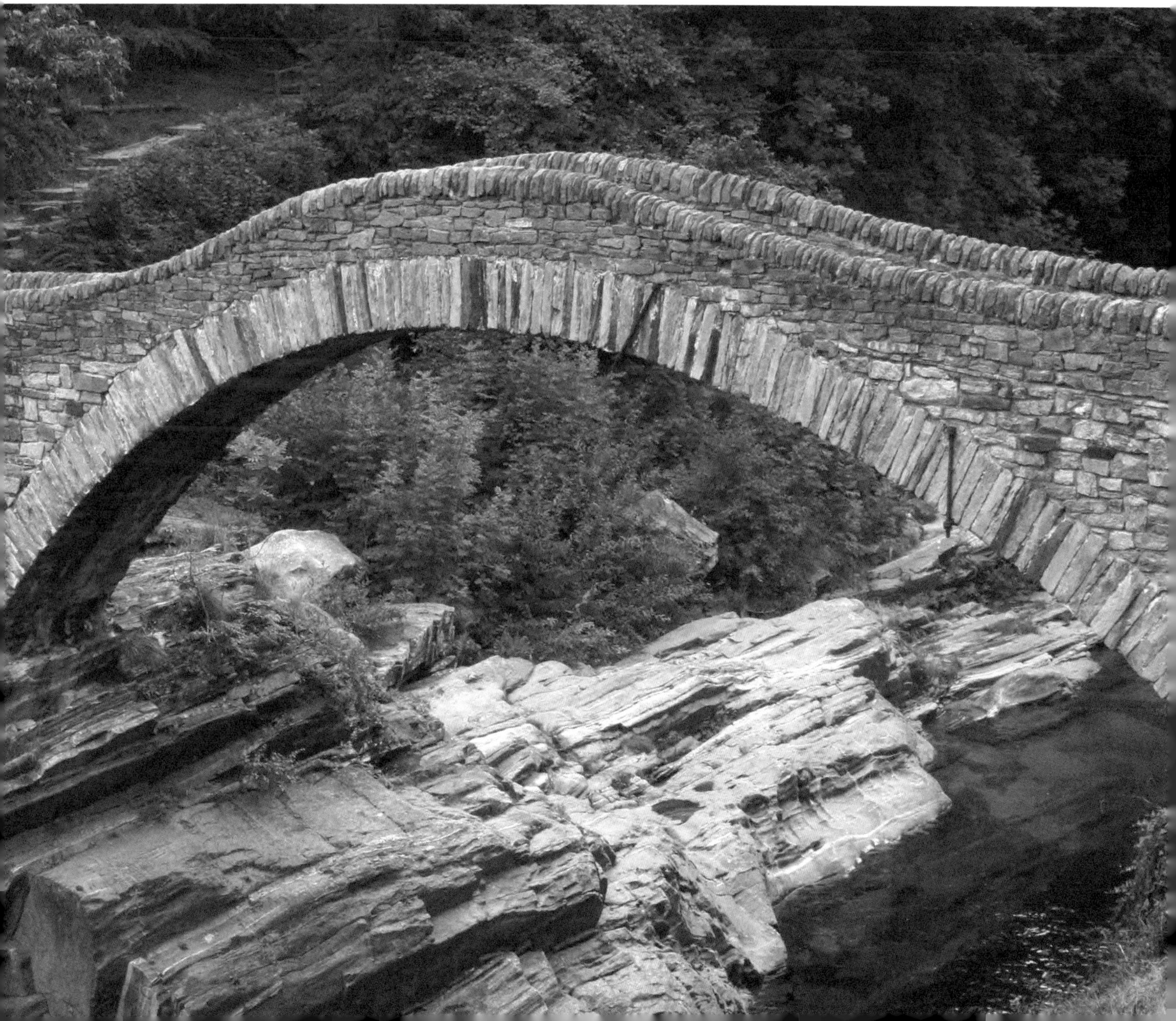

Schritt 1 Kurze Brücke

Durchführung

Legen Sie sich auf den Rücken, strecken Sie die Beine aus und falten Sie die Hände über dem Bauch. Ziehen Sie die Knie an und stellen Sie die Füße flach auf den Boden, schulterbreit voneinander entfernt. Der Abstand zwischen Fersen und Gesäß sollte 15 bis 20 cm betragen. Dies ist die Startposition (Abb. 83). Stemmen Sie, indem Sie die Füße gegen den Boden pressen, Gesäß und Rücken in die Höhe, bis nur noch Schultern und Füße das Körpergewicht tragen. Oberschenkel und Rumpf sollten jetzt eine gerade Linie bilden, das Gesäß darf nicht herunterhängen. Dies ist die Endposition (Abb. 84). Nach einer kurzen Pause kehren Sie die Bewegung um, bis sich Ihr Körper wieder in der Startposition befindet. Atmen Sie beim Hochstemmen aus und beim Absenken ein.

Übungsanalyse

Die kurze Brücke *(Short bridge)* ist die sanfteste Art, mit dem Wirbelsäulentraining zu beginnen, weil man sich dabei über die Beine hochstemmt und wir im Alltag die Wirbelsäulenmuskulatur gewöhnlich durch die Beine aktivieren. Genau dies machen wir beispielsweise beim Gehen, Vorbeugen usw. Dadurch, dass der Rumpf bei der kurzen Brücke gerade bleibt, werden die Muskeln von Wirbelsäule und Hüften angeregt, ohne dass Druck auf die Wirbel ausgeübt wird. Deshalb ist diese Übung auch eine wirksame Therapie für alle, die Bandscheibenprobleme hatten.

Trainingsziele

- Anfänger: 1 Satz à 10 Wdh.
- Fortgeschrittene: 2 Sätze à 25 Wdh.
- Könner: 3 Sätze à 50 Wdh.

Perfektion

Die meisten Menschen sollten bei der kurzen Brücke keinerlei Schwierigkeiten haben. Wenn Sie sich von einer Rückenverletzung erholen und Ihnen diese Übung Probleme bereitet, schränken Sie den Bewegungsablauf ein, indem Sie sich ein paar Kissen unter das Gesäß legen.

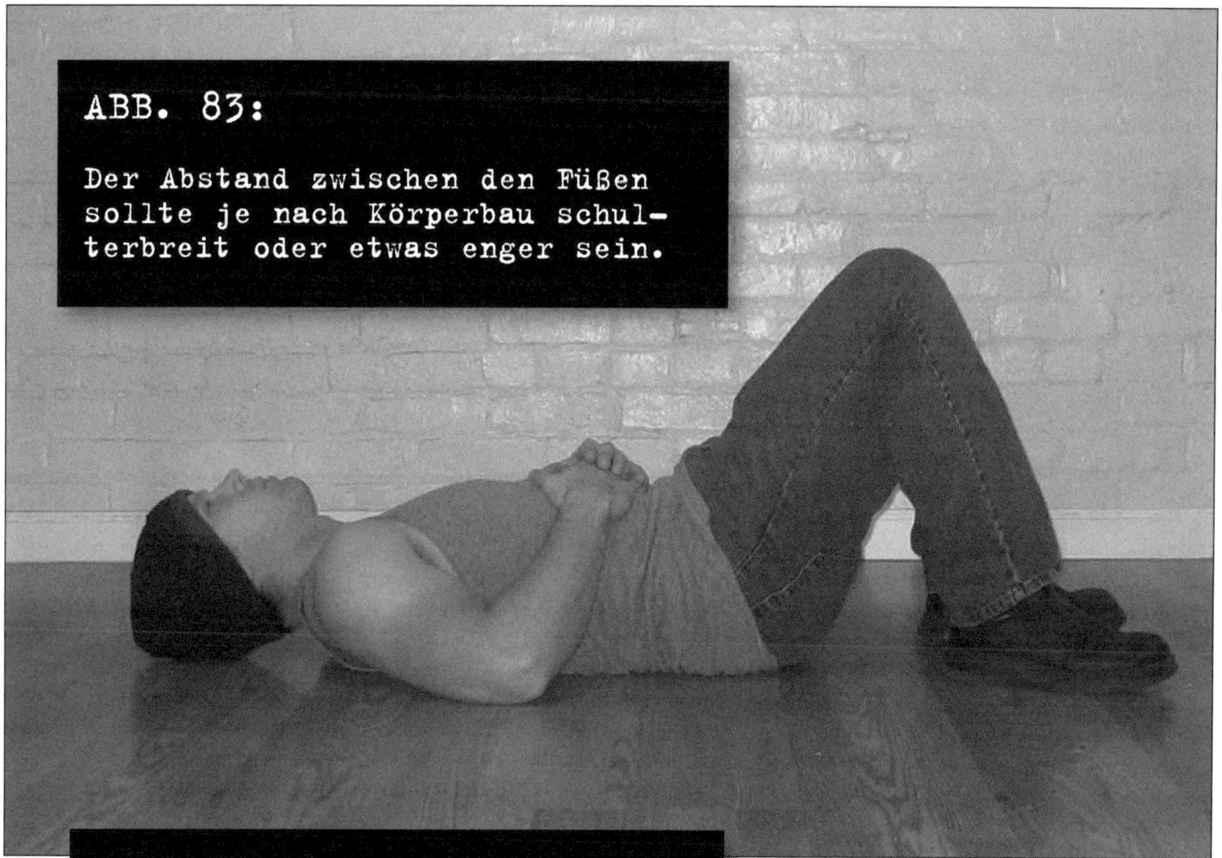

ABB. 83:

Der Abstand zwischen den Füßen sollte je nach Körperbau schulterbreit oder etwas enger sein.

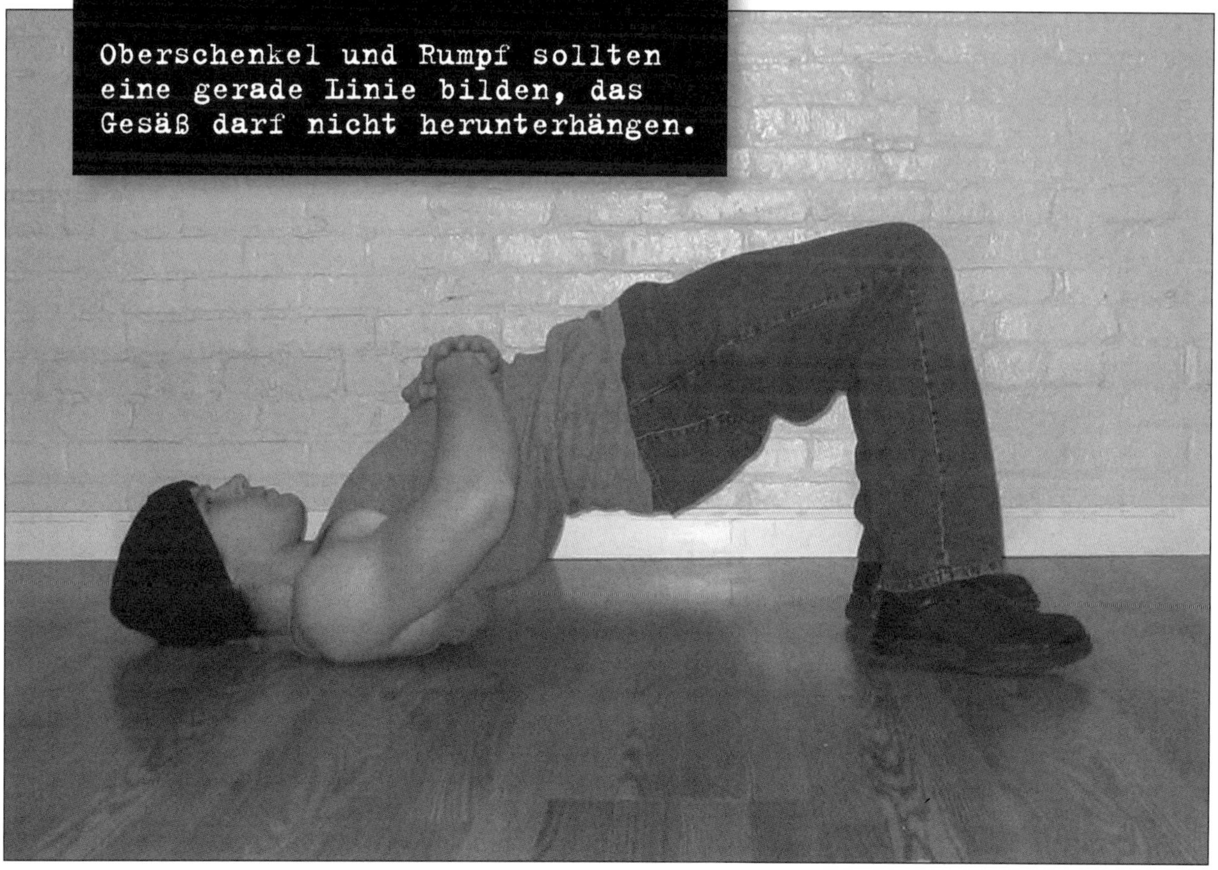

ABB. 84:

Oberschenkel und Rumpf sollten eine gerade Linie bilden, das Gesäß darf nicht herunterhängen.

Schritt 2 Gerade Brücke

Durchführung

Setzen Sie sich mit ausgestreckten Beinen und aufgerichtetem Oberkörper auf den Boden, Ihre Füße sind höchstens schulterbreit auseinander. Legen Sie die Hände zu beiden Seiten Ihrer Hüften flach auf den Boden, die Fingerspitzen zeigen zu den Zehen. Sitzen Sie gerade, sodass Ihr Körper einen rechten Winkel bildet. Dies ist die Startposition (Abb. 85). Stemmen Sie nun, indem Sie die Hände in den Boden pressen, Ihr Gesäß hoch, bis Beine und Rumpf eine gerade Linie bilden. Recken Sie das Kinn hoch und blicken Sie zur Decke. Ihr Gewicht wird nun von Händen und Fersen getragen. Dies ist die Endposition (Abb. 86). Nach kurzer Pause kehren Sie die Bewegung um. Atmen Sie beim Hochstemmen aus, beim Absenken ein.

Übungsanalyse

Die kurze Brücke zwingt Sie dazu, die Muskeln der Wirbelsäule zu aktivieren, indem Sie sich über die Beine hochstemmen. Die gerade Brücke *(Straight bridge)* erfordert außerdem Druck durch die Arme. Gemeinsam mit der gestreckten Haltung macht dies die gerade Brücke etwas schwieriger. Diese Bewegung kräftigt nicht nur die Arme, sondern sie öffnet auch den Rumpf und fördert die Muskeln zwischen den Schulterblättern, die bei den weiteren Schritten der Brücke sehr wichtig werden.

Trainingsziele

- Anfänger: 1 Satz à 10 Wdh.
- Fortgeschrittene: 2 Sätze à 20 Wdh.
- Könner: 3 Sätze à 40 Wdh.

Perfektion

Sie können sich diese Übung erleichtern, indem Sie die Hebelwirkung einschränken. Anstatt mit geraden Beinen stemmen Sie sich mit gebeugten Knien hoch, wie bei der kurzen Brücke (Abb. 84). Fällt Ihnen auch das schwer, knien Sie sich hin, beugen sich zurück, und drücken das Gesäß jeweils ein paar Zentimeter weit von den Waden weg. Trainieren Sie diese Teilübung, bis Sie kräftig genug sind, um sich an die reguläre Übung zu wagen.

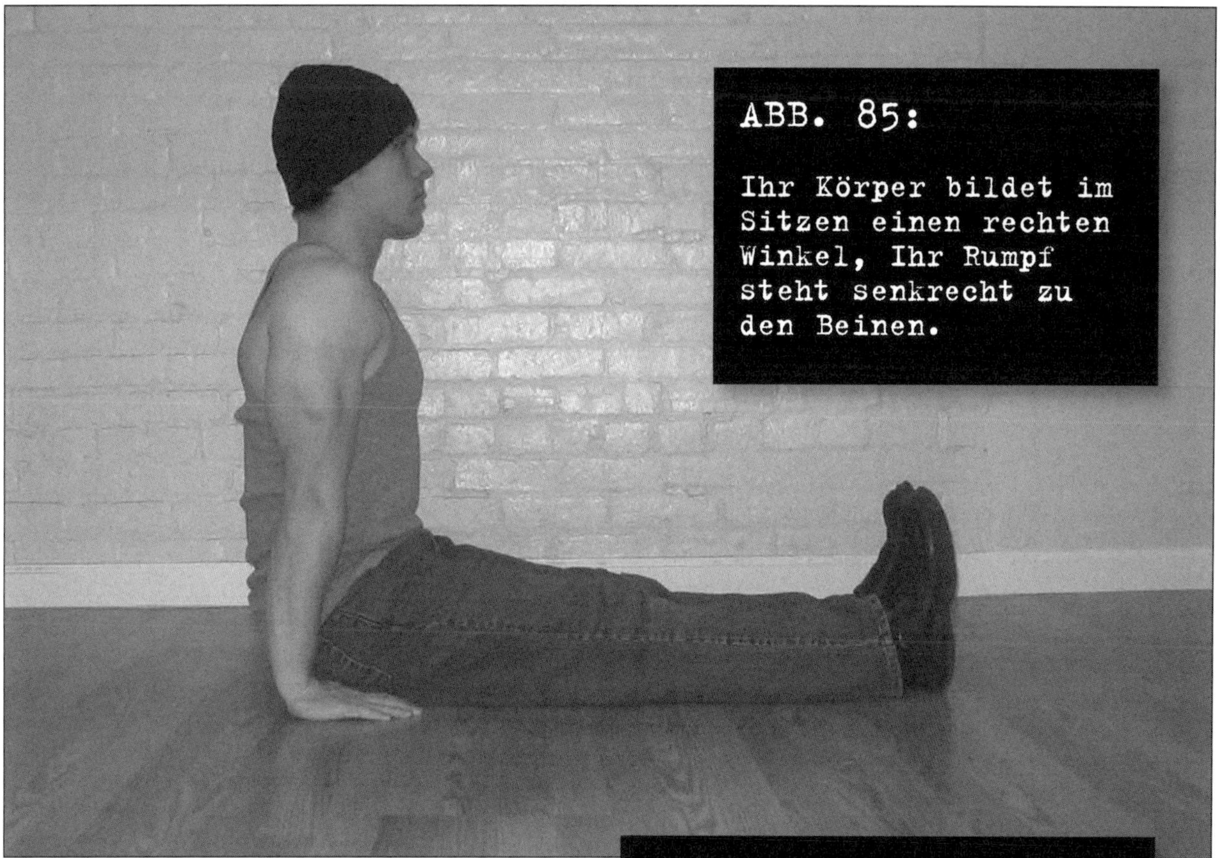

ABB. 85:

Ihr Körper bildet im Sitzen einen rechten Winkel, Ihr Rumpf steht senkrecht zu den Beinen.

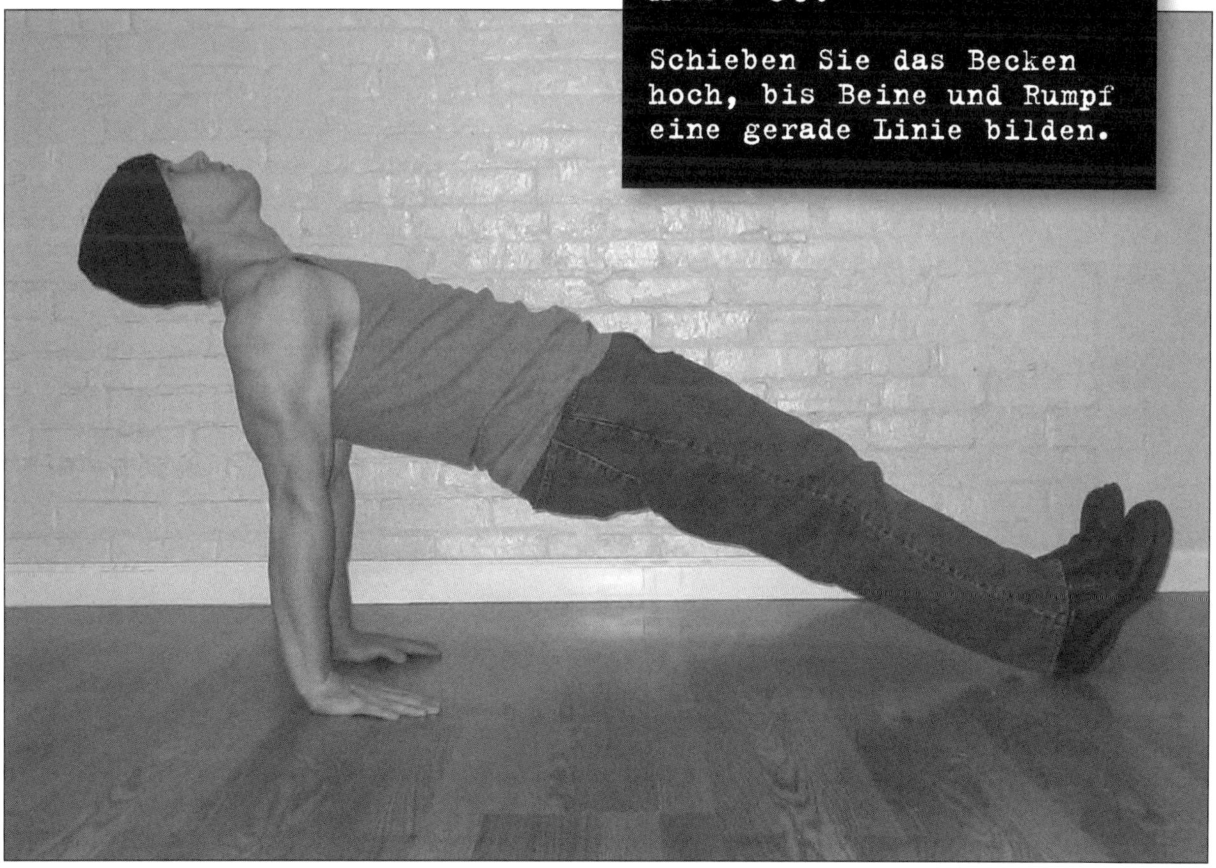

ABB. 86:

Schieben Sie das Becken hoch, bis Beine und Rumpf eine gerade Linie bilden.

Schritt 3 Angewinkelte Brücke

Durchführung

Für diese Übung brauchen Sie ein Objekt, das kniehoch oder etwas höher ist, z. B. ein Bett oder eine Bank. Setzen Sie sich auf die Bettkante, stellen Sie die Füße schulterbreit flach auf dem Boden auf und legen Sie den Rumpf auf dem Bett ab. Gehen Sie jetzt mit den Füßen nach vorne, sodass Ihr Gesäß frei in der Luft hängt, und legen Sie die Handflächen zu beiden Seiten Ihres Kopfes so ab, dass die Fingerspitzen auf Ihre Füße zeigen. Dies ist die Startposition (Abb. 87). Stemmen Sie sich jetzt mit den Armen nach oben, bis diese rechte Winkel bilden, drücken Sie das Gesäß hoch und wölben Sie dabei den Rücken auf. Stemmen Sie sich immer weiter hoch, bis Kopf und Körper das Bett nicht mehr berühren. Die Arme brauchen nicht ganz ausgestreckt zu sein, die Ellbogen bleiben gebeugt. Es genügt, wenn Sie sich nur ein paar Zentimeter hochstemmen. Neigen Sie den Kopf kontrolliert nach hinten, bis Sie die Wand hinter sich sehen können. Kehren Sie die Bewegung um, bis Kopf und Rumpf wieder auf dem Bett liegen. Atmen Sie dabei normal.

Übungsanalyse

Die angewinkelte Brücke *(Angled bridge)* ist die erste Übung aus der Brückenserie, bei der man die bei den fortgeschritteneren Übungen übliche »Hände-neben-Kopf-Position« anwendet. Auf die weiterführenden Übungen vorbereitend, kräftigt sie die Handgelenke und öffnet Schultern sowie Brustkorb. Außerdem erfordert sie eine stärkere Geschmeidigkeit und ein festeres Zusammenziehen der Muskeln des oberen Rückens als die vorangehenden Schritte.

Trainingsziele

- Anfänger: 1 Satz à 8 Wdh.
- Fortgeschrittene: 2 Sätze à 15 Wdh.
- Könner: 3 Sätze à 30 Wdh.

Perfektion

In die Brücke gehen ist leichter, je flacher der Winkel ist, also je höher Kopf und Hände in der Startposition sind. Wenn Ihnen die angewinkelte Brücke vom Bett aus allzu schwerfällt, probieren Sie es mit einem höheren Objekt, wie etwa einem Tisch, und versuchen es später noch einmal mit der niedrigeren Fläche.

ABB. 87:

Für angewinkelte Brücken benötigen Sie ein Objekt, das kniehoch oder etwas höher ist.

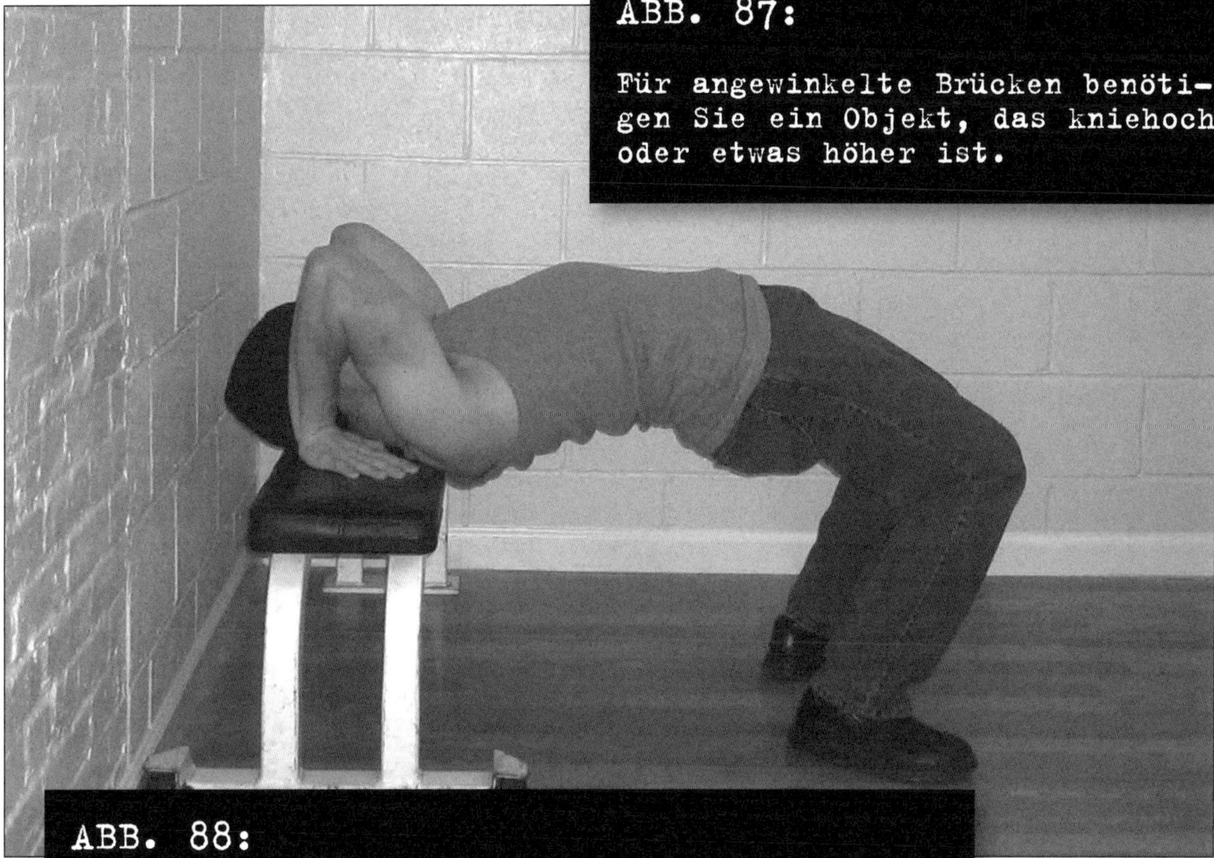

ABB. 88:

Die Arme brauchen nicht vollständig gestreckt zu sein – die Ellbogen sind gebeugt.

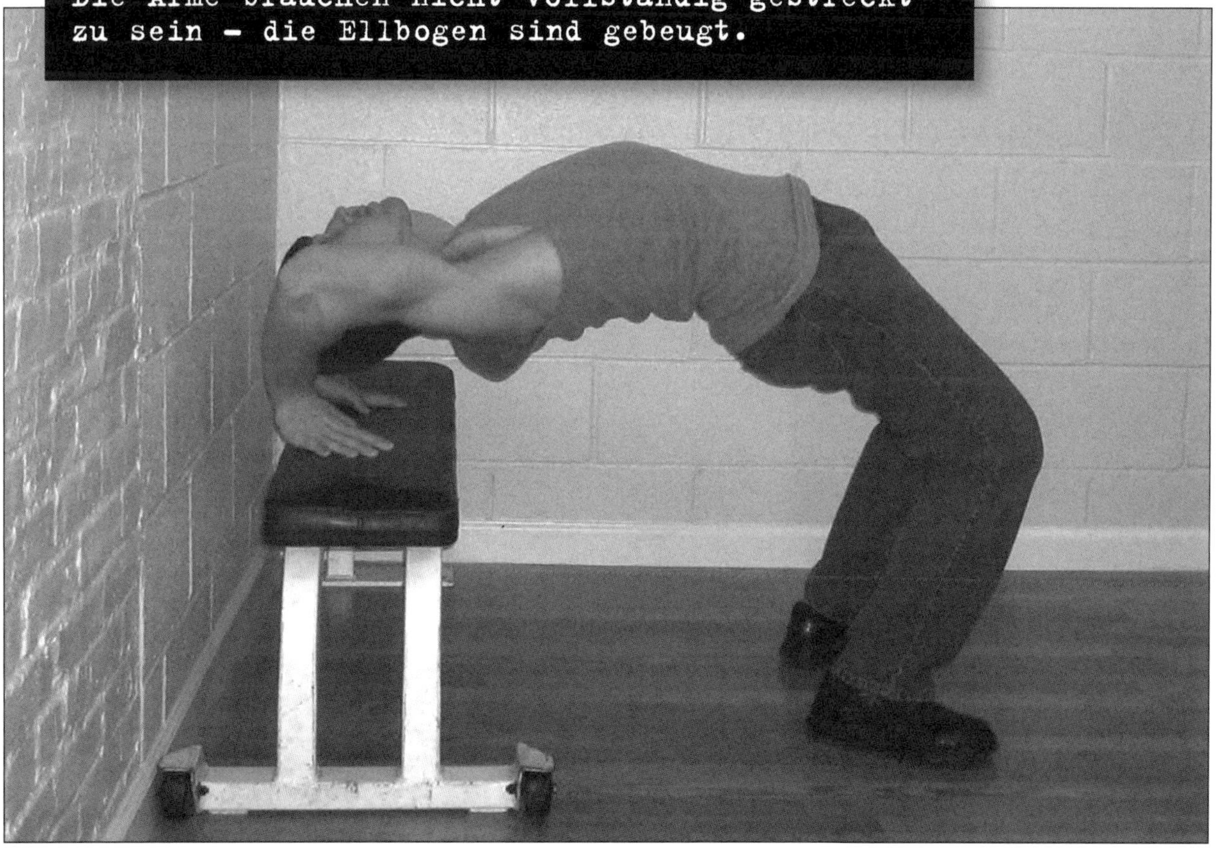

Schritt 4 Kopfbrücke

Durchführung

Legen Sie sich auf dem Fußboden auf den Rücken. Ziehen Sie die Knie an, bis Ihre Fersen nur noch 15 bis 20 cm von Ihrem Gesäß entfernt sind. Der Abstand zwischen den Füßen sollte schulterbreit oder enger sein. Legen Sie die Hände zu beiden Seiten des Kopfes flach auf den Boden, sodass die Fingerspitzen zu den Füßen zeigen. Ihre Ellbogen sollten jetzt angewinkelt sein und zur Decke zeigen. Stemmen Sie das Gesäß so hoch, wie Sie können, und heben Sie den Körper dadurch vom Boden. Diese Brückenhaltung behalten Sie kurz bei, bevor Sie die Ellbogen und Knie beugen, bis Ihr Scheitel sanft den Boden berührt. Dies ist die Startposition (Abb. 89). Nach kurzer Pause stemmen Sie sich wieder in die Brücke hoch (Abb. 90). Dies ist die Endposition. Seien Sie vorsichtig beim Absenken, damit Sie sich nicht den Kopf stoßen. Behalten Sie die hohe Wölbung des Rückens während der gesamten Übung bei und atmen Sie dabei möglichst normal. Nach Abschluss Ihrer Wiederholungen senken Sie Schultern, Rücken und Gesäß behutsam ab.

Übungsanalyse

Anders als Yoga, das den Rücken mit statischen Übungen trainiert, konzentrieren sich die Übungen von Old School Calisthenics auf Bewegungskraft. Die Kopfbrücke *(Head bridge)* mit ihrem kurzem Bewegungsradius ist nur eine weitere Vorbereitung auf die vollständige Brücke.

Trainingsziele

- Anfänger: 1 Satz à 8 Wdh.
- Fortgeschrittene: 2 Sätze à 15 Wdh.
- Könner: 2 Sätze à 25 Wdh.

Perfektion

Wenn Sie Schwierigkeiten haben, in die Brückenhaltung zu kommen, legen Sie sich etwas unter die Lendenwirbelsäule, z. B. zwei oder drei Kissen. Wenn Sie nicht mit dem Kopf bis zum Boden herunterkommen, verkürzen Sie den Bewegungsablauf und senken den Kopf bei jeder Trainingseinheit ein wenig tiefer.

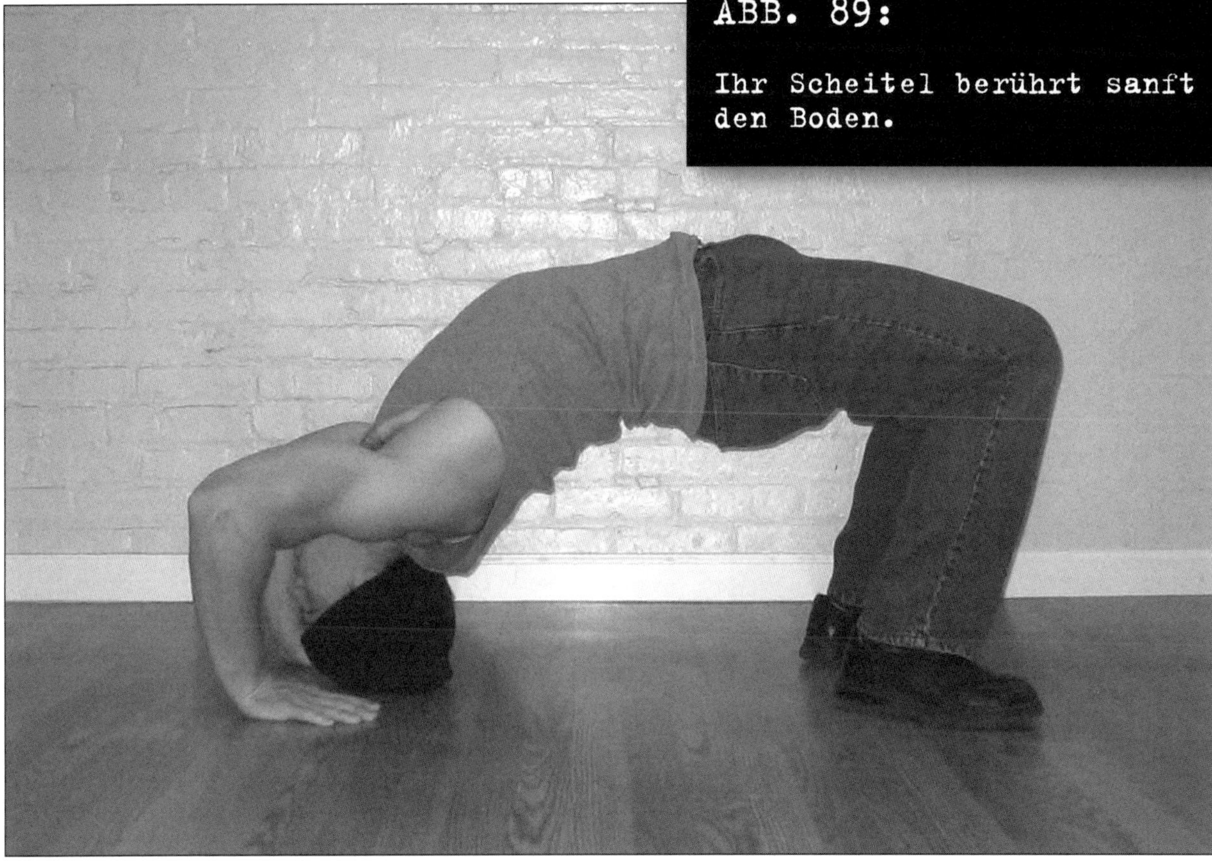

ABB. 89:

Ihr Scheitel berührt sanft den Boden.

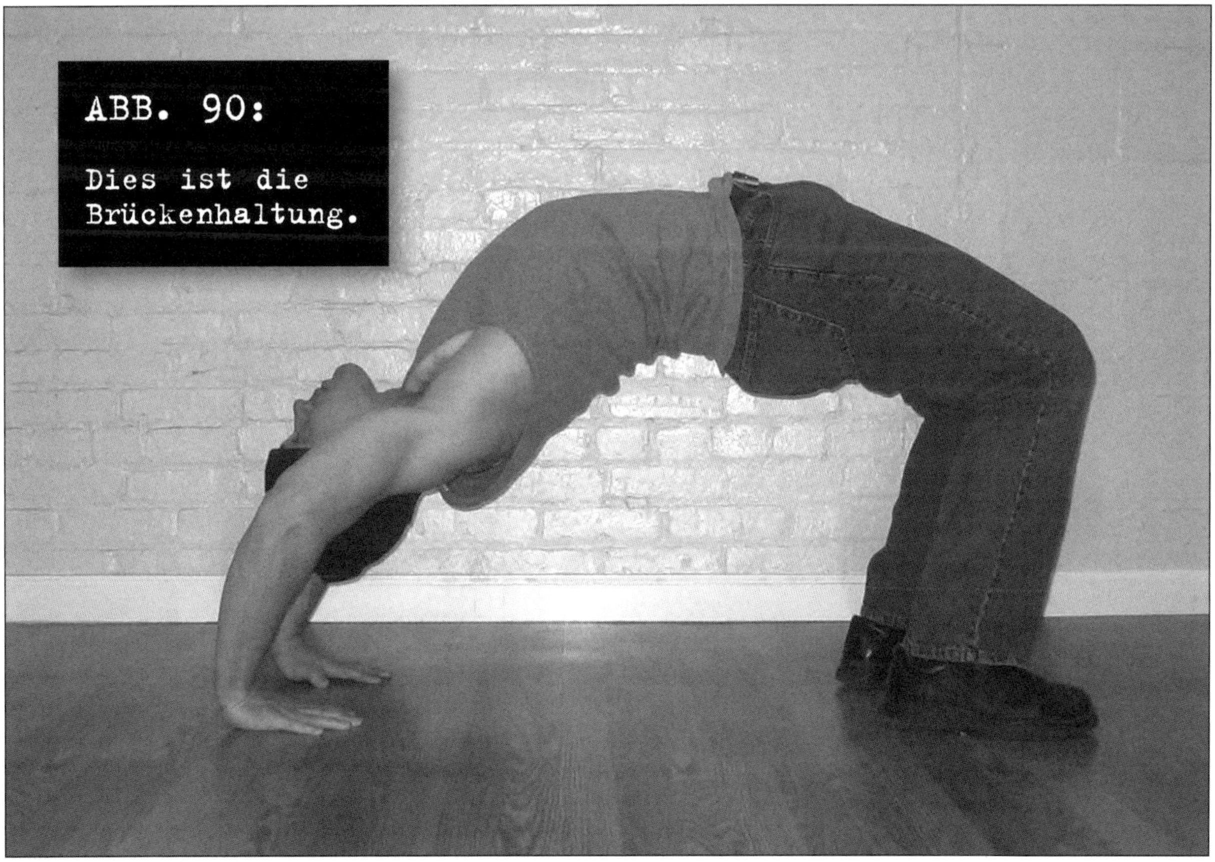

ABB. 90:

Dies ist die Brückenhaltung.

Schritt 5 Halbe Brücke

Durchführung

Für diese Übung brauchen Sie einen Basketball oder Fußball. Setzen Sie sich auf den Fußboden und legen Sie den Ball hinter sich. Legen Sie sich jetzt so auf den Ball, dass nur Ihre Schultern und Fußsohlen den Boden berühren. Der Abstand zwischen den Füßen sollte schulterbreit oder etwas enger sein, der Ball stützt Ihren unteren Rücken. Wenn Sie diese Position unbequem finden, legen Sie vor Beginn der Übung ein zusammengefaltetes Handtuch oder ein Kissen auf den Ball. Legen Sie die Hände so flach neben den Kopf auf den Boden, dass die Fingerspitzen zu Ihren Füßen zeigen. Stemmen Sie sich nun mit den Armen so hoch, dass Schultern und Kopf in der Luft sind und nur Füße, Ball und Hände Ihr Gewicht tragen. Dies ist die Startposition (Abb. 91). Stemmen Sie nun das Gesäß so hoch Sie können und strecken Sie dabei Arme und Beine. Heben Sie den Rücken hoch, bis er einigen Abstand zum Ball hat. Stemmen Sie sich immer höher, bis Ihr Rücken durchgewölbt ist. Dies ist die Endposition (Abb. 92). Nach kurzer Pause senken Sie sich wieder in die Startposition ab, aber nur so weit, bis Ihr Rücken den Ball leicht berührt – legen Sie sich nicht mehr auf ihn. Atmen Sie bei allen Wiederholungen so normal wie möglich.

Übungsanalyse

Die halbe Brücke *(Half bridge)* stellt die obere Hälfte von Schritt 6, der vollständigen Brücke, dar. Sobald Sie das hier angegebene Trainingsziel für Könner erfüllen, werden die Muskeln Ihrer Wirbelsäule stark und geschmeidig genug sein, um die schwierigere zweite Hälfte der Brückenbewegung zu bewältigen.

Trainingsziele

- Anfänger: 1 Satz à 8 Wdh.
- Fortgeschrittene: 2 Sätze à 15 Wdh.
- Könner: 2 Sätze à 20 Wdh.

Perfektion

Wie bei den meisten Brückenübungen gilt auch hier: Wenn Sie damit Schwierigkeiten haben, schränken Sie zunächst den Bewegungsablauf ein und vergrößern ihn dann wieder mit der Zeit.

ABB. 91:

Der Abstand zwischen den Füßen sollte schulterbreit oder etwas enger sein. Der Ball stützt den unteren Rücken.

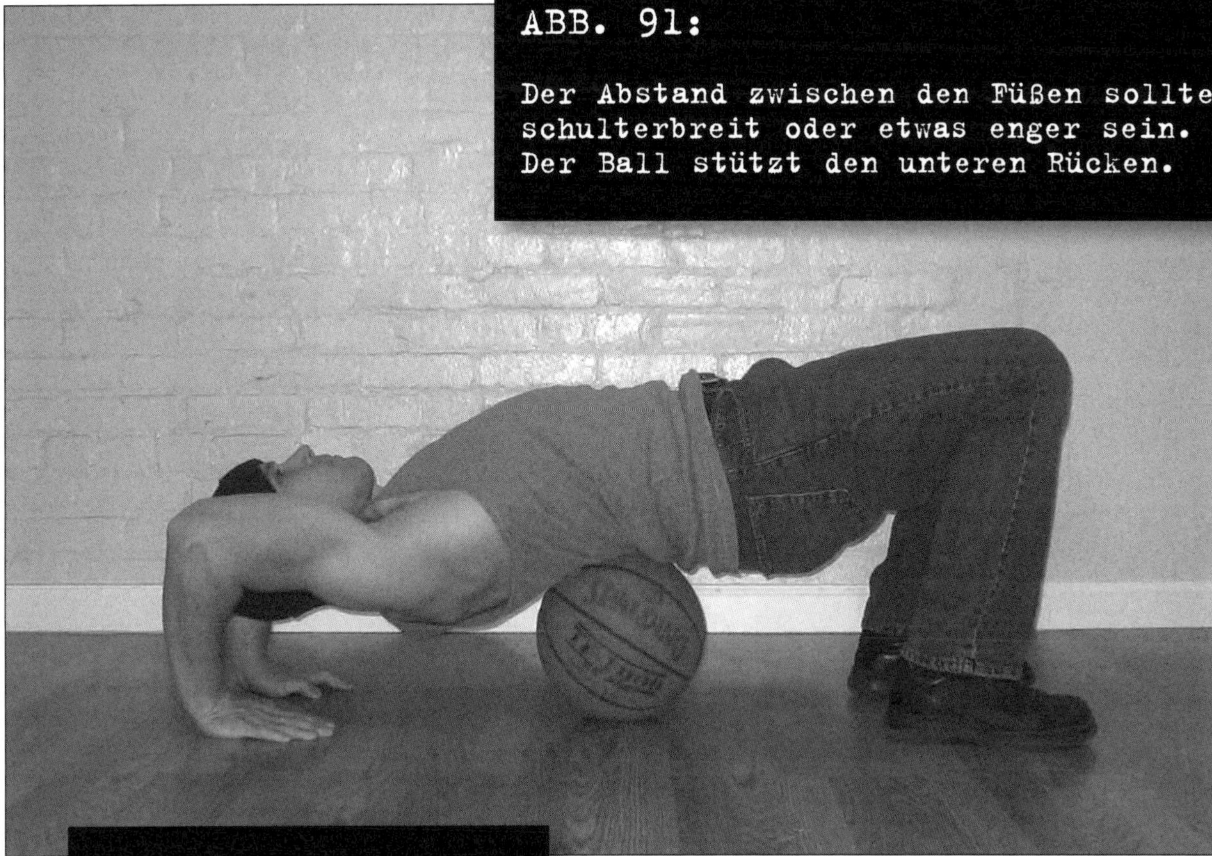

ABB. 92:

Machen Sie weiter, bis Ihr Rücken vollkommen durchgebogen ist.

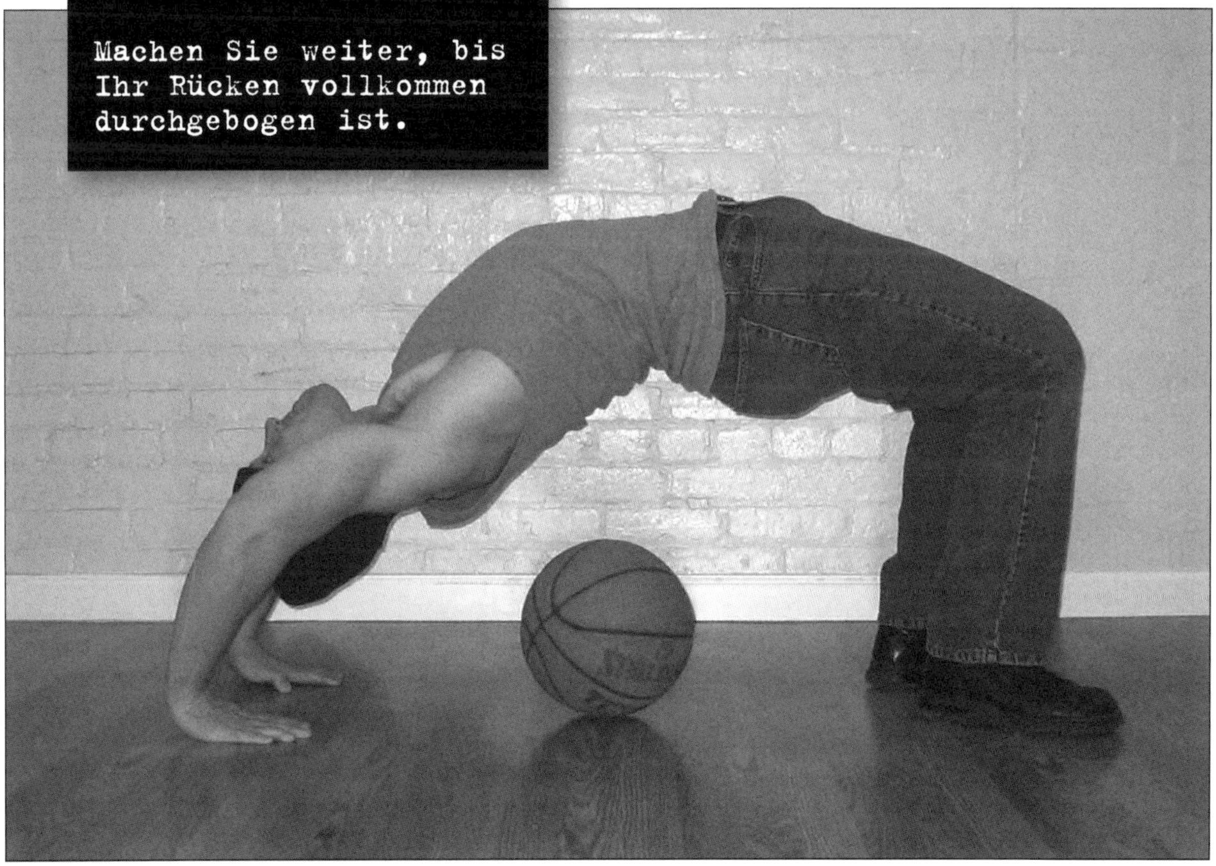

Schritt 6 Vollständige Brücke

Durchführung

Legen Sie sich auf den Rücken. Ziehen Sie die Knie an, bis Ihre Fersen nur noch 15 bis 20 cm Abstand zu Ihrem Gesäß haben. Der Abstand zwischen den Füßen sollte schulterbreit oder etwas enger sein. Legen Sie die Hände zu beiden Seiten des Kopfes flach auf den Boden, die Fingerspitzen weisen in Richtung Füße, die Ellbogen zeigen zur Decke. Dies ist die Startposition (Abb. 93). Drücken Sie jetzt das Gesäß so hoch, wie Sie können, und heben Sie dadurch den Körper vom Boden. Stemmen Sie sich mit Armen und Beinen immer weiter hoch, bis Ihr Rücken durchgebogen und Ihr Gesäß hoch in der Luft ist. Bei einer perfekten Brücke sind die Arme ganz gerade. Der Kopf neigt sich zwischen den Armen nach hinten, sodass Sie nun die Wand hinter sich sehen. Dies ist die Endposition (Abb. 94). Bleiben Sie kurz in dieser Stellung, bevor Sie die Bewegung umkehren. Sie haben mehr von dieser Übung, wenn Sie sich kontrolliert absenken, anstatt einfach in sich zusammenzufallen. Senken Sie sich langsam ab, bis Gesäß, Rücken und Kopf wieder auf dem Boden aufliegen. Atmen Sie während der Übung normal.

Übungsanalyse

Die vollständige Brücke *(Full bridge)* ist eine fantastische Übung, die nicht nur viele Rückenprobleme lindert bzw. ihnen vorbeugt, sondern die Gelenkigkeit des gesamten Körpers steigert, die tief liegenden Muskelschichten der Wirbelsäule stärkt, den Brustkorb dehnt, die Schultern, Arme und Beine kräftigt, den Kreislauf stärkt und sogar die Verdauung unterstützt.

Trainingsziele

- Anfänger: 1 Satz à 6 Wdh.
- Fortgeschrittene: 2 Sätze à 10 Wdh.
- Könner: 2 Sätze à 15 Wdh.

Perfektion

Eine perfekte Brücke zu erzielen, vor allem mit der vollständigen Streckung von Armen und Beinen, ist schwierig und erfordert viel Übung. Stemmen Sie Ihren Körper am Anfang einfach so hoch, wie Sie kommen. Perfektion stellt sich mit der Zeit von selbst ein.

ABB. 93:

Legen Sie die Handflächen zu beiden Seiten des Kopfes flach auf den Boden und so, dass die Finger in Richtung Füße zeigen.

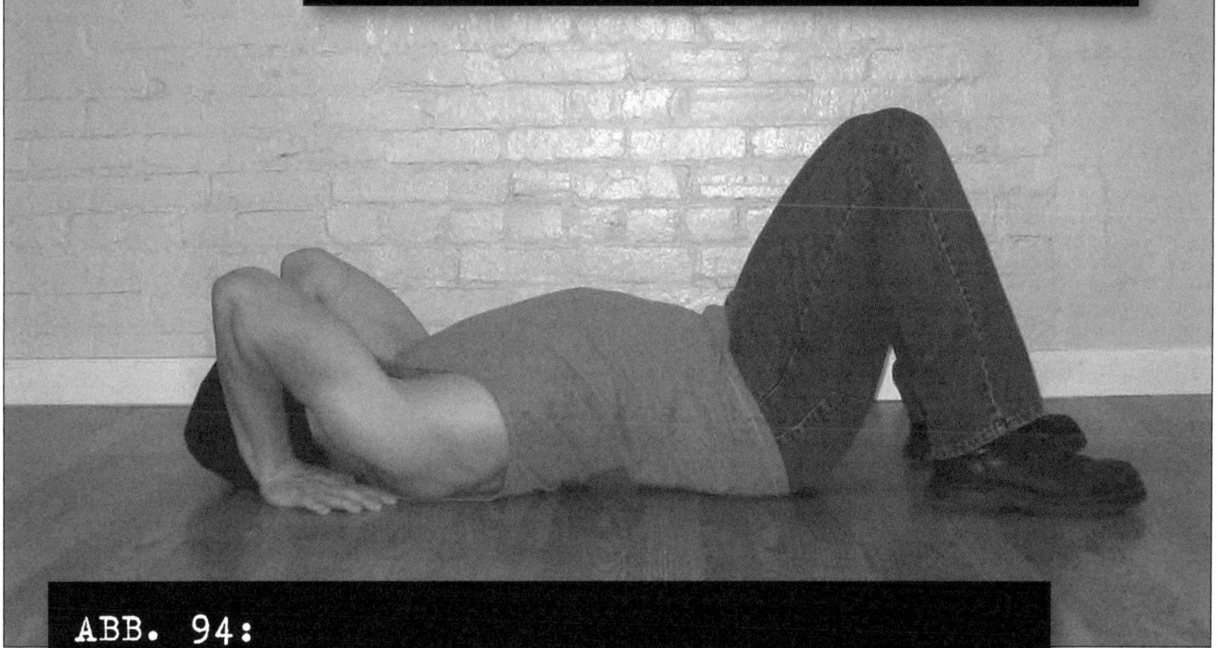

ABB. 94:

Neigen Sie den Kopf zwischen Ihren Armen nach hinten, bis Sie die Wand hinter sich anschauen.

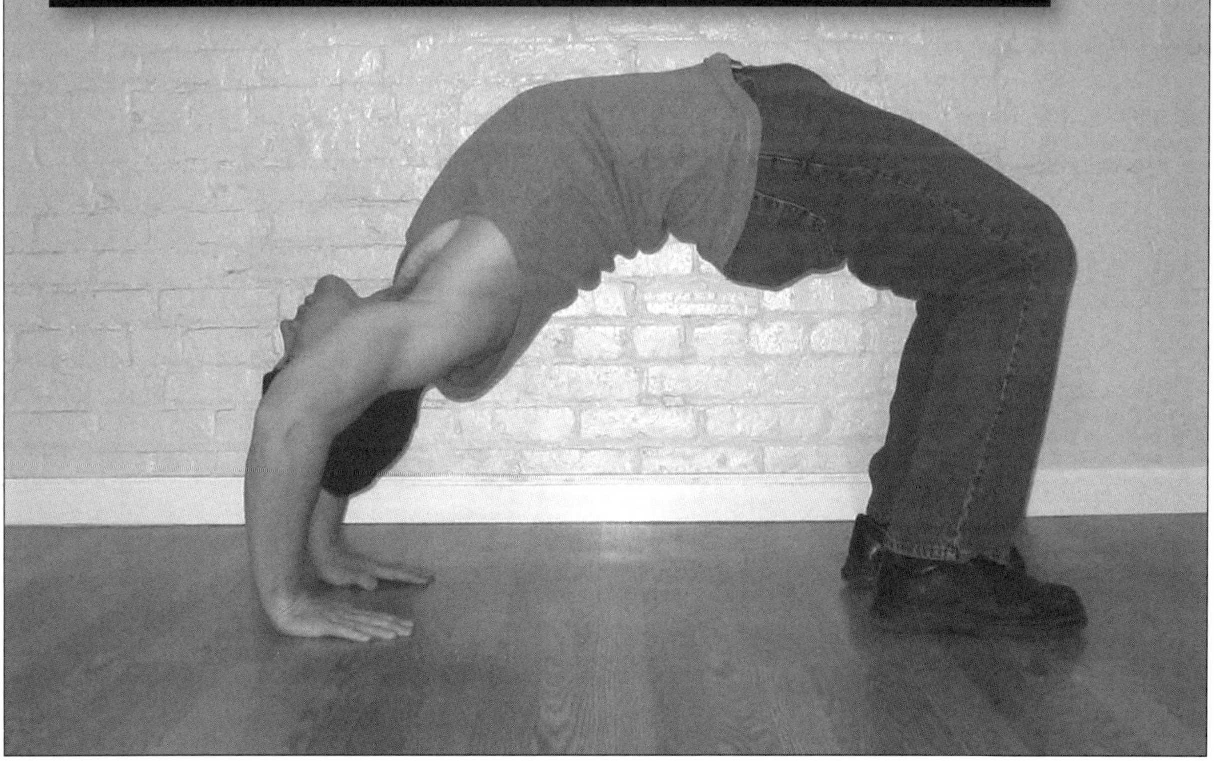

Schritt 7 Brücke an der Wand abwärts

Durchführung

Stellen Sie sich in schulterbreitem Stand mit dem Rücken zur Wand. Zwischen der Wand und Ihnen sollte eine Armlänge Abstand sein. Schieben Sie das Becken vor und beugen Sie sich nach hinten. Heben Sie das Kinn und neigen Sie den Kopf so weit zurück, wie es angenehm ist. Beugen Sie sich immer weiter nach hinten; sobald Sie die Wand sehen können, legen Sie Ihre Handflächen zu beiden Seiten des Kopfes an die Wand; die Fingerspitzen zeigen nach unten. Dies ist die Startposition (Abb. 95). Verlegen Sie ein Teil Ihres Gewichts nach hinten auf die Hände und setzen Sie eine davon einige Zentimeter tiefer auf die Wand. Wiederholen Sie dies mit der anderen Hand, die Sie ein Stück weit unter der ersten auf die Wand auflegen. Beugen Sie sich immer weiter nach hinten und »gehen« Sie dabei mit den Händen die Wand hinab (Abb. 96). Dabei müssen Sie sich mit winzigen Schritten immer mal wieder ein wenig von der Wand entfernen, damit Ihr nach hinten gebogener Körper Platz hat. Machen Sie weiter, bis Ihre Hände unten auf dem Fußboden angelangt sind. Damit haben Sie eine vollständige Brückenhaltung an der Wand erreicht. Dies ist die Endposition (Abb. 97). Senken Sie nun einfach Ihr Gesäß zum Boden ab und stehen Sie auf. Kehren Sie in die Startposition zurück und gehen Sie mit den Händen wieder die Wand hinunter. Atmen Sie dabei gleichmäßig.

Übungsanalyse

Es ist sehr viel leichter, die Wand hinunterzugehen *(Wall walking bridge, down)* als sie hinaufzugehen. Trainieren Sie zuerst diese Übung, bis Sie sie beherrschen.

Trainingsziele

- Anfänger: 1 Satz à 3 Wdh.
- Fortgeschrittene: 2 Sätze à 6 Wdh.
- Könner: 2 Sätze à 10 Wdh.

Perfektion

Nur sehr wenige Menschen schaffen es beim ersten Mal, die Wand mit den Händen ganz hinunterzugehen. Versuchen Sie einfach, bei jeder Trainingseinheit ein wenig weiter nach unten zu gelangen. Kleinere »Schritte« machen es leichter.

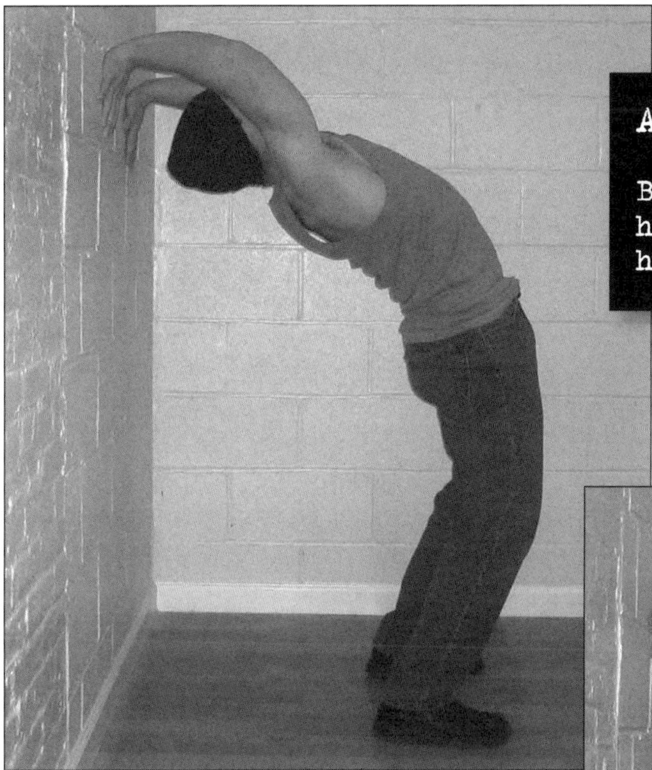

ABB. 95:

Beugen Sie sich flüssig nach hinten, bis Sie die Wand hinter sich sehen.

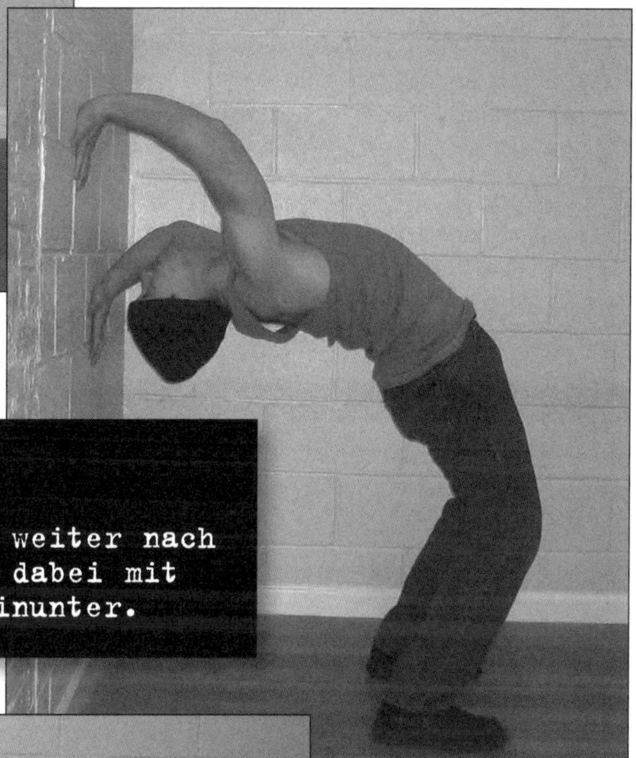

ABB. 96:

Beugen Sie sich immer weiter nach hinten und gehen Sie dabei mit den Händen die Wand hinunter.

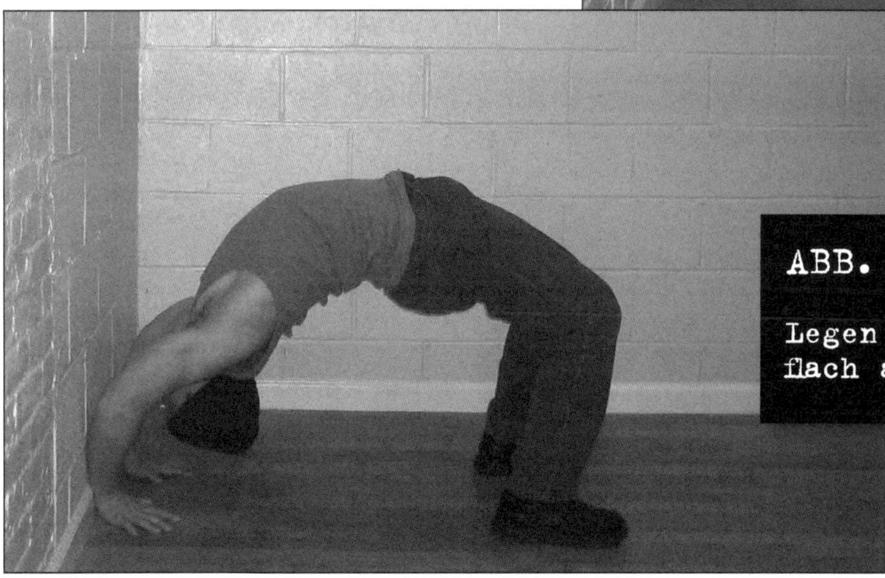

ABB. 97:

Legen Sie die Hände flach auf den Boden.

SCHRITT 8 Brücke an der Wand aufwärts

Durchführung

Beginnen Sie die Übung, indem Sie in einigem Abstand mit dem Rücken zur Wand stehen und die Startposition der vorangehenden Übung einnehmen. Beugen Sie sich mit den Händen über den Schultern nach hinten, bis die Handflächen die Wand berühren (Abb. 95). Laufen Sie sodann, wie in Schritt 7 beschrieben, mit den Händen die Wand hinunter, bis Sie in der vollständigen Brückenhaltung angelangt sind (Abb. 97). Jetzt wird es Zeit, wieder hinaufzugehen, indem Sie die Bewegung umkehren. Setzen Sie eine Hand flach auf der Wand auf, stemmen Sie sich ab und legen Sie die andere Hand ein Stück höher auf die Wand (Abb. 98). Diese Phase, in der Ihre Hände vom Fußboden aus wieder die Wand hochlaufen, ist die schwierigste der Übung. Wenn Ihr Körper gerade wird, gehen Sie mit winzigen Schritten rückwärts auf die Wand zu, um den Körper unter Spannung zu halten. Gehen Sie mit den Händen immer weiter die Wand hinauf, bis Sie beinahe wieder aufrecht sind (Abb. 99). Drücken Sie sich nun sanft von der Wand ab, bis Sie gerade stehen (Abb. 100). Dieser Zyklus – stehen, die Wand hinuntergehen, die Wand wieder hinaufgehen und erneut aufrecht stehen – entspricht einer einzelnen Wiederholung.

Übungsanalyse

Sobald Sie die Gelenkigkeit und Kraft haben, eine Wand hinunterzugehen, wird es Zeit für diesen umgekehrten Schritt (*Wall walking bridge, up)*. Er erfordert keine zusätzliche Beweglichkeit, jedoch zusätzliche Kraft, weil Sie sich jetzt gegen die Schwerkraft bewegen.

Trainingsziele

- Anfänger: 1 Satz à 2 Wdh.
- Fortgeschrittene: 2 Sätze à 4 Wdh.
- Könner: 2 Sätze à 8 Wdh.

Perfektion

Wie bei Schritt 7 liegt der Schlüssel zur Perfektion bei dieser Übung darin, den Bewegungsradius laufend zu erweitern. Beim ersten Versuch gehen Sie nur so weit an der Wand hinunter, wie Sie meinen, hinterher wieder hochzukommen. Markieren Sie die Stelle mit Kreide, wenn Ihnen das hilft. Gehen Sie mit der Zeit immer tiefer.

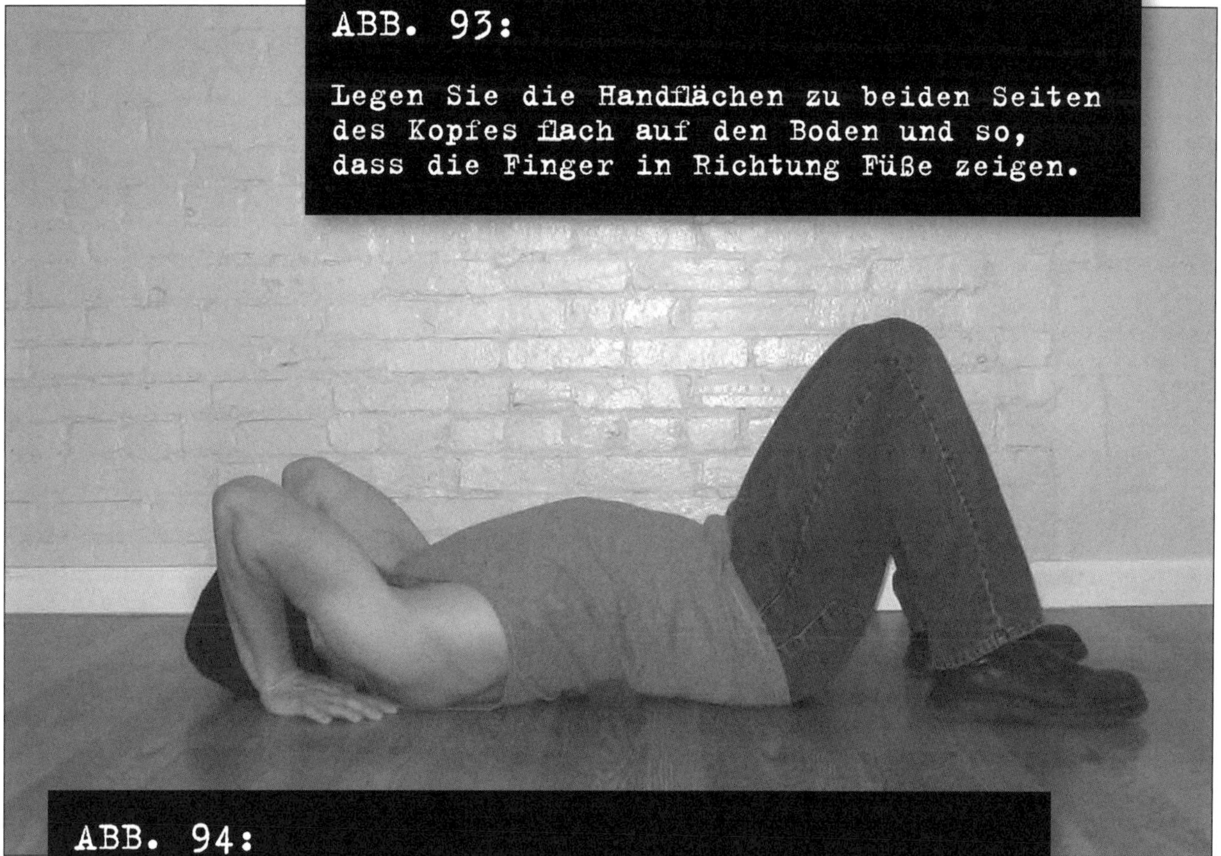

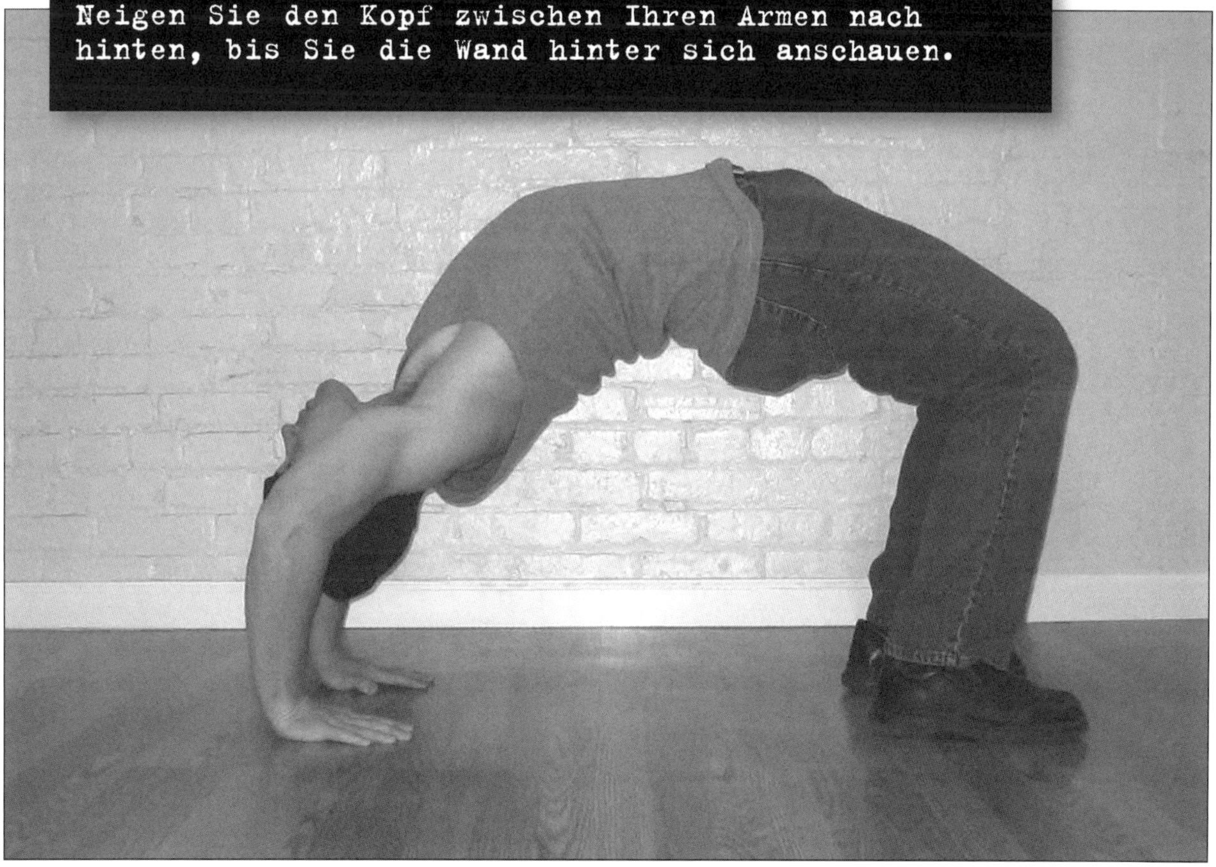

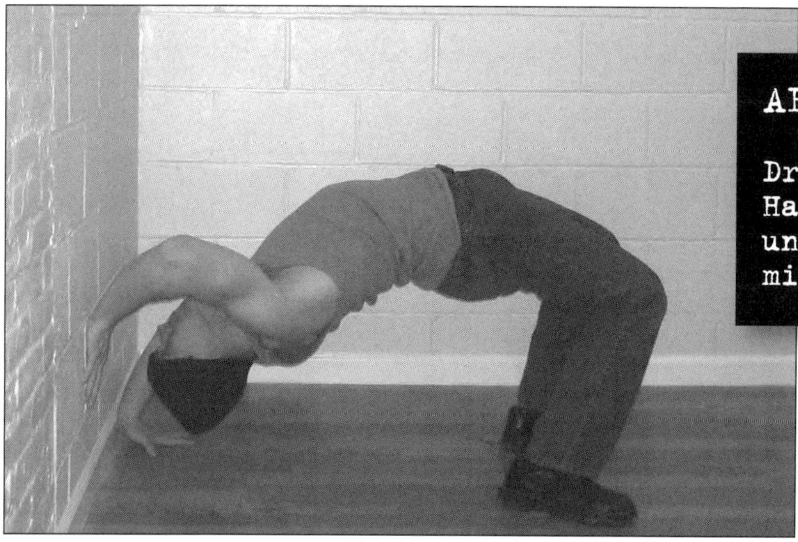

ABB. 98:

Drücken Sie eine Hand gegen die Wand und stemmen Sie sich mit ihr hoch.

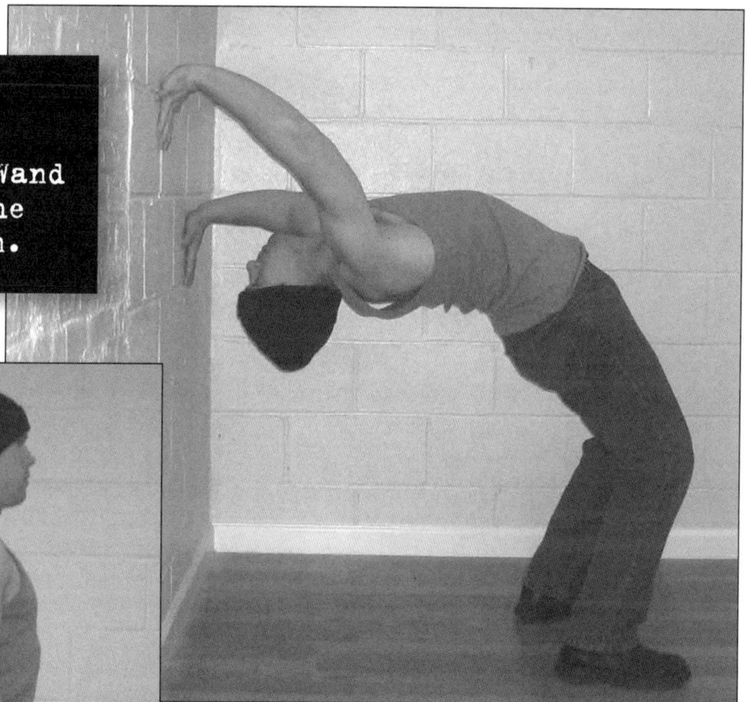

ABB. 99:

Gehen Sie weiter die Wand hinauf, bis Sie beinahe wieder aufrecht stehen.

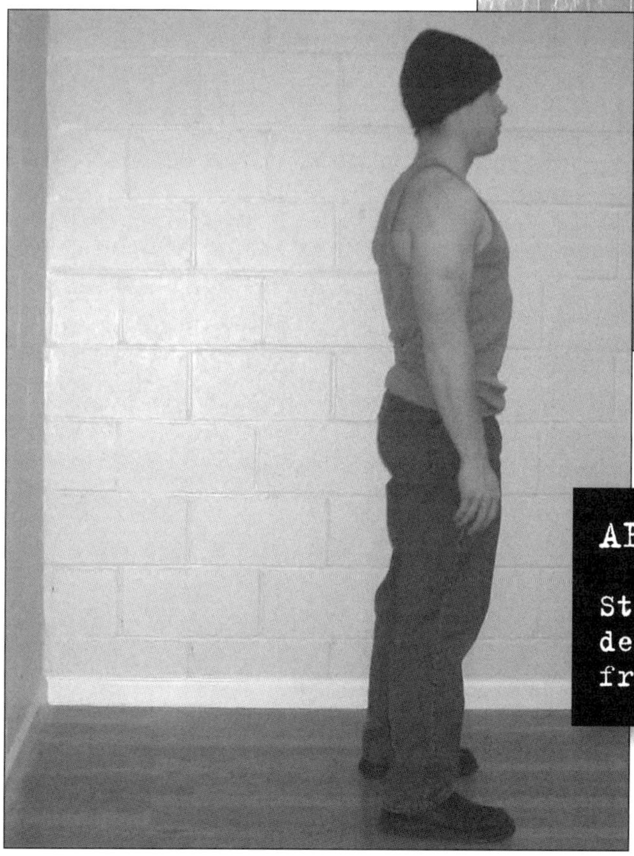

ABB. 100:

Stemmen Sie sich sanft von der Wand ab, bis Sie wieder frei und aufrecht stehen.

SCHRITT 9

Brücke aus dem Stand

Durchführung

Stellen Sie sich im schulterbreiten Stand aufrecht hin. Dies ist die Startposition. Legen Sie die Hände auf die Hüften und schieben Sie Ihr Becken so weit wie möglich vor (Abb. 101). Anschließend beginnen Sie die Knie zu beugen und gleichzeitig den Rücken nach hinten zu wölben. Nehmen Sie dabei den Kopf zurück, bis Sie nach hinten schauen. Dies alles muss als eine einzige flüssige Bewegung ablaufen. Beugen Sie sich weiter zurück, bis Sie den Fußboden hinter sich sehen. Sobald das der Fall ist, nehmen Sie die Hände von den Hüften und nach oben über die Schultern und den Kopf (Abb. 102). Dieses Wölben erfordert eine hohe Beweglichkeit, doch Sie werden feststellen, dass das Vorschieben des Beckens in Kombination mit dem Beugen der Knie verhindert, dass Sie nach hinten kippen. Strecken Sie Ihre Arme synchron zur Bewegung aus, bis Ihre Handflächen auf dem Fußboden aufliegen. Dies ist die Endposition, die vollständige Brückenhaltung (Abb. 103). Beugen Sie nun Arme und Beine, bis Ihr Rücken auf dem Boden aufliegt. Richten Sie sich jetzt wieder in den Stand auf und beginnen Sie Ihre zweite Wiederholung. Atmen Sie die ganze Zeit über ganz normal.

Übungsanalyse

Die Brücke aus dem Stand *(Closing bridge)* ist die bisher schwierigste Brückenübung. Sie beinhaltet die »exzentrische« oder negative Phase des zehnten Schritts – der Stand-zu-Stand-Brücke.

Trainingsziele

- Anfänger: 1 Satz à 1 Wdh.
- Fortgeschrittene: 2 Sätze à 3 Wdh.
- Könner: 2 Sätze à 6 Wdh.

Perfektion

Anfangs werden Sie im letzten Drittel der Übung vermutlich nach hinten kippen und dabei – wenn Sie Glück haben – auf Ihren Handflächen landen. Natürlich ist das ein Fehler, und Sie müssen weiter üben, bis Sie Ihre Handflächen sanft auf dem Boden aufsetzen. Es gibt einen Trick: Beugen Sie sich vor einer Treppe nach hinten. Visieren Sie jedes Mal eine niedrigere Stufe an, bis Sie es schaffen, sich rücklings bis zum Boden durchzubiegen.

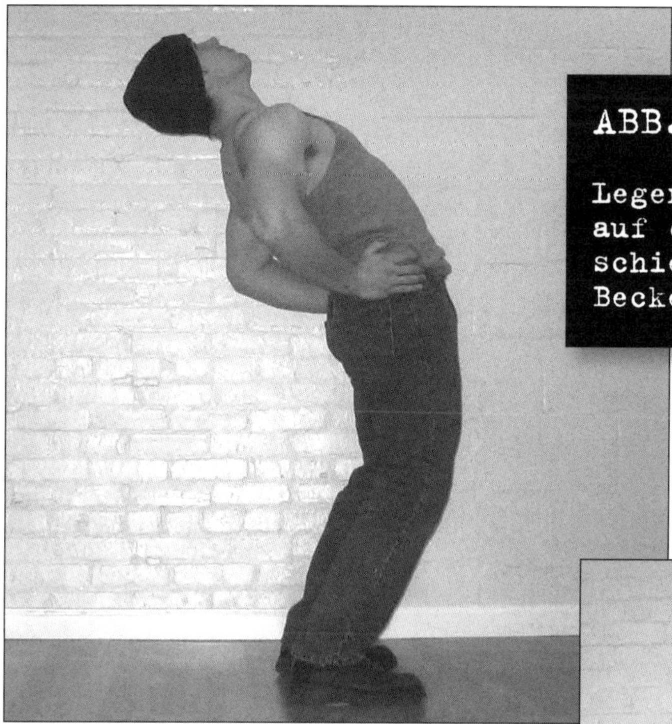

ABB. 101:

Legen Sie die Hände auf die Hüften und schieben Sie das Becken vor.

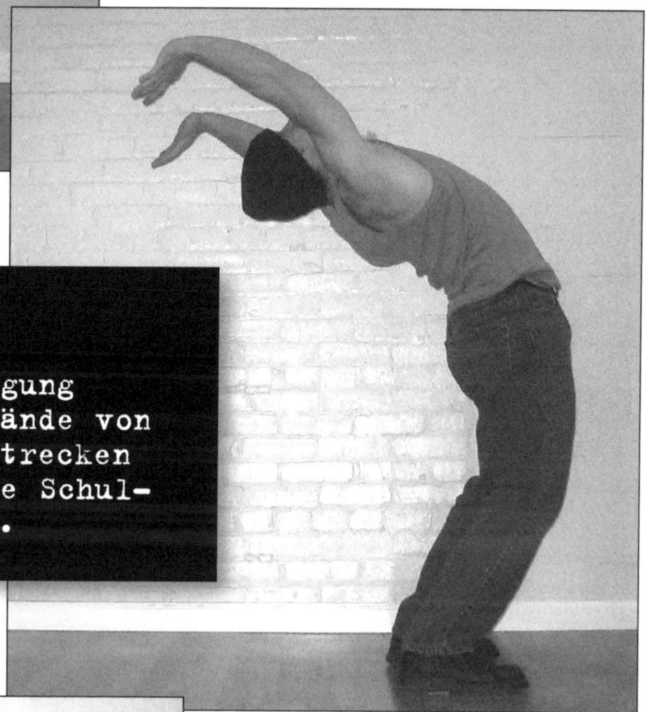

ABB. 102:

Im Zuge der Bewegung nehmen Sie die Hände von den Hüften und strecken die Arme über die Schultern nach hinten.

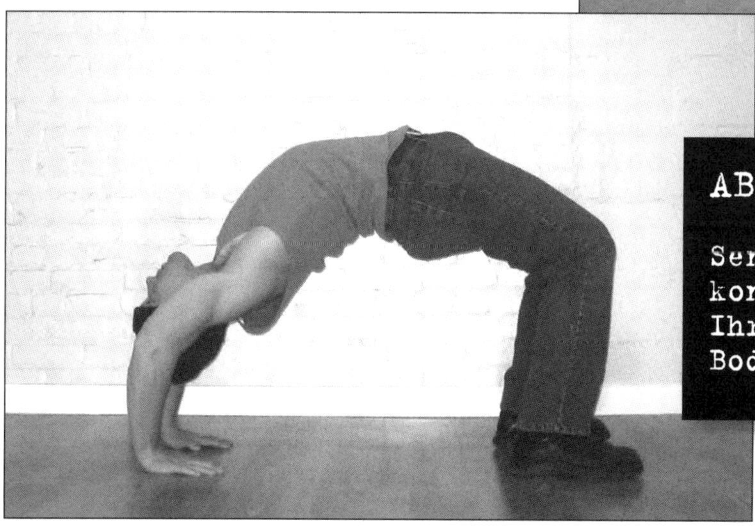

ABB. 103:

Senken Sie sich weiter kontrolliert ab, bis Ihre Handflächen auf dem Boden aufliegen.

THE MASTER STEP Stand-zu-Stand-Brücke

Durchführung

Stellen Sie sich aufrecht hin und führen Sie eine Brücke aus dem Stand aus (Schritt 9). Die Brücke ist die Startposition (Abb. 104). Verlagern Sie aus dieser Position heraus Ihr Gewicht über die Oberschenkel nach vorne und beugen Sie die Knie im gleichen Maße, wie Sie die Arme durchstrecken. Verlagern Sie Ihr Gewicht nach vorne und stemmen Sie sich mit den Händen und den Fingern vom Boden ab, bis die Hände in der Luft sind. Das funktioniert nur, wenn Ihr Rücken gelenkig genug ist, eine starke Wölbung durchzuhalten, und Ihre Bauchmuskeln über genügend Kraft verfügen (Abb. 105). Das Aufrichten soll aus einer flüssigen Gewichtsverlagerung nach vorne resultieren und nicht aus dem schwungvollen Abstemmen der Hände und Arme vom Boden. Bringen Sie nun die Arme über die Schultern nach vorne und gehen Sie mit dem Kopf entsprechend der übrigen Körperausrichtung vor. Ziehen Sie schließlich das Becken wieder nach hinten, bis Sie mit herabhängenden Armen aufrecht stehen. Dies ist die Endposition (Abb. 106). Der gesamte Bewegungsablauf entspricht einer Wiederholung. Atmen Sie dabei ganz normal.

Übungsanalyse

Die Stand-zu-Stand-Brücke *(Stand-to-stand bridge)* ist die letzte Brückenübung der Serie. Sie erfordert überdurchschnittliche Beweglichkeit, kräftige Gelenke, starke Muskeln, Gleichgewichtssinn und Koordination. Regelmäßig trainiert, verbessert sie die Gelenkigkeit, massiert die inneren Organe, richtet die Wirbelsäule und deren Muskeln korrekt aus und stärkt die Energie. Wenn man sie oft wiederholt, feuert sie den Stoffwechsel gehörig an.

Trainingsziele

- Anfänger: 1 Satz à 1 Wdh.
- Fortgeschrittene: 2 Sätze à 3 Wdh.
- Elite: 2 Sätze à 10–30 Wdh.

Perfektion

Ebenso wie bei der Brücke aus dem Stand (Schritt 9) können Sie diese Übung anfangs an einer Treppe machen und den Bewegungsradius mit der Zeit vergrößern. Ein breiterer Abstand zwischen den Füßen hilft ebenfalls. Arbeiten Sie jedoch auf einen schulterbreiten Beinabstand hin.

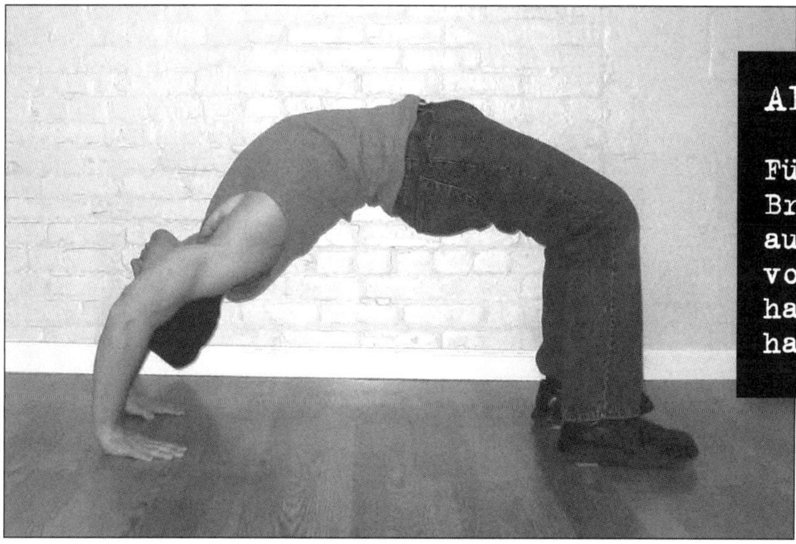

ABB. 104:

Führen Sie eine Brücke aus dem Stand aus, bis Sie die vollständige Brückenhaltung eingenommen haben.

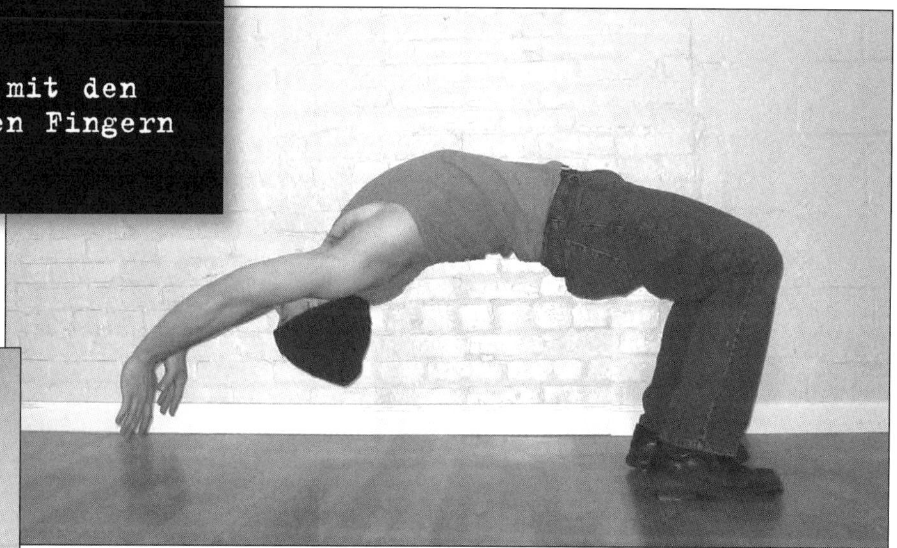

ABB. 105:

Stemmen Sie sich mit den Händen und mit den Fingern vom Boden ab.

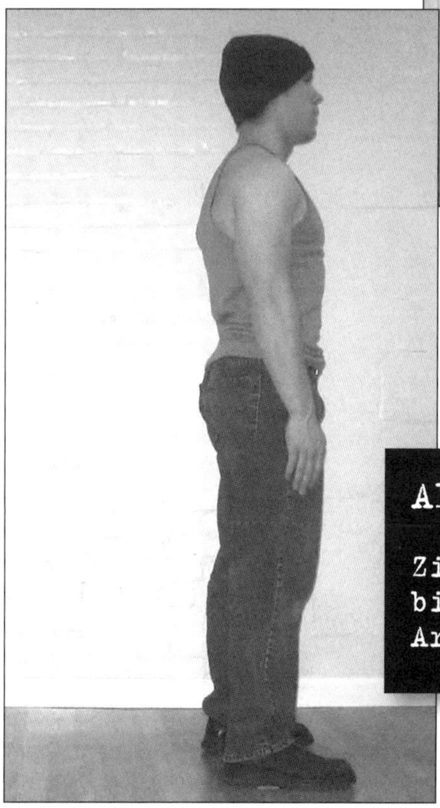

ABB. 106:

Ziehen Sie dann das Becken ein, bis Sie mit gerade herabhängenden Armen aufrecht stehen.

Progression Brücke

Schritt 1	Kurze Brücke Seiten 204–205	Bis zu 3 Sätze à 50 Wdh. Dann Schritt 2
Schritt 2	Gerade Brücke Seiten 206–207	Bis zu 3 Sätze à 40 Wdh. Dann Schritt 3
Schritt 3	Angewinkelte Brücke Seiten 208–209	Bis zu 3 Sätze à 30 Wdh. Dann Schritt 4
Schritt 4	Kopfbrücke Seiten 210–211	Bis zu 2 Sätze à 25 Wdh. Dann Schritt 5
Schritt 5	Halbe Brücke Seiten 212–213	Bis zu 2 Sätze à 20 Wdh. Dann Schritt 6

Progression Brücke

Schritt 6	Vollständige Brücke Seiten 214–215	Bis zu 2 Sätze à 15 Wdh. Dann Schritt 7
Schritt 7	Brücke an der Wand abwärts Seiten 216–217	Bis zu 2 Sätze à 10 Wdh. Dann Schritt 8
Schritt 8	Brücke an der Wand aufwärts Seiten 218–219	Bis zu 2 Sätze à 8 Wdh. Dann Schritt 9
Schritt 9	Brücke aus dem Stand Seiten 220–221	Bis zu 2 Sätze à 6 Wdh. Dann Schritt 10
Schritt 10 Meisterschaft	Stand-zu-Stand-Brücke Seiten 222–223	Ultimative Kraft 2 Sätze à 10–30 Wdh.

Noch ein paar Schritte weiter

In den Fitnessclubs laufen Typen herum, die an Armen, Beinen und Rumpf dicke Muskeln besitzen. Sie sind ganz schön stark – wenn es ums Gewichtheben geht. Aber das ist auch alles, was sie können. Sobald Sie den zehnten Schritt der Brückenserie bewältigt haben, werden Sie über eine unglaublich kräftige Wirbelsäule und einen Rücken verfügen, bei dem nicht nur die äußere Muskelschicht gut aussieht, sondern auch die vom Gewichtheben gewöhnlich nicht geförderten tief liegenden Muskeln hart wie Stahl sind. Also brauchen Sie die Fitnessclubfuzzys um nichts zu beneiden. Auch unter Kampfsportlern gibt es viele, die zwar sehr gelenkig sind, aber nur solange es um vorwärts gerichtete Bewegungen geht. Wenn diese Leute eine vollständige Brücke machen sollen, landen sie gewöhnlich auf dem Hintern.

Die Brückenserie schenkt Ihnen ungewöhnliche Kraft, die mit Gelenkigkeit einhergeht. Das allein wäre es schon wert, sich durch die Serie zu arbeiten, die jedoch auch noch weitere Vorteile bietet – und wesentlich mehr als jede andere Übung. Sie lindert alte Rückenverletzungen und verhindert neue, wie etwa Bandscheibenvorfälle. Sie festigt die Bauchmuskeln, die Deltamuskeln, die Muskeln von Armen und Beinen, sie dehnt den Brustkorb und lockert die Schultern, macht den ganzen Körper beweglicher und koordinierter, verbessert die Balance und unterstützt die Verdauung. Und ich könnte noch einiges mehr aufzählen.

Wenn Sie das Meisterlevel souverän beherrschen und überlegen, wie Sie Ihr weiteres Training ausrichten, sollten Sie bedenken, dass die Brücke mehr ist als eine Kraft- oder Beweglichkeitsübung. Sie stellt vielmehr eine in sich abgeschlossene Trainingsmethode dar, die Ihre Entwicklung auf praktisch allen Gebieten der Fitness und Gesundheit fördert. Wenn Sie also nach weiterführenden Übungen Ausschau halten, sollten Kraft und Gelenkigkeit nicht Ihre einzigen Kriterien sein.

Natürlich können Sie durch die Brücke Ihre Kraft steigern. Sie könnten z. B. zur vollständigen Brücke zurückkehren und sie mit Zusatzgewichten trainieren, etwa mithilfe einer Gewichtsweste. In San Quentin lernte ich einen sehr großen Gewichtheber kennen, der eine vollständige Brücke machte und dabei einen 90 kg schweren Kumpel auf dem Bauch sitzen hatte. Der Gewichtheber selbst muss um die 150 kg gewogen haben, und wenn ich es nicht selbst gesehen hätte, hätte ich mir gar nicht vorstellen können, dass ein derartig stämmiger Mann eine so anmutige Übung zustande bringt. Doch jahrelanges Brückentraining hatte ihn sehr gelenkig gemacht. Ich finde Brücken mit Zusatzgewichten beeindruckend, warne aber grundsätzlich davor, sich bei Wirbelsäulenübungen mit Gewichten zu beschweren. Man kann es ein- oder zweimal versuchen, doch wenn man jahrelang so trainiert – was man ja tut, um von den Vorteilen zu profitieren, die es mit sich bringt –, muss man früher oder später doch mit gesundheitlichen Konsequenzen rechnen.

Die eigene Gelenkigkeit lässt sich gut durch andere Techniken steigern. Konzentrieren Sie sich beim Trainieren der Brücke einfach auf Ihren Bewegungsradius und versuchen Sie, den Kopf jedes Mal näher an die Zehen zu bringen. Das Maximum an menschlicher Beweglichkeit ist erreicht, wenn es einem gelingt, die Fußsohlen auf den Kopf zu legen. Beim Yoga nennt man diese Position den Skorpion. Vielleicht haben Sie es schon einmal bei einem Schlangenmenschen gesehen. Doch wenn man nicht schon in sehr jungen Jahren mit Bodenturnen beginnt und außerdem eine Frau ist, stehen die Chancen, dieses Niveau jemals zu erreichen, schlecht. Erwachsene

Männer schaffen es nur höchst selten, es sei denn, sie leiden an Hypermobilität, d.h., sie können ihre Gelenke über das normale Maß hinaus bewegen. Es ist wichtig, gelenkig zu sein, aber es gibt sicherere und effizientere Wege zu einem geschmeidigen Rücken.

Wenn Sie nach den Stand-zu-Stand-Brücken weitermachen wollen, könnte ich Ihnen zwei Wege vorschlagen. Zum einen könnten Sie Ihre neu erworbene Kompetenz auch bei anderen Eigengewichtsübungen einsetzen, indem Sie beispielsweise eine Verbindung aus Handstand-Liegestütz und Brücke herstellen. Hierbei stemmen Sie sich, um aus der Brückenhaltung wieder hochzukommen, nicht mit den Armen hoch, sondern kicken in die Luft, sodass Sie sich im Handstand aufrichten. Dazu braucht es etwas Übung, aber es ist eine der coolsten Arten, in den Handstand zu kommen. Wenn Sie den Trick beherrschen, versuchen Sie es andersherum: Senken Sie sich vom Handstand rücklings so ab, dass Sie mit den Füßen aufkommen und dadurch in die Brückenhaltung übergehen. (Legen Sie beim ersten Versuch Kissen aus, damit Sie gegebenenfalls weich fallen.) Wenn Sie beide Übergänge flüssig hinbekommen, können Sie sie kombinieren: Aus dem Handstand zur Brücke und aus dieser zurück in den Handstand. Diese sehr fortgeschrittene zweiteilige Übung beherrscht nur jemand, bei dem jeder einzelne Muskel überdurchschnittlich stark und geschmeidig ist. Sie zu trainieren bedeutet, den eigenen Körper vollkommen unter Kontrolle zu bringen. Allerdings sollten Sie sich an derartige Übungen nur dann wagen, wenn Sie die Stand-zu-Stand-Brücke und mindestens Schritt 4 des Handstand-Liegestützes gemeistert haben (siehe S. 246–247).

Wenn diese Form von Akrobatik nicht Ihr Ding ist, versuchen Sie es mal mit der schwierigeren, die Schnellkraft steigernde Hocker-Brücke *(Platform bridging)*. Stellen Sie sich aufrecht auf einen Hocker oder einen Kasten. Beugen Sie sich jetzt rücklings in die Brücke und kehren Sie anschließend, wenn Sie können, in die aufrechte Haltung zurück. Durch den veränderten Winkel ist dazu enorme Körperkraft nötig, aber vermutlich stellt diese Übung die ultimative Steigerung der Stand-zu-Stand-Brücke dar. Gehen Sie aber vorsichtig an die Hocker-Brücke heran, da sie die Handgelenke stark belastet.

Varianten

Die Brücke ist eine sehr umfassende Übung, und deshalb gibt es wenige Varianten, die sie ersetzen. Einige der hier im Folgenden beschriebenen Übungen sind in gewissem Maße Nachahmungen der Brücke, denn sie erfordern ebenfalls Kraft und Gelenkigkeit. Andere dagegen kräftigen nur Wirbelsäule und Hüften und wirken sich kaum auf die Geschmeidigkeit des Rumpfes aus. Deshalb eignen Sie sich gut dazu, die Kraft des Rückens zu erhalten, wenn Sie wegen Verletzungen der Arme oder aus anderen Gründen keine Brücken machen können.

Yoga-Bogen (Bow hold)

Dies ist eine klassische Wirbelsäulenübung, die die Kontraktionskraft der Rückenmuskeln sowie die Wirbel und deren Bänderapparat trainiert. Legen Sie sich bäuchlings auf den Boden. Beugen Sie die Knie, strecken Sie die Füße über das Gesäß und umfassen Sie mit den Händen die Knöchel. Es ergibt sich eine schöne Dehnung, aber wir sind hier noch nicht fertig. Indem Sie nur die Kraft der Wirbelsäule einsetzen, heben Sie jetzt Brust und Knie so hoch wie möglich. Bleiben Sie 10 bis 30 Sekunden lang in dieser Position. Sobald Sie mit dieser Übung gut zurechtkommen, können Sie die nächste ausprobieren.

Yoga-Kamel (Camel hold)

Knien Sie sich aufrecht auf den Fußboden und so, dass zwischen Ihren Knien ein paar Zentimeter Abstand sind. Ihr Körper bildet nun mit den Waden ein L. Biegen Sie aus dieser Position Ihren Rücken langsam nach hinten und ergreifen Sie Ihre Knöchel. Sobald Sie sie umfasst haben, schieben Sie das Becken vor und verstärken die Wölbung des Rückens. Das hört sich leicht an, erfordert aber ziemlich viel Kraft in den tiefen Schichten der Wirbelsäulenmuskulatur. Bleiben Sie 10 bis 30 Sekunden lang in dieser Position.

Gecko-Brücke (Gecko bridge)

Dies ist eine etwas schwierigere Version der Brücke. Gehen Sie in die vollständige Brückenhaltung (Abb. 90), heben Sie eine Hand und den gegenüberliegenden Fuß und strecken beide waagerecht aus. Bleiben Sie kurz in dieser Position, bevor Sie sich wieder mit beiden Händen und Füßen abstützen und dann die andere Hand und den anderen Fuß heben. Das erfordert mehr Kraft in Armen und Beinen als die normale Brücke und stärkt die Muskeln der Lendenwirbelsäule, die sich stark zusammenziehen müssen, um das Gleichgewicht zu halten.

Hyperextensionen (Hyperextensions)

Diese ist eine der wenigen Partnerübungen, die ich befürworte. Legen Sie sich bäuchlings so auf einen Tisch oder eine hohe Bank, dass Ihre Beine bis in Beckenhöhe aufliegen und Ihr Rumpf gerade herabhängt. Damit Sie nicht herunterfallen, brauchen Sie jemanden, der Sie an den Knöcheln festhält. Bequemer ist es, wenn Sie sich ein Kissen oder ein zusammengefaltetes Handtuch unter das Becken legen. Verschränken Sie die Finger hinter dem Kopf und heben Sie Ihren Rumpf, bis er mit den Beinen auf einer Ebene ist. Bleiben Sie eine Sekunde in dieser Position, bevor Sie den Rumpf wieder absenken. Machen Sie möglichst viele Wiederholungen. Hyperextensionen fördern die Rückseite der Oberschenkel, die Gesäßmuskeln sowie die Muskeln von Hüfte und Wirbelsäule. Dabei wird keinerlei Druck auf die Wirbelsäule ausgeübt, und das macht diese Übung so wertvoll. Wer seine Bandscheiben durch das Heben schwerer Gewichte geschädigt hat, kann mit dieser Übung die Rückenmuskeln trainieren, ohne bestehende Verletzungen zu verschlimmern.

Umgekehrte Hyperextensionen (Reverse hyperextensions)

Bei Hyperextensionen bleiben die Beine in stabiler Lage unbewegt, und der Rumpf wird angehoben; dabei bilden die Hüften den Drehpunkt. Man kann ähnliche Muskeln trainieren, indem man diese Dynamik umkehrt, d.h., der Rumpf wird stabil gelagert und bewegt sich nicht, während man die Beine hebt und die Hüften wiederum als Drehpunkt fungieren. Dazu legen Sie sich wieder bäuchlings auf einen Tisch, aber jetzt am besten quer und so, dass Ihr Gesicht und Rumpf auf dem Tisch sind und die Beine herunterhängen. (Es macht nichts, wenn die Beine den Boden berühren.) Halten Sie sich mit den Händen an einer Tischkante fest und heben Sie die Beine an, bis sie mit dem Rumpf eine Linie bilden. Halten Sie dabei die Beine so gerade wie möglich, das macht die Übung härter. Bleiben Sie eine Sekunde in dieser Position, bevor Sie die Beine wieder absenken. Machen Sie so viele Wiederholungen wie möglich. Ich habe herausgefunden, dass sich schwere, breite Sessel ausgezeichnet als Gerät für umgekehrte Hyperextensionen eignen: Legen Sie sich quer über den Sessel, sodass Ihr Becken auf einer Armlehne und Ihre Brust auf der anderen aufliegt. Halten Sie sich mit einer Hand an der Unterkante des Sessels fest. Umgekehrte Hyperextensionen bieten alle Vorteile der normalen Hyperextensionen, haben aber den Zusatzbonus, dass Sie dafür keinen Partner brauchen. Diese Übung ist für Sportler mit Rückenproblemen besonders wertvoll, weil sie den Kreislauf kräftigt und die Muskeln im unteren Rückenbereich stärkt, ohne dass starke Kräfte auf die Wirbelsäule wirken.

Hyperextensionen in Bauchlage (Prone hyperextensions)

Legen Sie sich bäuchlings auf den Boden. Die Füße sind nahe beieinander, Ihre Hände liegen hinter dem Kopf. Heben Sie nun Brust und Füße so hoch an, wie Sie können, ohne dabei die Knie zu beugen. Dabei kommen Ihre Füße sicherlich nur wenige Zentimeter hoch, dennoch ist diese Übung ausgezeichnet für die Muskeln der Wirbelsäule. Wiederholen Sie sie, so oft Sie können, oder versuchen Sie, die Position 10 bis 30 Sekunden lang zu halten. Aufgrund der minimalen Beinbewegung in dieser Version der Hyperextensionen müssen die Muskeln der Oberschenkelrückseite, des Gesäßes und der Hüften nicht annähernd so viel arbeiten wie die Rückenstrecker. Die Übung ist ein gutes Mittel gegen Verspannungen im mittleren Rückenbereich, die wir alle von Zeit zu Zeit haben. Außerdem eignet sie sich sehr gut als Ausgleich für längeres Sitzen am Schreibtisch. Da sie eine sehr sanfte Übung ist, kann man sie auch mehrmals am Tag machen. Wenn Sie die Arme gerade nach vorne strecken, als würden Sie fliegen, wird die Übung aufgrund der Hebelkräfte ein wenig anstrengender.

Flickflack (Back handspring)

Wenn Sie die Brückenserie trainieren und Ihr Rücken immer gelenkiger wird, geraten Sie eines Tages sicherlich in Versuchung, einen Flickflack auszuprobieren. Wahrscheinlich haben Sie ihn schon oft in Filmen gesehen. Hochspringen, sich nach hinten schwingen, die Hände kurz auf den Boden aufstützen und dann geschmeidig wie eine Katze auf den Füßen landen – super cool! Tatsächlich ist der Drang, diese Übung ausprobieren zu wollen, nur verständlich. Abgesehen davon, dass sie toll aussieht, ist sie in vielfacher Weise das plyometrische Gegenstück zur Brücke: Sie trainiert Ihre Wirbelsäulenmuskulatur, Hüften und Beine auf eine wesentlich dynamischere Weise als die Brücke und zwingt den ganzen Körper dazu, sich schnell und athletisch zu bewegen. Sobald Ihre Hüften und die Wirbelsäule durch die Brückenübungen gelockert sind, ist es gar nicht mehr so schwierig, den Flickflack zu lernen. Selbst schwere Männer schaffen es, vorausgesetzt, sie tun es schnell und konsequent. Ich habe den rundlichen Kampfsportstar Sammo Hung diese Übung oft machen sehen, als er schon über 40 war. Der Schlüssel zu dieser Übung heißt Selbstvertrauen. Bei meinem allerersten Versuch hätte ich mir beinahe eine schwere Kopfverletzung zugezogen, nur weil ich mittendrin Angst bekam. Der Untergrund war Beton und diese Erfahrung beschädigte mein Vertrauen in meine eigenen Fähigkeiten beträchtlich.

Deshalb rate ich, den ersten Flickflack auf dicken, weichen Matten zu versuchen. Die Bewegung ist blitzschnell, aber man kann sie nur wirklich begreifen, wenn man sie selbst erfahren hat. Allerdings kann ich Ihnen ein paar Tipps geben. Springen Sie mit viel Kraft, aber nicht nur nach oben; Sie müssen gleichzeitig nach oben und rückwärts springen. Stimmen Sie Ihre Armbewegungen auf die Bewegung des übrigen Körpers ab: Schwingen Sie die Arme, so schnell Sie können, hoch über den Kopf und nach hinten. Wölben Sie den Rücken mit angespannten Muskeln nach hinten. Der Kopf bleibt zwischen den Armen, und Sie suchen sich die Stelle, auf der Ihre Hände landen sollen, gut aus. Während Sie sich durch den Schwung überschlagen, schwingen Sie Ihre Beine weiter. Sobald Sie den Flickflack gemeistert haben, können Sie sich an den Rückwärtssalto (Backflip) wagen. Er erfordert denselben Bewegungsablauf, doch landet man hierbei nicht mit den Händen auf dem Boden (siehe Foto unten). Der Salto erfordert wesentlich mehr Schnellkraft der Beine und der Wirbelsäule sowie sehr kräftige Bauchmuskeln, da die Knie dabei angezogen werden. Nach dieser Übung können Sie es mit Wallflips, Flash Kicks, Flip Kicks über Kopf, Twisting Flips usw. versuchen.

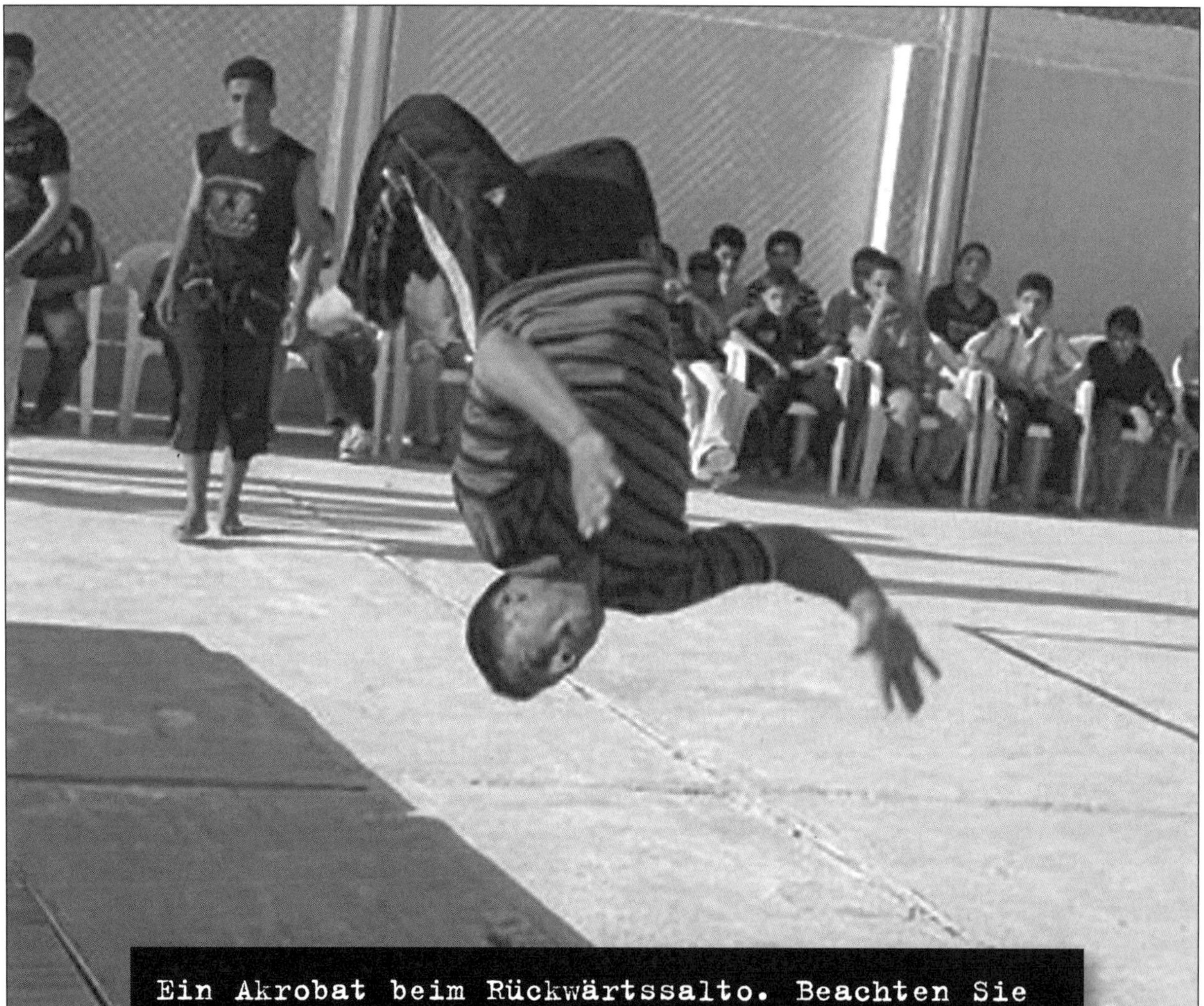

Ein Akrobat beim Rückwärtssalto. Beachten Sie die Wölbung des Rückens, die für die korrekte Ausführung unerlässlich ist. Ohne kraftvolle Wirbelsäulenmuskulatur wäre sie unmöglich.

10. Handstand-Liegestütz

Schultern wie ein Rammbock

Wohl kaum ein Körperbereich wirkt maskuliner als die Schultern. Seit Atlas die Weltkugel auf seinen Schultern trug, gelten sie als der Inbegriff von Stärke. Die wichtigsten Schultermuskeln, die Deltamuskeln, übertragen die Kraft der großen Rumpfmuskeln auf die Arme. Deshalb gilt: Wenn die Schultern schwach sind, ist der gesamte Oberkörper schwach. Breite Schultern vermitteln einen stärkeren Eindruck von Kraft und körperlicher Überlegenheit als alle anderen visuellen Merkmale.

Leider gibt es bei den modernen Schultertrainingsmethoden Probleme. Und die haben tief greifende Folgen.

Die leidigen Schulterschmerzen

Bedauerlicherweise scheinen Schulterschmerzen und Krafttraining schicksalhaft miteinander verbunden zu sein. Welche Form des Kraftsports Sie auch immer betreiben – Sie kommen nicht umhin, dabei Bekanntschaft mit Schulterschmerzen zu machen. Wenn Sie bisher davon verschont geblieben sind, gehören Sie einer sehr glücklichen und sehr kleinen Minderheit an, doch sollten Sie mit Ihrem Training in der bisherigen Form weitermachen, werden die Schulterschmerzen eines Tages höchstwahrscheinlich auch Sie ereilen.

Am häufigsten sind für diese Schmerzen Verletzungen der Rotatorenmanschette verantwortlich. Sie haben den Begriff sicherlich schon gehört, weil er in Gesprächen über Sportverletzungen ständig auftaucht. Leider wissen viele Athleten dennoch nicht, wofür der Begriff eigentlich steht, oder was die Rotatorenmanschette tatsächlich tut. Es handelt sich bei ihr nicht um einen einzelnen Muskel, sondern um eine Gruppe aus vier Muskeln, die vom Schulterblatt zum Oberarmkopf ziehen und das Schultergelenk wie eine Kappe umgeben. Diese Muskel-Sehnen-Kappe stabilisiert den Oberarmknochen im Schultergelenk. Folgende vier Muskeln gehören ihr an: Supraspinatus, Subscapularis, Teres minor und Infraspinatus. Die Deltamuskeln sind für die meisten Armbewegungen verantwortlich. Indem sie synchron mit Latissimus (seitlich), Teres major und Trapezmuskel (hinten) sowie den Brustmuskeln (vorne) zusammenarbeiten, bewegen die Deltamuskeln die Arme nach unten, nach hinten, nach vorne und nach oben. Die Rotatorenmanschette dagegen ist hauptsächlich dafür verantwortlich, die Rotation des Oberarms nach vorne und hinten zu kontrollieren.

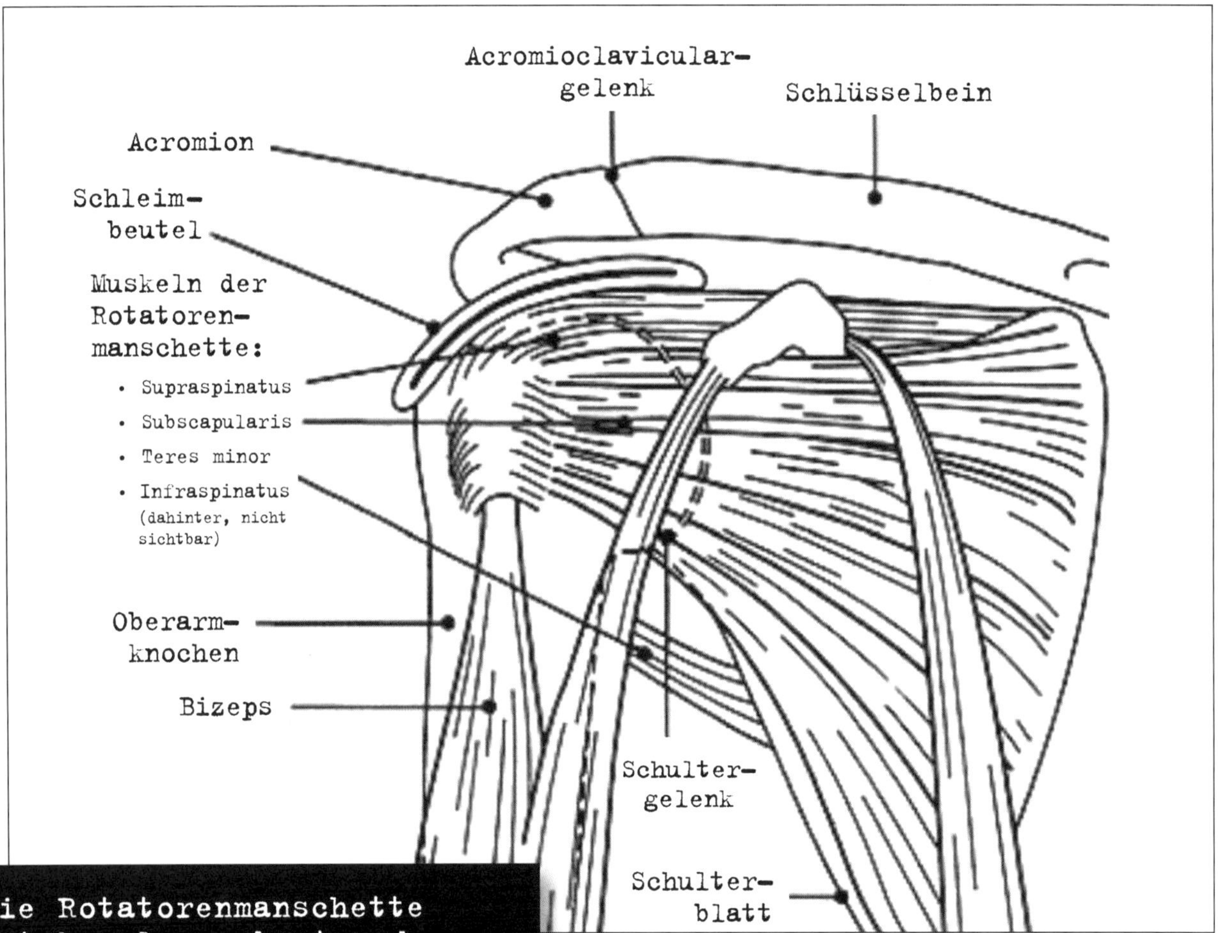

Die Rotatorenmanschette ist komplex gebaut und verletzungsanfällig.

Dies ist von großer Bedeutung, und zwar aus zwei Gründen. Zum einen ist es wichtig, weil die Arme bei Bewegungen ständig rotieren. Selbst dann, wenn sie gerade zu sein scheinen, wie etwa beim Drücken oder Rudern, rotieren die Oberarmknochen nach vorne oder hinten, um die Bewegung zu vervollständigen. Je größer eine Bewegung, desto größer die Rotation; übertriebene Bewegungen verdrehen den Oberarm im Gelenk. Die Rotation ist von grundlegender Bedeutung. Die Arme sind mit den Schlüsselbeinen durch ein Kugelgelenk verbunden, und wenn der Oberarmknochen nicht rotieren könnte, wären die Oberarme so gut wie gelähmt. Der zweite Grund hat mit Sicherheit zu tun. Durch seinen Aufbau ist das Kugelgelenk bemerkenswert beweglich, doch diese Beweglichkeit hat ihren Preis: eine entsprechende Verletzungsanfälligkeit. Die Schulter ist schwach und entlang ihrer Rotationsachse hoch gefährdet. Ein starkes

Verdrehen des Oberarmknochens kann die Rotatorenmanschette verletzen. Beim Langhanteltraining mit schweren Gewichten beispielsweise – besonders beim Stemmen – muss die Rotatorenmanschette mit sehr hohem Druck fertig werden. Die wichtigeren umgebenden Muskeln, wie Deltamuskeln, Brustmuskeln, Latissimus usw., sind groß und stark und funktionieren auf relativ einfache Weise. Sie können sehr viel Arbeit übernehmen und immer wieder schwere Lasten aufnehmen. Doch die kleinere, wesentlich komplexer gebaute Rotatorenmanschette ist den Schlägen nicht gewachsen, die sie bei schwerem Krafttraining abbekommt. Sie kann bereits nach einer einzigen Trainingseinheit mit der Langhantel gereizt sein.

So gut wie alle ambitionierten Gewichtheber zerren und verletzen sich früher oder später die Schultern. Zuerst sind die Schäden klein. Die Rotatorenmanschette und die mit ihr verbundenen Sehnen werden empfindlich und entzünden sich, es kommt zu Verspannungen. Wer weitermacht, um sein Muskelwachstum zu fördern, bekommt stärkere Probleme, weil nun die größeren Muskeln um die Rotatorenmanschette herum wesentlich schneller groß und stark werden als die der Rotatorenmanschette selbst. Das führt zu einem mechanischen Ungleichgewicht der Muskeln, und die Rotatorenmanschette ist zusätzlicher Belastung ausgesetzt. Je intensiver beispielsweise Bankdrücken weiterpraktiziert wird, desto stärker summieren sich chronische Schäden der Schultern. Der Athlet gewöhnt sich an, außerhalb des Fitnessclubs die Schultern weniger zu bewegen, weil sie ständig entzündet sind; sie schmerzen, sobald er sie bewegt. Weil sie somit aber weniger bewegt werden, nimmt ihre Geschmeidigkeit ab, und es kommt zu Blutergüssen, die das Problem wiederum verschlimmern. Das Endergebnis ist eine chronische Erkrankung, wie etwa eine Sehnenentzündung, ein Impingement-Syndrom, eine Schleimbeutelentzündung oder eine steife Schulter. Kraftsportler, die ein fortgeschrittenes Niveau erreicht haben, leben größtenteils mit chronischen Schulterschmerzen. Auch wenn solche Athleten sehr groß und stark aussehen und vielleicht tatsächlich sehr stark sind, können Sie davon ausgehen, dass es um ihre Schultern schlecht bestellt ist. Bei einer Gelenkspiegelung sieht es oft aus, als sei da drin eine Bombe hochgegangen. Ältere Sportler, die über zehn Jahre lang Gewichte gehoben haben, leiden meist unter irgendeiner Form von Schulterarthritis. Wer richtig Pech hat, dem reißen ein oder mehrere Muskeln der Rotatorenmanschette, und er muss sie operieren lassen. Schmerzen werden zum festen Bestandteil des Lebens, gleichgültig, ob man Medikamente einnimmt und Physiotherapie macht oder nicht.

Natürliche und unnatürliche Schulterbewegungen

Viele Kraftsportler glauben, dass es nur eine Möglichkeit gibt, mit Schulterschmerzen umzugehen, nämlich zu lernen, mit ihnen zu leben. Ich finde das sehr traurig. Außerdem stimmt es nicht. Ob Sie es glauben oder nicht, es gibt einen Weg, mächtige, funktionale Deltamuskeln aufzubauen, ohne die Schultern zu schädigen. Aber damit Sie verstehen, wie das geht, müssen Sie erst begreifen, was eigentlich die ganze Zeit über falsch gemacht wird. Denn – das liegt klar auf der Hand – es wird einiges falsch gemacht. Schmerzen sind keine unvermeidlichen Nebenwirkung von Training. Ganz im Gegenteil: Wenn das Training Ihre Schmerzen nicht nach und nach lindert, liegt das daran, dass Ihr Training falsch ist.

Warum verursacht Krafttraining überhaupt Schulterschmerzen? Man könnte meinen, dies läge an den schweren Gewichten. Tatsächlich aber sind die Gewichte nicht der Grund. Der menschliche Körper kann unglaubliche Kraft entwickeln, ohne deshalb unbedingt Gelenkprobleme bekommen zu müssen; tatsächlich will der menschliche Körper stark sein. Das wirkliche Problem sind die Übungen, die für den menschlichen Körper unnatürlich sind. Wenn wir sie durch natürliche, authentische Bewegung ersetzen, wird der Schmerz verschwinden. Unser Körper ist wie eine hoch entwickelte Maschine. Wenn man ihn für die falschen Zwecke verwendet, geht er kaputt. Setzt man ihn richtig ein, indem man von ihm das verlangt, wofür er gebaut ist, treten keine Schäden auf.

Schauen wir uns einmal die beiden schlimmsten Feinde der Schultern an: Schulterdrücken (darunter Military Press, Nackendrücken, Ausstoßen) und Bankdrücken. (Miteinschließen möchte ich alle Übungen an Maschinen, die diese Übungen nachahmen, denn sie sind genauso schädlich.) Bei der »korrekten« Ausführung dieser Übungen sollen die Ellbogen seitlich abgespreizt werden, um die größeren Muskeln zu aktivieren. Besonders beim Schulterdrücken wird dies verlangt, um den seitlichen Kopf der Deltamuskeln zu fördern. Aus diesem Grund wurde das Schulterdrücken hinter dem Kopf erfunden, bei dem der Weg der Langhantel hinter den Kopf die Ellbogen geradezu seitlich wegdrückt. Tatsächlich ist es ziemlich schwierig, beim Drücken einer geraden Langhantel die Ellbogen nicht seitlich abzuspreizen, vor allem wenn man einen breiten Griff verwendet. Bankdrücken ist aber auch nicht besser. Dadurch, dass sich das Gewicht auf die Brust zu bewegt, werden die Ellbogen gezwungen, sich vom Körper weg zu bewegen. Unter Bodybuildern gilt es gewöhnlich als »perfekt«, die Ellbogen in Schlüsselbeinhöhe vom Rumpf abzuspreizen, weil dies die Brustmuskeln stärker aktivieren soll. Bei allen drückenden Übungen wird ein »kompletter Bewegungsablauf« empfohlen, was bedeutet, dass die Langhantel den Körper berührt, bevor sie weggedrückt wird, bis die Arme fast oder ganz durchgestreckt sind.

Diese Übungen und ihre Varianten sind vollkommen unnatürlich. Vor allem die folgenden zwei Elemente passen überhaupt nicht zur menschlichen Biomechanik:

I. die zu beiden Seiten des Rumpfes abgespreizten Ellbogen, und
II. die in der unteren Position an den Körper herangeführte Langhantel

Wie begründe ich meine Behauptung, dass beides unnatürlich ist? Schauen wir uns doch einmal an, wie sich Menschen instinktiv bewegen. Beobachten Sie einen Vater, der sein Kind hochhebt. Bei dieser instinktiven Hebebewegung sind die Ellbogen nicht abgespreizt, sondern kommen nach vorne. Bitten Sie jemanden, etwas über dem Kopf zu halten, wird er seine Ellbogen stets vor den Körper bringen. Die Ellbogen abzuspreizen ist vollkommen unnatürlich. Dasselbe gilt für das Wegdrücken vom Körper. Stellen Sie sich eine entsprechende instinktive Bewegung vor. Das könnte das Anschieben eines liegen gebliebenen Autos sein. In keiner dieser Situationen würden Sie das Objekt, das Sie von sich wegschieben wollen, vorher an Ihre Brust heranholen. Sie würden die Bewegung stets mit halb gebeugten Armen beginnen. Der Körper weiß instinktiv, dass er auf diese Weise mehr Kraft und Stabilität hat.

Wenn wir Gewichte so heben würden, wie wir uns instinktiv bewegen, würde es in Fitnessclubs nicht zu chronischen Verletzungen kommen. Aber wir vertrauen eben nicht unseren Instinkten. Wir zwingen unsere Körper in künstliche Haltungen, für die sie einfach nicht gebaut sind, schon gar nicht, wenn die Übungen progressiv schwieriger werden und wir dabei immer schwerere Gewichte bewegen. Bloß wundern wir uns dann, wenn wir mit Schmerzen leben müssen.

Weiter oben habe ich die Rotatorenmanschette erklärt und beschrieben, dass die Verletzungsgefahr für sie besonders hoch ist, wenn sie bei stark verdrehtem Oberarmknochen eine Last aufnehmen soll (S. 232). Ich habe auch geschrieben, dass übertriebene Bewegungen dazu führen, dass sich der Oberarmknochen im Schultergelenk verdreht. Diese beiden Hauptelemente des Drückens von Langhanteln – das seitliche Abspreizen der Ellbogen und das Heranführen der Langhantel hinunter bis an die Brust, den Nacken oder die Schultern – sind übertriebene Bewegungen, die ein Verdrehen der Oberarmknochen zur Folge haben. Der Oberarmknochen ist mit der Rotatorenmanschette verbunden, die den vollen Druck der hochgestellten schweren Langhantel abbekommt. Wenn Sie diese beiden Elemente – das Abspreizen der Ellbogen und das Verdrehen der Oberarmknochen – aus dem Drücken herausnehmen, verursacht es auch keinerlei Schulterprobleme.

Die Lösung

Falls Sie schon einmal versucht haben, mit einer Langhantel zu trainieren, während Sie eine entzündete, gezerrte oder sogar von einem Muskelriss beschädigte Rotatorenmanschette hatten, haben Sie sicherlich und unter Qualen gemerkt, dass es in der untersten Position am schmerzhaftesten ist, nämlich dann, wenn die Langhantel beim Bankdrücken in Brustnähe oder beim Schulterdrücken in Schulternähe ist. Wenn man beim Krafttraining Schmerzen bekommt, verringern sich diese sofort, wenn man den Bewegungsradius ungefähr um die Hälfte verkürzt und nur noch den oberen Teil der Übung ausführt.

Viele Athleten haben außerdem bemerkt, dass die Schulterschmerzen besser werden, wenn sie die Langhantel durch Kurzhanteln ersetzen, selbst dann, wenn diese schwer sind. Manche Trainer erzählen einem dann, das läge daran, dass sich Schultern und Arme mit den Kurzhanteln »natürlicher« bewegen, doch nur wenige wissen, was das wirklich bedeutet. Beim Drücken mit Kurzhanteln geschieht zweierlei. Zum einen dürfen sich die Ellbogen dabei nach vorne bewegen, und dies lindert bereits die Schmerzen. Das Kurzhantel-Schulterdrücken mit einem oder beiden Armen ist sogar noch besser, weil es die Ellbogen in ihrer Vorwärtsbewegung praktisch unterstützt. Der zweite Grund ist, dass der Bewegungsradius beim Training mit Kurzhanteln tatsächlich kürzer ist als beim Training mit der Langhantel. Wenn Sie mit der Langhantel Bankdrücken oder Schulterdrücken trainieren, nehmen Sie die Langhantel herunter, bis sie Ihren Körper berührt. Wenn Sie Kurzhanteln haben, können Sie diese nur absenken, bis die seitlichen Ränder, aber nicht die Stangen, Ihren Körper berühren. Da die Ränder von der Stange abstehen, ist der Bewegungsradius um einige Zentimeter kürzer. Das reicht häufig, um die durch das Arbeiten mit der Langhantel entstandenen Reizungen zu lindern.

Wenn Sie süchtig nach Gewichtheben sind, können Sie versuchen, mit einigen dieser Methoden Ihre Schmerzen zu mindern. Doch wenn Ihnen Ihre Schultern wichtig sind, geben Sie das Gewichtheben besser auf und ersetzen es durch die natürlichste Schulterübung in der Geschichte des Sports: den Handstand-Liegestütz.

Der wunderbare Handstand-Liegestütz

Beim Handstand-Liegestütz nimmt der Körper instinktiv die für die Schultern gesündeste Haltung ein. Die Ellbogen bleiben unweigerlich in der Nähe des Rumpfes und gegenüber den Brustmuskeln; drückte man sie jetzt nach außen, würde sich das sehr seltsam anfühlen, und es wäre beinahe unmöglich, das Gleichgewicht zu halten, weil der Körper in dieser Position leicht nach vorne kippt. Wie die natürliche Ellbogenhaltung aussieht, sehen Sie auf dem Foto eines Handstands auf der rechten Seite. Vergleichen Sie sie mit der Ellbogenhaltung beim klassischen Schulterdrücken auf dem Foto darunter. Außerdem sind sehr tiefe Bewegungen, die den Oberarmknochen verdrehen und die Rotatorenmanschette reizen, beim Handstand-Liegestütz gar nicht möglich. Die Entsprechung zum Schulterdrücken wäre ein Sichherabsenken, bis die Schultern den Boden berühren, was nicht geht, weil dabei der Kopf im Weg wäre. Sogar fortgeschrittene Athleten, die sich absenken, bis ihr Kinn den Boden berührt, kommen nie so weit herunter, dass die Muskeln der Rotatorenmanschette aufgrund ihrer Mechanik ins Hintertreffen geraten. Außerdem ist die flache Handhaltung sicherer als der Langhantelgriff: Durch sie verteilt sich der Druck gleichmäßig, sodass sich die Unterarme auf gesunde und harmonische Weise kräftigen. (Das gilt außer für den Handstand-Liegestütz auch für normale Liegestütze.) Das Greifen der Hantelstange beim Drücken ist die Ursache von Problemen an Unterarm und Ellbogen, z. B. Tennisarm. Korrekt ausgeführte Handstand-Liegstütze sind unglaublich sicher.

Handstand-Liegstütze wären an sich bereits eine wertvolle Übung, weil sie einfach nur die Schultern trainieren, ohne Verletzungen zu verursachen. Doch sie bieten unglaublich viel mehr. Da wäre zum einen die Kraft. Handstand-Liegestütze entsprechen einem Schulterdrücken, bei dem die Gewichte so schwer wie der Sportler selbst sind. Nur durch jahrelanges, mit wiederholten Verletzungen gespicktes Training erreicht man mit einer Langhantel dasselbe Niveau, und viele erreichen es nie. Andererseits kann ein durchschnittlich sportlicher Mensch im Laufe weniger Monate den Handstand-Liegstütz meistern – und sich über unglaublich starke, muskulöse Schultern freuen.

Durch den Handstand-Liegestütz erwirbt man ferner ein herausragendes Gleichgewichtsgefühl und einen Grad an Körperbeherrschung, der durch Gewichtheben keinesfalls zu erreichen ist. Dadurch, dass man sich mit dem Kopf nach unten stabilisieren muss, wird das für das Gleichgewichtsgefühl zuständige Vestibularorgan im Innenohr flexibler und effizienter. Dadurch verbessern sich Balance und kinästhetische Wahrnehmung bei sämtlichen Bewegungen, gleichgültig, ob Ihr Kopf gerade oben oder unten ist.

Durch Einnehmen der umgekehrten Körperhaltung muss der Kreislauf stärker – gegen die Schwerkraft – arbeiten. Dadurch werden Venen und Arterien elastischer, kräftiger und gesünder. Gleiches gilt für das Verdauungssystem. Wenn der Kopf unten ist, wird er von frischem Blut durchspült; das tut dem Gehirn gut, und Sie werden sich nach Ihrem Training erfrischt und munter fühlen.

Kraft, Muskeln, Gelenkigkeit und Gesundheit – und das alles nur durch eine einzige Übung. Was könnte man mehr verlangen?

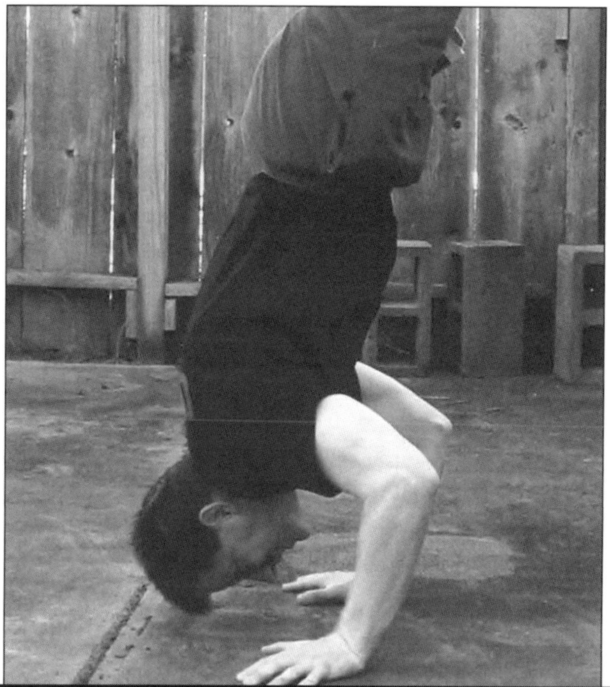
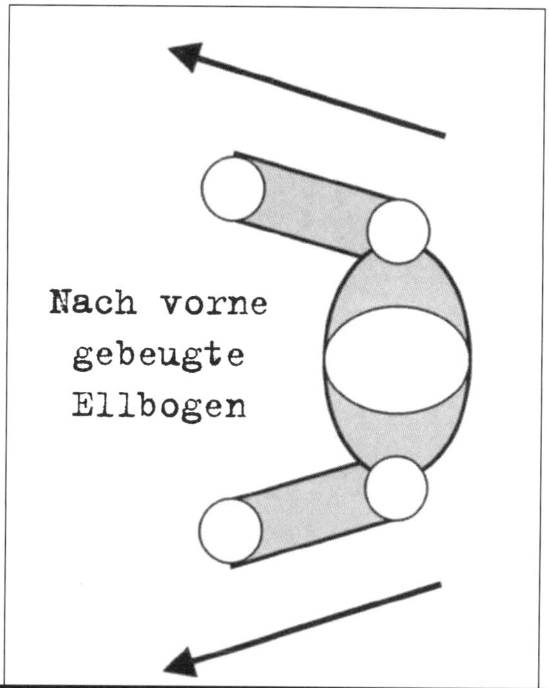

Dieses Foto zeigt die Ellbogenposition bei einem Handstand-Liegestütz. Beachten Sie, wie die Ellbogen in der Beugung automatisch nach vorne kommen. Für die Rotatorenmanschette ist dies die natürlichste und sicherste Position.

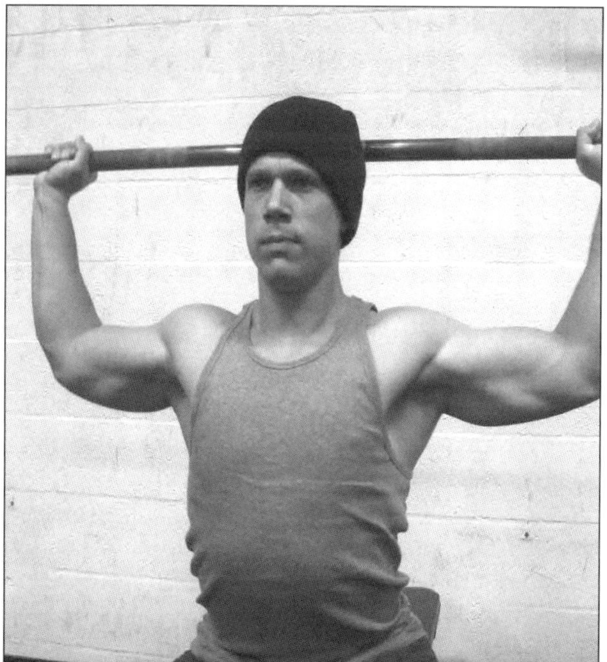
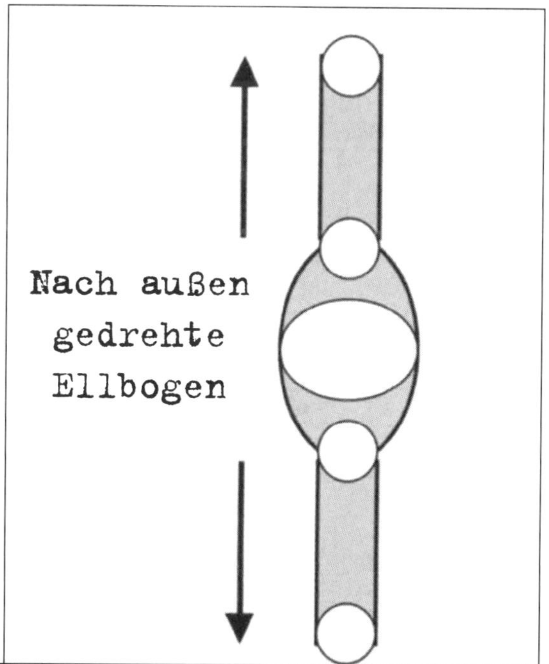

Dieses Foto zeigt die Position der Ellbogen beim Hochdrücken einer Langhantel. Beachten Sie, wie die Ellbogen dabei nach außen gezogen werden. Dadurch zwingt man die Rotatorenmanschette in eine riskante Haltung.

Perfekte Form = perfekte Kraft

Handstand-Liegestütze sind eine schwierige Übung, und Sie werden unweigerlich Ihren eigenen Stil entwickeln. Der beste Weg, sie zu erlernen, führt über die zehn Schritte: Nutzen Sie jede dieser Lektionen so gut Sie können, um sich alles anzueignen, was es dabei über Gleichgewicht, Muskelkontrolle, Koordination und Kraftanwendung zu lernen gibt. Hier ein paar Tipps, die Ihnen helfen können, Ihre Technik zu perfektionieren.

- Handstand-Liegestütze können entweder mit dem Rücken an der Wand oder aber frei – ohne Stütze – ausgeführt werden. Bei letzterer Version investiert man in das Gleichgewicht ebenso viel Energie wie in den Kraftaufwand. Das Hauptziel von *Trainieren wie im Knast* ist der Muskel- und Kraftaufbau, und deshalb liegt der Schwerpunkt dieses Buches auf der wandgestützten Variante. Auch wenn Sie an der freien Version interessiert sind, sollten Sie zunächst die ersten Schritte an der Wand durcharbeiten. So entwickeln Sie die Kraft, die Sie für die nicht abgestützten Varianten benötigen.

- Die ersten Schritte sind dazu gedacht, Ihren Körper und Ihr Gehirn an das Kopfüberstehen zu gewöhnen und Ihre Balance zu verbessern. Sie lernen dabei auch, die Beine nach oben zu schwingen und sicher wieder herunterzukommen. Widerstehen Sie der Versuchung, auf die anspruchsvolleren Übungen zuzueilen, und bemühen Sie sich, zuerst diese Schritte zu meistern.

- Wenn Sie die Beine nach oben schwingen, sollten die Hände nicht allzu nahe an der Wand platziert sein. Ein Abstand von 15 bis 25 cm oder mehr gibt größere Stabilität. Der Abstand zwischen den Händen sollte ungefähr schulterbreit sein. Trainierte Gewichtheber neigen vielleicht dazu, diesen Abstand zu vergrößern, doch verringert das die Stabilität und beeinträchtigt die Effektivität der Übung.

- Beim Handstand-Liegestütz dürfen Sie die Ellbogen nicht wie beim Bankdrücken nach außen spreizen. Sie werden sich instinktiv nach innen bewegen, entweder gerade vor der Brust oder aber diagonal nach außen. Beides ist in Ordnung.

- Erzwingen Sie keine senkrechte Haltung. Ihr Körper wird sich ein wenig biegen wollen, sodass die Füße weiter hinten sind als der Kopf (siehe Abb. 112). Dies entspricht dem natürlichen Gleichgewicht des kopfüber stehenden Körpers und ist gleichzeitig Ausdruck einer guten Technik. Wölben Sie den Rücken nicht übermäßig, aber versuchen Sie auch nicht, lotrecht auf den Händen zu stehen.

- Anfangs werden Sie dazu neigen, mit dem Rücken gegen die Wand zu knallen. Doch das ist nichts anderes als eine schlechte Angewohnheit. Später kommen Sie in eine Phase, in der nur Ihre Fersen die Wand berühren. Wenn Sie die obigen Punkte beherzigt haben, Ihre Hände einen kleinen Abstand zur Wand halten und Ihr Körper leicht durchgebogen ist, nehmen die Fersen automatisch Kontakt mit der Wand auf.

- Mit der Zeit sollten Ihre Füße die Wand nur leicht und punktuell berühren, gerade so viel, dass Sie das Gleichgewicht halten können. Indem Sie allmählich versuchen, weniger Druck einzusetzen, bewegen Sie sich ohne große zusätzliche Mühe auf die frei stehenden Handstand-Liegestütze zu.

- Manche Athleten stellen fest, dass es zwischen ihren Fersen und der Wand zu leichter Reibung kommt, was die Handstand-Liegestütze erschwert. Sie können Reibung vermindern, indem Sie dicke Socken anziehen und sich für Ihr Training eine glatte Wand aussuchen. Es gibt Leute, die die voraussichtlichen Kontaktpunkte an einer rauen Wand vorher mit einem Klebeband abkleben, damit ihre Fersen daran hinauf- und hinuntergleiten können.

Die Handstand-Liegestütz-Serie

Eine Eigengewichtsübung wie den Handstand-Liegestütz zu trainieren ist eine echte Herausforderung, und die Erfolge sind wesentlich befriedigender als beim Drücken einer Langhantel. Erwarten Sie aber bitte nicht, dass Sie gleich und ohne Vorarbeit einen Handstand hinbekommen und beliebig viele Handstand-Liegstütze machen können. Es handelt sich hierbei um eine sehr anspruchsvolle Übung für fortgeschrittene Athleten, die besonders schwerfällt, wenn man bereits Schulterprobleme hat oder hatte. Anfänger sollten enge Liegestütze (Schritt 6 der Liegestütz-Serie, Seite 66–67) meistern, bevor sie mit Schritt 1 der Handstand-Liegestütz-Serie beginnen. Denn auf diese Weise bereiten Sie Hände, Unterarme und Schultergürtel darauf vor, das gesamte Körpergewicht zu tragen. Eine weitere wichtige Vorbereitung sind die ungleichen Liegestütze (Schritt 7, Seite 68–69), weil sie die Rotatorenmanschette kräftigen und bestehende Schulterprobleme beseitigen.

Den Anfang der Handstand-Liegestütz-Serie bildet eine Übung, die dazu beiträgt, sich an die Haltung mit Kopf nach unten zu gewöhnen. Schritt 2 hilft Ihnen, Ihre Kraft in Gleichgewicht umzusetzen. Die folgenden Schritte bauen im Handstand Muskeln und Kraft auf. Von da an werden Ihre Muskeln zunehmend gefordert, bis Sie sich schließlich der ultimativen Herausforderung stellen können: dem einarmigen Handstand-Liegestütz.

Schritt 1

Kopfstand an der Wand

Durchführung

Legen Sie ein Kissen oder gefaltetes Handtuch vor eine Wand. Knien Sie sich hin, legen Sie die Handflächen auf den Boden und stützen Sie Ihren Kopf auf dem Kissen ab. Der Abstand zwischen Kopf und Wand sollte 15 bis 25 cm betragen. Stützen Sie Ihre Hände in schulterbreitem Abstand voneinander zu beiden Seiten des Kopfes auf. Bringen Sie Ihr stärkeres Knie in die Nähe des Ellbogens auf derselben Seite und strecken Sie das andere Bein durch (Abb. 107). Stoßen Sie sich jetzt mit Ihrem stärkeren Bein ab und schwingen Sie das andere Bein gleichzeitig so in die Luft, dass sich beide Beine auf die Wand zu bewegen. Sobald Sie Kontakt mit der Wand haben, strecken Sie die Beine vorsichtig durch, sodass Ihr Körper aufrecht kopfüber steht (Abb. 108). Halten Sie während der Übung den Mund geschlossen und atmen Sie gleichmäßig durch die Nase. Nachdem Sie die angegebene Zeit in dieser Position verbracht haben, beugen Sie die Knie und senken die Beine kontrolliert ab, bis Sie wieder Bodenkontakt haben.

Übungsanalyse

Der Kopfstand an der Wand *(Wall headstand)* eignet sich hervorragend dafür, die umgekehrte Körperhaltung zu meistern. Schon nach einigen wenigen Übungseinheiten gewöhnen sich Blutgefäße und Organe an die plötzliche Umkehrung der Schwerkraft. Beim Kopfstand befindet sich der gesamte Körper über dem Kopf, was eine Herausforderung für die Balance darstellt. Auch die stabilisierenden Schultern werden gefördert.

Trainingsziele

- Anfänger: 30 Sekunden
- Fortgeschrittene: 1 Minute
- Könner: 2 Minuten

Perfektion

Die meisten Menschen halten den Kopfstand an der Wand wenige Sekunden lang durch; das größte Problem besteht darin, überhaupt hochzukommen. Man muss nämlich erst einmal herausfinden, wie viel Kraft nötig ist, um mit den Beinen die Wand zu erreichen. Wenn Sie dabei Schwierigkeiten haben, bitten Sie einen Freund um Hilfestellung.

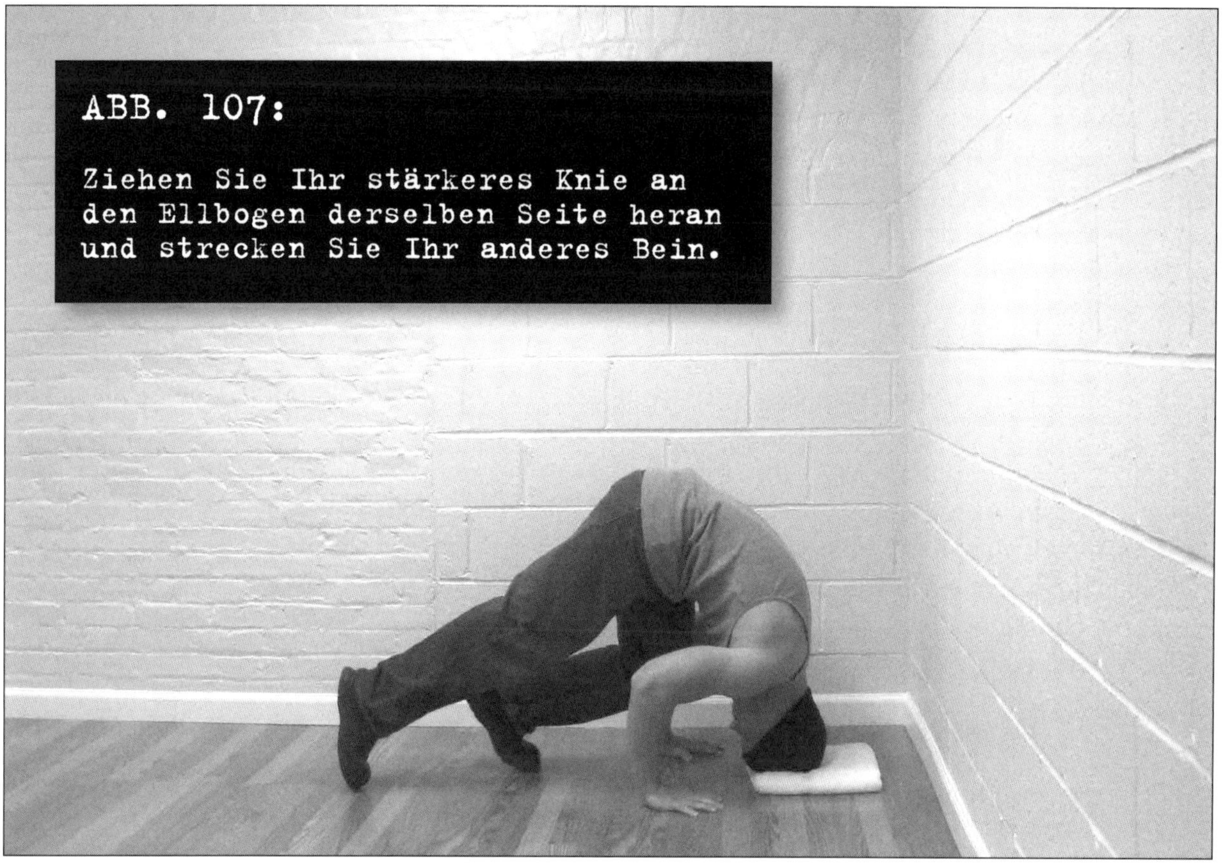
ABB. 107:
Ziehen Sie Ihr stärkeres Knie an den Ellbogen derselben Seite heran und strecken Sie Ihr anderes Bein.

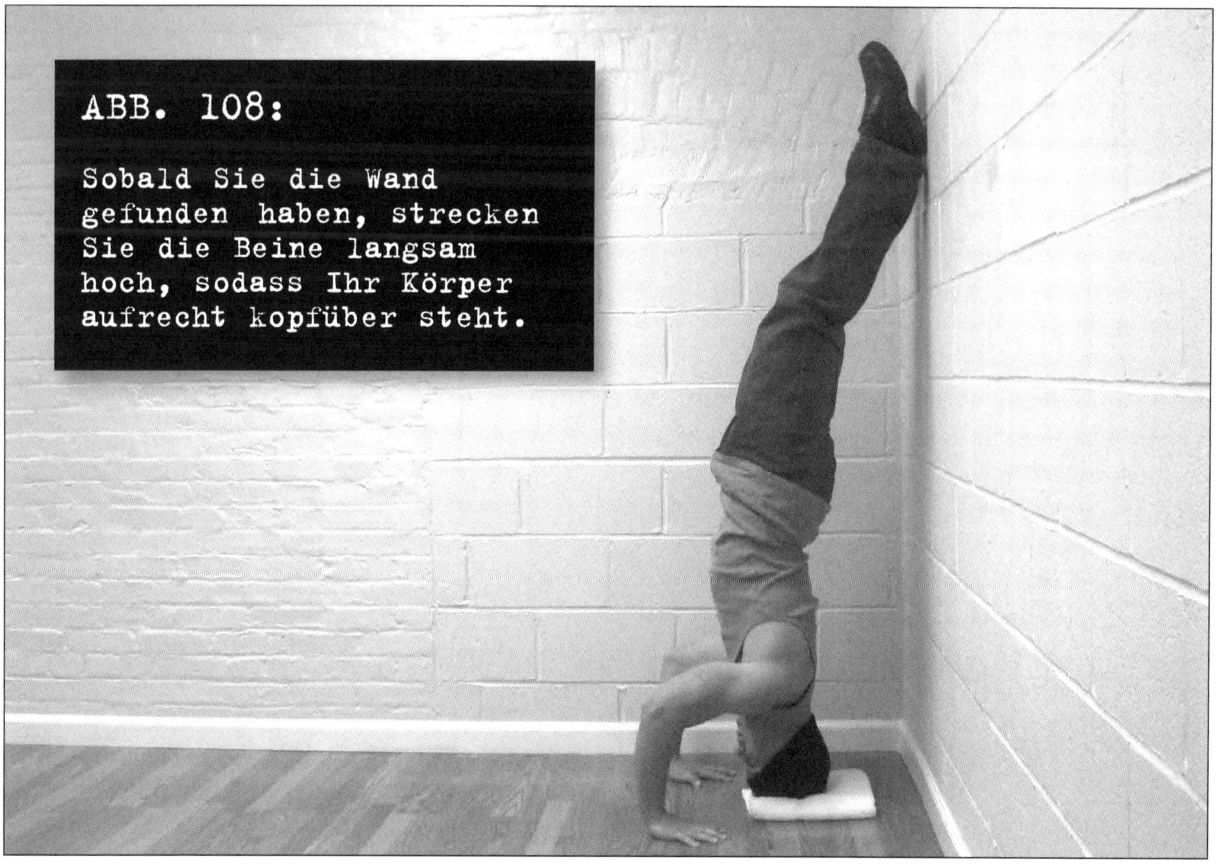
ABB. 108:
Sobald Sie die Wand gefunden haben, strecken Sie die Beine langsam hoch, sodass Ihr Körper aufrecht kopfüber steht.

Schritt 2

Die Krähe

Durchführung

Hocken Sie sich mit gespreizten Knien auf den Boden. Legen Sie Ihre Handflächen in etwa schulterbreitem Abstand vor sich auf den Boden auf. Ihre Ellbogen sollten leicht angewinkelt sein. Beugen Sie sich vor und legen Sie Ihre Knie an die Außenseiten Ihrer Ellbogen an (Abb. 109). Jetzt beugen Sie sich immer weiter vor und verlagern dabei Ihr Gewicht zunehmend auf die Hände, bis Ihre Füße keinen Kontakt mehr mit dem Boden haben und Ihre Hände das gesamte Körpergewicht tragen. Ziehen Sie die Beine fest an und bleiben Sie die angegebene Zeit in dieser Haltung; atmen Sie dabei gleichmäßig (Abb. 110). Danach kehren Sie die Bewegung um, indem Sie sich behutsam immer weiter nach hinten lehnen, bis Ihre Zehen wieder Bodenkontakt haben.

Übungsanalyse

Durch die Krähe *(Crow stand)* lernen Sie, die Kraft von Armen und Schultern mit der Balance in Einklang zu bringen. Auf dem Weg zu den Handstand-Liegestützen ist diese Stellung ein wichtiger Schritt, weil die Arme das gesamte Körpergewicht tragen. Beim ersten Schritt haben Sie sich daran gewöhnt, kopfüber im Gleichgewicht zu stehen. Durch die Krähe gelingt es Ihnen, in Ihren Schultern, Handgelenken und Fingern eine stabilisierende Kraft zu entwickeln. Da Sie hier keine umgekehrte Körperhaltung einnehmen, sollten Sie danach stets Kopfstand an der Wand machen, um die Effekte von Kraftaufbau und umgekehrtem Gleichgewicht zu kombinieren.

Trainingsziele

- Anfänger: 10 Sekunden
- Fortgeschrittene: 30 Sekunden
- Könner: 1 Minute

Perfektion

Der Schlüssel zu dieser Übung ist das Begreifen des ungewöhnlichen Hebelpunkts. Ebenso wie bei anderen fortgeschrittenen Übungen, bei denen man auf den Händen balanciert, kommt es hier nicht nur auf die Kraft, sondern auch auf ein gewisses »Fingerspitzengefühl« an, damit man nicht nach vorne wegkippt. Wenn Sie nach vorne zu fallen drohen, drücken Sie mit den Fingern fest gegen den Boden. Heben Sie die Beine sauber hoch, damit Sie nicht nach hinten kippen.

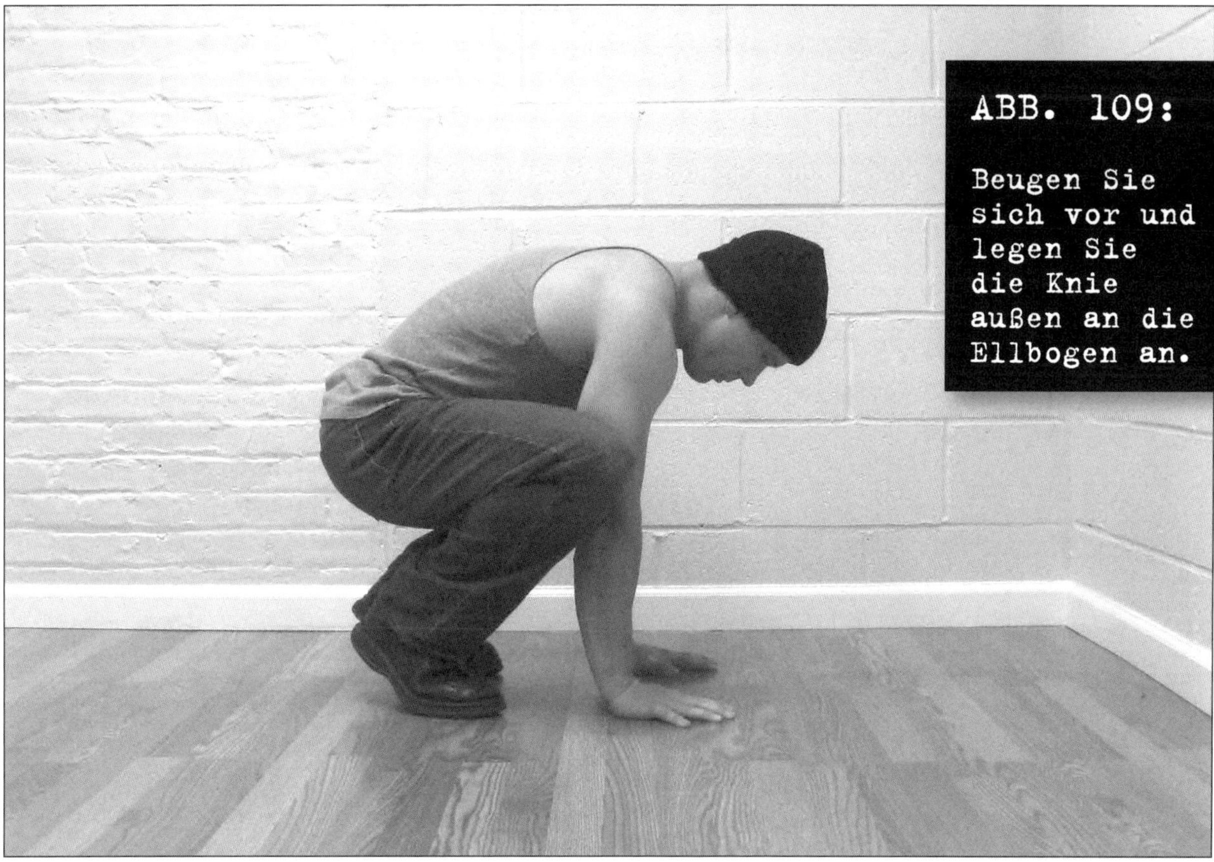

ABB. 109:

Beugen Sie sich vor und legen Sie die Knie außen an die Ellbogen an.

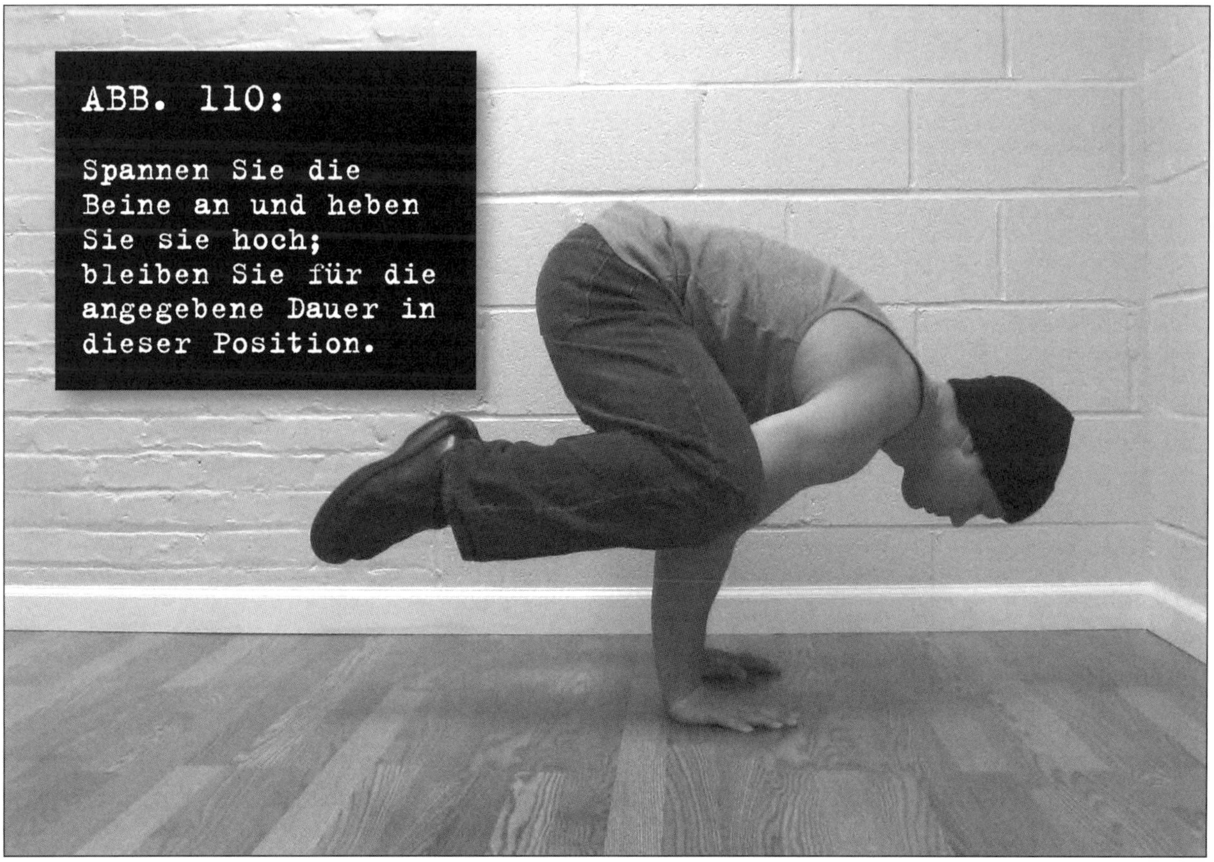

ABB. 110:

Spannen Sie die Beine an und heben Sie sie hoch; bleiben Sie für die angegebene Dauer in dieser Position.

SCHRITT 3 Handstand an der Wand

Durchführung

Gehen Sie zu einer massiven, glatten Wand. Legen Sie Ihre Hände 15 bis 25 cm vor der Wand mit schulterbreitem Abstand flach auf den Boden. Ihre Arme sollten fast oder ganz durchgestreckt sein. Beugen Sie die Knie und spannen Sie den ganzen Körper an. Bringen Sie Ihr stärkeres Knie in die Nähe des Ellbogens auf derselben Seite (Abb. 111). Stoßen Sie sich mit diesem Bein kräftig ab und schwingen Sie das andere Bein in die Luft. Beim Aufrichten verlässt der Fuß Ihres stärkeren Beins den Boden und folgt dem anderen Bein zur Wand. Halten Sie die Arme gestreckt. Beide Fersen sollten gleichzeitig an der Wand ankommen. Bei den ersten Malen nehmen Sie möglicherweise zu viel Schwung, sodass Rücken und Gesäß gegen die Wand klatschen, doch mit der Zeit lernen Sie, sanften Kontakt mit der Wand aufzunehmen. Jetzt sollten Ihre Arme gerade gestreckt und Ihr Körper aufrecht und leicht durchgebogen sein. Dies ist die Endposition (Abb. 112). Bleiben Sie die angegebene Zeit in dieser Haltung. Atmen Sie dabei normal.

Übungsanalyse

Beim Kopfstand an der Wand haben Sie sich daran gewöhnt, kopfüber zu stehen. Der Krähe verdanken Sie Kraft in Ihren Armen und Handgelenken, die es Ihnen ermöglicht, Ihr gesamtes Gewicht mit den Händen zu stützen. Beim Handstand an der Wand *(Wall handstand)* lernen Sie, die Beine zu einem perfekten Handstand an der Wand hochzuschwingen, was schwieriger ist als beim Kopfstand an der Wand, weil hier die Arme ganz durchgestreckt sind. Handstand an der Wand lehrt Sie diese besondere Technik und steigert außerdem die Kraft der Schultern.

Trainingsziele

- Anfänger: 30 Sekunden
- Fortgeschrittene: 1 Minute
- Könner: 2 Minuten

Perfektion

Wenn Sie das Hochschwingen der Beine in Schritt 1 geübt haben, sollte es Ihnen hier nicht allzu schwerfallen. Allerdings muss der Schwung jetzt stärker sein. Wenn Sie damit Probleme haben, starten Sie mit den Füßen von einer höheren Position aus, z. B. der Sitzfläche eines Stuhls.

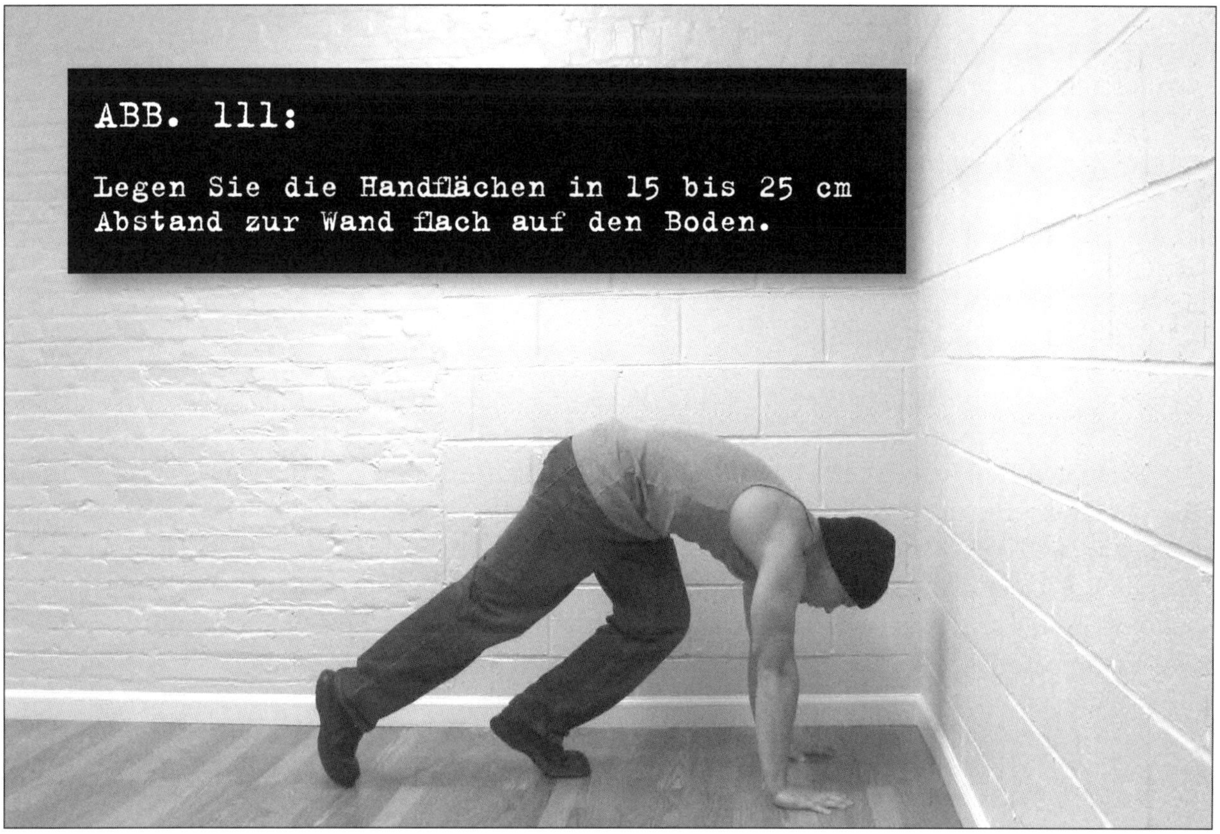

ABB. 111:

Legen Sie die Handflächen in 15 bis 25 cm Abstand zur Wand flach auf den Boden.

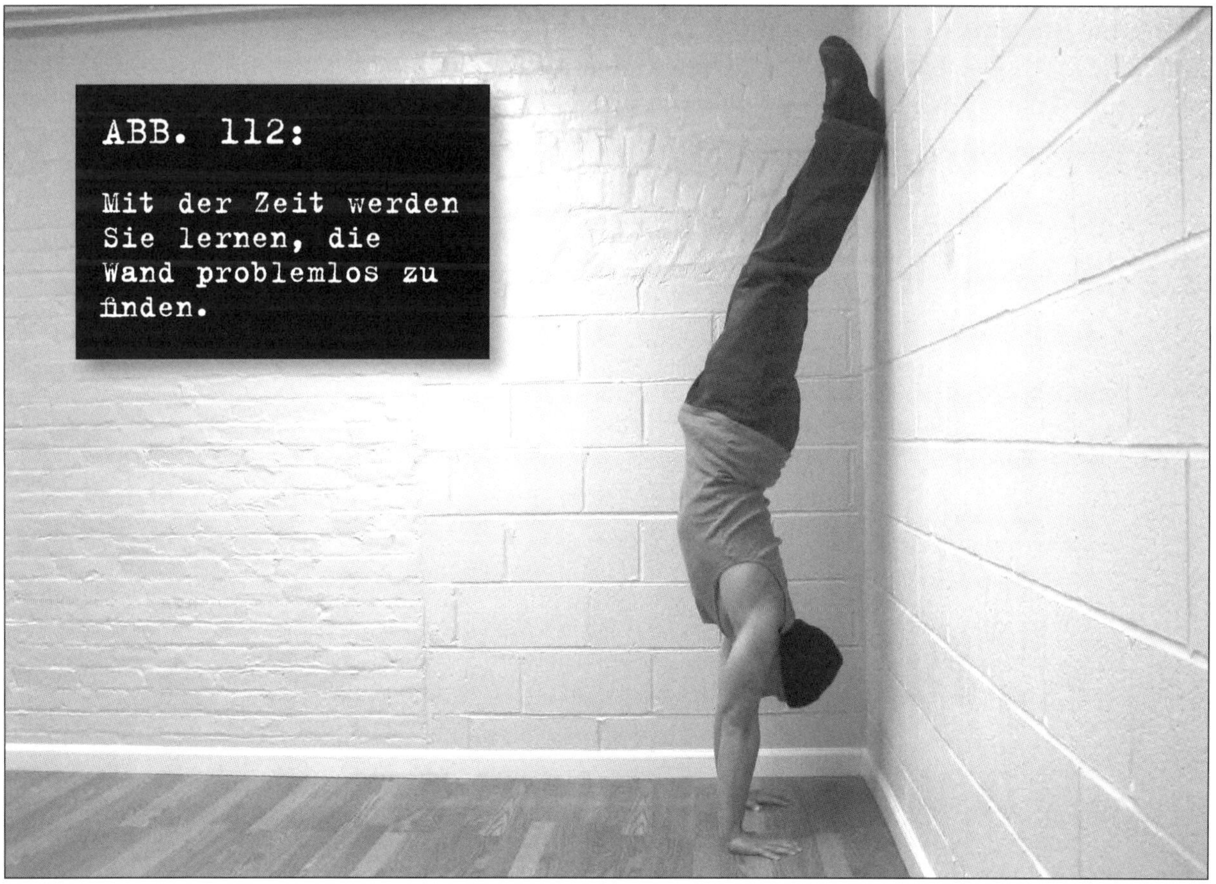

ABB. 112:

Mit der Zeit werden Sie lernen, die Wand problemlos zu finden.

Schritt 4

Halber Handstand-Liegestütz

Durchführung

Gehen Sie zu einer massiven, glatten Wand und legen Sie Ihre Handflächen in schulterbreitem Abstand 15 bis 25 cm vor der Wand auf den Boden. Mit möglichst gerade gestreckten Armen gehen Sie in den Handstand an der Wand (siehe Schritt 3). Dies ist die Startposition für den halben Handstand-Liegestütz (Abb. 113). Ihr Rumpf sollte nun angespannt, Ihre Arme gerade und Ihr Körper leicht durchgebogen sein, sodass Ihre Fersen leichten Kontakt zur Wand halten. Beugen Sie nun die Arme, bis Ihr Scheitel nur noch den halben Abstand zum Boden hat. Dies ist die Endposition (Abb. 140). Nach kurzer Pause stemmen Sie sich wieder zurück in die Startposition. Der Bewegungsradius dieser Übung beträgt nur ungefähr 15 cm. Verschätzen Sie sich nicht, indem Sie sich zu tief absenken. Atmen Sie während der Übung normal.

Übungsanalyse

Durch die statische Position beim Handstand an der Wand (siehe Schritt 3) sind Schultern, Arme und Rumpf stärker geworden. Der halbe Handstand-Liegestütz *(Half handstand push-up)* ist wesentlich intensiver. Er packt weitere Muskelmasse und Kraft auf den gesamten Schultergürtel und stärkt Ellbogen und Trizeps. Auch die oberen Brustmuskeln profitieren davon.

Trainingsziele

- Anfänger: 1 Satz à 5 Wdh.
- Fortgeschrittene: 2 Sätze à 10 Wdh.
- Könner: 2 Sätze à 20 Wdh.

Perfektion

Durch die vorangehenden Schritte lernten Sie, einen Handstand an der Wand auszuführen. Die halben Handstand-Liegestütze erfordern jedoch einen sehr kräftigen Oberkörper. Wenn Ihnen diese Übung noch zu anstrengend ist, schränken Sie einfach den Bewegungsradius ein. Beugen Sie Ihre Arme und Schultern nur sehr wenig, eventuell sogar lediglich um ein paar Millimeter. Vergrößern Sie den Bewegungsradius von Trainingseinheit zu Trainingseinheit, bis Ihr Kopf die halbe Strecke bis zum Boden zurücklegt.

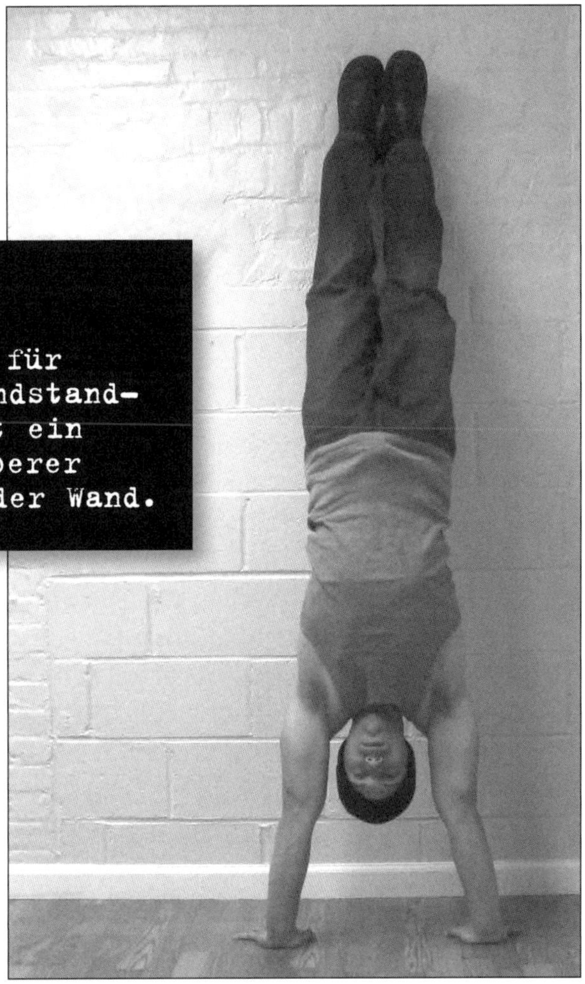

ABB. 113:

Startposition für den halben Handstand-Liegestütz ist ein technisch sauberer Handstand an der Wand.

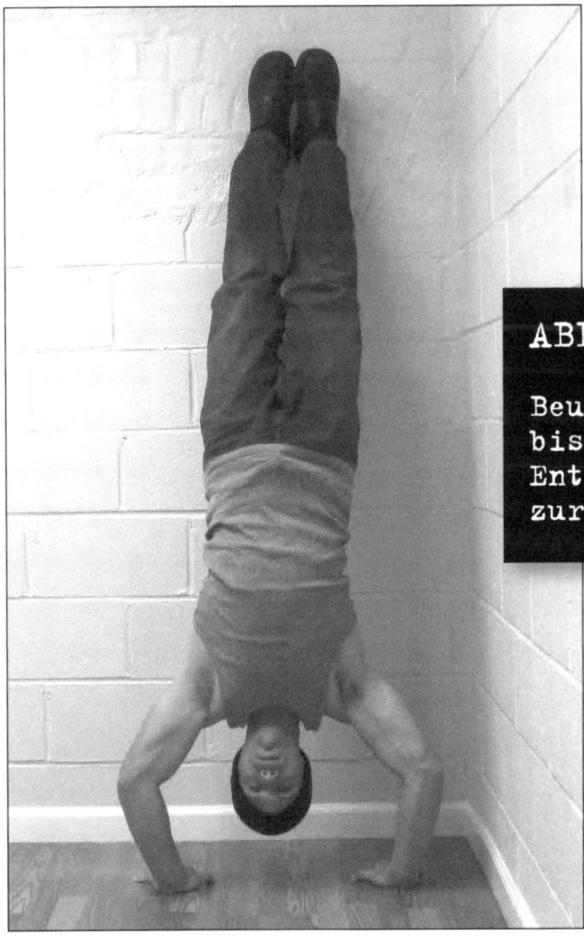

ABB. 114:

Beugen Sie die Ellbogen, bis Ihr Kopf die halbe Entfernung bis zum Fußboden zurückgelegt hat.

SCHRITT 5 Handstand-Liegestütz

Durchführung

Stellen Sie sich vor eine massive, glatte Wand und legen Sie Ihre Handflächen schulterbreit mit ungefähr 15 bis 25 cm Abstand zur Wand auf den Boden. Beugen Sie die Knie und schwingen Sie die Beine gegen die Wand, bis Sie im Handstand an ihr lehnen. Nachdem Sie die drei vorhergehenden Schritte durchgearbeitet haben, wird Ihnen das keinerlei Mühe bereiten. Wenn Sie dabei Ihre eigene Technik entwickelt haben, ist das völlig in Ordnung: Calisthenics ist nicht Kunstturnen, denn hier geht es um Muskelaufbau und nicht um eine Note für die Ausführung. Halten Sie mit den Fersen Kontakt zur Wand; der Körper ist leicht durchgebogen, die Arme sind durchgestreckt. Dies ist die Startposition (Abb. 150). Beugen Sie die Arme, bis Ihr Scheitel den Fußboden leicht berührt. Dies ist die Endposition (Abb. 116). Der Kontakt Ihres Kopfes zum Fußboden sollte der »Küss-das-Baby«-Technik entsprechen (siehe S. 53–54). Nach kurzer Pause stemmen Sie sich zurück in die Startposition. Alle Bewegungen haben kontrolliert zu erfolgen. Atmen Sie dabei so gleichmäßig wie möglich.

Übungsanalyse

Dies ist der vollständige Handstand-Liegestütz *(Handstand push-up)*, der Schultern, Trizeps, Ellbogen, Trapezmuskeln, Brustmuskeln und Hände – ja, im Grunde den gesamten Oberkörper trainiert und kräftigt. Viele Athleten meinen, er sollte frei stehend sein, also nicht an der Wand ausgeführt. Frei stehend stellt er allerdings nicht nur die Kraft, sondern auch das Gleichgewicht auf die Probe, und wer Gleichgewicht will, muss zuerst seine Kraft aufbauen.

Trainingsziele

- Anfänger: 1 Satz à 5 Wdh.
- Fortgeschrittene: 2 Sätze à 10 Wdh.
- Könner: 2 Sätze à 15 Wdh.

Perfektion

Die untere Position ist aufgrund der Hebelkraft die schwierigere. Wenn Sie keine fünf Wiederholungen schaffen, gehen Sie zuerst weniger tief hinunter. Sobald Sie kräftiger sind, senken Sie sich tiefer ab.

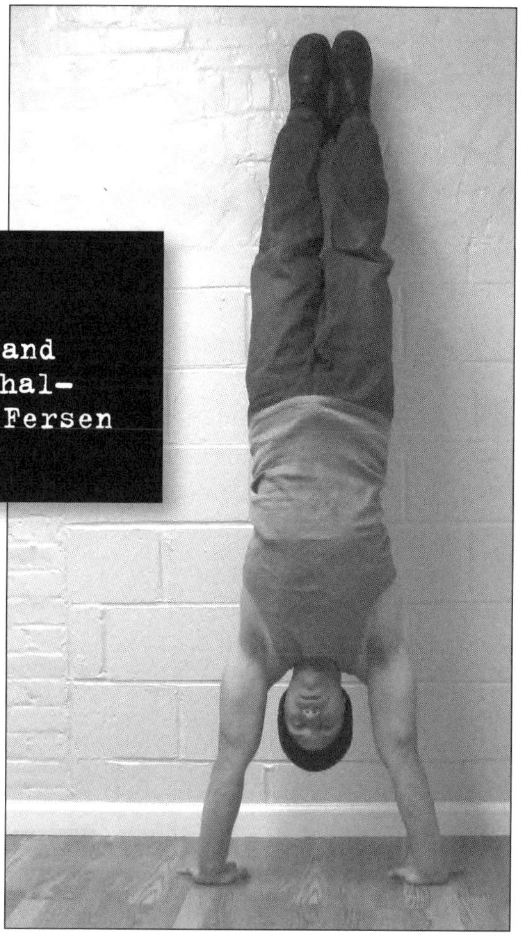

ABB. 115:

Sobald Sie die Wand gefunden haben, halten Sie mit den Fersen Kontakt zu ihr.

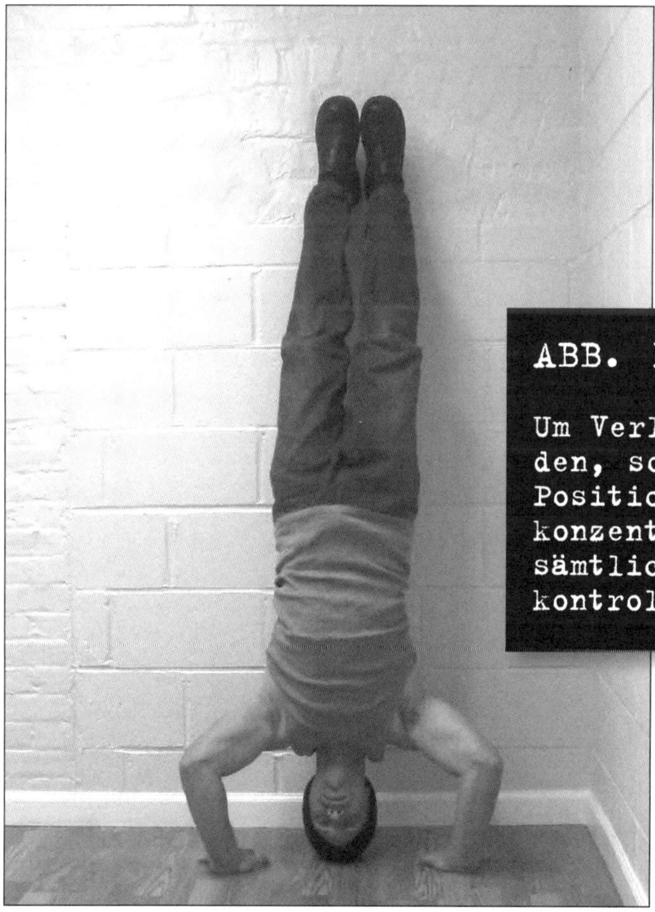

ABB. 116:

Um Verletzungen zu vermeiden, sollten Sie bei allen Positionen kopfüber voll konzentriert sein und sämtliche Bewegungen sehr kontrolliert ausführen.

Schritt 6 Enger Handstand-Liegestütz

Durchführung

Stellen Sie sich vor eine massive, glatte Wand und legen Sie die Hände in 15 bis 25 cm Abstand zur Wand auf den Boden. Ihre Hände und besonders die Zeigefinger sollten einander berühren. Gehen Sie nun in den Handstand, sodass Ihre Fersen die Wand berühren, Ihr Körper leicht durchgebogen ist und die Arme durchgestreckt sind. Dies ist die Startposition (Abb. 117). Beugen Sie nun die Arme, aber so, dass die Ellbogen nach vorne zeigen. Senken Sie sich ab, bis Ihr Kopf den Boden berührt (Abb. 118). Nach kurzer Pause stemmen Sie sich kontrolliert in die Startposition zurück.

Übungsanalyse

Der vollständige Handstand-Liegestütz ist eine ausgezeichnete Grundübung. Sie lernen dabei, Ihre kräftigsten Drückmuskeln kraftvoll und koordiniert einzusetzen. Doch wenn Sie auf den sehr fortgeschrittenen einarmigen Handstand hinarbeiten, brauchen Sie extrem kräftige Sehnen, besonders an Ellbogen, Unterarmen und Handgelenken. Der enge Handstand-Liegestütz *(Close handstand push-up)* baut diese Kraft in den Sehnen auf. Weil die Hände eng beieinanderstehen, kann der Schultergürtel weniger zu der Bewegung beitragen, sodass die Ellbogen mehr Arbeit leisten müssen und dadurch kräftiger werden.

Trainingsziele

- Anfänger: 1 Satz à 5 Wdh.
- Fortgeschrittene: 2 Sätze à 9 Wdh.
- Könner: 2 Sätze à 12 Wdh.

Perfektion

Wenn Sie nach dem Handstand-Liegestütz mit dem engen Handstand-Liegestütz weitermachen wollen, sollten Sie sich viel Zeit nehmen, damit sich die Sehnen daran gewöhnen, das ganze Körpergewicht zu tragen. Sobald Sie den Handstand-Liegestütz gemeistert haben, legen Sie Ihre Hände bei jeder Trainingseinheit etwas näher zueinander auf den Fußboden. Vielleicht hilft es Ihnen, am Boden Markierungen anzubringen. Wenn Ihre Hände anfangs ungefähr 45 cm Abstand zueinander haben, sollten Sie sich für diesen Übergang mindestens 18 Wochen Zeit lassen, bei Bedarf mehr.

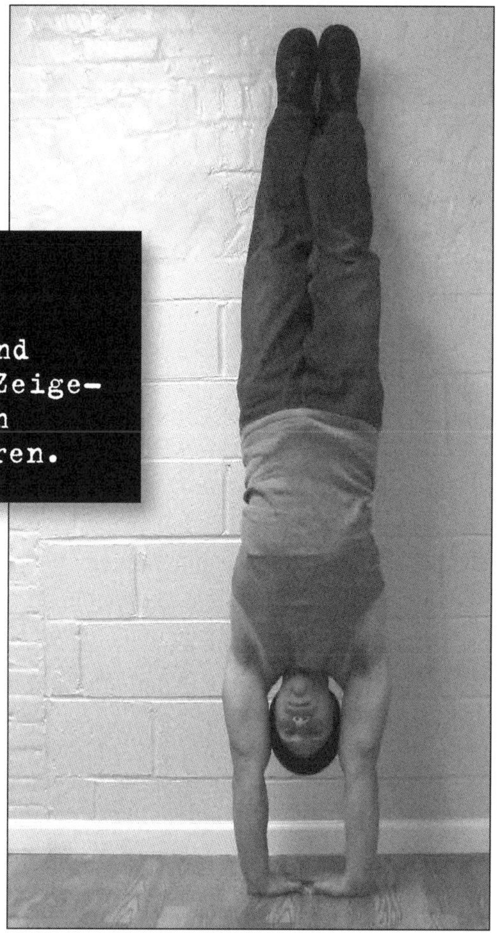

ABB. 117:

Ihre Hände – und besonders die Zeigefinger – sollten einander berühren.

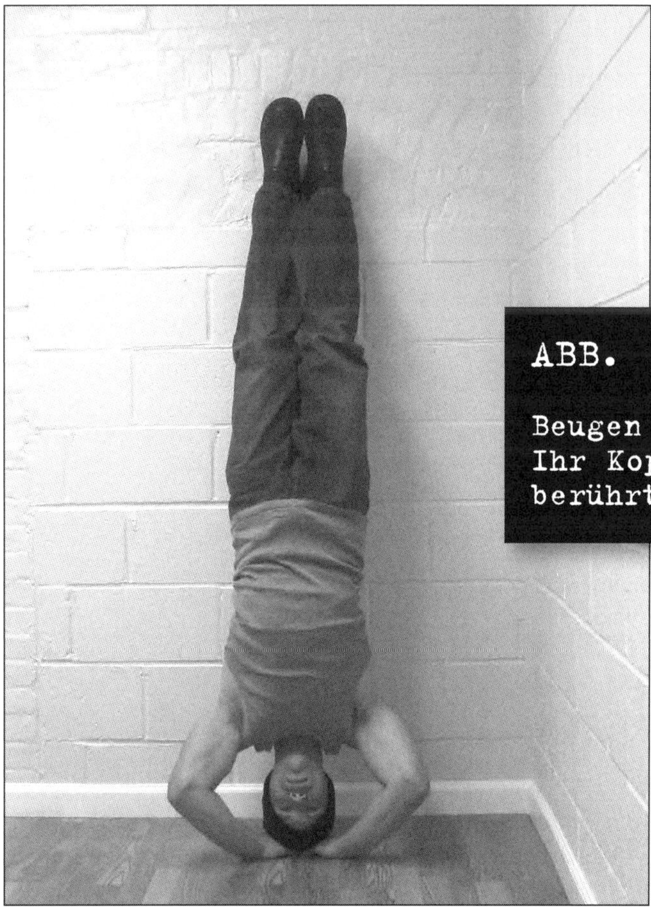

ABB. 118:

Beugen Sie die Arme, bis Ihr Kopf sanft den Boden berührt.

Schritt 7 Ungleicher Handstand-Liegestütz

Durchführung

Legen Sie einen Basketball vor eine Wand. Gehen Sie daneben in einen Handstand an der Wand, heben Sie eine Hand, um den Ball zu sich zu rollen und sich mit der Hand darauf abzustützen. Das hört sich einfach an, ist in Wirklichkeit aber sehr schwierig, weil Sie ganz kurz Ihr gesamtes Körpergewicht auf einen Arm stützen müssen. Sobald Ihre Handfläche auf dem Ball liegt, positionieren Sie ihn so, dass Ihre Hände eine Schulterbreite Abstand zueinander haben. Der auf dem Boden abgestürzte Arm sollte gerade durchgestreckt sein, der andere ist gebeugt. Verteilen Sie Ihr Gewicht auf beide Hände und atmen sie gleichmäßig. Trizeps, Bizeps und Schultern müssen jetzt vollen Einsatz zeigen, weil Sie sonst die Kontrolle über den Ball verlieren und umkippen. Dies ist die Startposition (Abb. 119). Beugen Sie die Arme, bis Ihr Kopf sanft den Boden berührt. Dies ist die Endposition (Abb. 120). Nach einer Pause drücken Sie sich wieder hoch.

Übungsanalyse

Damit Sie sich hochstemmen können, muss der Ball stabilisiert sein; wenn er nicht mittels Muskelkraft kontrolliert wird, flutscht er davon. Der ungleiche Handstand-Liegestütz *(Uneven handstand push-up)* funktioniert nur, wenn Sie über eine enorme Kraft in Armen und Schultern sowie in der Rotatorenmanschette verfügen. Wer diese Übung meistert, hat Schultern wie ein Gorilla und superstarke Gelenke.

Trainingsziele

- Anfänger: 1 Satz à 5 Wdh. (beide Seiten)
- Fortgeschrittene: 2 Sätze à 8 Wdh. (beide Seiten)
- Könner: 2 Sätze à 10 Wdh. (beide Seiten)

Perfektion

Der Einsatz des Balls erfordert einen Höchstmaß an Kraft und Balance sowie sehr schnelle Reflexe. Deshalb rate ich allen Athleten, anstatt mit einem Ball lieber mit einem stabilen Objekt zu beginnen. Sie können z. B. einen Ziegelstein nehmen oder aber ein Buch, und dann mit der Zeit anstelle des einzelnen Objekts einen kleinen Stapel verwenden. Wenn dieser Stapel so hoch wie ein Ball ist, gehen Sie zum Ball über. Sicherheit hat stets Vorrang!

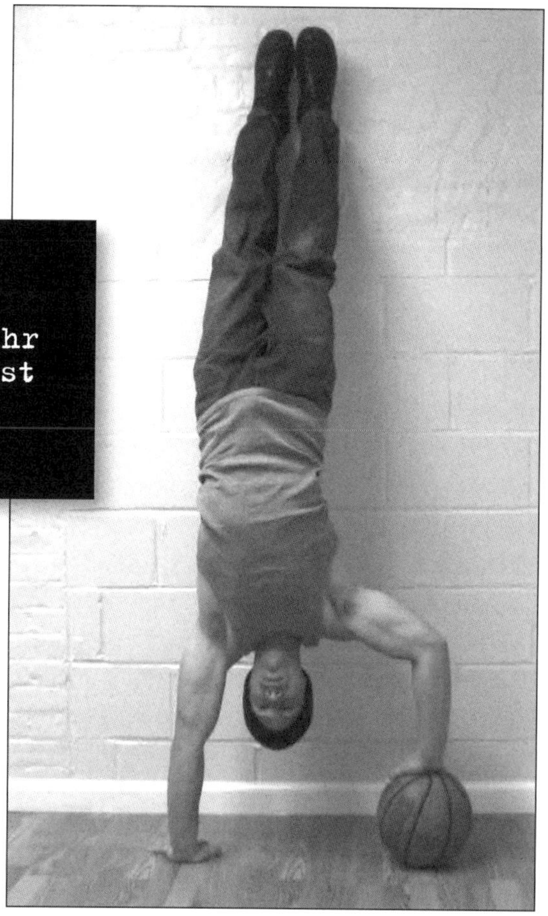

ABB. 119:

Verteilen Sie Ihr Gewicht möglichst gleichmäßig auf beide Hände.

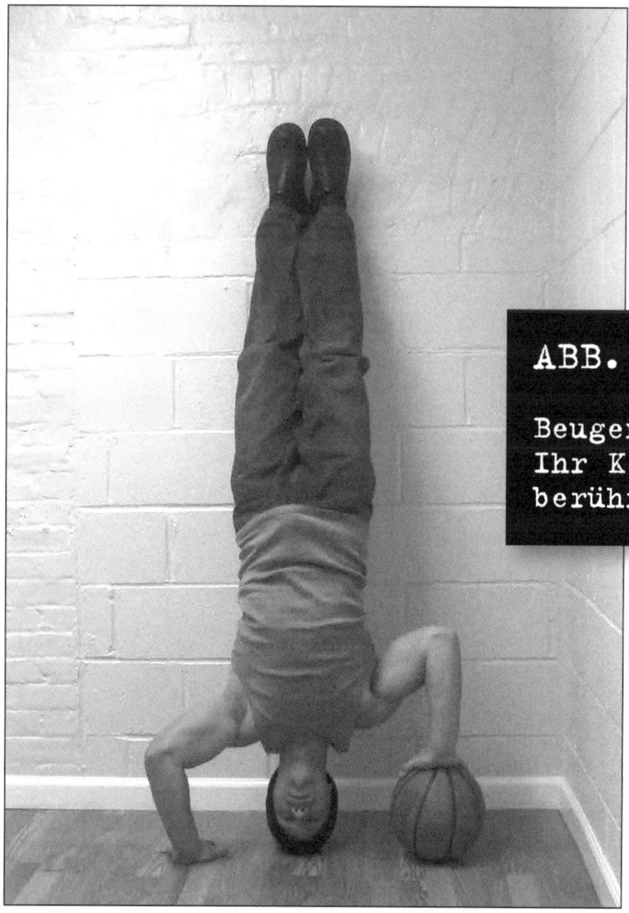

ABB. 120:

Beugen Sie die Arme, bis Ihr Kopf sanft den Boden berührt.

SCHRITT 8

Halber einarmiger Handstand-Liegestütz

Durchführung

Gehen Sie in einen Handstand an der Wand. Ihr Körper sollte dabei leicht durchgebogen sein, und Ihre Fersen sollten Kontakt zur Wand haben. Der Abstand zwischen Ihren Händen und der Wand sollte 15 bis 20 cm betragen, der zwischen den Händen eine Schulterbreite. Strecken Sie die Arme durch. Verlagern Sie nun Ihr Gewicht auf eine Handfläche, indem Sie die andere Handfläche allmählich entlasten. Lassen Sie sich für diesen Übergang mehrere Sekunden Zeit. Heben Sie die entlastete Hand vom Boden und strecken Sie den Arm als Gleichgewichtshilfe aus. Nun stehen Sie auf einem durchgestreckten Arm. Dies ist die Startposition (Abb. 121). Beugen Sie den Ellbogen des stützenden Arms, bis Ihr Kopf die halbe Strecke zum Fußboden zurückgelegt hat. Dies ist die Endposition (Abb. 122). Nach kurzer Pause drücken Sie sich wieder hoch.

Übungsanalyse

In dieser Serie ist dies die erste Übung, bei der Sie Ihr gesamtes Körpergewicht mit nur einem Arm hochdrücken. Das erfordert nicht nur gewaltige Kraft in Schultern und Armen, sondern auch extrem kräftige Gelenke, absolute Körperkontrolle, eine ausgezeichnete Balance und Erfahrung mit Drücktechniken kopfüber. Damit Ihnen der halbe einarmige Handstand-Liegestütz *(Half one-arm handstand push-up)* auch wirklich guttut, müssen Sie sehr viel Zeit mit den vorangehenden Übungen verbracht haben – mindestens sechs Monate, vielleicht auch länger. Wagen Sie sich vorher bitte nicht an diese Übung, weil Sie sonst große Gefahr laufen, sich zu verletzen.

Trainingsziele

- Anfänger: 1 Satz à 4 Wdh. (beide Seiten)
- Fortgeschrittene: 2 Sätze à 6 (beide Seiten)
- Könner: 2 Sätze à 8 (beide Seiten)

Perfektion

Dies ist eine sehr harte Übung, die Sie nur meistern können, indem Sie Ihren Bewegungsradius allmählich vergrößern. Verlagern Sie das Gewicht auf die Handfläche anstatt auf die Finger; das hilft, die stemmenden Muskeln korrekt zu aktivieren.

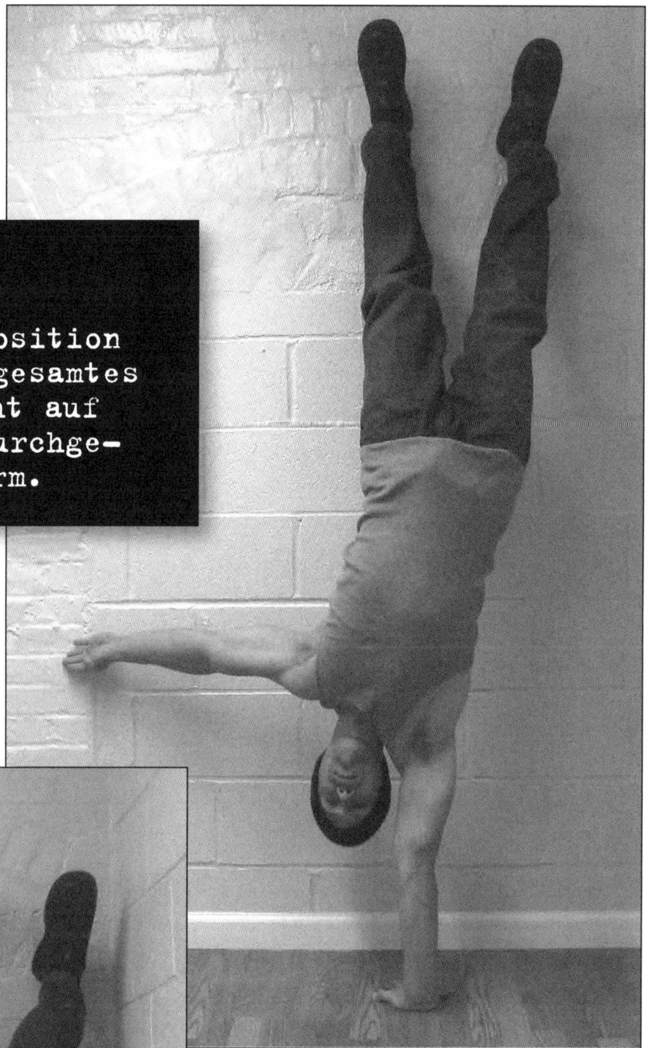

ABB. 121:

In dieser Position lastet Ihr gesamtes Körpergewicht auf dem einen durchgestreckten Arm.

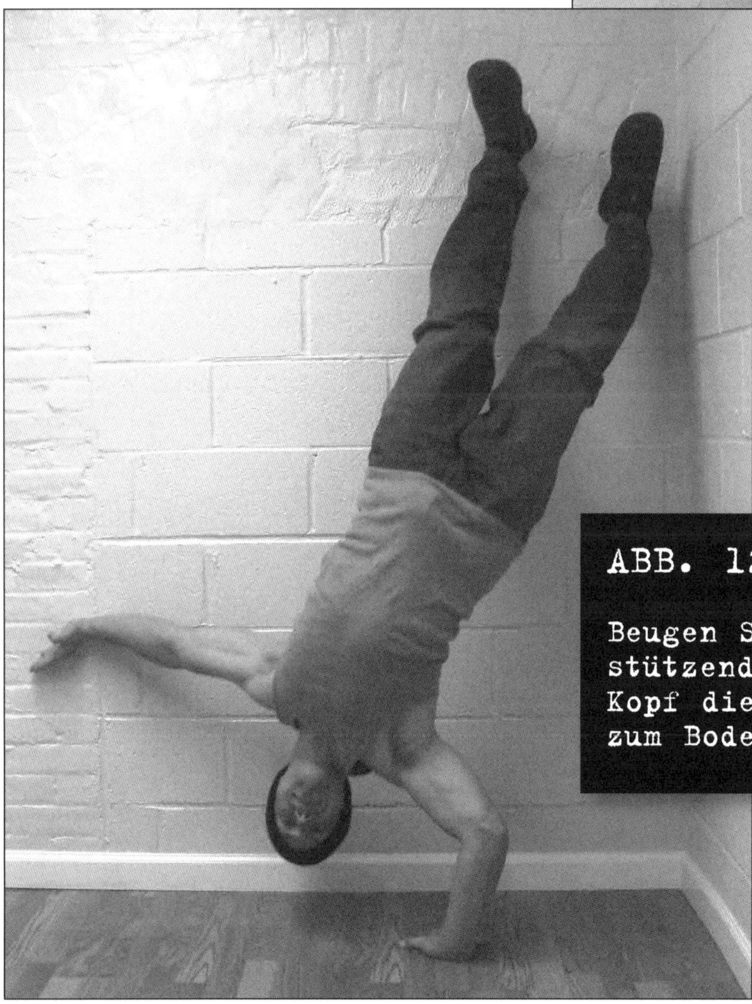

ABB. 122:

Beugen Sie den Ellbogen des stützenden Arms, bis Ihr Kopf die halbe Strecke bis zum Boden zurückgelegt hat.

SCHRITT 9

Hebel-Handstand-Liegestütz

Durchführung

Gehen Sie in den Handstand an der Wand. Ihre Arme sollten schulterbreit auseinander sein und Ihre Finger 15 bis 25 cm Abstand zur Wand haben, die Sie nur mit den Fersen berühren. Ihr Körper ist leicht durchgebogen. Wie bei Schritt 8 verlagern Sie den Großteil Ihres Gewichts – ungefähr 90 % – auf eine Hand. Drehen Sie nun Ihre andere Hand so um, dass der Handrücken auf dem Boden liegt und die Finger von Ihnen weg zeigen. Strecken Sie diesen Arm gerade von sich, ohne dass er den Kontakt zum Fußboden verliert. Auf den Fingern sollte immer noch ein wenig Druck lasten. Dies ist die Startposition (Abb. 123). Während Sie den Arm mit der umgedrehten Hand ausgestreckt lassen, beugen Sie Schultern und Ellbogen der anderen Seite kontrolliert. Auf gar keinen Fall dürfen Sie sich einfach fallen lassen, weil Sie sich dadurch am Kopf und eventuell auch am Nacken verletzen könnten. Senken Sie sich ab, bis Ihr Kopf sanft den Boden berührt. Dies ist die Endposition (Abb. 124). Drücken Sie sich zurück in die Startposition, indem Sie sich gleichzeitig mit der Handfläche und dem Handrücken hochdrücken.

Übungsanalyse

Der Hebel-Handstand-Liegestütz *(Lever handstand push-up)* macht nahtlos dort weiter, wo der halbe einarmige Handstand-Liegestütz aufgehört hat. Der vorangehende Schritt hat Sie darauf vorbereitet, die obere Hälfte der Bewegung zu bewältigen, der Hebel-Handstand-Liegestütz hilft Ihnen, die schwierigere untere Hälfte zu meistern. Die umgedrehte Hand kann nur wenig Last übernehmen, sodass Sie gerade genug Unterstützung haben, um die untere Hälfte der Bewegung, die Ihre Muskeln wesentlich stärken wird, zu bewältigen.

Trainingsziele

- Anfänger: 1 Satz à 3Wdh. (beide Seiten)
- Fortgeschrittene: 2 Sätze à 4 Wdh. (beide Seiten)
- Könner: 2 Sätze à 6 Wdh. (beide Seiten)

Perfektion

Indem Sie den Arm mit der umgedrehten Hand beugen und näher an den Körper heranholen, setzen Sie eine stärkere Hebelkraft ein. Strecken Sie in dem Maß, wie Sie allmählich kräftiger werden, den Arm immer weiter von sich weg.

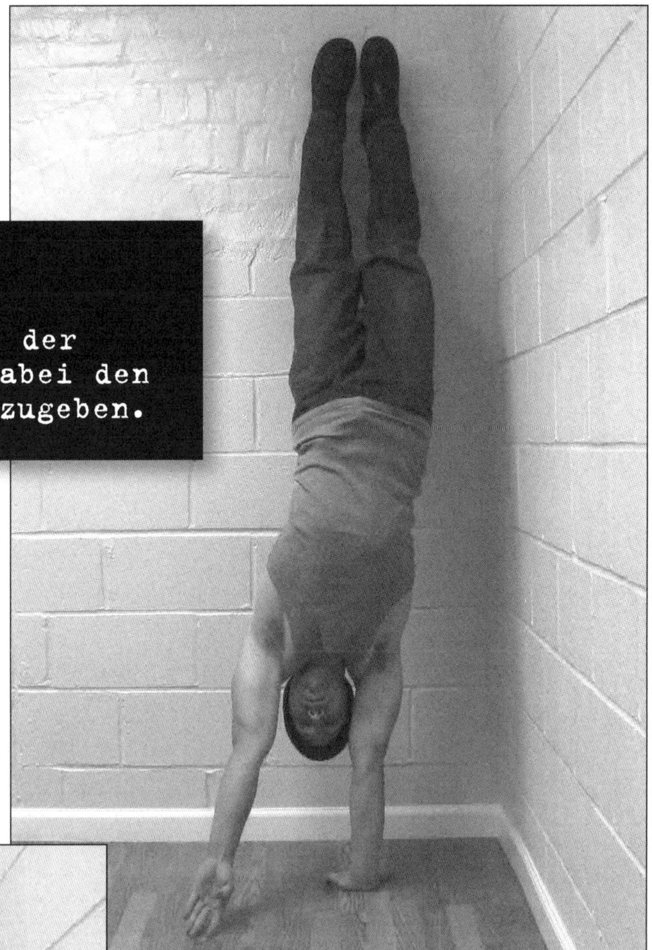

ABB. 123:

Strecken Sie den Arm mit der umgedrehten Hand, ohne dabei den Kontakt zum Fußboden aufzugeben.

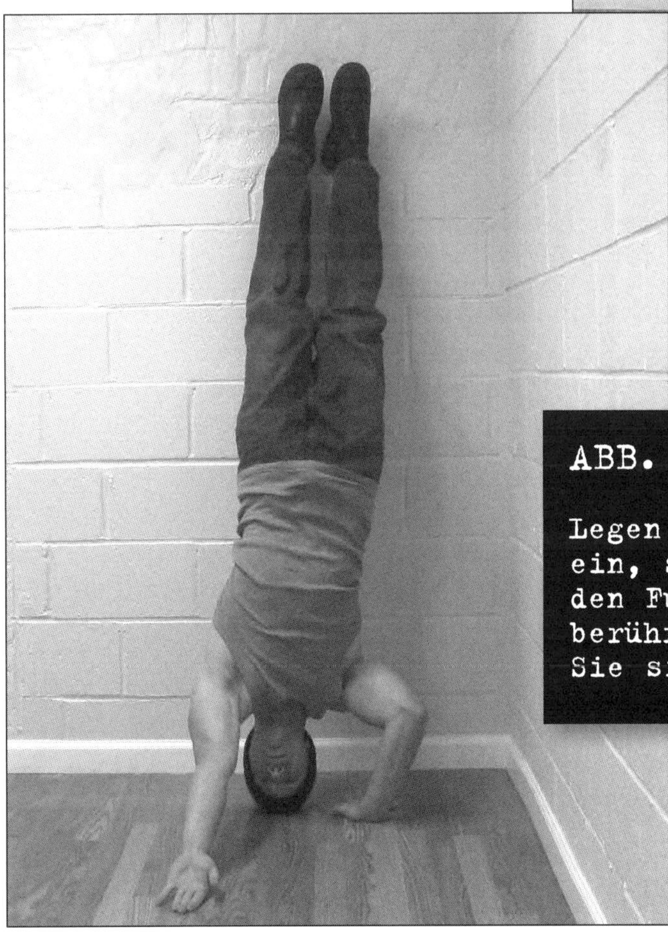

ABB. 124:

Legen Sie eine Pause ein, sobald Ihr Kopf den Fußboden sanft berührt. Dann drücken Sie sich wieder hoch.

THE MASTER STEP

Einarmiger Handstand-Liegestütz

Durchführung

Gehen Sie in einen Handstand an der Wand und lehnen Sie sich zu einer Seite, bis Sie Ihr Körpergewicht mit einem Arm stützen, wie bei dem halben einarmigen Handstand-Liegestütz (Schritt 8). Ihr Körper ist nun leicht durchgebogen, Ihre Fersen berühren die Wand. Dies ist die Startposition (Abb. 125). Beugen Sie den Ellbogen des stützenden Arms, bis Ihr Kopf sanft den Fußboden berührt. Halten Sie den nicht stützenden Arm so, dass Sie ihn notfalls als zusätzliche Stütze einsetzen können. Dies ist die Endposition (Abb. 126). Das Zurückdrücken in die Startposition kann ein wenig Schnellkraft erfordern, und Sie dürfen auch mit den Beinen Schwung holen. Beugen Sie die Knie, ohne dass Ihre Füße den Kontakt zur Wand verlieren, und strecken Sie sie schnell wieder durch, um mehr Schwung zu bekommen.

Übungsanalyse

Der einarmige Handstand-Liegestütz *(One-arm handstand push-up)* ist die ultimative Kraftübung für Schultern und Arme. Vergessen Sie Bankdrücken, denn das beschert Ihnen nur Verletzungen. Arbeiten Sie sich sorgfältig durch die Handstand-Liegestütz-Serie, bis Sie reif für diesen Schritt zur Meisterschaft sind. In puncto Gewicht entspricht die Übung für einen 90 kg schweren Mann dem einarmigen Drücken von 90 kg – was 180 kg Gewicht an einer Langhantel gleichkäme. Wie viele Männer kennen Sie, die ein derartiges Gewicht zur Hochstrecke bringen können? Durch Calisthenics bauen Sie diese Kraft auf, ohne Ihre Schultern zu lädieren!

Trainingsziele

- Anfänger: 1 Satz à 1 Wdh. (beide Seiten)
- Fortgeschrittene: 2 Sätze à 2 Wdh. (beide Seiten)
- Elite: 1 Satz à 5 Wdh. (beide Seiten)

Perfektion

Sie erarbeiten sich diese Übung, indem Sie die Absenktiefe nach und nach steigern. Der einzige Weg, sie tatsächlich zu meistern, führt über jahrelanges Training; dieses kann drei Jahre oder sogar länger dauern. Aber Sie wollten ja sowieso drei Jahre älter werden, oder? Und es schadet sicherlich nicht, in diesen drei Jahren superstark geworden zu sein!

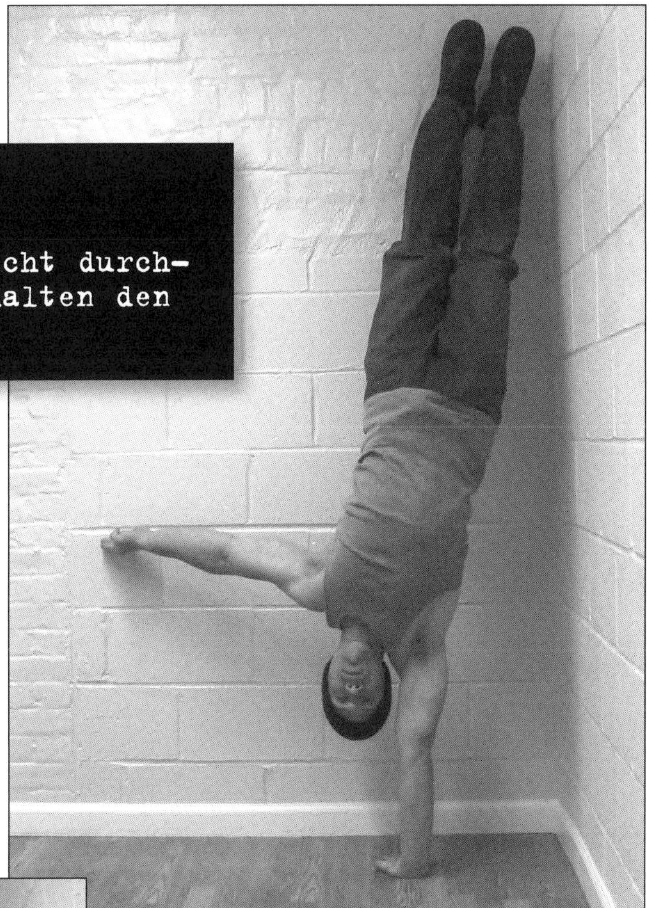

ABB. 125:

Ihr Körper bleibt leicht durchgebogen, die Fersen halten den Kontakt zur Wand.

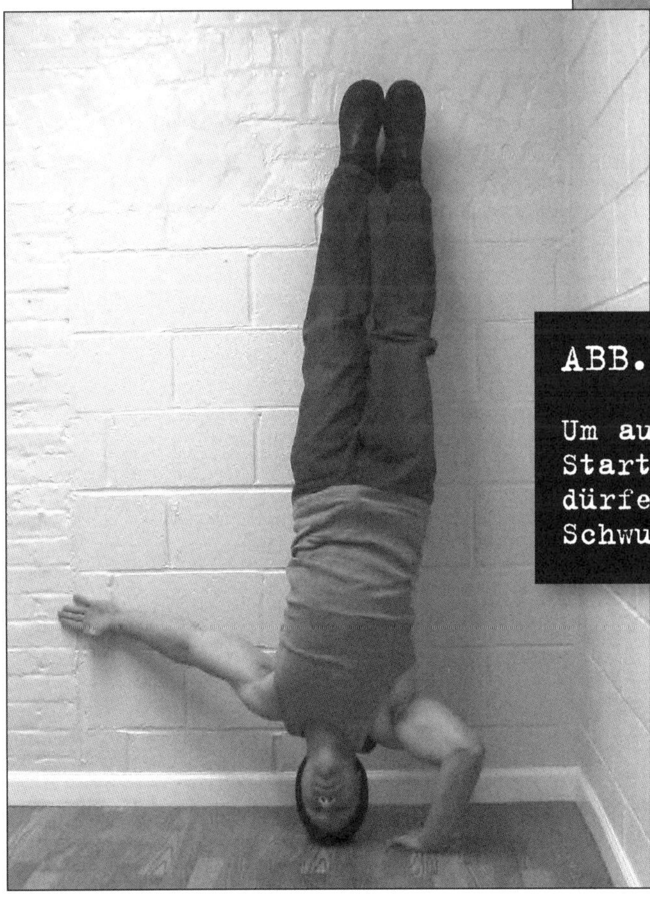

ABB. 126:

Um aus der Endposition in die Startposition zurückzukehren, dürfen Sie mit den Beinen Schwung holen.

Progression Handstand-Liegestütz

Schritt 1	Kopfstand an der Wand Seiten 240–241	Bis zu 2 Minuten Dann Schritt 2
Schritt 2	Die Krähe Seiten 242–243	Bis zu 1 Minute Dann Schritt 3
Schritt 3	Handstand an der Wand Seiten 244–245	Bis zu 2 Minuten Dann Schritt 4
Schritt 4	Halber Handstand-Liegestütz Seiten 246–247	Bis zu 2 Sätze à 20 Wdh. Dann Schritt 5
Schritt 5	Handstand-Liegestütz Seiten 248–249	Bis zu 2 Sätze à 15 Wdh. Dann Schritt 6

Progression Handstand-Liegestütz

Schritt 6	Enger Handstand-Liegestütz Seiten 250–252	Bis zu 2 Sätze à 12 Wdh. Dann Schritt 7
Schritt 7	Ungleicher Handstand-Liegestütz Seiten 252–253	Bis zu 2 Sätze à 10 Wdh. Dann Schritt 8
Schritt 8	Halber einarmiger Handstand-Liegestütz Seiten 254–255	Bis zu 2 Sätze à 8 Wdh. Dann Schritt 9
Schritt 9	Hebel-Handstand-Liegestütz Seiten 256–257	Bis zu 2 Sätze à 6 Wdh. Dann Schritt 10
Schritt 10 Meisterschaft	Einarmiger Handstand-Liegestütz Seiten 258–259	Ultimative Kraft 2 Sätze à 5 Wdh.

Noch ein paar Schritte weiter

Obwohl es sich bei Handstand-Liegestützen um eine sehr alte Übung handelt, stellt sie ein optimiertes Trainingssystem für die drückende Muskulatur von Schultern und Oberkörper dar. Aus diesem Grund rate ich dringend, mit dieser Übung erst dann zu beginnen, wenn Schultern, Brust und Ellbogen mindestens so stark sind, dass die ungleichen Liegestütze (siehe S. 68–69) mühelos bewältigt werden. Sobald Sie in der Lage sind, den zehnten Schritt dieser Serie, den einarmigen Handstand-Liegestütz wenigstens ein paar Male zu wiederholen, haben Ihre Schultern und Trizepse ihr Maximum an Stärke erreicht. Sie besitzen nun eine wirklich beeindruckende Kraft und haben Ihre Muskeln so weit aufgebaut, wie es Ihre Konstitution überhaupt ermöglicht.

Aus diesem Grund lässt sich Ihr Krafttraining von nun an nicht mehr bemerkenswert steigern. Sie benötigen keine weiteren kraftaufbauenden Übungen. Wenn Sie jedoch die einarmigen Übungen gemeistert haben und weitere Fertigkeiten an sich entdecken wollen, schlage ich vor, dass Sie an Ihrer Körperkoordination arbeiten. Erlernen Sie die Kunst des »freien« Balancierens auf den Händen, fern von der stützenden Wand.

Wenn Ihnen die Krähe (Schritt 2 dieser Serie) keinerlei Schwierigkeiten mehr bereitet, wird ihnen das »freie« Balancieren auf den Händen eher leichtfallen. Verlagern Sie einfach aus der Krähenposition (Abb. 110) das Körpergewicht allmählich nach vorne und strecken Sie langsam die Beine in die Luft. Strecken Sie nun die Beine gerade durch, und Sie sind im Handstand angelangt! Die Kraft dazu besitzen Sie, wenn Sie mindestens Schritt 4 dieser Serie meistern; allerdings ist das Ausbalancieren des eigenen Körpergewichts ohne stützende Hilfe zunächst etwas gewöhnungsbedürftig. Aber es gelingt, sobald Sie den nach vorne durchgebogenen Körper mit dem nach unten gerichteten Druck auf die Finger in Einklang bringen; der durchgebogene Körper neigt nämlich dazu, nach vorne zu kippen, während der Druck auf die Finger bestimmt, wie weit der Schwerpunkt nach hinten gerichtet ist. Zuerst werden diese beiden Elemente gegeneinanderarbeiten, und Sie müssen dem entgegenwirken, indem Sie auf den Händen laufen. Sobald es Ihnen jedoch gelingt, diese gegenteilig wirkenden Kräfte zu harmonisieren, können Sie längere Zeit auf den Händen stehen.

Es wird nicht lange dauern, und Sie beherrschen den Handstand-Liegestütz auch ohne Wand – und bieten dadurch einen eindrucksvollen Anblick. Wenn Sie es gerne wieder etwas schwieriger hätten, trainieren Sie die Übung auf einem Barren oder parallel angeordneten Griffen (siehe Foto rechts), sodass Sie sich tiefer absenken können. Oder Sie arbeiten auf den einseitigen freien Handstand und den einseitigen freien Handstand-Liegestütz hin, indem Sie sich auf ungleich hohen Objekten abstützen (z. B. auf Stühlen oder Treppen).

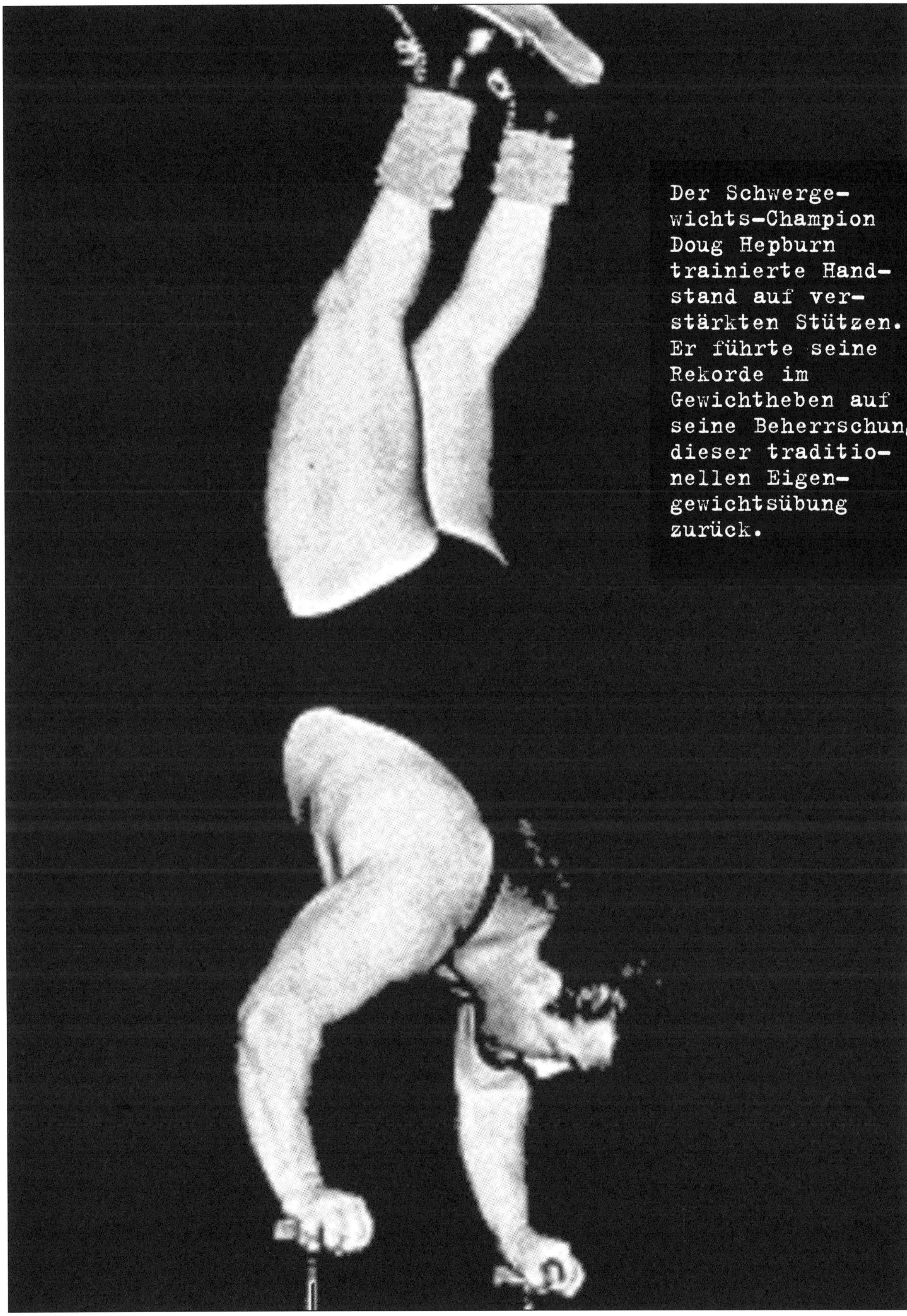

Der Schwergewichts-Champion Doug Hepburn trainierte Handstand auf verstärkten Stützen. Er führte seine Rekorde im Gewichtheben auf seine Beherrschung dieser traditionellen Eigengewichtsübung zurück.

Varianten

Weil die Schultern normalerweise funktionieren, indem sie senkrecht gegen die Schwerkraft stemmen, gibt es für sie nur verhältnismäßig wenig Eigengewichtsübungen. Natürlich können Sie für das Schultertraining Gewichte verwenden. Aber wenn Sie Ihre Schultern wirklich hart trainieren wollen und keine Gewichte besitzen, müssen Sie auf Kopfüber-Übungen zurückgreifen und Ihr Körpergewicht hochdrücken. Zum Glück wird der Mangel an Calisthenics-Schulterübungen dadurch aufgewogen, dass die vorhandenen Übungen nicht nur besonders effektiv, sondern überdies für die Schultern auch noch gesund sind.

Marion-Liegestütz (Marion push-up)

Marion-Liegestütze sind eine intensive, progressive Variante der negativen Liegestützen, die ich in der Strafanstalt Marion erlernte. Negative Liegestütze sind einfach nur Liegestütze, bei denen man die Füße höher ablegt. Positioniert man sie hoch genug, dann fördern die Liegestütze nicht mehr so sehr die Brust-, sondern vermehrt die vordere Schultermuskulatur. In Marion war dies eine sehr beliebte Zellenübung, die als Vorstufe zu den Handstand-Liegestützen diente. Tradition war es dort, mit 50 Liegestützen zu beginnen, dann die Füße auf dem Klo abzustützen – das etwas höher als die Pritsche ist – und in dieser Position weitere 30 Liegestütze zu machen. Anschließend 20 Liegestütze, bei denen die Füße auf dem Waschbecken abgelegt wurden, und danach noch zehn Liegestütze mit den Füßen an der Wand oberhalb des Beckens. Die Schuhe hinterließen an der Wand Schmutz, der als Markierung diente, und die Athleten hinter Gitter strebten danach, die Füße bei jeder Trainingseinheit gegen eine etwas höhere Stelle der Wand zu stemmen, bis schließlich so etwas wie eine Handstandposition an der Wand erreicht war, in der sie dann zehn weitere Liegestütze absolvierten. Marion-Liegestütze sind ein interessanter Weg zu negativen Übungen, meiner Erfahrung nach funktionieren sie aber nicht so gut wie die Kombination normaler Liegestütze mit Handstand-Liegestützen in einem Zehn-Schritte-Programm.

Isometrisches Drücken (Isometric press)

Stellen Sie sich gerade hin, heben Sie die Ellbogen auf Schulterhöhe und drücken Sie sie nach hinten, um die Brust zu dehnen. Drücken Sie sie so weit nach hinten, wie Sie können, und so, als wollten Sie mit den Schulterblättern eine Nuss knacken. Spannen Sie nun sämtliche Muskeln Ihrer Arme und Ihres Rumpfes ganz fest an. Atmen Sie aus, während Sie die Ellbogen nach hinten drücken und dabei die Fäuste ballen, halten Sie die Stellung zwei Sekunden lang und atmen Sie bei der umgekehrten Bewegung aus. Obwohl diese Übung eine abgespreizte Ellbogenhaltung erfordert, ist sie ungefährlich, da keine Zusatzgewichte ins Spiel kommen. Natürlich ist es schwer, bei einer derartigen Übung Fortschritte festzustellen; dennoch ist sie progressiv, denn wenn Ihre Schultermuskeln und deren Antagonisten mit der Zeit stärker werden, können sich die Gegenspieler mit immer mehr Kraft zusammenziehen. Das gilt übrigens für alle isometrischen Übungen. Isometrisches Drücken sollte nicht den Kern Ihres Deltamuskeltrainings bilden, doch es fördert diese Muskeln und tut der Rotatorenmanschette gut. Langsam und mit vielen Wiederholungen ausgeführt, heizt es den Muskeln ordentlich ein!

Windmühle (Windmill)

Diese Aufwärmübung hat so gut wie jeder schon einmal ausprobiert. Strecken Sie die Arme einfach seitlich aus und lassen Sie sie kreisen. Die Übung ist dynamisch und erfordert mehr Beweglichkeit, als die meisten denken. Fuchteln Sie also nicht wild mit den Armen herum, denn Sie könnten kalte Muskeln zerren. Beginnen Sie stattdessen mit kleinen Kreisen (nicht größer als ein Frisbee), und wenn Sie merken, dass sich die Schultern lockern, vergrößern Sie die Kreise, bis Sie schließlich Ihren maximalen Bewegungsradius erreicht haben. Ein Satz von 50 Wiederholungen (d.h. 50 Kreise) wärmt selbst den verspanntesten Oberkörper auf, aber vergessen Sie nicht, ebenso viele Wiederholungen in die andere Richtung zu machen. Eine etwas härtere Variante ist die gegenläufige Windmühle, bei denen ein Arm in die eine Richtung kreist und der zweite in die andere.

Auf Händen gehen (Hand walking)

Wenn Sie mit dem freien Handstand gut zurechtkommen, werden Sie versuchen wollen, kontrolliert auf den Händen zu gehen. Vorausgesetzt, Sie haben durch den Handstand die Kraft dafür aufgebaut, wird die einzige Schwierigkeit darin liegen, sich sozusagen neu zu orientieren. Sobald auch das klappt, werden Sie feststellen, dass es nicht sehr anstrengend ist, auf den Händen zu gehen, und deshalb auch nicht viel Kraft aufgebaut wird. Versuchen Sie deshalb die verschärfte Version: Gehen Sie auf den Händen ein paar Stufen hinunter; sobald Sie das meistern, gehen Sie treppauf. Das gibt wirklich Kraft!

Tiger Bend

Diese klassischen Oberkörperübung war bei den Kraftmenschen vergangener Zeiten beliebt, weil man dabei sowohl Balance und Körperkoordination als auch enorme Stärke zur Schau stellen konnte. Gehen Sie in den freien Handstand, senken Sie sich sodann so ab, dass Sie sich auf die gesamten Unterseiten der Unterarme aufstützen, und bleiben Sie einen Moment in dieser Position. Dabei sehen Ihre Unterarme wie die mächtigen Vordertatzen einer großen Raubkatze aus (siehe Foto Seite 266) – daher der Name. Wenn Sie dafür stark genug sind, schwingen Sie anschließend die Beine wieder hoch in die Luft und kehren in die normale Handstandposition zurück. Allerdings erfordert dieser zweite Teil der Übung enorme Kraft. Tiger Bends stellen ein anspruchsvolles Training für den Schultergürtel dar, wirken sich aber in erster Linie auf Trizeps, Ellbogen und die äußere Unterarmmuskulatur aus. Meister dieser Übung besitzen Ellbogen, die so stark wie Titanachsen sind.

In heutigen Fitnessclubs bekommt man Derartiges nicht mehr zu sehen, aber die alten Meister der Eigengewichtsübungen waren mit megaschweren Übungen wie dem Tiger Bend wohlvertraut. Hier wird er von Sig Klein vorgeführt, ein berühmter Kraftmensch der 1920er-Jahre. Er besaß so viel Kraft in den Armen, dass er einen durchschnittlich schweren Mann mit einem Arm über seinen Kopf stemmen und mit dem anderen Arm ein Gewicht von 45 kg drücken konnte – und das bei einem Körpergewicht von knapp 70 kg!

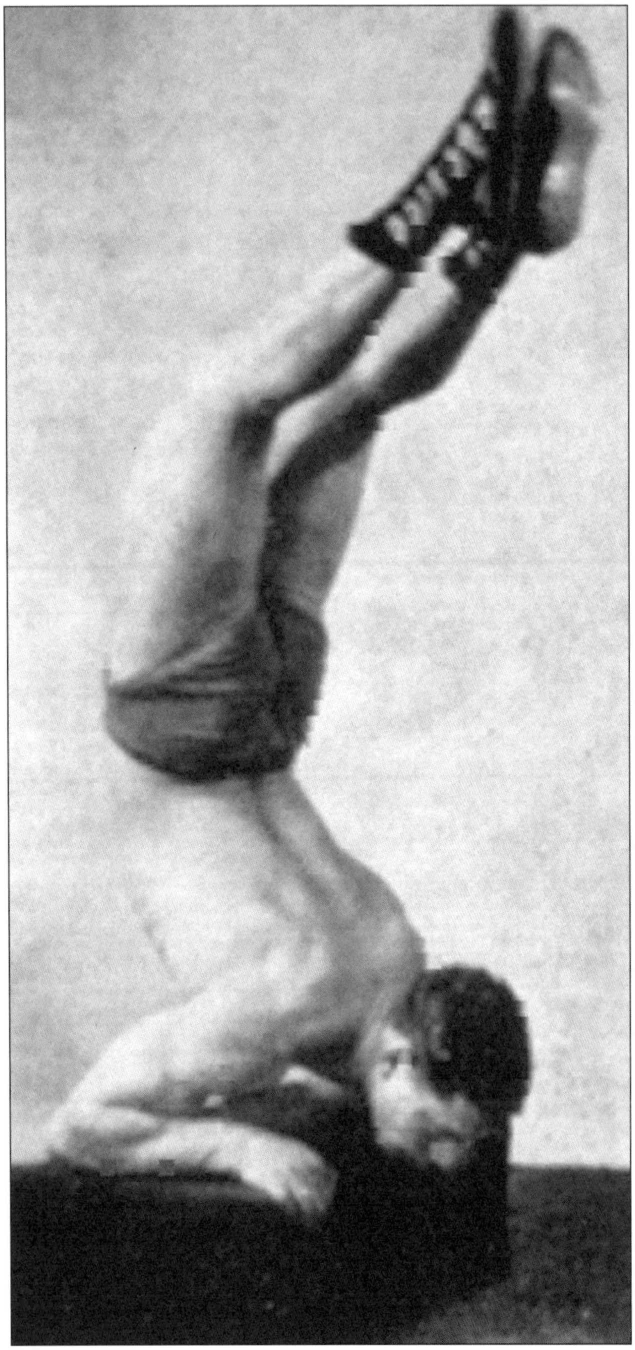

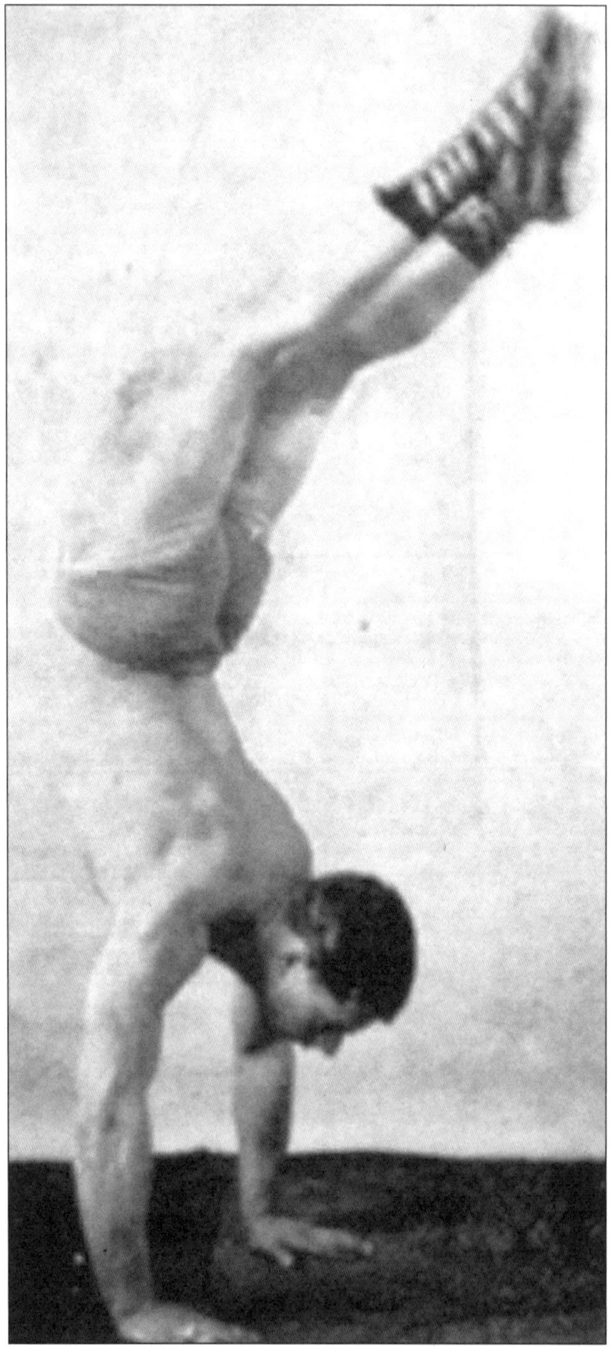

– Teil III –

Sein eigener Trainer werden

Im vorangegangenen Teil erfuhren Sie alles, was man über die produktivsten traditionellen Calisthenics-Übungen wissen sollte. Allerdings besteht effektives Training aus wesentlich mehr als aus korrekt ausgeführten Übungen.

Im Gefängnis ist man auf sich allein angewiesen, auch beim Training, und muss in der Lage sein, sich selbst zu coachen. Um sein eigener Trainer zu werden, muss man diese Kenntnisse mit dem Wissen über seinen Körper, den Prinzipien des Intensivtrainings und der Fähigkeit, ein durchdachtes Übungsprogramm aufzustellen, kombinieren. Mithilfe der beiden folgenden Kapitel lernen Sie alles, was Sie darüber wissen müssen.

11. Körperwissen

Gusseiserne Prinzipien

In den vorangegangenen sechs Kapiteln habe ich all die Übungen der Großen Sechs beschrieben. Praktisch jeder Gefängnisathlet hielt und hält sich in seinem Training an dieses Programm.

Allerdings weiß ich dank meiner Erfahrung als Coach, dass es keinen Sinn macht, Calisthenics-Anfängern einfach nur eine Liste von Übungen in die Hand zu drücken, gleichgültig, wie gut diese Übungen auch sein mögen. Selbst wenn man diese Übungen mit einem maßgeschneiderten Trainingsprogramm kombiniert, fehlt immer noch etwas.

Das, was fehlt, ist der »X-Faktor« des Trainingserfolgs, nämlich ein emotionales Begreifen der Grundlagen jeglichen Fitnesstrainings: das Wissen um das perfekte Aufwärmen, um das ideale Tempo und darum, wann man sich verausgaben und wann zurückhalten muss.

Diese Aspekte lassen sich nur schwer in Worte fassen, denn den richtigen Umgang mit ihnen lernt man durch Erfahrung. Im Grunde geht es um Körperwissen.

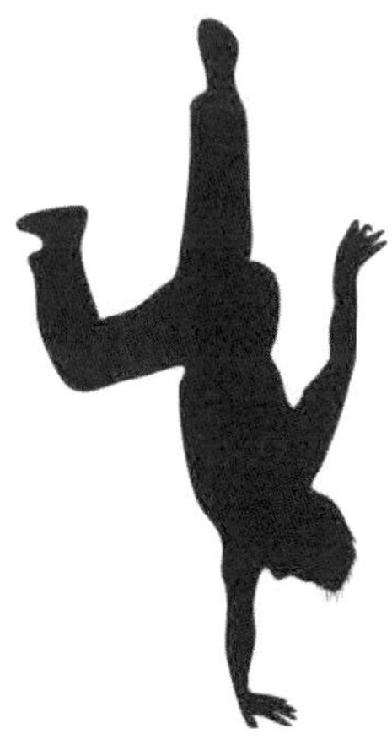

Ich selbst verfüge über sehr viel Erfahrung, und ein großer Teil davon kam durch Fehler zustande. Es dauert seine Zeit, sich Körperwissen anzueignen, und es wäre dumm von mir zu denken, ich könnte einfach all meine Trainingserfahrungen einsammeln und in Ihren Kopf packen. Nein, so funktioniert es leider nicht. Aber ich kann zumindest versuchen, Sie in die richtige Richtung zu schicken.

Aber beginnen wir lieber von Anfang an.

Aufwärmen

Stellen Sie sich vor, Sie holen sich aus dem Kühlschrank eine dicke Scheibe Mozzarella und ziehen Sie mit beiden Händen in die Breite. Sie wird in kleine Stücke zerfallen. Aber wenn Sie diese Scheibe davor für ein paar Sekunden in die Mikrowelle legen, wird sie weich und elastisch sein und beim Auseinanderziehen nicht reißen. Ihre Muskelzellen verhalten sich ziemlich ähnlich. Kalt sind sie auf Zellebene wesentlich spröder und verletzungsanfälliger. Deshalb wärmen sich alle vernünftigen Sportler als Erstes auf. Aufwärmen verringert nicht nur in wesentlichem Maße das Verletzungsrisiko, es bereitet auch das Nervensystem auf den bevorstehenden Einsatz vor, sorgt dafür, dass stoßdämpfende Gelenkflüssigkeit in die Gelenke strömt, und macht den Kopf für die anschließende Konzentration auf die Übungsausführung bereit.

Wie viel Aufwärmtraining nötig wird und wie intensiv es sein sollte, hängt von verschiedenen Faktoren ab, z. B. Außen- bzw. Raumtemperatur sowie Kondition und Alter des betreffenden Athleten: Ältere Semester sollten ihm etwas mehr Zeit widmen als junge Sportler. Ich bin kein Fan überlanger Aufwärmphasen, sondern lege lieber flott los, doch ich kenne viele Typen, die ein mehrphasiges Aufwärmtraining praktizieren: ein Cardio-Warm-up für das Herz, Dehnungsübungen, ein paar leichte Sätze Aufwärmübungen für die Muskeln … Manche wärmen sich erst einmal eine Stunde auf, bevor sie mit dem eigentlichen Training beginnen.

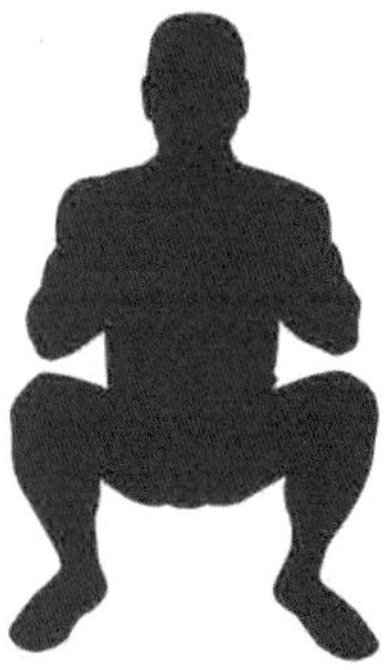

Mir wäre das zu viel, und ich glaube auch nicht, dass es nötig ist. Die meiner Ansicht nach effizienteste Aufwärmmethode besteht aus zwei bis vier zunehmend härter werdenden Anfangssätzen der Übung, die man zu trainieren beabsichtigt. Machen Sie zwei Sätze, wenn Sie jung sind und keine Gelenkprobleme haben, drei bis vier, wenn Sie älter oder weniger fit sind und wenn es kalt ist. Mehr wäre sinnloser Leerlauf – es sei denn, Sie haben irgendwo eine Verletzung; in diesem Fall rate ich, für die betreffende Körperregion ein Mini-Aufwärmtraining einzubauen: ein Satz mit vielen Wiederholungen (30 oder mehr), der keine Schmerzen bereitet, und auf den sanfte Dehnungsübungen folgen sollten. Das ist alles. Dadurch wird die verletzte Körperregion besser durchblutet und somit geschützt.

Es ist schwierig, allgemeingültige Empfehlungen für Aufwärmsätze zu geben. Fangen Sie mit 20 Wiederholungen an und lassen Sie darauf 15 Wiederholungen der Übung folgen, die Sie aktuell trainieren. Das sollte schon reichen. Strengen Sie sich anfangs nicht zu sehr an, sondern versuchen Sie, beim Aufwärmen nur etwa 50 % Ihrer maximalen Kraft einzusetzen. Mit anderen Worten: Suchen Sie sich für die erste Aufwärmphase eine Übung aus, die Sie notfalls 40-mal wiederholen könnten, und für die zweite eine, die Sie maximal 30-mal bewältigen würden. Die zweite Phase wird Ihnen deshalb härter vorkommen. Die erste Phase sollte die Muskeln, die Sie trainieren, ordentlich aufpumpen, in der zweiten Phase dürfen sie zu brennen beginnen. Danach sollten Sie sich angeregt und bereit für mehr fühlen – und keinesfalls erschöpft.

Wählen Sie für die Aufwärmübungen die Anfangsschritte derjenigen Serie aus, die Sie gerade trainieren. Wenn Sie z. B. aktuell an Schritt 6 der Liegestütz-Serie arbeiten (enge Liegestütze), dann machen Sie in der ersten Aufwärmphase 20 Wiederholungen von Schritt 2 (schräge Liegestütze) und in der zweiten Aufwärmphase 15 Wiederholungen von Schritt 3 (Liegestütze auf den Knien). Das würde dann folgendermaßen aussehen:

SATZ NR.:	ÜBUNG:	WIEDERHOLUNGEN:
1. Aufwärmen 1:	Schräger Liegestütz	20
2. Aufwärmen 2:	Liegestütz auf den Knien	15
3. Trainingssatz 1:	Enger Liegestütz	14
4. Trainingssatz 2:	Enger Liegestütz	12

Trainieren Sie jedoch erst die Anfangsschritte, funktioniert dieses System natürlich nicht. Sie könnten sich stattdessen mit ein paar Sätzen der Übung aufwärmen, die Sie sich gerade erarbeiten. Benötigen Sie aufgrund der oben angeführten Gründe eine längere Aufwärmphase, machen Sie von der zweiten Aufwärmübung maximal zwei Sätze zu je 12 Wiederholungen.

Manche Trainer empfehlen auch eine Abkühlphase; historisch geht das auf viktorianische Sportphilosophen zurück, die glaubten, der allzu abrupt verlangsamte Herzschlag könne zu inneren Schäden führen. Inzwischen wissen wir, dass das nicht stimmt. Manche Leute glauben auch, der Cool-down würde dem Muskelkater am folgenden Tag vorbeugen, aber das kann ich nicht bestätigen. Abkühltraining würde für die Muskeln zusätzliche Arbeit bedeuten – und wie kann mehr Arbeit Schäden verringern? Deshalb gibt es bei mir keinen Cool-down. Nach einem harten Training bin ich in meiner Zelle auf und ab gegangen, oder ich habe mich auf meine Pritsche gesetzt und Atemübungen gemacht, weil mir das half, mich zu entspannen. Wenn Sie jedoch aus psychischen Gründen gerne eine Abkühlphase einlegen möchten, können Sie das natürlich tun. Wiederholen Sie einfach die Aufwärmphase in umgekehrter Reihenfolge.

Immer schön langsam!

Viele Athleten trainieren gleich zu Beginn ganz hart. Hartes Training ist wichtig, Geduld aber auch. Sportlern, die mit Calisthenics anfangen, rate ich immer, auch tatsächlich mit der ersten Übung loszulegen. Beginnen Sie Ihr Training sämtlicher sechs Grundübungen stets mit Schritt 1! Widerstehen Sie der Versuchung, sich gleich an Schritt 3, 4, 5 oder sogar 6 zu wagen.Lassen Sie sich mindestens vier Wochen Zeit, bevor Sie hart trainieren, und vielleicht zwei Monate, bevor Sie sich mit aller Kraft ins Zeug legen.

Vielen ist das zu langsam, weil sie die Anfangsübungen für allzu leicht halten. Doch am Anfang zu beginnen bietet langfristig mehr Vorteile. Es kräftigt die Gelenke und baut Koordination, Balance, Timing und Kadenz auf, entwickelt echte Kraft und motiviert dazu, sich an die schwierigeren Übungen zu wagen.

Der Aufbau von Kraft durch Calisthenics sollte nicht nur eine Mode für das Teenageralter sein, sondern etwas, das Ihnen Ihr Leben lang zugutekommt. Aus dieser Sicht ist es sicherlich kein allzu großes Opfer, den leichten Einstiegsübungen ein paar Wochen zu widmen.

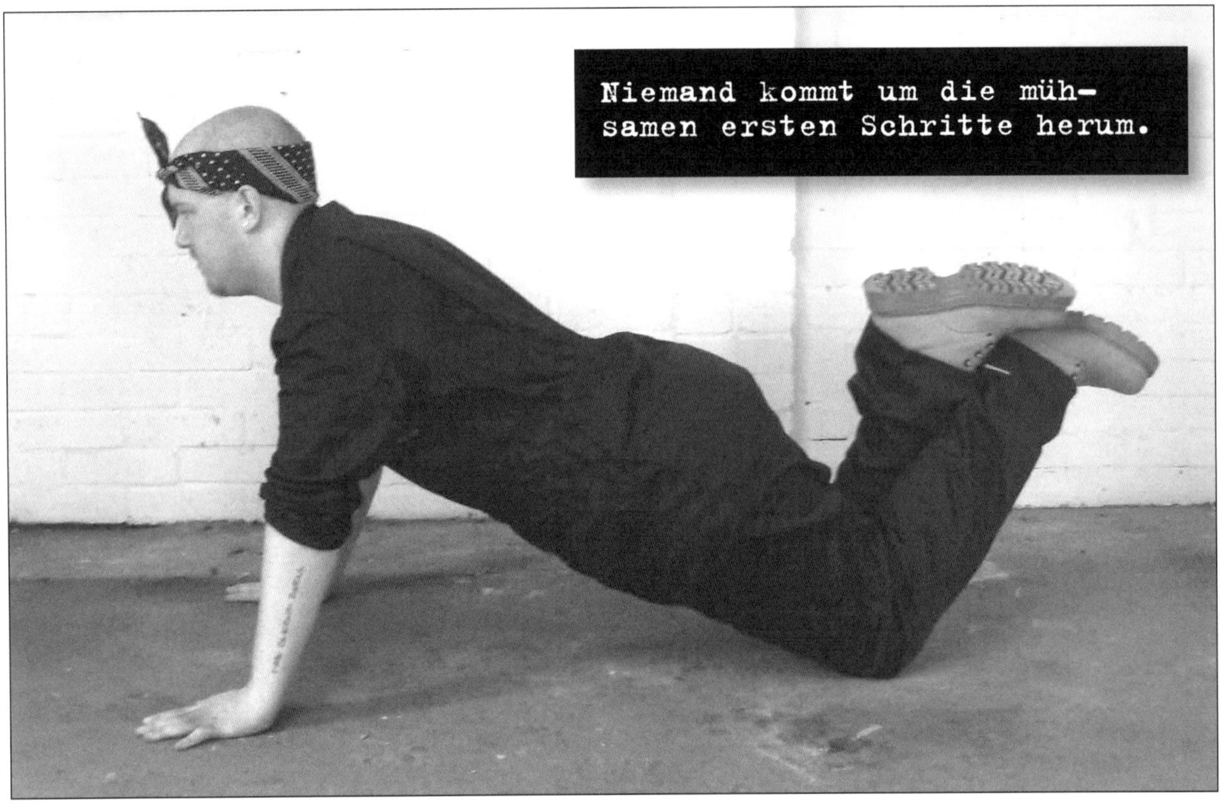

Trainingstempo

Dafür, dass Sie Trainingsprogramme stets langsam und methodisch durcharbeiten sollten, gibt es einen verdammt guten Grund, und er hängt mit der Erzeugung von Schwung zusammen. Denn wenn Sie wortwörtlich Dampf aufbauen, indem Sie langsamer vorgehen, erreichen Sie Ihre Ziele wesentlich schneller, als wenn Sie hastig trainieren. Das hört sich zwar paradox an, stimmt aber dennoch.

Die Athleten der alten Schule kannten sich damit sehr gut aus. Sie sprachen davon, ein Trainingsprogramm zu »melken« und »Kraft zu investieren«. Einer ihrer Sprüche lautete: Schweres Gewicht führt nirgendwohin.

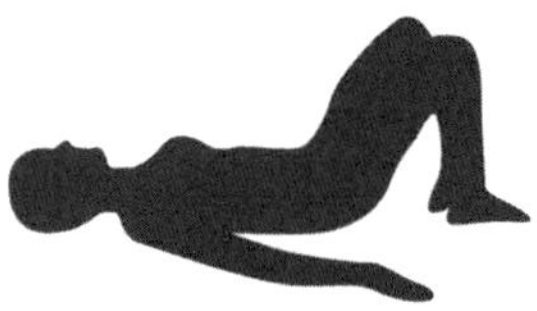

Leider begreifen moderne Athleten diese Herangehensweise nicht mehr. Wenn Leute mit einem Training beginnen, stürzen Sie sich gewöhnlich Hals über Kopf hinein. Das hat teilweise kulturelle Gründe. Wir leben in einer Ich-will-es-jetzt-haben-Gesellschaft; Kinder lernen nicht mehr, Geduld als eine Tugend anzusehen. Wir haben nicht mehr die Geduld, darauf zu warten, etwas zu bekommen, wenn wir es uns verdient haben. Aber auch die Anabolika sind schuld daran, dass die Leute immer gleich Ergebnisse sehen wollen. Anabolika verhelfen zu derartig schnellen, allerdings auch kurzfristigen und ungesunden Ergebnissen, dass die Kunst, ein Training so langsam aufzubauen, dass dadurch echte Kraft entsteht, in Vergessenheit geraten ist.

Kraft investieren

Vielleicht haben Sie schon einmal den altmodischen, aber sehr wichtigen Begriff des »Melkens« einer Übung oder eines Trainingsprogramms gehört, oder aber den Ausdruck »Kraft investieren«, und sich gefragt, was sie wohl bedeuten.

Es geht um Folgendes: je härter Sie trainieren, desto besser die Ergebnisse. Deshalb glauben viele Sportler, es gehe darum, so hart zu arbeiten wie nur irgend möglich. Leider hat superhartes Training für normale Menschen große Nachteile. Es laugt den Körper aus, zerstört die Motivation und bekommt den Gelenken schlecht. Wenn Sie beim Training ständig an Ihre Grenzen gehen, werden Sie ein paar Wochen oder höchstens Monate lang beflügelnde Ergebnisse erzielen, bis Ihr Körper zu rebellieren beginnt. Die einem Körper zur Verfügung stehende Menge an Energie ist begrenzt, und wenn Sie sehr hart und ohne Zuhilfenahme von Anabolika trainieren, ist diese Energie rasch aufgebraucht.

Wenn Sie gemäßigt trainieren, erzielen Sie nicht sofort fantastische Ergebnisse, aber es wird Ergebnisse geben, und das Training wird Ihrem Körper wesentlich besser bekommen. Nach einigen Monaten ist der Zuwachs an Muskelmasse und Kraft letztendlich größer, als wenn er durch ein überforderndes Blitztraining entstanden wäre.

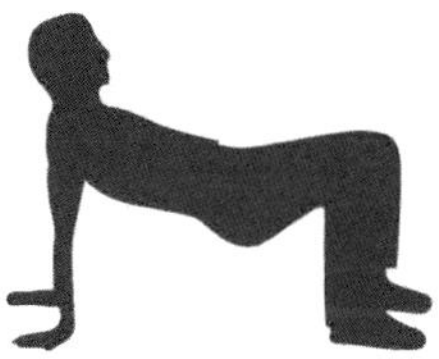

Um das hier Gesagte besser zu veranschaulichen, bringe ich zwei Beispiele. Stellen Sie sich vor, ich weise zwei vom Temperament her sehr unterschiedliche Mithäftlinge in die zehn Schritte der Liegestütz-Serie ein. Beide verfügen über ein vergleichbares genetisches Potenzial, sind aber hinsichtlich ihrer Geduld sehr verschieden.

Der dumme Weg

Der eine, der ungeduldig und nur an sofortigen Ergebnissen interessiert ist, schaut sich die zehn Schritte an und meint, er wäre fit für Schritt 5 (vollständige Liegestütze). Also legt er gleich los, mit so viel Krafteinsatz wie möglich, und erreicht innerhalb von nur zwei Wochen das Könner-Niveau. Toll, nicht wahr?

Jetzt beginnt er mit Schritt 6 (enge Liegestütze). Weil er keine Zeit in den Aufbau seiner Basiskraft investierte, kommen sie ihm wesentlich schwerer vor, als sie eigentlich sein sollten. Doch mit seinem Erfolg bei Schritt 5 im Hinterkopf treibt er sich an und verlangt seinem Körper weit mehr ab, als der zu leisten imstande ist. Er merkt, wie schwer es ihm fällt und dass seine Kondition nachlässt; dennoch zwingt er sich jede Woche mehr Wiederholungen auf. Nach vier qualvollen Wochen hat er das Könner-Niveau von zwei Sätzen zu je 20 Wiederholungen beinahe erreicht. Er zwingt sich zu einer Wiederholung mehr, die er eigentlich nicht mehr korrekt ausführen kann, redet sich dann ein, den Könner-Status erreicht zu haben, und freut sich darüber – obwohl er in Wirklichkeit kaum kräftiger geworden ist. Außerdem schmerzen ihn ständig die Gelenke, die keine Zeit hatten, sich an die übermäßig anstrengende Arbeit zu gewöhnen. Durch das harte Training werden die Schmerzen auch nicht besser, ganz im Gegenteil.

In der folgenden Woche, der siebten seines Trainingsprogramms, zwingt er sich zu Schritt 7 (ungleiche Liegestütze). Zu seinem Entsetzen schafft er nicht einmal eine einzige Wiederholung. Er kämpft erbittert gegen seine müden Muskeln an, doch sie gelingt ihm einfach nicht. Es ist, als würde sein Körper eine Tonne wiegen. Er verfällt in Depressionen, weil er glaubt, bisher unglaubliche Fortschritte gemacht zu haben und auf einmal ohne Grund nicht mehr weiterzukommen. Er ist verwirrt und gibt entweder dem Trainingsprogramm die Schuld oder glaubt, sich einfach nicht für Calisthenics zu eignen. Deshalb experimentiert er mit irgendeiner anderen Methode, mit der er ebenfalls scheitern wird, oder hört ganz auf. Sieben Wochen Training haben bei ihm lediglich zu Schulterschmerzen und bitterer Enttäuschung geführt.

Der kluge Weg

Der zweite Typ ist ebenfalls auf Erfolg aus, aber dennoch klug genug, etwas Geduld aufzubringen. Ebenso wie der andere meint er, die vollständigen Liegestütze (Schritt 5) ohne Weiteres zustande zu bringen. Aber er lässt es und beginnt stattdessen mit Schritt 1 (Liegestütze an der Wand), obwohl sie ihm unglaublich leicht vorkommen. Er bleibt einen Monat lang dabei, sodass sich seine Gelenke allmählich anpassen können, und erhöht langsam die Zahl der Wiederholungen, bis er das Könner-Niveau erreicht hat. Dann beginnt er mit Schritt 2 (schräge Liegestütze). Die sind etwas anspruchsvoller, und er bekommt allmählich ein Gefühl für die Technik. Er hält sich an die empfohlene Zeit dieser Übung und baut dabei allmählich Muskelkondition und Sehnenkraft auf, ohne es eigentlich zu merken. Einen Monat später kommt Schritt 3 (Liegestütze auf den Knien) an die Reihe. Nachdem er so lange geduldig trainiert hat, erscheint ihm dieser Schritt ebenso leicht wie der erste, obwohl es eine wesentlich härtere Übung ist.

Nach drei Monaten legt sich der geduldige Typ für Schritt 4 (halbe Liegestütze) auf den Boden. Inzwischen spürt er, dass seine drückenden Muskeln fester sind, und er weiß, dass er auch schon für Schritt 5 bereit ist. Aber er hält sich zurück und kanalisiert seine Energie in die halben Liegestütze. Einen Monat später beginnt er mit der Arbeit an Schritt 5 (vollständige Liegestütze) und quillt praktisch über vor lauter Motivation. Die Übung kommt ihm überhaupt nicht schwer vor, beinahe ist ihm, als würde er seine Liegestütze unter Wasser machen. Dennoch arbeitet er sehr sorgfältig, was ihn wiederum noch stärker werden lässt.

Fünf Monate sind vergangen, und er wechselt mühelos zu Schritt 6 (enge Liegestütze). Während diese seinem »dummen« Kollegen ziemlich hart vorkamen, versteht unser kluges Köpfchen gar nicht, wo dabei das Problem sein soll. Bald hat er Schritt 7 (ungleiche Liegestütze) erreicht. Während der andere davon nicht eine einzige Wiederholung schaffte, absolviert unser Held das Anfängerstadium mühelos und weiß, dass er mit etwas mehr Anstrengung auch das Könner-Niveau bewältigen könnte. Doch er lässt es, und spart sich seine Kraft für später auf. Es geht ein weiterer Monat ins Land, und bald ist auch Schritt 8 (halbe einarmige Liegestütze) bewältigt. Inzwischen kommt unserem Klugen das Training etwas anspruchsvoller vor. Er muss sich anstrengen, aber die Übungen sind gut zu bewältigen. Außerdem sind ihm Veränderungen an seinem Körper aufgefallen: Seine Brustmuskeln sind mächtiger, und an seinen Oberarmen sieht er dicke Hufeisen aus Muskeln, die vorher nicht dort waren. Seine Schultern sind runder, und über seinen Deltamuskeln zeichnen sich Venen ab, was sehr cool aussieht.

Als er Schritt 9 (einarmige Hebel-Liegestütze) erreicht, fallen ihm die Wiederholungen nicht mehr so leicht. Deshalb konzentriert er sich auf seine Kondition und macht hier und da eine Wiederholung mehr, wenn ihm danach ist. Auch als er sich dem Könner-Niveau nähert, verausgabt er sich nie bis zum Letzten, sondern hört auf, wenn er das Gefühl hat, keine tadellose Wiederholung mehr hinzubekommen. Und schließlich erreicht er sein Ziel.

Während der andere, der den kürzeren Weg gehen wollte, nach nur sieben Wochen auf der Strecke bleibt, hält dieser ein knappes Jahr lang durch. Er erreicht den ersehnten Schritt zum Meisterlevel der Serie, verfügt über unglaublich mehr Kraft, und aufgrund des gesteigerten Muskelumfangs am Oberkörper sind ihm seine Hemden zu eng geworden. Auch sein Stolz und sein Selbstvertrauen haben beträchtlich zugenommen. Im kommenden Jahr, beschließt er, will er die einarmigen Handstand-Liegestütze meistern. Wenn er so weitertrainiert wie bisher, werden sie ihm sicherlich auch gelingen.

Der geduldige Weg ist der einzig wahre Weg, dauerhafte Ergebnisse zu erzielen. Vergessen Sie alle Bücher, die Ihnen versprechen, Sie ihn kürzester Zeit muskulös und stark zu machen. Ihre Ratschläge sind nur Schall und Rauch; Frustrationen sind das Einzige, was sie letztlich bewirken.

Die richtige Intensität

Nur weil ich davon abrate, wie ein Idiot zu trainieren – also davon, körperliche Grenzen zu ignorieren und die eigene Leistungsfähigkeit zu überschätzen –, heißt das nicht, dass Sie nicht harte Workouts absolvieren sollten. Natürlich sollen Sie das. Sobald Ihre Gelenke und Muskeln dafür bereit sind, sollten Sie immer hart trainieren.

Harte Arbeit ist der Schlüssel zum Erfolg. Im Kontext von Eigengewichtsübungen bedeutet »hart« aber nicht, dass Sie sich quälen, bis Sie sich vor Schmerzen nicht mehr bewegen können. Sobald Sie ein bestimmtes Niveau erreicht haben, konzentrieren Sie sich auf die schwierigsten Übungen, die Sie bewältigen, doch wenn Sie feststellen, dass die Qualität der Ausführung spürbar abnimmt, wird es Zeit, den Satz zu beenden. Wenn Sie in den Serien bereits fortgeschritten sind, können Sie einen Satz über die empfohlene Anzahl von Wiederholungen hinaus erweitern, indem Sie Teilübungen oder »Erholungs-Wiederholungen« ausführen, d.h. ein oder zwei Wiederholungen nach einer kurzen Pause. Bleiben Sie aber stets vernünftig. Bis zum Zusammenbruch zu trainieren ist bei Calisthenics wirklich nicht zu empfehlen. Bewahren Sie sich stets so viel Kraft, dass Sie die volle Kontrolle über Ihren Körper behalten. Wenn Sie erschöpft und dadurch geschwächt sind, werden besonders Kopfüber-Übungen (wie Handstand-Liegestütze) oder hängende Übungen (wie Beinheben und Klimmzüge) richtig gefährlich. Behalten Sie daher immer eine Reserve im Tank!

Die meisten Bodybuilding- und Fitnessprogramme beinhalten das Konzept der »Periodisierung«. Das bedeutet, dass man im Laufe des Trainingsjahres unterschiedlich intensiv arbeitet: manchmal leichter, manchmal mit mittlerer Intensität und manchmal sehr hart. Beim Bodybuilding und im Kraftsport ist diese Abwechslung notwendig, weil beides die Gelenke reizt und, anders als Eigengewichtsübungen, das Immunsystem des Körpers durcheinanderbringt. Bodybuilder müssen sich in regelmäßigen Abständen von ihren schwersten Gewichten fernhalten, weil sie sich sonst zu Krüppeln machen. Diese periodische »Enthaltsamkeit« ist für erfahrene Calisthenics-Athleten nicht notwendig. Anstatt die Intensität zu variieren, sollten Sie stets darauf abzielen, die Ihnen mögliche schwerste Version der zehn Schritte zu trainieren – vorausgesetzt, dass

- Sie den Rat »Immer schön langsam!« auf S. 271 befolgt haben
- Sie perfekt in Form sind
- Sie nicht krank sind
- Sie nicht verletzt sind oder die Vorboten einer Verletzung spüren
- Sie die für das Anfänger-Niveau einer Übung empfohlene Zahl von Wiederholungen ausführen können.

Wenn Sie krank sind, beeinträchtigt hartes Training Ihr Immunsystem und verzögert die Heilung. Geht es Ihnen dennoch gut genug, um zu trainieren, dann lassen Sie die härtesten Übungen lieber sein und halten sich insgesamt etwas zurück. Wenn Sie verletzt sind oder merken, dass am Bewegungsapparat etwas nicht stimmt, können Sie meist weitertrainieren, und in manchen Fällen ist es sogar ratsam. Aber Sie müssen Übungen wählen, die für eine gesteigerte Durchblutung der verletzte Region sorgen, damit sie abheilen kann.

Das Anfänger-Niveau jeder Übung wird im zweiten Teil dieses Buches beschrieben. Wenn Sie die dort empfohlene Zahl von Wiederholungen nicht in guter Qualität ausführen können, besteht Verletzungsgefahr. Sobald Sie merken, dass Sie mit dem Anfänger-Status eines Schritts nicht zurechtkommen, sollten Sie zu dem vorherigen Schritt zurückkehren und diesen konzentriert trainieren, die Ausführung verbessern, die Zahl der Wiederholungen steigern und sich überlegen, wie Sie diese Übung härter gestalten können. Gehen Sie erst dann zum nächsten Schritt über, wenn Sie sich dafür bereit fühlen.

Fortschritte machen

Dies wirft eine weitere Frage auf: Wie macht man bei den zehn Schritten von Schritt zu Schritt Fortschritte? Eigentlich ist es ganz einfach: Ihr erstes Ziel besteht darin, das Anfänger-Niveau zu erreichen und dann jede Woche oder zweite Woche mehr Wiederholungen auszuführen (oder, bei den schwierigeren Übungen, jede dritte oder vierte Woche). Wenn Sie sich konsequent ranhalten, wird es Ihnen bald gelingen, von jeder beliebigen Übung einen Satz von zehn Wiederholungen auszuführen, und sobald Sie das können, hängen Sie einen zweiten Satz an.

Fügen Sie mit der Zeit beiden Sätzen weitere Wiederholungen hinzu, und Sie werden bald das Fortgeschrittenen-Niveau erreicht haben. Ist dies der Fall, streben Sie einen weiteren Satz Übungen an – aber nur, wenn es das Könner-Niveau der Übung erfordert (bei den meisten Übungen ist nur eine höhere Zahl von Wiederholungen, nicht von Sätzen empfohlen). Bereitet Ihnen das Könner-Niveau keinerlei Schwierigkeiten mehr, wird es Zeit für den nächsten Schritt der Serie.

Mit dieser einfachen Methode erreichen Sie eines Tages den zehnten Schritt jeder Serie, das Meisterlevel. Wenn es so weit ist, können Sie sich auf die Schulter klopfen. Aber das höchste Ziel ist auch dann noch nicht erreicht. Der Weg zur maximalen Kraft führt noch weiter: In den Abschnitten »Noch ein paar Schritte weiter« und »Varianten« finden Sie jede Menge Anregungen, die Ihnen helfen, sich noch weiterzuverbessern.

Probleme beheben

Fortschritte machen – das hört sich so einfach an! Manchmal aber ist es alles anderes als das. Gelegentlich werden in Ihrem Training Plateaus auftreten – so nennt man es, wenn Ihr Fortschritt an einem bestimmten Punkt stagniert. Häufig passiert das, wenn man das Könner-Niveau erreicht hat und eigentlich gerne zum nächsten Schritt übergehen möchte – doch plötzlich kommt man überhaupt nicht mehr weiter. Für den Fall, dass Ihnen so etwas passiert, gebe ich hier vier Ratschläge, die weiterhelfen können:

1. Abnehmen. Je schwieriger die Übungen werden, desto wichtiger wird das Niveau proportionaler Kraft. Das Gewicht der Muskeln hindert nicht am Erfolg, das des Körperfetts schon. Wenn Sie bei Ihren Übungen nicht weiterkommen, konzentrieren Sie sich darauf, etwas abzuspecken.

2. Mehr ausruhen. Motivation und Anstrengung sind wichtig. Doch wenn Sie eine Körperregion überanstrengen oder es mit einer Übung oder einem gesamten Programm übertreiben, leidet die Qualität der Ausführung darunter. Legen Sie doch einmal mehr Ruhetage ein. Wenn Athleten, die zu viel trainiert haben, zu einem Programm wie »Gute Führung« (S. 289) oder »Veteran« (S. 290) überwechseln, stellen sich oft wieder Fortschritte ein.

3. Geduld haben. Dies ist ein häufig auftretendes Problem: Athleten werden nach Fortschritten süchtig. Sie zwingen sich immer mehr Wiederholungen auf und gehen zu schnell von einem Schritt zum nächsten über. Dabei werden sie nachlässig und gewöhnen sich an, Schwung auszunutzen. Bald wagen sie sich an Übungen, die noch weit außerhalb ihrer Reichweite liegen, und begreifen nicht, warum es keinerlei Fortschritte mehr gibt. Wenn es Ihnen auch so geht, gehen Sie ein paar Schritte zurück und beginnen Sie von Neuem. Überprüfen Sie sehr sorgfältig, ob Sie wirklich perfekt in Form sind, und bauen Sie Ihre Kondition l-a-n-g-s-a-m auf. Ich verspreche Ihnen, Ihr Körper wird sich anpassen. Aber in seinem Tempo, und nicht unbedingt in Ihrem!

4. Gesund leben. Ein Körper, der gut behandelt wird, macht leichter Fortschritte. Schlafen Sie genügend, vergiften Sie Ihren Körper nicht mit Alkohol und Drogen und quälen Sie ihn beim Training nicht über Gebühr. Zollen Sie ihm Respekt!

Vor allem aber sollten Sie zuversichtlich sein. Verlieren Sie nie den Mut, werden Sie nicht wütend. Halten Sie Ihr Trainingsprogramm lange genug durch, um sich daran zu gewöhnen und seine Vorteile zu erfahren. Vertrauen Sie Ihrem Körper und befolgen Sie meine Ratschläge – so werden Sie in den kommenden Jahren laufend Fortschritte machen.

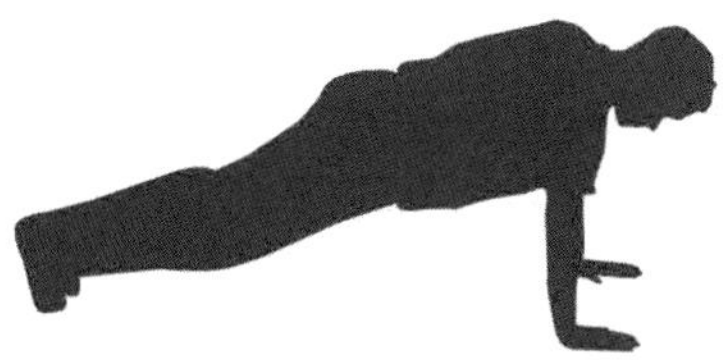

Konsolidierungstraining

Sollte es Ihnen bei einer Übung wirklich Schwierigkeiten bereiten, auch nur einige wenige Wiederholungen zu schaffen, dann versuchen Sie es einmal mit einem sogenannten Konsolidierungstraining. Es ist ein netter kleiner Trick, den ich von einem Mitinsassen lernte. Dabei geht es darum, bei einer Übung, die Sie bereits gut bewältigen, die meiste Zeit über eine mittlere bis hohe Anzahl von Wiederholungen durchzuführen – etwa 10 bis 25. Das baut Kraft und Muskeln auf und fördert die Stabilität der Gelenke. Außerdem hat es zur Folge, dass einem die späteren, schwierigeren Übungen leichter vorkommen werden.

Doch diese Regel hat eine Ausnahme. Wenn man längere Zeit an einer Übungsreihe gearbeitet hat, kann der Übergang von einem Schritt zum nächsten mitunter schwerfallen. So schaffen Sie vielleicht problemlos neun Wiederholungen der ungleichen Klimmzüge, bringen aber beim folgenden Schritt der halben einarmigen Klimmzüge kaum zwei gute Wiederholungen zustande. Je weiter man in einer Übungsreihe fortgeschritten ist, desto häufiger kann dies vorkommen. Konsolidierungstraining bietet einen Ausweg aus dieser Situation. Anstatt die neue Übung ein- bis zweimal die Woche zu trainieren, absolvieren Sie sie jeden Tag – vielleicht sogar zwei- oder dreimal. Wärmen Sie sich auf, dehnen Sie sich und machen Sie anschließend nicht möglichst viele Wiederholungen, sondern nur eine oder höchstens zwei. Dabei geht es darum, über die Tage verteilt in guter Form viele Wiederholungen zu machen, anstatt sich bei einem einzigen Versuch zu überanstrengen. Haben Sie danach starken Muskelkater, setzen Sie ein paar Tage lang aus.

Halten Sie sich ein oder zwei Wochen lang an dieses Programm. Im Laufe der Zeit wird Ihnen die einst beinahe unmöglich erscheinende Übung leichter vorkommen, und wenn Sie zu Ihrem normalen Training zurückkehren, werden Sie merken, dass eine größere Zahl von Wiederholungen wesentlich machbarer erscheint.

Warum Konsolidierungstraining funktioniert, kann ich nicht erklären. Aber es funktioniert, auf jeden Fall. Es kann sein, dass die vielen Minitrainingseinheiten dem Nervensystem die Technik besser beibringen, als es eine hohe Zahl von Wiederholungen könnte. Wenden Sie es nicht bei Übungen an, bei denen Sie bereits viele Wiederholungen schaffen, sondern in den Situationen, in denen Sie zu einer neuen Übung übergehen, die Ihnen Schwierigkeiten bereitet.

Wie viele Arbeitssätze?

Ein Arbeitssatz ist ein Satz, der nicht dem Aufwärmen dient, also einer, bei dem Sie sich richtig anstrengen müssen, um die geplante Zahl von Wiederholungen zu schaffen.

Früher trainierte ich sehr hart, teilweise schon allein deshalb, weil es mich vom Gefängnisalltag ablenkte. Tatsächlich aber muss man nicht viele Stunden lang trainieren, und ganz besonders dann nicht, wenn man seine Kraft erst aufbauen will. Heutzutage nehme ich mir nur wenige Arbeitssätze vor, und das verwirrt Anfänger, die glauben, dass es bei Calisthenics um Ausdauer geht. Für mich aber ist Calisthenics gleichbedeutend mit Krafttraining, und stärker zu werden erfordert Intensität. Natürlich kann man das Konditionsniveau langsam aufbauen, sodass härtere Arbeit über längere Zeiträume hinweg möglich wird. Allerdings muss man sich darüber im Klaren sein, dass Intensität und eine möglichst hohe Anzahl von Wiederholungen einander ausschließen. Wenn man sich anstrengt, die härtesten Übungen zu meistern – d. h. den höchsten der zehn Schritte, den man bewältigen kann –, wird man das nur ein paar Wiederholungen hindurch schaffen, bevor die Kräfte schwinden. Ist man dagegen in der Lage, stundenlang weiterzumachen, drängt sich der Verdacht auf, dass man nicht diejenigen Übungen absolviert, die man potenziell ausführen könnte. Dabei wäre es besser, sich gerade die vorzunehmen!

Ein gutes Beispiel dafür, wie das eine das andere ausschließt, bieten 100-m-Sprinter. Diese Leichtathleten sind viel kräftiger und muskulöser als Marathonläufer, obwohl der Einsatz in ihrer Disziplin deutlich kürzer ist. Dafür ist der Sprint wesentlich intensiver als ein Marathon. Beim Marathon wird mehr Energie verbraucht, und doch baut er weder Kraft noch Muskelmasse auf, sondern eher ab.

Bei unseren Trainingsprogrammen genügen einige wenige Arbeitssätze. Viele Athleten macht es nervös, so wenig zu tun zu bekommen, besonders ehemalige Bodybuilder, die es gewohnt sind, nach einer Trainingseinheit völlig erschöpft zu sein und Schmerzen zu haben. Eigengewichtsübungen sind natürlicher; sie beanspruchen den menschlichen Körper auf die Weise, für die ihn seine Evolution befähigte. Deshalb ist man hinterher weniger erschöpft, und die Muskelfasern erleiden weniger Schäden. Wenn Sie mittels Calisthenics Kraft aufbauen wollen, dann denken Sie wie ein Sprinter und nicht wie ein Marathonläufer. Wärmen Sie sich auf – und los geht's! Geben Sie in einer niedrigen Anzahl von Sätzen alles, anstatt sich durch allzu viele Sätze grundlos zu zermürben.

Pausieren zwischen den Sätzen

Wie lange die Pausen sind, die Sie zwischen den einzelnen Sätzen einlegen, hängt von den Zielen ab, die Sie sich gesteckt haben. Wenn Sie auf maximale Ausdauer aus sind, ruhen Sie sich nur ganz kurz aus. Manche Athleten schauen dabei auf die Stoppuhr und verkürzen die Pausen laufend. Stattdessen können Sie auch Ihre Atemzüge zählen. Das ist weniger genau, macht Sie aber mit Ihrem Atemmuster vertraut und ist der erste Schritt zu einer kontrollierten Atmung.

Wenn Sie dagegen trainieren, um Muskeln und Kraft aufzubauen, sollten Sie so lange ausruhen, bis Sie wieder so weit sind, im nächsten Satz alles zu geben. Die Dauer dieser Pausen hängt einzig und allein von Ihrer Kondition ab. Manche Leute glauben, von einer Eigengewichtsübung zur nächsten eilen zu müssen, aber das ist ein großer Fehler. Calisthenics als Krafttraining ausgeführt, verbrennt in den Muskeln gelagerten Zucker und ermüdet den Körper. Halten Sie die Techniken der sechs Grundübungen peinlich genau ein. Wenn Sie das Gefühl haben, dass sich Ihre Kraft durch eine fünfminütige Pause optimal regeneriert, nehmen Sie sich diese Zeit. Aber Vorsicht: Wenn Sie länger als fünf Minuten rasten, kühlt der Körper ab. Laufen Sie im Raum umher und dehnen Sie die Muskeln, die Sie gerade trainieren, damit sie gut durchblutet bleiben.

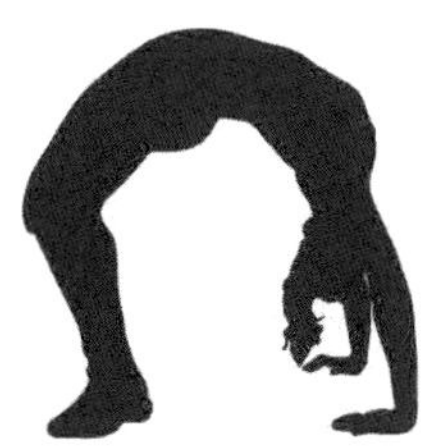

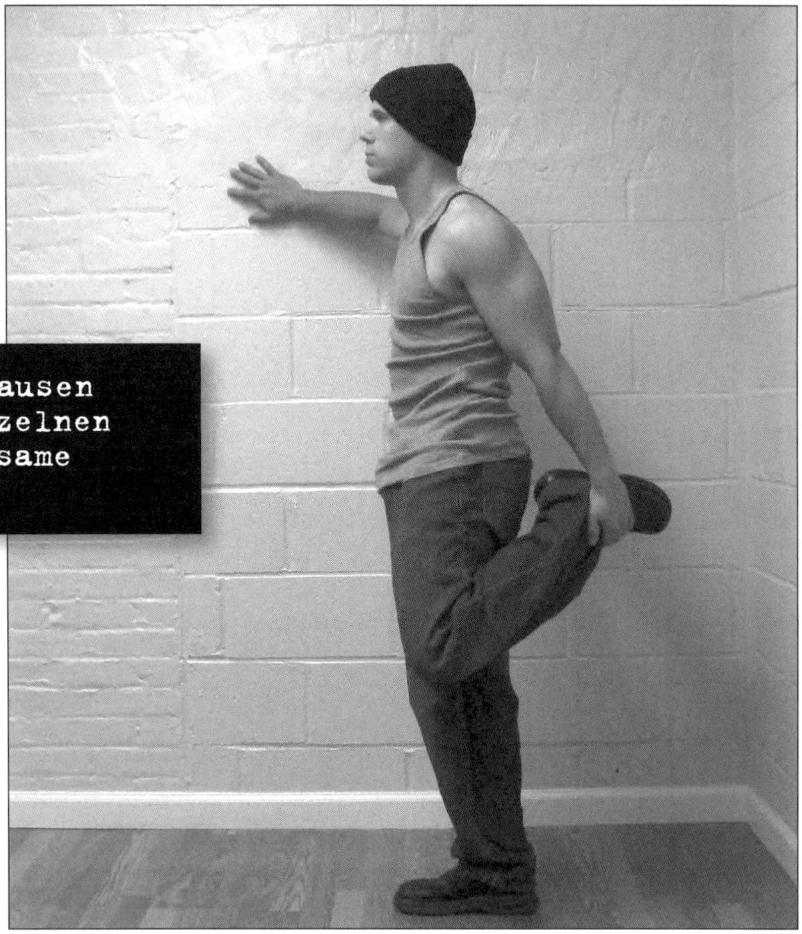

Nutzen Sie die Pausen zwischen den einzelnen Sätzen für behutsame Dehnübungen.

Das Training protokollieren

Wenn es Ihnen gelingt, die Prinzipien des Körperwissens auf Ihr Training anzuwenden, sind Sie auf dem Weg zu ausgezeichneten, sich regelmäßig einstellenden Fortschritten bei gleichzeitig geringer Verletzungsgefahr. Fortschritte machen bedeutet einfach nur, dass Sie das übertreffen, was Sie in der Vergangenheit geschafft haben. Natürlich müssen Sie genau wissen, was das war.

Das Gedächtnis ist nicht immer zuverlässig. Wenn Sie mit dem Training gerade erst beginnen, fällt es Ihnen oft schwer, sich an die Trainingseinheiten der vergangenen Tage zu erinnern; trainieren Sie schon länger, verschmelzen die einzelnen Einheiten. Häufig verzerren Faktoren wie Zeit, Gefühle, Müdigkeit oder Motivation die Erinnerungen. Und das stellt ein Problem dar, denn Sie müssen zuverlässig wissen, was Sie geleistet haben, um diesen privaten Rekord das nächste Mal zu brechen und Ihre aktuellen Fortschritte analysieren zu können.

Zum Glück wurde eine Technologie entwickelt, die einem Athleten helfen kann, dieses grundlegende Problem zu lösen.

Dieses Wunder menschlicher Erfindungsgabe, das ich hier gleich vorstellen werde, ist unglaublich hilfreich. Es ist in der Lage, alles festzuhalten, was dem Benutzer festhaltenswert erscheint, es ermöglicht bei der Aufzeichnung größte Freiheit und Kreativität. Es ist nicht von externen

Energiequellen abhängig, braucht keinen Akku, ist weder anfällig für Viren noch Trojaner, kann nicht von außen »gehackt« werden und kommt weder aus der Mode noch wird es unbrauchbar, weil neuere Versionen entwickelt worden sind. Außerdem ist es sehr benutzerfreundlich, und jeder, der dieses Buch liest, ist im Umgang mit ihm bereits wohlvertraut, und das schon seit Jahren. Aber das Beste ist, dass diese »vielseitige Technologie« überall anwendbar ist und nur sehr wenig kostet.

Sicherlich haben Sie bereits erraten, um welche erstaunliche Errungenschaft es sich handelt. Ja, natürlich: um Stift und Papier.

Am Ende Ihrer Trainingseinheit – oder möglichst bald danach – schreiben Sie einfach alle Übungen auf, die Sie absolviert haben. Vor der nächsten Trainingseinheit schauen Sie kurz Ihre Notizen durch, damit Sie wissen, was Sie dieses Mal erreichen oder übertreffen müssen.

Schreiben Sie nicht auf lose Blätter, weil die leicht durcheinandergeraten oder verloren gehen. Besorgen Sie sich lieber ein liniertes Heft im A4- oder A5-Format. Es muss nicht besonders schön oder edel aussehen, denn Trainingsjournale bekommen früher oder später ohnehin Kratzer und Eselsohren. Etwas Schlichtes, Stabiles ist genau richtig.

Vorteile eines Trainingsjournals

Athleten protokollieren bereits seit Jahrhunderten ihre Trainingseinheiten, und das aus verdammt gutem Grund!

- Seit frühester Zeit halten Menschen wichtige Ereignisse und Fakten in irgendeiner Form fest. Ein Journal der eigenen sportlichen Entwicklung mit all ihren Höhen und Tiefen zu führen ist eine sehr befriedigende Beschäftigung. Solch ein Journal ist ein persönliches Dokument und eine wertvolle Erinnerung an die eigene Vergangenheit.

- Beim Protokollieren Ihrer Trainingseinheiten können Sie die kurz- und langfristigen Wirkungen Ihres Fitnessprogramms analysieren. Ich führe seit über 20 Jahren Buch über mein Training, und immer wenn ich das Gefühl habe, dass ich mich dabei verrenne, schaue ich nach, was ich in vergangenen Jahren in Phasen tat, in denen ich mein Training als befriedigend erlebte. Häufig überrascht mich das, was ich lese, weil die Aufzeichnungen vom Training von meinen Erinnerungen stark abweichen.

- Das Schreiben über eine Trainingseinheit ist ein wichtiger Bestandteil des Selbst-Coachings. Es zwingt einen dazu, über die Struktur der eigenen Trainingsprogramme nachzudenken, und dadurch lernt man auch einiges über allgemeine Trainingstheorie.

- Sobald Sie sich den Ablauf einer Trainingseinheit ins Gedächtnis rufen, um ihn aufzuschreiben, trainieren Sie die für diese Aufgabe zuständige Gehirnregion. Mit der Zeit verbessert sich durch das Aufschreiben also auch das für die sportlichen Aktivitäten zuständige Erinnerungsvermögen.

- Die Protokolle ermöglichen es Ihnen, Ihre körperliche Fitness präzise einzuschätzen, was wiederum dabei hilft, sich für die Zukunft realistische Ziele zu setzen.

Dieses letzte Argument ist wichtiger, als die meisten Freizeitathleten zunächst meinen. Training muss progressiv sein, und das kann es im Grunde nur, wenn man genau über seine Leistungen, Fortschritte und Fehler Buch führt. Sie müssen nicht bei jeder einzelnen Trainingseinheit besser werden (auf höherem Niveau wäre dies ohnehin unmöglich), doch insgesamt sollten Sie aus Ihren Trainingsaufzeichnungen über die Monate und Jahre hinweg deutliche Fortschritte herauslesen können.

Ein Trainingsjournal führen

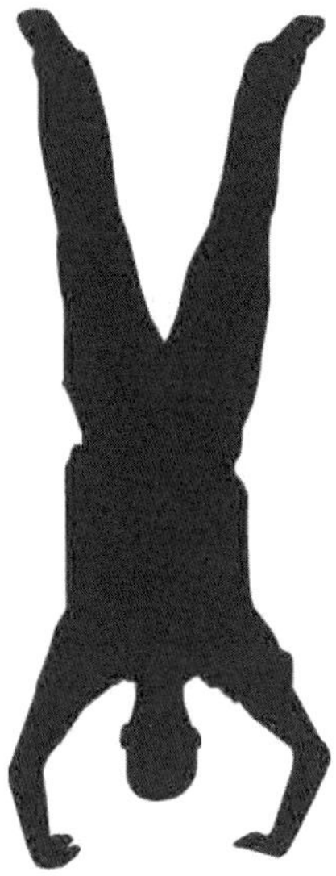

Das Protokollieren Ihrer Trainingseinheiten sollte schnell gehen und gleichzeitig effizient sein. Denn wenn es zu mühsam und zeitraubend wird, werden Sie es nur allzu bald bleiben lassen.

Im Grunde brauchen Sie nur wenige Informationen festzuhalten: das Datum, die Liste der ausgeführten Übungen und Angaben zu den Sätzen und Wiederholungen. Wenn Sie es für richtig halten, können Sie die einzelnen Trainingseinheiten auch kommentieren. Ein Beispiel für ein derartiges Trainingsprotokoll finden Sie auf der rechten Seite.

Sie können Ihre Einträge natürlich auch noch knapper und übersichtlicher gestalten: Anstatt von »Satz 1: 20 Wdh.« schreiben Sie einfach: »1 x 20«. Verwenden Sie Abkürzungen, die Ihnen sinnvoll erscheinen und die Sie gut im Gedächtnis behalten können.

Manchen Athleten macht das Führen eines Trainingsjournals richtig Spaß; sie notieren sich Ideen zu neuen Übungen, Theorien, Einzelheiten zur Trainingsintensität, psychologisches Feedback und Details über ihre Ernährung. Die Seiten meiner eigenen Trainingstagebücher sehen manchmal eher wie Kapitel aus *Herr der Ringe* aus. Zum Teil lag es sicherlich daran, dass mich das Schreiben über das Training auf angenehme Weise vom Gefängnisalltag ablenkte. Sie brauchen nicht Unmengen von Tinte zu verschwenden, wenn Sie das nicht wollen. Fassen Sie sich ruhig kurz, wenn Ihnen das lieber ist.

Licht aus!

Ob Sie es glauben oder nicht: Die Besten unter den Gefängnisathleten trainieren nicht wie die Wahnsinnigen. Natürlich trainieren sie hart; aber für viele von ihnen stellt das Training die Hauptbeschäftigung dar, mit der sie ihre Tage ausfüllen, und wenn sie sich dabei nicht zurückhalten würden, würden sie ihr eigentliches Ziel, nämlich stärker und unbesiegbarer zu werden,

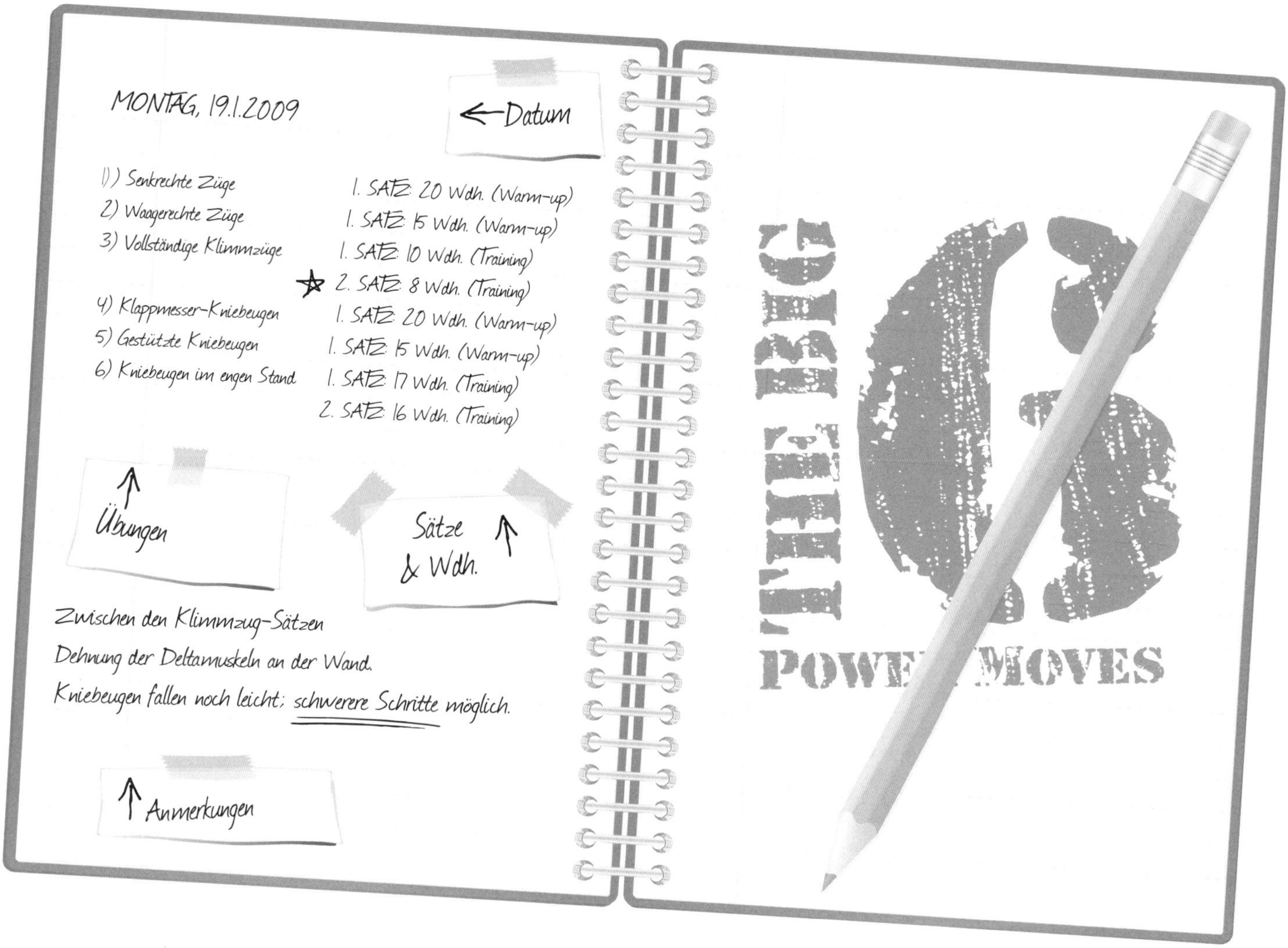
MONTAG, 19.1.2009
←Datum
1) Senkrechte Züge
2) Waagerechte Züge
3) Vollständige Klimmzüge
4) Klappmesser-Kniebeugen
5) Gestützte Kniebeugen
6) Kniebeugen im engen Stand
1. SATZ 20 Wdh. (Warm-up)
1. SATZ 15 Wdh. (Warm-up)
1. SATZ 10 Wdh. (Training)
2. SATZ 8 Wdh. (Training)
1. SATZ 20 Wdh. (Warm-up)
1. SATZ 15 Wdh. (Warm-up)
1. SATZ 17 Wdh. (Training)
2. SATZ 16 Wdh. (Training)
Übungen
Sätze & Wdh.
Zwischen den Klimmzug-Sätzen
Dehnung der Deltamuskeln an der Wand.
Kniebeugen fallen noch leicht; schwerere Schritte möglich.
Anmerkungen
THE BIG
6
POWER MOVES

gar nicht erreichen. Voraussetzung dafür, um erfolgreich auf dem rasiermesserscharfen Grat zwischen zu wenig und zu viel Anstrengung zu balancieren, ist ein umfassendes, durch eigene Erfahrungen gesammeltes Körperwissen.

Sie können sich die Erfahrungen dieser Männer zunutze machen. Fangen Sie langsam an und nehmen Sie sich die Zeit, sich mit den einzelnen Übungen vertraut zu machen. Sobald Ihre Gelenke dazu bereit sind, trainieren Sie hart – verdammt hart! –, aber lassen Sie niemals zu, dass Ihr Ehrgeiz Ihren Körper und sein naturgegebenes Potenzial überfordert. Konzentrieren Sie sich auf die korrekte Ausführung und lassen Sie Ihren Muskeln, Ihren Sehnen und dem Bindegewebe die Zeit, die sie für eine gesunde Entwicklung brauchen. Trainieren Sie progressiv und mit Köpfchen und halten Sie Ihre Fortschritte in einem Trainingsjournal fest. Wärmen Sie sich vor dem eigentlichen Training gründlich auf, verausgaben Sie sich nicht durch allzu viele Übungssätze und gönnen Sie Ihrem Körper so viel Ruhe, wie er braucht, um sich zu regenerieren.

Wenn Sie diese uralten Grundsätze auf die sechs Grundübungen anwenden und sie einhalten, werden Ihre langfristigen Erfolge Ihre kühnsten Erwartungen übertreffen. Alles, was Ihnen dafür noch fehlt, sind sinnvolle Trainingsprogramme. Um die gibt es im nächsten Kapitel.

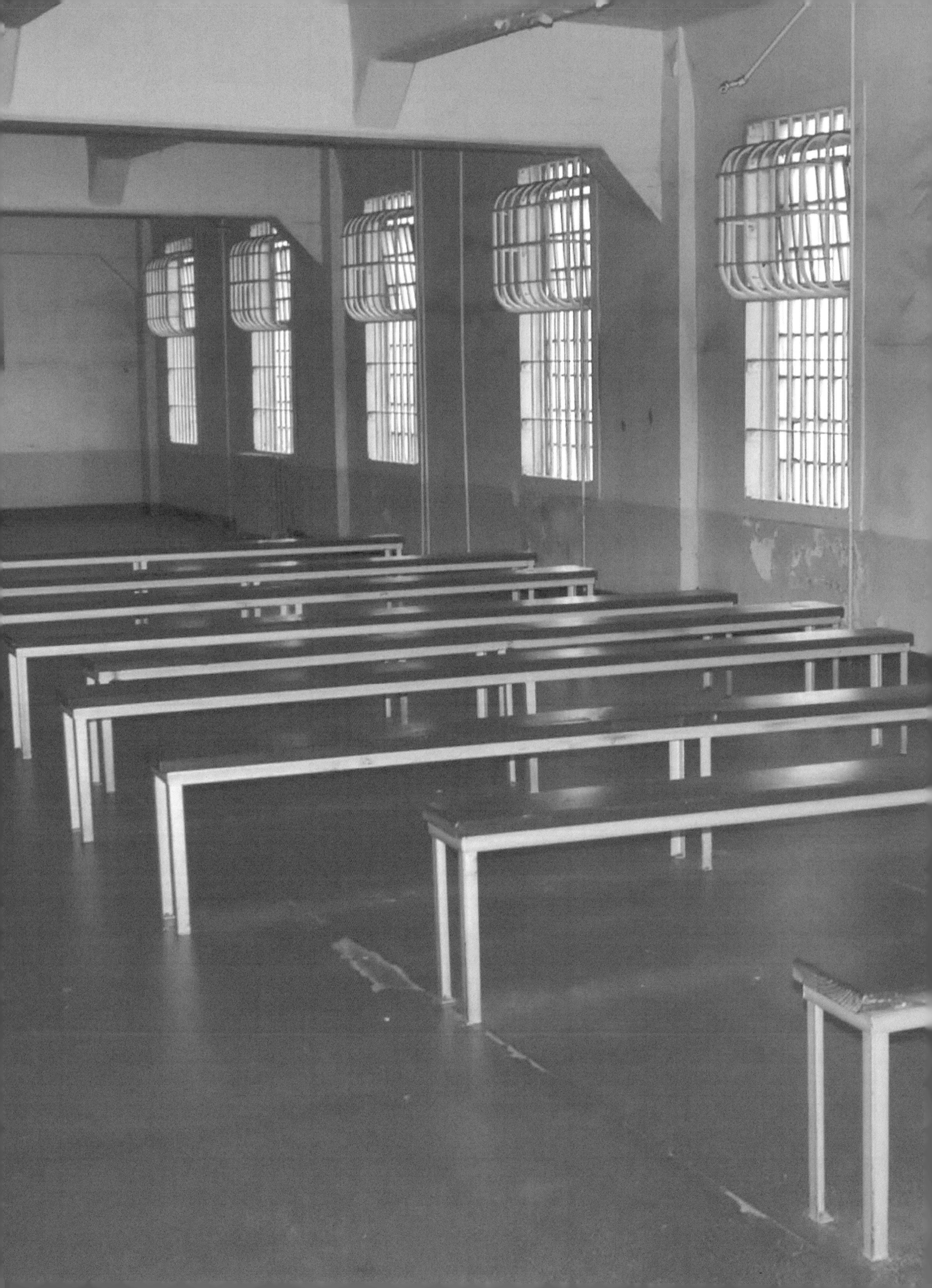

12. Trainingsprogramme

Übung macht den Meister

Der eine oder andere meiner Leser könnte jetzt in Versuchung geraten, sich einfach mal kurz die Übungen in diesem Buch durchzusehen, sich die härteste auszusuchen, die er gerade so schaffen könnte, oder aber diejenigen herauszupicken, die am coolsten aussehen, und dann loszulegen. Aber so funktioniert sinnvolles Trainieren nicht.

Echtes Training erfordert Disziplin und Konzentration. Man muss wissen, womit man anfängt, wie man vorgeht, wann man sich wirklich anstrengen muss und wann man besser aufhören sollte. Mit anderen Worten: Sinnvolles Training erfordert Struktur.

Leben mit der Klingel

Im Gefängnis lernt man viel über Struktur. Es gibt Essenszeiten, Schlafenszeiten, Zeiten für Geselligkeit, Zeiten für Kontrollen und Zeiten, in denen man seine Pflichten zu erledigen hat. Die Entscheidung, was man wann machen will, wird einem abgenommen. Meist zeigt ein durchdringender Klingelton an, wann eine bestimmte Periode des Tages beginnt oder endet.

Durch das jahrelange Leben nach straffem Plan gewöhnt man sich an diese Routine, und wer viel Zeit im Gefängnis verbracht hat, bekommt nach seiner Freilassung Probleme mit der Zeiteinteilung. Kluge Exinsassen schreiben sich für das Leben draußen ihren eigenen Stundenplan, der ihnen Halt gibt und verhindert, dass sie in der Freiheit völlig die Orientierung verlieren.

Die erfolgreichsten unter den Gefängnisathleten legen ebenfalls Stundenpläne an. Sie machen ihre Eigengewichtsübungen nicht einfach immer dann, wenn ihnen danach ist, sie sich langweilen oder einsam fühlen, sondern sie fügen Trainingseinheiten in jene Perioden des Gefängnistags ein, die sie selbst gestalten dürfen. Wer das tut, bekommt in einer Welt, in der er kaum über sich selbst bestimmen darf, das Gefühl, ein wenig die Kontrolle zu behalten. Außerdem sind Trainingszeiten etwas, das den Häftlingen selbst gehört, und etwas, auf das sie sich freuen können. Manchmal hat man nach einem anstrengenden Arbeitstag keine Lust zu trainieren. Das geht gelegentlich jedem von uns so. Aber man geht ja auch immer zur Arbeit und erledigt, was ansteht, egal, ob man gerade Lust darauf hat oder nicht. Nach dem Training genießt man dann dieses tolle seelische und körperliche Gefühl, etwas geschafft, anstatt Mußezeit vergeudet zu haben. Ein gut durchdachter Stundenplan ist für Motivation und Disziplin unersetzlich.

Draußen trainieren

Wenn Sie aus diesem Buch und der darin beschriebenen Trainingsmethode den größten Nutzen herausholen wollen, sollten Sie wie ein Gefängnisathlet denken. Sie müssen einen Trainingsplan entwerfen und sich dann auch daran halten.

Wenn man draußen in Freiheit lebt, kann das härter werden als drinnen hinter Gittern. Im Knast ist der Tagesablauf vom Wecken bis zum abendlichen Einschluss streng geregelt und bleibt von Tag zu Tag und von Woche zu Woche ziemlich gleich. Draußen aber gibt es sehr wohl Unterschiede zwischen Werk- und Feiertagen. Die Arbeitszeiten können sich von Tag zu Tag ändern, manche Menschen arbeiten Schicht. Im Gefängnis gibt es wenig Ablenkung, niemand ruft an oder kommt mal schnell vorbei, es gibt keine Nachtlokale oder Kinos. Die Versuchung, das Training mal sausen zu lassen, ist also für Insassen nicht besonders groß.

Aber nur weil Ihr Tagesprogramm komplizierter ist, bedeutet das nicht, dass Sie keinen effektiven Trainingsplan aufstellen können. Sie müssen nur gut organisiert sein. Überlegen Sie, bevor Sie den Plan festlegen, an welchen Tagen Sie am besten trainieren können, und wann. Wie viel Zeit können Sie dafür erübrigen? Lassen sich eventuelle Verpflichtungen auch auf andere Tage verschieben? Mit etwas gutem Willen kann wirklich jedermann genügend Zeit für das Training finden. Wer glaubt, dazu nicht in der Lage zu sein, setzt sich falsche Prioritäten. Angesichts dessen, dass Training Gesundheit und Kraft fördert und das Leben allgemein bereichert, kann man es sich eigentlich gar nicht leisten, nicht zu trainieren.

Trainingsprogramme

Jetzt kommen wir zu den Kernfragen: Wie lange sollten Sie trainieren und wie oft? Das hängt vor allem von drei Faktoren ab:

- von der zur Verfügung stehenden Zeit
- vom Konditionsniveau
- von den Zielen

Die Zeit, die Sie sich dafür nehmen können, ist der Knackpunkt. Ich kannte im Gefängnis viele Mithäftlinge, die täglich mehrere Stunden lang trainierten. Wenn Sie viele Stunden am Tag arbeiten oder viel für Ihre Ausbildung tun müssen, wird es schwierig, stundenlanges Training in Ihren Tagesablauf zu integrieren. Wenn Sie Kinder und damit viele häusliche Aufgaben haben, wird es unmöglich. Ihr Konditionsniveau spielt ebenfalls eine wichtige Rolle. Oft und lange zu trainieren ist nur dann möglich, wenn Ihre Kondition dafür ausreicht. Wenn Sie nicht fit sind, kann sich Ihr Körper von der Anstrengung nicht gut erholen. Dann zehrt das Training Ihre Kräfte auf, anstatt sie aufzubauen, gleichgültig, wie motiviert Sie sind. Bei der Frage, wie lang und wie oft Sie trainieren, spielen jedoch Ihre Ziele die wichtigste Rolle. Lange, dichte Trainingseinheiten bauen die Ausdauer auf, aber nicht Muskeln und Kraft. Die entstehen durch harte und nicht durch lange Trainingseinheiten. Die Formel für Kraft lautet: Qualität vor Quantität.

Kraft ist mein wichtigstes Ziel und der Grund dafür, dass ich angesichts lang gezogener Trainingseinheiten die Nase rümpfe. Ich rate zu einer vernünftigen Aufwärmphase (S. 270–271), an die sich zwei oder drei »Arbeitssätze« anschließen, bei denen man sich für jede einzelne Übung tatsächlich anstrengt. Wenn Sie Kraft anstreben, sind mehr als zwei oder drei Arbeitssätze nur Zeitverschwendung und machen obendrein sinnlos müde. Nachdem Sie alles gegeben haben, würden weitere Anstrengungen nur die Erholungszeit verlängern und den Muskelkater verstärken, sodass Sie länger warten müssen, bis Sie die betreffende Übung wiederholen können.

Unter Berücksichtigung der drei oben erläuterten Faktoren habe ich fünf Trainingsprogramme entworfen, die ich auf den folgenden Seiten vorstelle. *Frischling*, das erste Programm, geht über zwei Wochentage und eignet sich ideal für Anfänger. Das zweite, *Gute Führung*, ist auf drei Wochentage verteilt und verhilft so gut wie jedem zu mehr Kraft und Muskelmasse. *Veteran*, das dritte Programm, beansprucht sechs Wochentage und ist für alle gedacht, die bereits gut in Form sind. Das vierte Programm, *Einzelhaft*, eignet sich nur für fortgeschrittene Athleten mit rascher Erholungsfähigkeit. Das fünfte und letzte Programm, *Supermax*, ist Elitesportlern vorbehalten, die eher auf Ausdauer als auf Kraft aus sind.

Frischling

Eine ausgezeichnete Routine für alle, die mit Calisthenics oder Muskeltraining beginnen. Ich empfehle es jedem, der sich eine solide Grundlage schaffen und bei Eigengewichtsübungen auf lange Sicht ein hohes Niveau erreichen will. Das Programm besteht aus nur vier Übungen, die an zwei Tagen pro Woche trainiert werden.

MONTAG:	Liegestütze Beinheben	2–3 Sätze 2–3 Sätze
DIENSTAG:	frei	
MITTWOCH:	frei	
DONNERSTAG:	frei	
FREITAG:	Klimmzüge Kniebeugen	2–3 Sätze 2–3 Sätze
SAMSTAG:	frei	
SONNTAG:	frei	

- Wenn Sie ganz von vorne anfangen, steht es um Ihre Kondition noch nicht so gut, und der Muskelkater kann schlimm werden. Dieses Programm sieht lange Erholungszeiten vor.

- Diese Anfängerroutine enthält nur vier Übungsserien der sechs Grundübungen. Brücken und Handstand-Liegestütze stellen wesentlich höhere Anforderungen an Muskeln und Gelenke und sollten erst in Angriff genommen werden, wenn Sie die vier hier geforderten Übungen sehr gut beherrschen.

- Muskeln passen sich schneller an als Gelenke. Diese Routine ermöglicht es Sehnen und Bindegewebe, sich langsam, aber sicher an die neue Arbeit zu gewöhnen.

- Halten Sie sich in der Einstiegsphase an die zehn Schritte. Sobald Sie bei allen vier hier aufgeführten Übungsserien über Schritt 6 hinausgekommen sind, wird es Zeit, zum nächsten Programm überzugehen.

Gute Führung

Dies ist möglicherweise das beste Trainingsprogramm der Welt für Eigengewichtsübungen. Sechs Übungsserien werden über drei wöchentliche Trainingseinheiten hinweg trainiert. Diese Routine stellt den nächsten Schritt nach *Frischling* dar, sieht aber ausreichende Ruhezeiten vor. Deshalb eignet sie sich gut für Athleten auf Fortgeschrittenen-Niveau, aber auch für Könner, die über lange Zeiträume hinweg trainieren wollen. Wenn Sie sich ernsthaft mit Eigengewichtsübungen befassen, sollten Sie, auch wenn Sie das Fortgeschrittenen-Stadium schon lange hinter sich gelassen haben, regelmäßig zu dieser Routine zurückkehren, um sich die Grundlagen in Erinnerung zu rufen.

MONTAG:	Liegestütze Beinheben	2 Sätze 2 Sätze
DIENSTAG:	frei	
MITTWOCH:	Klimmzüge Kniebeugen	2 Sätze 2 Sätze
DONNERSTAG:	frei	
FREITAG:	Handstand-Liegestütze Brücken	2 Sätze 2 Sätze
SAMSTAG:	frei	
SONNTAG:	frei	

- Dieses Programm lässt sich auch in die Zeitplanung sehr beschäftigter Menschen gut einfügen.
- Es ist für jeden Athleten interessant, der seine Kraft aufbauen will, gleichgültig wie hoch sein Niveau bereits ist.
- Ebenso eignet es sich für alle, die sich rasch erholen und an den »freien« Tagen andere Sportarten betreiben wollen, wie z. B. Laufen, Boxen, Kampfsport usw.

Veteran

Eine aparte kleine Routine, für jeden geeignet, der seit einigen Monaten oder länger der Methode von *Trainieren wie im Knast* folgt. Anstatt sich den Übungsserien zwei oder drei Tage pro Woche zu widmen, trainiert man an sechs Wochentagen jeweils nur eine Serie. Der siebte Tag ist Ruhetag.

MONTAG:	Klimmzüge	2–3 Sätze
DIENSTAG:	Brücken	2–3 Sätze
MITTWOCH:	Handstand-Liegestütze	2–3 Sätze
DONNERSTAG:	Beinheben	2–3 Sätze
FREITAG:	Kniebeugen	2–3 Sätze
SAMSTAG:	Liegestütze	2–3 Sätze
SONNTAG:	frei	

- Das ideale Programm für alle, die wenig Zeit haben. Die Trainingseinheiten beanspruchen oft nur sechs oder sieben Minuten pro Tag!

- Die Erholung hinterher nimmt relativ wenig Zeit in Anspruch, weil die obere oder untere Körperhälfte nie zwei Tage hintereinander beansprucht werden.

- Für alle, die kräftiger werden und sich durch die zehn Schritte arbeiten wollen, kann dies eine sehr produktive Routine sein. Weil pro Tag nur eine Serie drankommt, kann man sich gut auf sie konzentrieren – und alles geben!

- Diese Routine lässt Raum für Experimente. Wenn es Ihnen zu anstrengend wird, fügen Sie einfach bei Bedarf einen Ruhetag ein. Sie müssen das Programm nicht unbedingt innerhalb einer Kalenderwoche abarbeiten. Denken Sie bitte daran: Wie fit Sie auch sein mögen – ein freier Tag gibt Ihrem Körper Gelegenheit, sich zu erholen und neue Kraft zu sammeln.

Einzelhaft

Eine brutale Routine, die gewissenhaften Athleten beneidenswerte Kondition und Fitness beschert. Aber es gibt nichts geschenkt: Das Fehlen von Erholungstagen zwischendurch wird die Entwicklung der Kraft beeinträchtigen, denn wenn es um Kraft geht, ist weniger oft mehr. Dieses Programm beinhaltet alle Übungen der *Big Six*, die im Laufe einer Woche je zweimal trainiert werden. Masochisten können das dichte Programm natürlich noch ergänzen. Es eignet sich allerdings nur für Athleten mit ausgezeichneter Regenerationsfähigkeit, die seit über einem Jahr hart Calisthenics trainieren, und es erfordert pro Woche mindestens sechs bis sieben Stunden Zeit. Wenden Sie es nicht das ganze Jahr über an!

MONTAG:	Klimmzüge	3–5 Sätze
	Kniebeugen	3–5 Sätze
	Griffkrafttraining	nach Belieben
DIENSTAG:	Liegestütze	3–5 Sätze
	Beinheben	3–5 Sätze
	Wadentraining	3–5 Sätze
MITTWOCH:	Handstand-Liegestütze	3–5 Sätze
	Brücken	3–5 Sätze
	Nackentraining	2–4 Sätze
DONNERSTAG:	Klimmzüge	3–5 Sätze
	Kniebeugen	3–5 Sätze
	Griffkrafttraining	nach Belieben
FREITAG:	Liegestütze	3–5 Sätze
	Beinheben	3–5 Sätze
	Wadentraining	3–5 Sätze
SAMSTAG:	Handstand-Liegestütze	3–5 Sätze
	Brücken	3–5 Sätze
	Nackentraining	2–4 Sätze
SONNTAG:	frei	

- In diesem Programm sind Zusatzübungen für Griffkraft, Nacken und Waden vorgesehen. Wird Ihnen die tägliche Aufgabenliste zu viel, legen Sie einen Ruhetag ein, wann immer Sie ihn brauchen.

- Dieses Programm ist gemein. Wenn Sie nicht ausgezeichnet in Form sind und gesund leben – regelmäßig essen, genügend schlafen usw. –, wird es Ihnen schlecht bekommen.

Supermax

Dies ist ein Beispiel für die Trainingsroutine, die ich über längere Zeiträume hinweg einhielt. Um ein derartiges Programm zu überleben, muss man es sehr ernst damit meinen – und so gut wie alles andere links liegen lassen. Wenn Sie Ihre Kraft mit einfacheren Programmen aufgebaut haben, wie z. B. den vier zuvor vorgestellten, kann *Supermax* Ihnen zu übermenschlicher Kraftausdauer verhelfen. Ihre Kraft baut es allerdings nicht auf, und deshalb sollten Sie sich vorher durch die zehn Schritte hindurchgearbeitet haben. *Supermax* eignet sich wirklich nur für Menschen, die bereits jahrelang hart trainiert haben.

MONTAG:	Klimmzüge	10–50 Sätze
	Kniebeugen	10–50 Sätze
DIENSTAG:	Liegestütze	10–50 Sätze
	Beinheben	10–50 Sätze
MITTWOCH:	Handstand-Liegestütze	10–50 Sätze
	Brücken	10–50 Sätze
DONNERSTAG:	Klimmzüge	10–50 Sätze
	Kniebeugen	10–50 Sätze
FREITAG:	Liegestütze	10–50 Sätze
	Beinheben	10–50 Sätze
SAMSTAG:	Handstand-Liegestütze	10–50 Sätze
	Brücken	10–50 Sätze
SONNTAG:	frei	

- Verteilen Sie die Sätze auf den Tag. Man kann auch alle hintereinanderweg durchgehen, doch sie über den Tag zu verteilen macht das Training erträglicher. Leichter kann man es sich auch machen, wenn man beim Durcharbeiten der Sätze zwischen den Übungen wechselt.

- Um viele Sätze zeitsparend zu absolvieren, habe ich zwischen ihnen oft nur kurze Atempausen eingelegt.

- Beginnen Sie mit zehn Sätzen pro Übung und arbeiten Sie auf bis zu 50 Sätze pro Übung und Tag hin. Wenn Sie sich pro Tag zwei Übungen vornehmen, kommen Sie auf 100 Sätze am Tag, und damit auf knapp 2500 Sätze im Monat. Wer noch mehr tun will, steigert die Anzahl der Wiederholungen.

Hybridprogramme

In diesem Buch präsentiere ich Eigengewichtsübungen als Alternative zum Gewichtheben und dem Training an Maschinen, denn ich bin ein Anhänger von Calisthenics und weiß aus eigener Erfahrung, dass Eigengewichtsübungen die wirkungsvollste Form des Kraftsports darstellen. Nichts anderes baut Kraft und Muskeln derart effektiv auf.

Aber ich bin nicht weltfremd und weiß sehr wohl, dass viele meiner Leser bereits ihr Herz an verschiedene Formen der Arbeit mit Gewichten verloren haben, sei es Bodybuilding, olympisches Gewichtheben, Kraftdreikampf, Training mit Kugelhanteln usw. Sie wollen damit keineswegs aufhören, sondern suchen nur nach etwas Neuem, um ihr Repertoire zu erweitern.

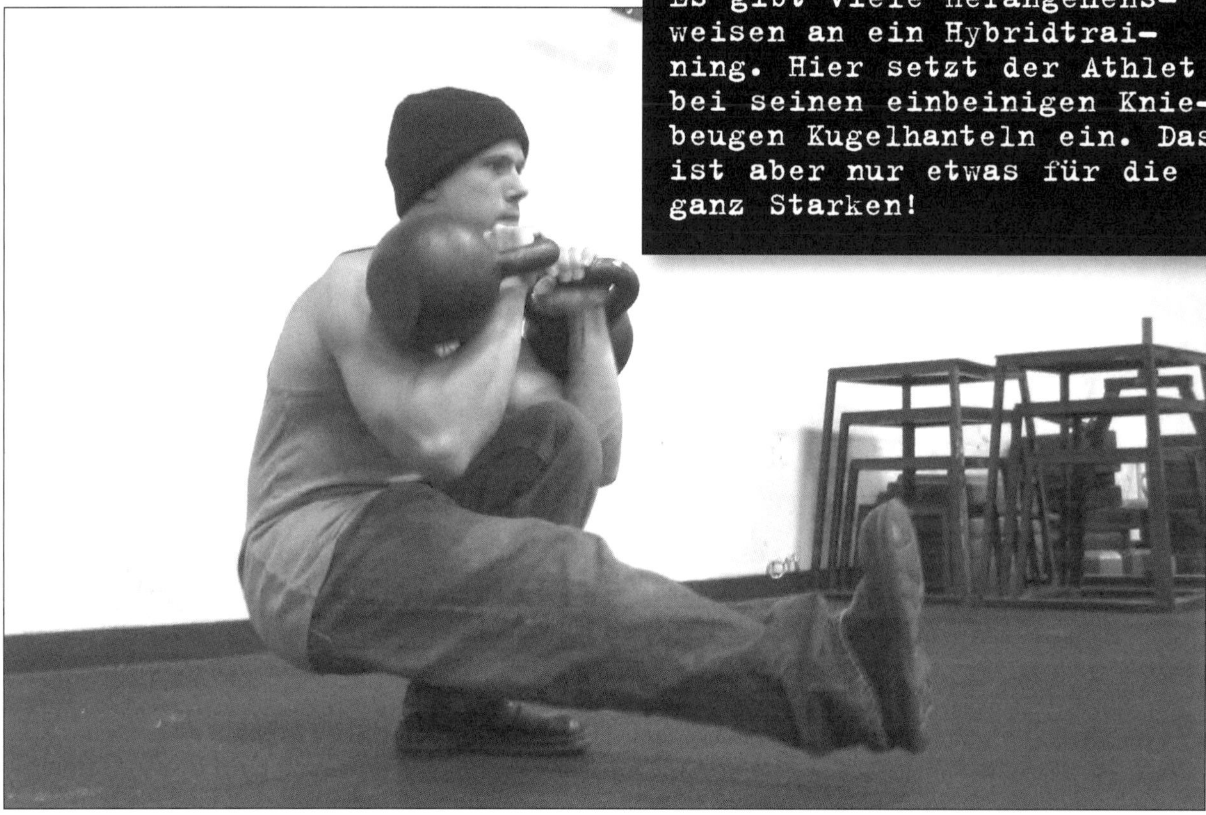

Es gibt viele Herangehensweisen an ein Hybridtraining. Hier setzt der Athlet bei seinen einbeinigen Kniebeugen Kugelhanteln ein. Das ist aber nur etwas für die ganz Starken!

Ich bin kein Calisthenics-Fundamentalist, sondern möchte mit meinen Lesern zusammenarbeiten. Mit etwas Kreativität lassen sich Eigengewichtsübungen gut mit jeder bevorzugten anderen Kraftsportdisziplin verbinden. Zur Anregung hier im Folgenden drei Beispiele:

Hybrides Trainingsprogramm

Drei-Tage-Routine:

Dreimal pro Woche in den Fitnessclub? Meist gibt es dort auch Matten oder Räume für Dehnungsübungen, in denen Sie zwischen den Krafttrainingssätzen Eigengewichtsübungen machen können. Fügen Sie einfach je eine Übung der Großen Sechs in Ihr Club-Tagesprogramm ein und trainieren Sie die übrigen drei Serien am Wochenende. Ein Beispiel (unterstrichen sind die sechs Grundübungen):

MONTAG:	Liegestütze, Training für Brust, Schultern, Trizeps
MITTWOCH:	Beinheben, Training für Oberschenkelvorder- und -rückseite, Waden
FREITAG:	Klimmzüge, Training für Rücken, Bizeps, Unterarme
SAMSTAG:	Kniebeugen*, Brücken, Handstand-Liegestütze

Training zu Hause:

Anstatt dreimal in der Woche in den Fitnessclub zu gehen, können Sie auch nur zweimal hin und sich am Tag dazwischen zu Hause darauf konzentrieren, die kleineren Muskeln durch Eigengewichtsübungen zu kräftigen. Der Trainingsplan könnte dann so aussehen:

MONTAG: (Studio)	Kniebeugen, Kreuzheben, Beindrücken, Beinpressen usw.
MITTWOCH: (zu Hause)	Beinheben, Brücken, Wadenheben, Handstand-Liegestütze
FREITAG: (Studio)	Bankdrücken, vorgebeugtes Rudern, Trizeps-Curls usw.

Eigengewichtsübungen sprengen die Trainingsplateaus:

Machen Sie mit einer Muskelgruppe keine Fortschritte mehr? Fahren Sie mit Ihrem Gewichtstraining fort, ergänzen Sie es aber durch eine geeignete Eigengewichtsübung: einbeinige Kniebeugen für den Quadrizeps, Klimmzüge für den Rücken, Liegestütze für die Brust usw.

* Eigengewichts-Kniebeugen, nicht Kniebeugen mit Langhantel

Flexibilität und Freiheit

Zu Beginn dieses Kapitels erwähnte ich, wie wichtig Struktur ist. Allerdings sollten Programme für ihre Anwender da sein und nicht umgekehrt. Seien Sie diszipliniert und halten Sie sich an den Zeitplan, den Sie aufgestellt haben. Gestehen Sie sich aber auch gewisse Freiheiten zu. Zu eng gesteckte Grenzen führen nur zu Langeweile, Abstumpfung und geistiger Erschöpfung. Seien Sie lieber kreativ und scheuen Sie nicht davor zurück, anderes zu testen und Abwechslung in Ihr Programm zu bringen. Sie müssen sich nicht strikt an die vorgeschlagenen Routinen halten, sondern können auch einzelne Elemente austauschen. Probieren Sie Varianten von Übungen aus, experimentieren Sie mit unterschiedlichen Wiederholungszahlen, mit anderen Abständen zwischen den Händen bzw. den Füßen. Führen Sie die Übungen mal mehr, mal weniger intensiv, mal öfter, mal weniger oft und mal in unterschiedlichen Geschwindigkeiten aus. Versuchen Sie es mit verschiedenen Winkeln. Hängen Sie an das Ende der Trainingseinheit einen echten »Killer« an, indem Sie von einer Übung, die Ihnen leichtfällt, möglichst viele Wiederholungen machen. Genießen Sie Ihren Körper und seine neu gewonnene Kraft, indem Sie sich auch an anderen Sportarten versuchen, wie z. B. Laufen, Boxen, Walking, Kampfsportarten oder Yoga.

Im Gefängnis gab es nichts, was mich in Versuchung bringen konnte, mein Training mal sausen zu lassen. Draußen in der Freiheit existieren unzählige Ablenkungen, die einen sogar die wichtigen Grundübungen vergessen lassen könnten. Vernachlässigen Sie Ihr Training nicht. Es gibt so viele Möglichkeiten, ein Programm aufzupeppen und dadurch wieder interessant zu machen!

Licht aus!

Im Gefängnis ist Training eine ernsthafte Angelegenheit. Mir hat es geholfen, hinter Gittern nicht durchzudrehen, und ich kenne viele, denen es ebenso ging. Für uns war es etwas, auf das wir uns freuen konnten. Wie absurd der übrige Tag auch verlaufen mochte – unser Training war wie ein Fels in der Brandung. Was auch immer wir durch unsere Inhaftierung verloren hatten, das Trainieren schenkte uns nicht nur Gesundheit und Fitness, sondern auch Selbstachtung. Wenn man hier und da eine Wiederholung mehr schafft, seine Technik verbessert und zu einer schwierigeren Übung übergehen kann, dann ist das etwas Bedeutsames, das einem das Gefühl vermittelt, die Kontrolle zu behalten und vorwärtszukommen. Mir hat das sehr viel gegeben. Man muss wohl schon einmal eingesessen haben, um das nachvollziehen zu können, aber wer selbst ernsthaft trainiert, versteht vielleicht auch, was ich damit meine.

Nehmen Sie Ihr Training also ernst und halten Sie Ihre Übungszeiten ein, wo auch immer Sie sich gerade befinden. Mit dem Beginn der Trainingseinheit müssen Sie Ihre gesamte Geisteshaltung ändern: Denken Sie nur noch an Ihre Ziele und was Sie tun müssen, um diese zu erreichen. Das bedeutet nicht, dass Sie beim Trainieren Grimassen schneiden, schreien und grunzen sollen, wie es viele Bodybuilder gerne tun. Das ist reine Energieverschwendung. Seien Sie aggressiv, aber bringen Sie sich gleichzeitig bei, Ihre Aggressionen zu beherrschen, sie zu kanalisieren. Züchten Sie sich eine konzentrierte, kontrollierte Art von Aggressivität heran. Glauben Sie mir, auch diese Mühe wird sich lohnen.

Suchen Sie sich zum Trainieren einen Ort, an dem Sie alleine sein können und nicht gestört werden. Manche raten, gemeinsam mit Freunden oder Trainingspartnern zu trainieren. Ich nicht. Ich glaube, dass man sich besser konzentrieren kann, wenn man dabei alleine ist.

Diese Einstellung mag in unserer heutigen Zeit nicht sehr beliebt sein, aber ich trainiere eben lieber, als Zeit mit anderen Leuten zu verbringen. Meine Übungen haben mehr für mich getan als viele sogenannte Freunde. Ich bin im Laufe meines Lebens Hunderten oder sogar Tausenden von Menschen begegnet, die mich angreifen, bestehlen, unterdrücken, erniedrigen oder sogar töten wollten; meinem Training dagegen verdanke ich nur Gutes. Es gibt mir wesentlich mehr als es mir nimmt. Ich habe viel Zeit auf Menschen verschwendet, die ich im Nachhinein lieber niemals kennengelernt hätte. Dagegen bereue ich keine einzige Sekunde, die ich mit Trainieren verbracht habe.

Jeder Augenblick, jeder Schweißtropfen war es wert.

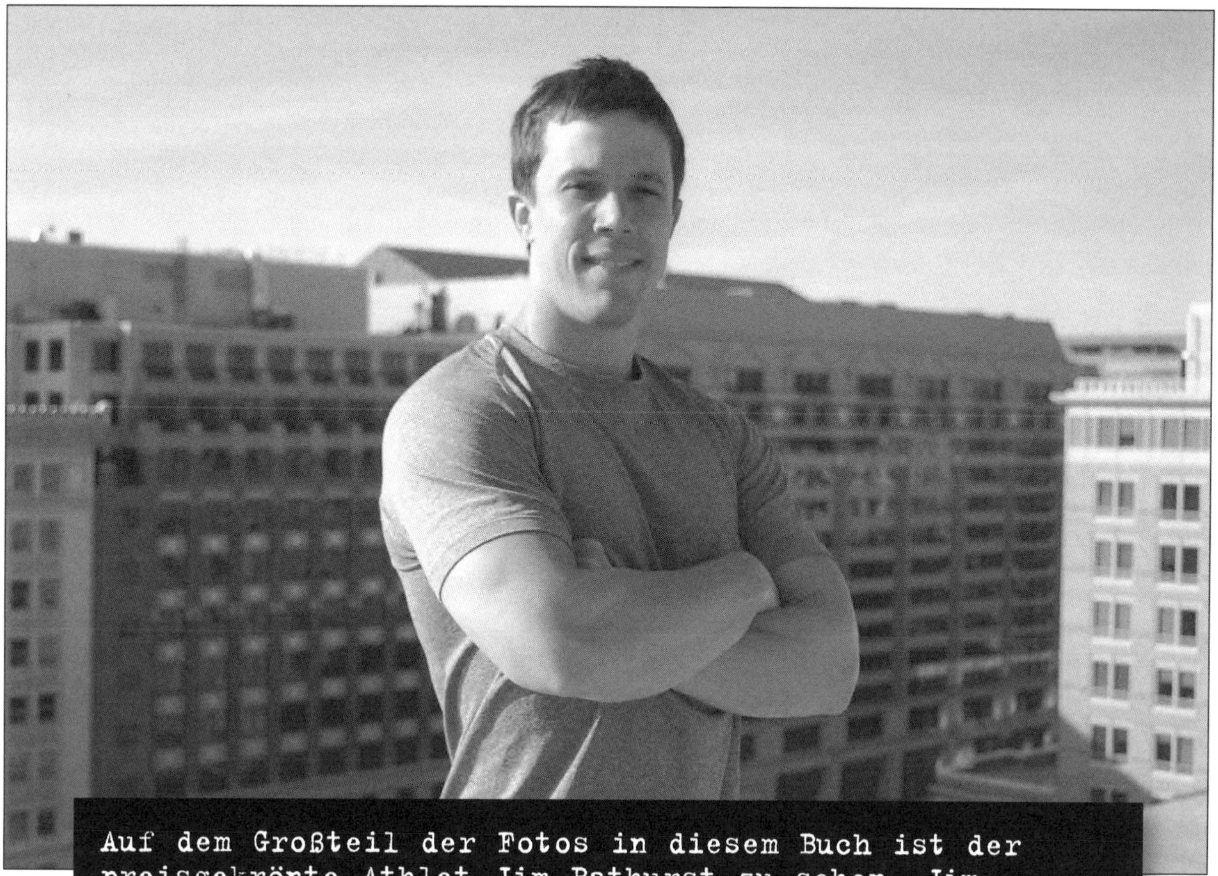

Auf dem Großteil der Fotos in diesem Buch ist der preisgekrönte Athlet Jim Bathurst zu sehen. Jim befasst sich seit über zehn Jahren mit Akrobatik. Auf seinen Erfahrungen baut seine Website BeastSkills.com auf, die Ihnen Anleitungen für atemberaubende Eigengewichtsübungen präsentiert. Die Fitnesscommunity hat BeastSkills.com sehr gut aufgenommen, und Jim wurde schon oft als Dozent für Seminare in aller Welt gebucht. Er lebt in Washington und ist dort als Personal Trainer tätig.

Dank

Ohne die geduldige Unterstützung durch John Du Cane wäre dieses Buch niemals entstanden. Danke, John!

Viele der in diesem Buch beschriebenen und in meinem Unterricht angewendeten Methoden und Techniken durfte ich von Joe Hartigen übernehmen. Ruhe in Frieden, Joe.

Ein riesiges Dankeschön ergeht an Jim Bathurst, der sich als Fotomodell für dieses Buch zur Verfügung stellte. Jim investierte sehr viel Zeit, damit die Fotos wirklich perfekt wurden, und ohne seinen engagierten Einsatz wäre das Buch nicht einmal halb so gut geworden.

Bei der fachlichen Redaktion meines Manuskripts war mir Brett Jones (Master RKC) behilflich. Brett verfügt über ein unglaubliches Fachwissen. Alle im Buch aufgetretenen Fehler sind meine eigenen. Alles, was sich clever und/oder cool anhört, stammt von Brett! Bretts topaktuellen Trainingsblog finden Sie unter www.appliedstrength.com.

Ein sehr respektvolles Dankeschön sende ich an Derek Brigham – »Big D.«. Derek nahm meinen dicken Stapel Schriften und Fotos entgegen und verwandelte ihn in ein wunderschönes Buch. Er ertrug meine zahllosen Nachträge und nachgereichten Post-its mit Kompetenz und Langmut. Mehr über seine Arbeit erfahren Sie bei www.dbrigham.com. Danke, Bruder.

Das Foto des perfekten frei stehenden Handstand-Liegestützes auf S. 237 verdanke ich dem Athleten und Gymnastikexperten Roger Harrell. Roger finden Sie bei www.crossfitmarin.com. Er unterhält auch die Website www.drillsandskills.com, die zahllose wertvolle Anregungen bietet.

Die meisten Gefängnisfotos in diesem Buch wurden im Auftrag der US-Regierung aufgenommen, ebenso die Aufnahme auf S. 230. Ich bin sehr dankbar, dass ich diese öffentlich zugänglichen Fotos verwenden durfte.

Die Übungsfotos in diesem Buch entstanden im Balance Gym oder in dessen unmittelbarer Umgebung. Das Studio befindet sich im Washingtoner Stadtteil Kalorama. Wir danken den Betreibern dafür, dass wir ihre Räume nutzen durften.

Register

A

B

C

D

E

F

G

L

M

N

O

P

R

S

T

Haftungsausschluss

Fitness und Körperkraft allein sind nicht genug; die Gesundheit muss stets an oberster Stelle stehen. Durch ein korrektes Training sollten alle drei Aspekte laufend verbessert werden. In diesem Buch wird wiederholt die Wichtigkeit sicherer Trainingstechniken betont, aber jeder Mensch ist anders und hat andere Möglichkeiten und Grenzen. Seien Sie stets vorsichtig und vergessen Sie nicht, dass Sie auf eigene Gefahr trainieren. Für Ihren Körper sind Sie allein verantwortlich; passen Sie gut auf ihn auf. Und denken Sie daran, das geplante Trainingsprogramm vorher mit Ihrem Arzt zu besprechen.

Dieses Buch ist ein Ratgeber und Fitnesshandbuch, aber keine Biografie. Namen, Geschichten und Lebensumstände der hier erwähnten Personen wurden zu deren Schutz abgeändert. Die in diesem Buch beschriebenen Übungen und die ihnen zugrunde liegenden Prinzipien aber sind real. Arbeiten Sie sie durch – und Sie werden unbesiegbar!

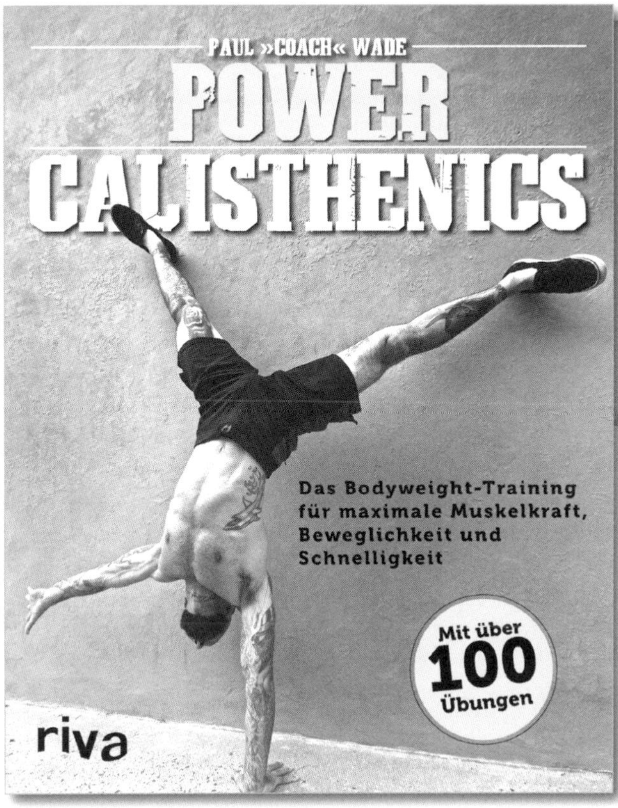

Auch als **E-Book** erhältlich

368 Seiten
24,99 € (D) | 25,70 € (A)
ISBN 978-3-7423-0512-1

Paul Wade

Power Calisthenics

Das Bodyweight-Training für maximale Muskelkraft, Beweglichkeit und Schnelligkeit – mit über 100 Übungen

Calisthenics, das Street-Workout mit dem eigenen Körpergewicht, ist längst in Deutschland etabliert. Bodyweight-Experte Paul Wade, seit seinen Bestsellern Trainieren wie im Knast 1+2 für seine unkonventionellen und progressiven Methoden bekannt, hebt Calisthenics mit diesem Buch auf ein neues Level. Schnelligkeit, Beweglichkeit und Kraft werden anhand von sechs Übungsblöcken vermittelt. Dank über zehn Progressionsstufen kann jeder vom Anfänger bis zum Master aufsteigen und sich von einfachen Übungen bis zu akrobatischen Abfolgen steigern. Explosive, kraftvolle Bewegungen sorgen für umfassenden Muskelaufbau, die Bilder transportieren echten Streetstyleflair.

riva

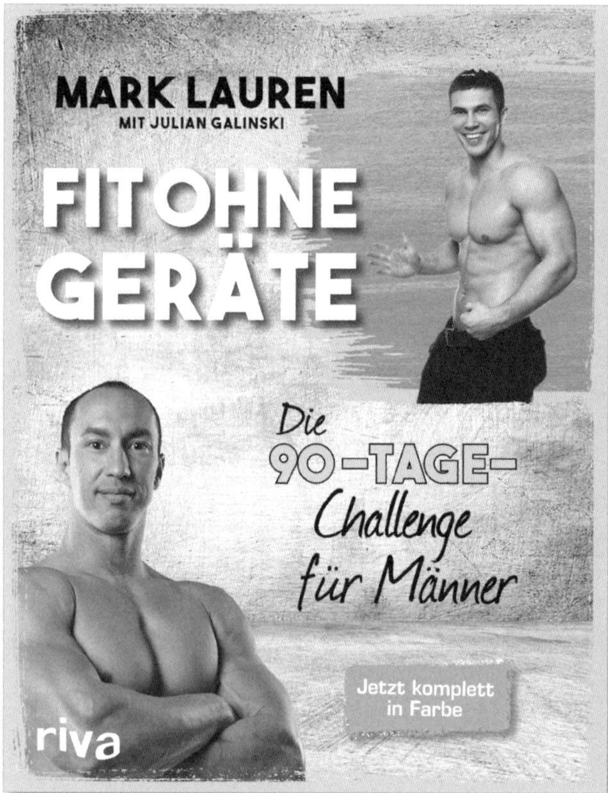

Auch als **E-Book** erhältlich

192 Seiten
22,00 € (D) | 22,70 € (A)
ISBN 978-3-7423-0745-3

Julian Galinski,
Mark Lauren

Fit ohne Geräte

Die 90-Tage-Challenge für Männer

Fit ohne Geräte ist nicht nur die erfolgreichste, sondern auch die zeitsparendste und kostengünstigste Fitnessformel auf dem deutschen Buchmarkt. Doch der Superlative nicht genug: Dieses neue Intensivprogramm ist noch einfacher umzusetzen und verspricht einen deutlich veränderten, muskulösen Body mit ausgeprägter Oberkörpermuskulatur und Sixpack in nur drei Monaten. Die 90-Tage-Challenge gibt Tag für Tag genau vor, was und wie trainiert werden soll. Dazu enthält sie Ernährungsvorgaben und optimal auf das Programm abgestimmte Rezepte von Fitnessguru und Bestsellerautor Mark Lauren, der den Leser täglich motiviert, dranzubleiben und sein Ziel zu erreichen.

riva